解放军总医院临床路径汇编

耳鼻咽喉科临床路径

Clinical Pathways of Otorhinolaryngology

主　编　杨仕明

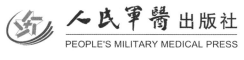

人民軍醫出版社
PEOPLE'S MILITARY MEDICAL PRESS

北　京

图书在版编目(CIP)数据

耳鼻咽喉科临床路径/杨仕明主编.—北京:人民军医出版社,2018.1
(解放军总医院临床路径汇编)
ISBN 978-7-5091-9295-5

Ⅰ.①耳… Ⅱ.①杨… Ⅲ.①耳鼻咽喉病—诊疗 Ⅳ.①R76

中国版本图书馆 CIP 数据核字(2018)第 011315 号

策划编辑:张 田 文字编辑:董 林 陈 鹏 责任审读:赵晶辉
出版发行:人民军医出版社 经销:新华书店
通信地址:北京市 100036 信箱 188 分箱 邮编:100036
质量反馈电话:(010)51927290;(010)51927283
邮购电话:(010)51927252
策划编辑电话:(010)51927300—8062
网址:www.pmmp.com.cn

印、装:京南印刷厂
开本:787mm×1092mm 1/16
印张:32.75 字数:878 千字
版、印次:2018 年 1 月第 1 版第 1 次印刷
定价:270.00 元

内容提要

　　本书为《解放军总医院临床路径汇编》第十七分册，主要是耳鼻咽喉科常见病、多发病的诊疗路径，共包含63条，是解放军总医院耳鼻咽喉科医护团队参照卫生部医政司《临床路径》及国家卫计委下发的《按病种收（付）费规范》单病种临床路径，结合药学、心理学、营养学、康复学、疼痛学等多学科诊治建议，借助统计学方法综合编制。

　　本书册路径中，既包括各类型中耳炎、鼻窦炎、扁桃体炎及喉/下咽恶性等常见疾病诊疗，又结合作者所在医院和科室的特色，编写了岩部胆脂瘤、内听道肿物、耳硬化症、人工耳蜗置入和颈动脉体瘤等复杂疑难手术，更涵盖了孔突切除术后感染、胆脂瘤复发等二次手术。每条路径均按最佳诊疗计划设计，不仅融入了耳鼻咽喉科疾病诊疗扎实的理论基础，还涵盖了丰富的临床经验，具有科学性、推广性和指导性，是耳鼻咽喉科专业医师进行临床诊治的有力参考工具。

《解放军总医院临床路径汇编》
编委会名单

主 任 委 员　任国荃　卢世璧　陈香美

副主任委员　韩　进　何昆仑　陈景元　郑秋甫　顾倬云

专家委员会　（以姓氏笔画为序）

于　力	于生元	于启林	马　良	王　冬	王　昆	王　岩
王茂强	邓昭阳	卢实春	令狐恩强	母义明	曲宝林	刘　阳
刘　荣	刘月辉	刘代红	刘运喜	刘克新	刘丽华	刘洪臣
关　兵	关　玲	许百男	李　昕	李承新	李浩宇	李朝辉
杨云生	杨仕明	杨全胜	杨明会	肖苍松	吴佳佳	余新光
邹丽萍	初向阳	张　旭	张　良	张　勇	张文一	张江林
张思兵	张莉彩	陈　凛	陈良安	陈香美	陈韵岱	国家喜
郑　琳	孟元光	赵　炜	胡　毅	钟光林	姚　远	贺　涛
袁　方	贾子善	贾宝庆	夏　蕾	顾　瑛	高长青	郭　伟
郭　斌	唐佩福	黄　烽	曹秀堂	梁　萍	韩　岩	焦顺昌
解立新	窦永起	蔡广研	戴广海			

编著者名单

主　编　杨仕明

副主编　戴　朴　王秋菊　赵　辉

编　者（以姓氏笔画为序）

于　飞	于　萍	王　洋	王大勇	王丹丹	王国建
王荣光	王洪田	王嘉陵	申卫东	冯　勃	朱玉华
任丽丽	刘　军	刘　穹	刘日渊	刘明波	刘宸箐
闫　艳	苏　珏	李为民	李竹梅	李佳楠	李剑挥
吴　南	吴子明	邱　昕	邹艺辉	张永侠	张欣欣
张秋静	陈　雷	陈立伟	纵　亮	武文明	周其友
周雪筠	赵立东	赵建东	侯昭辉	袁　虎	袁永一
高　雪	黄东雁	黄德亮	韩　冰	韩东一	韩明昱
韩明鲲	韩维举	戢小军	雷　磊	熊文萍	

序

医院要发展,关键在创新。创新是医院发展的生命。

创新的同时也要善于总结。我们欣喜地看到,解放军总医院一直走在创新的前列,从创建研究型医院的管理实践,到持续开展的标准化建设,再到临床路径管理的系统梳理,创新的因子无处不在,总结的果实惠及民生。这正是一所医院不断发展壮大的强大动力与推力。

临床路径是应用循证医学证据,针对某种疾病,按照时间顺序,对入院检查、诊断、治疗、护理、饮食指导、宣教、出院计划等形成的疾病服务计划。它出现在 20 世纪 80 年代中期的美国,经过几十年的完善发展,已经成为一种行之有效的医疗管理手段。国内外实践证明,实施临床路径,对医院规范诊疗服务行为、提高工作效率、控制医疗费用、改进医疗质量、确保医疗安全、增加患者满意度都发挥着重要的作用。同时,大力推行临床路径管理是公立医院改革的重要任务之一,直接关系到部队官兵和人民群众好看病、看好病的问题,关系到能否让部队官兵和人民群众切身感受到医改带来健康实惠的问题,具有显著的政治效益、军事效益、社会效益和经济效益。

医疗质量是医院建设的永恒主题。质量决定医院的生存和发展,直接关系到患者的身心健康和生命安全。长期以来,解放军总医院在医疗质量管理方面进行着积极的探索,早在 2002 年就开始着手临床路径相关研究,逐渐摸索建立了一整套具有自身特色的临床路径管理体系。医院学科分类齐全,医学人才荟萃,技术手段多样,诊治疾病涉及 DRGs 达 700 多组,为研究制定临床路径提供了良好的基础,积累了宝贵的经验。《解放军总医院临床路径汇编》收录了解放军总医院多年来研究制定的 28 个专业 1225 条临床路径。路径融入了解放军总医院医疗质量管理标准化的丰富内容和要求,具有很强的医院管理特色。

该书的主要编审人员集成了院内众多知名医疗、护理以及管理专家的智慧结晶和实践经验,对全国、全军各级各类医院制定和应用临床路径,对各级医护人员改善临床思维,对医院管理人员了解诊疗重点都具有重要的参考和借鉴意义。

习主席指出,没有全民健康就没有全面小康。医院的质量建设无终极,我们的奋斗目标就无止境。质量没有一成不变的答案,只有永远的问题和追求目标。《解放军总医院临床路径汇编》为全军医院开了一个好头,希望大家继续群策群力、献计献策,不断补充、完善和丰富临床路径管理,更好地造福于广大军民,为实现伟大的中国梦提供强有力的健康支撑。

中央军委后勤保障部副部长　李晓亭

前　言

推进医院质量建设,坚持以病人为中心,促进医患和谐,为群众提供安全、有效、方便、廉价的医疗卫生服务,是医药卫生体制改革的出发点和立足点。临床路径作为一种既可以改进医疗质量,又能有效控制医疗成本的管理工具,得到了国家管理部门和医疗机构越来越广泛的重视和应用。

2015年,国家卫计委下发的《进一步改善医疗服务行动计划》中提出,到2017年底,所有三级医院的50%出院患者和80%二级医院的70%出院患者要按照临床路径管理。截至今年9月,国家卫计委先后发布了共1212条临床路径,涵盖了30多个临床专业。近日,国家卫计委又发布了《医疗机构临床路径管理指导原则》,对医疗机构实施临床路径管理进行了进一步规范。

解放军总医院早在2002年就开始着手临床路径的研究与应用,十余年的时间里,制定开发了大量的路径表单,这些表单凝结着我们广大专家的智慧和心血,它们既是总医院的宝贵财富,也是我国医疗卫生行业的共同财富。为此,我们从中精心挑选了能够涵盖大型综合性医院主要病种、诊疗方案相对成熟的临床路径汇编成书,与业内同行分享。

《解放军总医院临床路径汇编》包括心血管内科、呼吸内科、消化内科、普通外科、骨科、神经外科、胸外科、妇产科等28个专业分册,涉及963个病种,共计1225条临床路径,每条临床路径都包括标准住院流程和临床路径表单。在路径表单中,不仅包含疾病诊治的检查检验、用药医嘱等诊疗内容,我们还结合医院各项规章制度和医疗质量管理标准化要求,增加了各个诊疗环节需要医护人员落实的行为规范,如入出院评估、病历书写、会诊申请、查房时限等;另外,护理工作的内容也更加细化全面,更具有专科专病特点。可以说这些路径是集医疗技术和管理经验于一体,具有鲜明的总医院特色,希望对广大医务人员和医院管理者都能起到一定的参考借鉴作用。

该丛书从编写到出版,历时6年多时间,我院有80余位知名专家和来自全院医疗、护理、药学、医技、医保、管理等各个专业领域的300余人参与,他们查阅了海量的资料,投入了大量的时间和精力。同时,该书也得到了许多业内同行的大力指导和人民军医出版社的鼎力支持,在此一并表示诚挚的谢意。

由于医疗技术发展迅速,很多疾病的诊治手段和方法日新月异,一些疾病的诊疗方案在业内会存在不同观点;另外,本书难免有许多不足,敬请读者、专家、同行惠予指正。

2017年9月于北京

目　录

第一章 耳科疾病

第一节 外耳道骨疣行外耳道良性肿物切除术临床路径

一、外耳道骨疣行外耳道病损切除术临床路径标准住院流程

(一)适用对象

第一诊断为外耳道骨疣（ICD-10：H61.806）行外耳道病损切除术（ICD-9-CM-3：18.2905）。

(二)诊断依据

根据《实用耳鼻咽喉头颈外科学》（黄选兆，汪吉宝，孔维佳主编，第2版，人民卫生出版社），《神经耳科及侧颅底外科学》（韩东一，科学出版社），《临床诊疗指南·耳鼻咽喉头颈外科分册》（中华医学会编著，人民卫生出版社），《临床技术操作规范·耳鼻咽喉-头颈外科分册》（中华医学会编著，2013年，人民军医出版社）。

1. 症状　耳闷；听力正常或不同程度的听力下降。

2. 体征　外耳道内可见皮肤表面完整的新生物，触之硬，鼓膜完整，可能遮挡外耳道致鼓膜观察不清。

3. 听力检查　听力正常或传导性听力损失。

4. 颞骨CT扫描　提示外耳道光滑的骨性增生。

(三)治疗方案的选择

根据《实用耳鼻咽喉头颈外科学》（黄选兆，汪吉宝，孔维佳主编，第2版，人民卫生出版社），《神经耳科及侧颅底外科学》（韩东一，科学出版社），《临床诊疗指南·耳鼻咽喉头颈外科分册》（中华医学会编著，人民卫生出版社），《临床技术操作规范·耳鼻咽喉-头颈外科分册》（中华医学会编著，2013年，人民军医出版社）。

手术治疗：外耳道病损切除术。

(四)标准住院日为5～7天

(五)进入路径标准

1. 第一诊断必须符合外耳道骨疣（ICD-10：H61.806）行外耳道病损切除术（ICD-9-CM-3：18.2905）。

2. 专科指征：巨大外耳道骨疣阻塞外耳道、继发引起外耳道胆脂瘤、外耳道及中耳骨性结构破坏需要行胆脂瘤切除术患者不适宜入径。

3. 手术禁忌证：同时伴有高血压、糖尿病、心律失常等慢性病，内科评估为手术禁忌证不

适宜入径。

（六）治疗准备（评估）

1. 诊疗评估（住院第1—2天）

（1）完成必需的检查检验项目：血常规、尿常规、肝肾功能、电解质、血糖、凝血功能、感染性疾病筛查（乙肝、丙肝、梅毒、艾滋病等）、X线胸片、心电图、临床听力学检查、颞骨CT等。

（2）根据患者情况可选择的检查检验项目：超声心动图、动态心电图、冠脉CT、肺功能、肺CT、动脉血气分析等。

（3）根据疾病发展预计的并发症评估。

（4）营养评估：根据《解放军总医院新入院患者营养风险筛查表（NRS-2002）》为新入院患者进行营养评估，评分≥3分者给予处置，必要时申请营养科医师会诊。

（5）心理评估：根据新入院患者情况申请心理科医师会诊。

（6）疼痛评估：根据《视觉模拟评分法》（简称《VAS评分》）实施疼痛评估，评分＞7分者患者给予处置，必要时请疼痛科医师会诊。

（7）康复评估：根据《入院患者康复筛查和评估表》在患者入院后24小时内进行康复筛查和评估。任何一项结果为"是"，则申请康复科医师会诊。

2. 术前准备（住院第2—3天）

（1）术前评估：术前24小时内完成病情评估、必要的检查，做出术前小结、术前讨论。

（2）术前谈话：术者应在术前1天与患者及其亲属谈话，告知手术方案、相关风险、用血计划、术后转归、植入材料、手术费用及患者和亲属权益，并履行书面知情同意手续。告知高值耗材的使用及费用。

（3）通知手术室：准备手术间、手术药品、手术物品及特殊耗材。

（4）护士做心理护理，交代注意事项：防压疮、防跌倒、指导患者戒烟等，并进行术前宣教。

（5）手术部位标识：术者、第一助手或经治医师在术前1天应对手术部位做体表标识，急诊手术由接诊医师或会诊外科医师标记，标记过程应由责任护士、患者及其亲属共同参与，并记入手术安排表。

（6）术前1天麻醉医师访视：制订麻醉计划、完成评估、确定麻醉方式，并记入《麻醉术前访视记录》，告知患者及其家属麻醉适应证、麻醉目的、风险、可能出现的情况及其处理原则、替代方案等，签署《麻醉知情同意书》并归入病历。

（七）药物选择与使用时机

抗菌药物：按照《抗菌药物临床应用指导原则》（国卫办医发〔2015〕43号）于手术前30分钟至术后72小时应用低级别抗菌药物，首选为头孢类抗生素。

（八）手术日（住院第4天）

1. 手术安全核对：患者入手术间后由手术医师、麻醉医师、巡回护士和患者本人共同核对患者身份、手术部位与标识、手术方式。手术医师、麻醉医师、巡回护士三方按《手术安全核对表》逐项核对，共同签名。

2. 手术方式、手术切除范围：外耳道病损切除术。

3. 麻醉方式：全身麻醉。

4. 手术植入物：必要时取他处皮片或人工皮片修补外耳道皮瓣缺损，骨疣切除后应用碘仿纱条填塞外耳道。

5. 经治医师或手术医师应即刻完成术后首次病程记录,观察术后患者病情变化。

(九)术后住院恢复(住院第 5－7 天)

1. 术后 1～2 天拆除耳部包扎的敷料。

2. 术后应用抗菌药预防感染 1～3 天。

3. 注意切口病情变化,如出现红肿、疼痛及脓性分泌物,应定期行局部换药,加强抗菌药物的应用。

(十)出院标准

1. 病情稳定:临床稳定 24 小时以上。

2. 切口愈合良好,无感染。

3. 无与该病相关的其他并发症或合并症。

(十一)变异及原因分析

1. 医疗原因导致的变异　如改变诊疗方案、转科治疗、操作失误、误诊等。

2. 患者原因导致的变异　如不同意治疗方案、个人原因要求出(转)院、院外服用手术禁忌药、月经期、对诊疗计划不满要求出路径、相关检查检验院外(门诊)已做等。

3. 并发症原因导致的变异　如感染、瘘、出血、血肿、愈合不良等。

4. 病情原因导致的变异　如基础疾病复杂、病情恶化、病情平稳好转、抢救、会诊等。

5. 辅诊科室原因导致的变异　如检查、检验、病理等(不及时、结果错报、操作部位/方式错误、标本不合格)、报告(不及时、结果错报、标本不合格)等原因延长住院天数、增加费用等。

6. 管理原因导致的变异　如系统暂不支持、系统瘫痪、需要修订流程、需要修订制度等。

二、外耳道骨疣行外耳道病损切除术临床路径表单

适用对象	第一诊断为外耳道骨疣(ICD-10:H61.806)行外耳道病损切除术(ICD-9-CM-3:18.2905)		
患者基本信息	姓名:_____　性别:____　年龄:____ 门诊号:_____　住院号:_____　过敏史:_____ 住院日期:____年__月__日　出院日期:____年__月__日		标准住院日:5～7 天
时间		住院第 1－3 天 (术前准备/诊疗评估)	住院第 4 天 (手术日)	住院第 5－7 天 (恢复出院)
主要诊疗工作	制度落实	□ 入院 2 小时内经治医师或值班医师完成接诊 □ 入院 24 小时内主管医师完成检诊 □ 专科会诊(必要时) □ 完成术前准备 □ 组织术前讨论 □ 麻醉术前访视 □ 手术部位标识	□ 三级医师查房 □ 手术安全核查 □ 麻醉术后访视	□ 术者或上级医师查房

（续　表）

主要诊疗工作	病情评估	□ 经治医师询问病史与体格检查 □ 心理评估 □ 营养评估 □ 疼痛评估 □ 康复评估		□ 上级医师进行治疗效果、预后和出院评估 □ 出院宣教	
	病历书写	□ 入院 8 小时内完成首次病程记录 □ 入院 24 小时内完成入院记录 □ 入院 48 小时内完成主管医师查房记录 □ 完成主诊医师查房记录 □ 完成术前讨论、术前小结	□ 术后即刻完成术后首次病程记录 □ 术者或第一助手术后 24 小时内完成手术记录（术者签名）	□ 术后连续 3 天病程记录 □ 主管医师查房记录 □ 主诊医师查房记录 □ 特殊治疗、操作单独书写 □ 出院当天病程记录（由上级医师指示出院） □ 出院后 24 小时内完成出院记录 □ 出院后 24 小时内完成病案首页	
	知情同意	□ 患者或其家属在入院记录单上签名 □ 术前谈话，告知患者及其家属病情和围术期注意事项并签署麻醉知情同意书、输血知情同意书、手术知情同意书、授权委托书（患者本人不能签名时）、自费用品协议书（必要时）、军人目录外耗材审批单（必要时）		□ 告知患者及其家属出院后注意事项（指导出院后功能锻炼，复诊的时间、地点，发生紧急情况时的处理等）	
	手术治疗	□ 预约手术	□ 实施手术（手术安全核查记录、手术清点记录）		
	其他	□ 及时通知上级医师检诊 □ 经治医师检查整理病历资料		□ 通知出院 □ 开具出院介绍信 □ 开具诊断证明书 □ 出院带药 □ 预约门诊复诊时间	
重点医嘱	长期医嘱	护理医嘱	□ 按耳鼻咽喉科护理常规 □ 三级护理	□ 按耳鼻咽喉科术后护理常规 □ 二级护理	□ 按耳鼻咽喉科术后护理常规 □ 三级护理
		处置医嘱	□ 静脉抽血		
		膳食医嘱	□ 普食 □ 糖尿病饮食 □ 低盐、低脂饮食 □ 低盐、低脂、糖尿病饮食 □ 术晨禁食、禁水		□ 普食 □ 糖尿病饮食 □ 低盐、低脂饮食 □ 低盐、低脂、糖尿病饮食

（续　表）

长期医嘱	药物医嘱	既往基础用药（必要时）		□ 注射用头孢曲松钠（2.0g；静脉滴注；每日 1 次）或注射用头孢美唑钠（2.0g；静脉滴注；每日 3 次） □ 既往基础用药（必要时）
重点医嘱	临时医嘱	检查检验	□ 血常规（含 CRP＋IL-6） □ 尿常规 □ 粪常规 □ 血型 □ 凝血四项 □ 普通生化 □ 传染性疾病筛查（乙肝、丙肝、艾滋病、梅毒） □ 冠脉 CT（必要时） □ 超声心动图（必要时） □ 动态心电图（必要时） □ 肺功能（必要时） □ 肺 CT（必要时） □ 动脉血气分析（必要时）		
		药物医嘱		□ 注射用头孢曲松钠（2.0g；静脉滴注；术前 30 分钟）或注射用头孢美唑钠（2.0g；静脉滴注；术前 30 分钟）	
		手术医嘱	□ 常规准备明日在全身麻醉下行外耳道病损切除术		
		处置医嘱	□ 备耳周皮肤 □ 剪耳毛		□ 出院
主要护理工作	健康宣教		□ 入院宣教（住院环境、规章制度） □ 进行护理安全指导 □ 进行等级护理、活动范围指导 □ 进行饮食指导 □ 进行关于疾病知识的宣教 □ 宣教检查、检验项目的目的和意义	□ 术前宣教 □ 术后心理疏导 □ 指导术后康复训练 □ 指导术后注意事项	□ 出院宣教（康复训练方法、用药指导、换药时间及注意事项、复查时间等）

(续　表)

主要护理工作	护理处置	□ 患者身份核对 □ 佩戴腕带 □ 建立入院病历,通知医师 □ 入院介绍:介绍责任护士、病区环境、设施、规章制度、基础护理服务项目 □ 询问病史,填写护理记录单首页 □ 观察病情 □ 测量基本生命体征 □ 抽血、留取标本 □ 心理护理与生活护理 □ 根据评估结果采取相应的护理措施 □ 通知检查项目及注意事项	□ 测量基本生命体征 □ 心理护理与生活护理 □ 指导并监督患者治疗与康复训练 □ 遵医嘱用药 □ 根据评估结果采取相应的护理措施 □ 完成护理记录	□ 观察患者情况 □ 核对患者医疗费用 □ 协助患者办理出院手续 □ 指导并监督患者康复训练 □ 整理床单位
	护理评估	□ 一般评估:生命体征、神志、皮肤、药物过敏史等 □ 专科评估 □ 风险评估:评估有无跌倒、坠床、压疮、深静脉血栓等风险 □ 心理评估 □ 营养评估 □ 疼痛评估 □ 康复评估	□ 风险评估:评估有无跌倒、坠床、压疮、导管滑脱、液体外渗的风险	
	专科护理	□ 观察患耳情况	□ 心理护理与生活护理	
	饮食指导	□ 根据医嘱通知配餐员准备膳食		
	活动体位	□ 根据护理等级指导患者活动	□ 根据护理等级指导患者活动	
	洗浴要求	□ 协助患者洗澡、更换病号服	□ 协助患者晨、晚间护理 □ 备皮后协助患者清洁备皮部位,更换病号服 □ 告知患者切口处保护方法	

病情变异记录	□ 无　　　　□ 有,原因: □ 医疗原因　□ 患者原因 □ 并发症原因　□ 病情原因 □ 辅诊科室原因　□ 管理原因	□ 无　　　　□ 有,原因: □ 医疗原因　□ 患者原因 □ 并发症原因　□ 病情原因 □ 辅诊科室原因　□ 管理原因	□ 无　　　　□ 有,原因: □ 医疗原因　□ 患者原因 □ 并发症原因　□ 病情原因 □ 辅诊科室原因　□ 管理原因

护士签名	白班	小夜班	大夜班	白班	小夜班	大夜班	白班	小夜班	大夜班

医师签名			

第二节 外耳道息肉行外耳道病损切除术临床路径

一、外耳道息肉行外耳道病损切除术临床路径标准住院流程

(一)适用对象

第一诊断为外耳道息肉(ICD-10：H61.811)行外耳道病损切除术(ICD-9-CM-3：18.2905)。

(二)诊断依据

根据《实用耳鼻咽喉头颈外科学》(黄选兆,汪吉宝,孔维佳主编,第2版,人民卫生出版社),《神经耳科及侧颅底外科学》(韩东一,科学出版社),《临床诊疗指南·耳鼻咽喉头颈外科分册》(中华医学会编著,人民卫生出版社),《临床技术操作规范·耳鼻咽喉-头颈外科分册》(中华医学会编著,2013年,人民军医出版社)。

1. 症状 耳闷堵塞感,掏耳后可能出血,可能听力下降。

2. 体征 外耳道内可见皮肤表面完整淡红色新生物,触之柔软,基底部局限,鼓膜完整或肿物遮挡外耳道致鼓膜观察不清。

3. 听力检查 听力正常或传导性听力损失。

4. 颞骨CT扫描 提示外耳道内软组织增生。

(三)治疗方案的选择

根据《实用耳鼻咽喉头颈外科学》(黄选兆,汪吉宝,孔维佳主编,第2版,人民卫生出版社),《神经耳科及侧颅底外科学》(韩东一,科学出版社),《临床诊疗指南·耳鼻咽喉头颈外科分册》(中华医学会编著,人民卫生出版社),《临床技术操作规范·耳鼻咽喉-头颈外科分册》(中华医学会编著,2013年,人民军医出版社)。

手术:外耳道病损切除术。

(四)标准住院日为5~7天

(五)进入路径标准

1. 第一诊断必须符合外耳道息肉(ICD-10：H61.811)行外耳道病损切除术(ICD-9-CM-3：18.2905)。

2. 专科指征:巨大外耳道息肉阻塞外耳道、继发引起外耳道胆脂瘤,或同时存在中耳病变需要行中耳手术患者不适宜入径。

3. 手术禁忌证:同时伴有高血压、糖尿病、心律失常等慢性病,内科评估为手术禁忌证不适宜入径。

(六)治疗准备(评估)

1. 诊疗评估(住院第1-2天)

(1)完成必需的检查检验项目:血常规、尿常规、肝肾功能、电解质、血糖、凝血功能、感染性疾病筛查(乙肝、丙肝、梅毒、艾滋病等)、X线胸片、心电图、临床听力学检查、颞骨CT等。

(2)根据患者情况可选择的检查检验项目:超声心动图、动态心电图、冠脉CT、肺功能、肺CT、动脉血气分析等。

(3)根据疾病发展评估并发症。

(4)营养评估:根据《解放军总医院新入院患者营养风险筛查表(NRS-2002)》为新入院患者进行营养评估,评分≥3分者给予处置,必要时申请营养科医师会诊。

(5)心理评估:根据新入院患者情况申请心理科医师会诊。

(6)疼痛评估:根据《VAS评分》实施疼痛评估,评分>7分者给予处置,必要时请疼痛科医师会诊。

(7)康复评估:根据《入院患者康复筛查和评估表》在患者入院后24小时内进行康复筛查和评估。任何一项结果为"是",则申请康复科医师会诊。

2. 术前准备(住院第2—3天)

(1)术前评估:术前24小时内完成病情评估、必要的检查,做出术前小结、术前讨论。

(2)术前谈话:术者应在术前1天与患者及其亲属谈话,告知手术方案、相关风险、用血计划、术后转归、植入材料、手术费用及患者和亲属权益,并履行书面知情同意手续。告知高值耗材的使用及费用。

(3)通知手术室:准备手术间、手术药品、手术物品及特殊耗材。

(4)护士做心理护理,交代注意事项:防压疮、防跌倒、指导患者戒烟等,并进行术前宣教。

(5)手术部位标识:术者、第一助手或经治医师在术前1天应对手术部位做体表标识,急诊手术由接诊医师或会诊外科医师标记,标记过程应由责任护士、患者及其亲属共同参与,并记入手术安排表。

(6)术前1天麻醉医师访视:制订麻醉计划、完成评估、确定麻醉方式,并记入《麻醉术前访视记录》,告知患者及其家属麻醉适应证、麻醉目的、风险、可能出现的情况及其处理原则、替代方案等,签署《麻醉知情同意书》并归入病历。

(七)药物选择与使用时机

抗菌药物:按照《抗菌药物临床应用指导原则(2015年版)》(国卫办医发〔2015〕43号)于手术前30分钟至术后72小时应用低级别抗菌药物,首选为头孢类抗生素。

(八)手术日(住院第4天)

1. 手术安全核对:患者入手术间后由手术医师、麻醉医师、巡回护士和患者本人共同核对患者身份、手术部位与标识、手术方式。手术医师、麻醉医师、巡回护士三方按《手术安全核对表》逐项核对,共同签名。

2. 手术方式、手术切除范围:外耳道病损切除术。

3. 麻醉方式:全身麻醉。

4. 手术植入物:必要时取他处皮片或人工皮片修补外耳道皮瓣缺损,息肉切除后应用碘仿纱条填塞外耳道。

5. 切除标本送病理检查。

6. 经治医师或手术医师应即刻完成术后首次病程记录,观察术后患者病情变化。

(九)术后住院恢复(住院第5—7天)

1. 术后1~2天拆除耳部包扎的敷料。

2. 术后应用抗菌药预防感染1~3天。

3. 注意切口病情变化,如出现红肿疼痛及脓性分泌物,应定期行局部换药,加强抗菌药物的应用。

(十)出院标准

1. 病情稳定:临床稳定 24 小时以上。

2. 切口愈合良好,无感染。

3. 无与该病相关的其他并发症或合并症。

(十一)变异及原因分析

1. 医疗原因导致的变异　如改变诊疗方案、转科治疗、操作失误、误诊等。

2. 患者原因导致的变异　如不同意治疗方案、个人原因要求出(转)院、院外服用手术禁忌药、月经期、对诊疗计划不满要求退出路径、相关检查检验院外(门诊)已做等。

3. 并发症原因导致的变异　如感染、瘘、出血、血肿、愈合不良等。

4. 病情原因导致的变异　如基础疾病复杂、病情恶化、病情平稳好转、抢救、会诊等。

5. 辅诊科室原因导致的变异　如检查、检验、手术、病理等(不及时、结果错报、操作部位/方式错误、标本不合格)、报告(不及时、结果错报、标本不合格)等原因延长住院天数、增加费用等。

6. 管理原因导致的变异　如系统暂不支持、系统瘫痪、需要修订流程、需要修订制度等。

二、外耳道息肉行外耳道病损切除术临床路径表单

适用对象	第一诊断为外耳道息肉(ICD-10:H61.811)行外耳道病损切除术(ICD-9-CM-3:18.2905)		
患者基本信息	姓名:_____　性别:____　年龄:____ 门诊号:_____　住院号:_____　过敏史:_____ 住院日期:____年__月__日　出院日期:____年__月__日		标准住院日:5～7 天
时间	住院第1－3天 (术前准备/诊疗评估)	住院第4天 (手术日)	住院第5—7天 (恢复出院)
主要诊疗工作 制度落实	□ 入院 2 小时内经治医师或值班医师完成接诊 □ 入院 24 小时内主管医师完成检诊 □ 专科会诊(必要时) □ 完成术前准备 □ 组织术前讨论 □ 麻醉术前访视 □ 手术部位标识	□ 三级医师查房 □ 手术安全核查 □ 麻醉术后访视	□ 术者或上级医师查房
病情评估	□ 经治医师询问病史与体格检查 □ 心理评估 □ 营养评估 □ 疼痛评估 □ 康复评估		□ 上级医师进行治疗效果、预后和出院评估 □ 出院宣教

（续　表）

<table>
<tr>
<td rowspan="9">主要诊疗工作</td>
<td>病历书写</td>
<td>□ 入院 8 小时内完成首次病程记录
□ 入院 24 小时内完成入院记录
□ 入院 48 小时内完成主管医师查房记录
□ 主诊医师查房记录
□ 完成术前讨论、术前小结</td>
<td>□ 术后即刻完成术后首次病程记录
□ 术者或第一助手术后 24 小时内完成手术记录（术者签名）</td>
<td>□ 术后连续 3 天病程记录
□ 主管医师每日查房记录
□ 主治医师每周查房记录
□ 特殊治疗、操作单独书写
□ 出院当天病程记录（由上级医师指示出院）
□ 出院后 24 小时内完成出院记录
□ 出院后 24 小时内完成病案首页</td>
</tr>
<tr>
<td>知情同意</td>
<td>□ 患者或其家属在入院记录单上签名
□ 术前谈话，告知患者及其家属病情和围术期注意事项并签署麻醉知情同意书、输血知情同意书、手术知情同意书、授权委托书（患者本人不能签字时）、自费用品协议书（必要时）、军人目录外耗材审批单（必要时）</td>
<td></td>
<td>□ 告知患者及其家属出院后注意事项（指导出院后功能锻炼，复诊的时间、地点，发生紧急情况时的处理等）</td>
</tr>
<tr>
<td>手术治疗</td>
<td>□ 预约手术</td>
<td>□ 在全身麻醉下行外耳道病损切除术（手术安全核查记录、手术清点记录）</td>
<td></td>
</tr>
<tr>
<td>其他</td>
<td>□ 及时通知上级医师检诊
□ 经治医师检查整理病历资料</td>
<td></td>
<td>□ 通知出院
□ 开具出院介绍信
□ 开具诊断证明书
□ 出院带药
□ 预约门诊复诊时间</td>
</tr>
</table>

<table>
<tr>
<td rowspan="3">重点医嘱</td>
<td rowspan="3">长期医嘱</td>
<td>护理医嘱</td>
<td>□ 按耳鼻咽喉科护理常规
□ 三级护理</td>
<td>□ 按耳鼻咽喉科术后护理常规
□ 二级护理</td>
<td>□ 按耳鼻咽喉科术后护理常规
□ 三级护理</td>
</tr>
<tr>
<td>处置医嘱</td>
<td>□ 静脉抽血</td>
<td></td>
<td></td>
</tr>
<tr>
<td>膳食医嘱</td>
<td>□ 普食
□ 糖尿病饮食
□ 低盐、低脂饮食
□ 低盐、低脂、糖尿病饮食
□ 术晨禁食、禁水</td>
<td></td>
<td>□ 普食
□ 糖尿病饮食
□ 低盐、低脂饮食
□ 低盐、低脂、糖尿病饮食</td>
</tr>
</table>

重点医嘱	长期医嘱	药物医嘱	□ 既往基础用药（必要时）		□ 注射用头孢曲松钠（2.0g；静脉滴注；每日1次）或注射用头孢美唑钠（2.0g；静脉滴注；每日3次） □ 既往基础用药（必要时）
	临时医嘱	检查检验	□ 血常规（含 CRP＋IL-6） □ 尿常规 □ 粪常规 □ 血型 □ 凝血四项 □ 普通生化 □ 传染性疾病筛查（乙肝、丙肝、艾滋病、梅毒） □ 冠脉 CT（必要时） □ 超声心动图（必要时） □ 动态心电图（必要时） □ 肺功能（必要时） □ 肺 CT（必要时） □ 动脉血气分析（必要时）		
		药物医嘱		□ 注射用头孢曲松钠（2.0g；静脉滴注；术前30分钟）或注射用头孢美唑钠（2.0g；静脉滴注；术前30分钟）	
		手术医嘱	□ 常规准备明日在全身麻醉下行外耳道病损切除术		
		处置医嘱	□ 备耳周皮肤 □ 剪耳毛		□ 出院
主要护理工作	健康宣教		□ 入院宣教（住院环境、规章制度） □ 进行护理安全指导 □ 进行等级护理、活动范围指导 □ 进行饮食指导 □ 进行关于疾病知识的宣教 □ 宣教检查、检验项目的目的和意义	□ 术前宣教 □ 术后心理疏导 □ 指导术后康复训练 □ 指导术后注意事项	□ 出院宣教（康复训练方法、用药指导、换药时间及注意事项、复查时间等）

（续 表）

主要护理工作	护理处置	□ 患者身份核对 □ 佩戴腕带 □ 建立入院病历,通知医师 □ 入院介绍:介绍责任护士,病区环境、设施、规章制度、基础护理服务项目 □ 询问病史,填写护理记录单首页 □ 观察病情 □ 测量基本生命体征 □ 抽血、留取标本 □ 心理护理与生活护理 □ 根据评估结果采取相应的护理措施 □ 通知检查项目及注意事项	□ 测量基本生命体征 □ 心理护理与生活护理 □ 指导并监督患者治疗与康复训练 □ 遵医嘱用药 □ 根据评估结果采取相应的护理措施 □ 完成护理记录	□ 观察患者情况 □ 核对患者医疗费用 □ 协助患者办理出院手续 □ 指导并监督患者康复训练 □ 整理床单位
	护理评估	□ 一般评估:生命体征、神志、皮肤、药物过敏史等 □ 风险评估:评估有无跌倒、坠床、压疮、深静脉血栓等风险 □ 心理评估 □ 营养评估 □ 疼痛评估 □ 康复评估	□ 风险评估:评估有无跌倒、坠床、压疮、导管滑脱、液体外渗的风险	
	专科护理	□ 观察患耳情况	□ 心理护理与生活护理	
	饮食指导	□ 根据医嘱通知配餐员准备膳食		
	活动体位	□ 根据护理等级指导患者活动	□ 根据护理等级指导患者活动	
	洗浴要求	□ 协助患者洗澡、更换病号服	□ 协助患者晨、晚间护理 □ 备皮后协助患者清洁备皮部位,更换病号服 □ 告知患者切口处保护方法	
病情变异记录		□ 无　　□ 有,原因: □ 医疗原因　□ 患者原因 □ 并发症原因　□ 病情原因 □ 辅诊科室原因　□ 管理原因	□ 无　　□ 有,原因: □ 医疗原因　□ 患者原因 □ 并发症原因　□ 病情原因 □ 辅诊科室原因　□ 管理原因	□ 无　　□ 有,原因: □ 医疗原因　□ 患者原因 □ 并发症原因　□ 病情原因 □ 辅诊科室原因　□ 管理原因
护士签名		白班　小夜班　大夜班	白班　小夜班　大夜班	白班　小夜班　大夜班
医师签名				

第三节　耳廓肿物行耳廓病损切除术临床路径

一、耳廓肿物行耳廓病损切除术标准住院流程

(一)适用对象

第一诊断为耳廓肿物(ICD-10：H61.902)行耳廓病损切除术(ICD-9-CM-3：18.2902)。

(二)诊断依据

根据《实用耳鼻咽喉头颈外科学》(黄选兆，汪吉宝，孔维佳主编，第2版，人民卫生出版社)，《神经耳科及侧颅底外科学》(韩东一，科学出版社)，《临床诊疗指南·耳鼻咽喉头颈外科分册》(中华医学会编著，人民卫生出版社)，《临床技术操作规范·耳鼻咽喉-头颈外科分册》(中华医学会编著，2013年，人民军医出版社)。

1. 症状　早期肿瘤较小可无症状，根据肿瘤的性质和大小不同，随着肿瘤生长可出现局部压迫感、疼痛、出血等。

2. 体征　耳廓表面可见新生物。

3. 听力检查　听力正常。

(三)治疗方案的选择

根据《实用耳鼻咽喉头颈外科学》(黄选兆，汪吉宝，孔维佳主编，第2版，人民卫生出版社)，《神经耳科及侧颅底外科学》(韩东一，科学出版社)，《临床诊疗指南·耳鼻咽喉头颈外科分册》(中华医学会编著，人民卫生出版社)，《临床技术操作规范·耳鼻咽喉-头颈外科分册》(中华医学会编著，2013年，人民军医出版社)。

手术：耳廓病损切除术。

(四)标准住院日为5～7天

(五)进入路径标准

1. 第一诊断必须符合耳廓肿物(ICD-10：H61.902)行耳廓病损切除术(ICD-9-CM-3：18.2902)。

2. 专科指征：巨大耳廓肿物阻塞外耳道继发引起外耳道胆脂瘤，需要行胆脂瘤切除术的患者；耳廓肿物破坏耳廓原有生理结构需要行耳廓整形手术的患者；耳廓肿物为恶性需要行肿物扩大切除患者不适宜入径。

3. 手术禁忌证：同时伴有高血压、糖尿病、心律失常等慢性病，内科评估为手术禁忌证不适宜入径。

(六)治疗准备(评估)

1. 诊疗评估(住院第1-2天)

(1)完成必需的检查检验项目：血常规、尿常规、肝肾功能、电解质、血糖、凝血功能、感染性疾病筛查(乙肝、丙肝、梅毒、艾滋病等)、X线胸片、心电图、临床听力学检查、颞骨CT等。

(2)根据患者情况可选择的检查检验项目：超声心动图、动态心电图、冠脉CT、肺功能、肺CT、动脉血气分析等。

(3)疾病发展预计的并发症评估。

(4)营养评估：根据《解放军总医院新入院患者营养风险筛查表(NRS-2002)》为新入院患

者进行营养评估,评分≥3 分者给予处置,必要时申请营养科医师会诊。

(5)心理评估:根据新入院患者情况申请心理科医师会诊。

(6)疼痛评估:根据《VAS 评分》实施疼痛评估,评分>7 分者给予处置,必要时请疼痛科医师会诊。

(7)康复评估:根据《入院患者康复筛查和评估表》在患者入院后 24 小时内进行康复筛查和评估。任何一项结果为"是",则申请康复科医师会诊。

2. 术前准备(住院第 2—3 天)

(1)术前评估:术前 24 小时内完成病情评估、必要的检查,做出术前小结、术前讨论。

(2)术前谈话:术者应在术前 1 天与患者及其亲属谈话,告知手术方案、相关风险、用血计划、术后转归、植入材料、手术费用及患者和亲属权益,并履行书面知情同意手续。告知高值耗材的使用及费用。

(3)通知手术室:准备手术间、手术药品、手术物品及特殊耗材。

(4)护士做心理护理,交代注意事项:防压疮、防跌倒、指导患者戒烟等,并进行术前宣教。

(5)手术部位标识:术者、第一助手或经治医师在术前 1 天应对手术部位做体表标识,急诊手术由接诊医师或会诊外科医师标记,标记过程应由责任护士、患者及其亲属共同参与,并记入手术安排表。

(6)术前 1 天麻醉医师访视:制订麻醉计划、完成评估、确定麻醉方式,并记入《麻醉术前访视记录》,告知患者及其家属麻醉适应证、麻醉目的、风险、可能出现的情况及其处理原则、替代方案等,签署《麻醉知情同意书》并归入病历。

(七)药物选择与使用时机

抗菌药物:按照《抗菌药物临床应用指导原则(2015 年版)》(国卫办医发〔2015〕43 号)于手术前 30 分钟至术后 72 小时应用低级别抗菌药物,首选为头孢类抗生素。

(八)手术日(住院第 4 天)

1. 手术安全核对:患者入手术间后由手术医师、麻醉医师、巡回护士和患者本人共同核对患者身份、手术部位与标识、手术方式。手术医师、麻醉医师、巡回护士三方按《手术安全核对表》逐项核对,共同签名。

2. 手术方式、手术切除范围:耳廓病损切除术。

3. 麻醉方式:全身麻醉。

4. 手术植入物:必要时取他处皮片修补耳廓皮瓣缺损,必要时应用碘仿纱条填塞外耳道。

5. 切除标本送病理检查。

6. 经治医师或手术医师应即刻完成术后首次病程记录,观察术后患者病情变化。

(九)术后住院恢复(住院第 5—7 天)

1. 术后 1~2 天拆除耳部包扎的敷料。

2. 术后应用抗菌药预防感染 1~3 天。

3. 注意切口病情变化,如出现红肿疼痛及脓性分泌物,应定期行局部换药,加强抗菌药物的应用。

(十)出院标准

1. 病情稳定:临床稳定 24 小时以上。

2. 切口愈合良好,无感染。

3. 无与该病相关的其他并发症或合并症。

(十一)变异及原因分析

1. 医疗原因导致的变异　如改变诊疗方案、转科治疗、操作失误、误诊等。

2. 患者原因导致的变异　如不同意治疗方案、个人原因要求出(转)院、院外服用手术禁忌药、月经期、对诊疗计划不满要求出路径、相关检查检验院外(门诊)已做等。

3. 并发症原因导致的变异　如感染、瘘、出血、血肿、愈合不良等。

4. 病情原因导致的变异　如基础疾病复杂、病情恶化、病情平稳好转、抢救、会诊等。

5. 辅诊科室原因导致的变异　如检查、检验、手术、病理等(不及时、结果错报、操作部位/方式错误、标本不合格)、报告(不及时、结果错报、标本不合格)等原因延长住院天数、增加费用等。

6. 管理原因导致的变异　如系统暂不支持、系统瘫痪、需要修订流程、需要修订制度等。

二、耳廓肿物行耳廓病损切除术临床路径表单

适用对象	第一诊断为耳廓肿物(ICD-10:H61.902)行耳廓病损切除术(ICD-9-CM-3:18.2902)		
患者基本信息	姓名:_____　性别:____　年龄:____ 门诊号:_____　住院号:_____　过敏史:_____ 住院日期:____年__月__日　出院日期:____年__月__日		标准住院日:5～7 天
时间		住院第1-3天 (术前准备/诊疗评估)	住院第4天 (手术日)	住院第5-7天 (恢复出院)
主要诊疗工作	制度落实	□ 入院 2 小时内经治医师或值班医师完成接诊 □ 入院 24 小时内主管医师完成检诊 □ 专科会诊(必要时) □ 完成术前准备 □ 组织术前讨论 □ 麻醉术前访视 □ 手术部位标识	□ 三级医师查房 □ 手术安全核查 □ 麻醉术后访视	□ 术者或上级医师查房
	病情评估	□ 经治医师询问病史与体格检查 □ 心理评估 □ 营养评估 □ 疼痛评估 □ 康复评估		□ 上级医师进行治疗效果、预后和出院评估 □ 出院宣教

主要诊疗工作	病历书写	☐ 入院 8 小时内完成首次病程记录 ☐ 入院 24 小时内完成入院记录 ☐ 入院 48 小时内完成主管医师查房记录 ☐ 主诊医师查房记录 ☐ 完成术前讨论、术前小结	☐ 术后即刻完成术后首次病程记录 ☐ 术者或第一助手术后 24 小时内完成手术记录（术者签名）	☐ 术后连续 3 天病程记录 ☐ 主管医师每日查房记录 ☐ 主治医师每周查房记录 ☐ 特殊治疗、操作单独书写 ☐ 出院当天病程记录（由上级医师指示出院） ☐ 出院后 24 小时内完成出院记录 ☐ 出院后 24 小时内完成病案首页
	知情同意	☐ 患者或其家属在入院记录单上签名 ☐ 术前谈话,告知患者及其家属病情和围术期注意事项并签署麻醉知情同意书、输血知情同意书、手术知情同意书、授权委托书（患者本人不能签字时）、自费用品协议书（必要时）、军人目录外耗材审批单（必要时）		☐ 告知患者及其家属出院后注意事项（指导出院后功能锻炼,复诊的时间、地点,发生紧急情况时的处理等）
	手术治疗	☐ 预约手术	☐ 在全身麻醉下行耳廓病损切除术（手术安全核查记录、手术清点记录）	
	其他	☐ 及时通知上级医师检诊 ☐ 经治医师检查整理病历资料		☐ 通知出院 ☐ 开具出院介绍信 ☐ 开具诊断证明书 ☐ 出院带药 ☐ 预约门诊复诊时间
重点医嘱	长期医嘱 护理医嘱	☐ 按耳鼻咽喉科护理常规 ☐ 三级护理	☐ 按耳鼻咽喉科术后护理常规 ☐ 二级护理	☐ 按耳鼻咽喉科术后护理常规 ☐ 三级护理
	长期医嘱 处置医嘱	☐ 静脉抽血		
	长期医嘱 膳食医嘱	☐ 普食 ☐ 糖尿病饮食 ☐ 低盐、低脂饮食 ☐ 低盐、低脂、糖尿病饮食 ☐ 术晨禁食、禁水		☐ 普食 ☐ 糖尿病饮食 ☐ 低盐、低脂饮食 ☐ 低盐、低脂、糖尿病饮食

重点医嘱	长期医嘱	药物医嘱	□ 既往基础用药（必要时）		□ 注射用头孢曲松钠（2.0g；静脉滴注；每日 1 次）或注射用头孢美唑钠（2.0g；静脉滴注；每日 3 次） □ 既往基础用药（必要时）
	临时医嘱	检查检验	□ 血常规（含 CRP＋IL-6） □ 尿常规 □ 粪常规 □ 血型 □ 凝血四项 □ 普通生化 □ 传染性疾病筛查（乙肝、丙肝、艾滋病、梅毒） □ 冠脉 CT（必要时） □ 超声心动图（必要时） □ 动态心电图（必要时） □ 肺功能（必要时） □ 肺 CT（必要时） □ 动脉血气分析（必要时）		
		药物医嘱		□ 注射用头孢曲松钠（2.0g；静脉滴注；术前 30 分钟）或注射用头孢美唑钠（2.0g；静脉滴注；术前 30 分钟）	
		手术医嘱	□ 常规准备明日在全身麻醉下行耳廓病损切除术		
		处置医嘱	□ 备耳周皮肤 □ 剪耳毛		□ 出院
主要护理工作		健康宣教	□ 入院宣教（住院环境、规章制度） □ 进行护理安全指导 □ 进行等级护理、活动范围指导 □ 进行饮食指导 □ 进行关于疾病知识的宣教 □ 宣教检查、检验项目的目的和意义	□ 术前宣教 □ 术后心理疏导 □ 指导术后康复训练 □ 指导术后注意事项	□ 出院宣教（康复训练方法、用药指导、换药时间及注意事项、复查时间等）

（续　表）

主要护理工作	护理处置	□ 患者身份核对 □ 佩戴腕带 □ 建立入院病历,通知医师 □ 入院介绍:介绍责任护士,病区环境、设施、规章制度、基础护理服务项目 □ 询问病史,填写护理记录单首页 □ 观察病情 □ 测量基本生命体征 □ 抽血、留取标本 □ 心理护理与生活护理 □ 根据评估结果采取相应的护理措施 □ 通知检查项目及注意事项	□ 测量基本生命体征 □ 心理护理与生活护理 □ 指导并监督患者治疗与康复训练 □ 遵医嘱用药 □ 根据评估结果采取相应的护理措施 □ 完成护理记录	□ 观察患者情况 □ 核对患者医疗费用 □ 协助患者办理出院手续 □ 指导并监督患者康复训练 □ 整理床单位
	护理评估	□ 一般评估:生命体征、神志、皮肤、药物过敏史等 □ 专科评估 □ 风险评估:评估有无跌倒、坠床、压疮、深静脉血栓等风险 □ 心理评估 □ 营养评估 □ 疼痛评估 □ 康复评估	□ 风险评估:评估有无跌倒、坠床、压疮、导管滑脱、液体外渗的风险	
	专科护理	□ 观察患耳情况	□ 心理护理与生活护理	
	饮食指导	□ 根据医嘱通知配餐员准备膳食		
	活动体位	□ 根据护理等级指导患者活动	□ 根据护理等级指导患者活动	
	洗浴要求	□ 协助患者洗澡、更换病号服	□ 协助患者晨、晚间护理 □ 备皮后协助患者清洁备皮部位,更换病号服 □ 告知患者切口处保护方法	
病情变异记录		□ 无　　　□ 有,原因: □ 医疗原因　□ 患者原因 □ 并发症原因　□ 病情原因 □ 辅诊科室原因　□ 管理原因	□ 无　　　□ 有,原因: □ 医疗原因　□ 患者原因 □ 并发症原因　□ 病情原因 □ 辅诊科室原因　□ 管理原因	□ 无　　　□ 有,原因: □ 医疗原因　□ 患者原因 □ 并发症原因　□ 病情原因 □ 辅诊科室原因　□ 管理原因
护士签名		白班　小夜班　大夜班	白班　小夜班　大夜班	白班　小夜班　大夜班
医师签名				

第四节　外伤性鼓膜穿孔行鼓室成形术临床路径

一、外伤性鼓膜穿孔行鼓室成形术标准住院流程

(一)适用对象

第一诊断为外伤性鼓膜穿孔(ICD-10:H72.902)行鼓室成形术(ICD-9-CM-3:19.4)。

(二)诊断依据

根据《实用耳鼻咽喉头颈外科学》(黄选兆,汪吉宝,孔维佳主编,第2版,人民卫生出版社),《神经耳科及侧颅底外科学》(韩东一,科学出版社),《临床诊疗指南·耳鼻咽喉头颈外科分册》(中华医学会编著,人民卫生出版社),《临床技术操作规范·耳鼻咽喉-头颈外科分册》(中华医学会编著,2013年,人民军医出版社)。

1. 症状　听力下降,无耳流液。
2. 体征　鼓膜紧张部见穿孔,鼓室无积液。
3. 听力检查　传导性聋。
4. 颞骨CT扫描　鼓室及乳突内无炎性改变。

(三)治疗方案的选择

根据《实用耳鼻咽喉头颈外科学》(黄选兆,汪吉宝,孔维佳主编,第2版,人民卫生出版社),《神经耳科及侧颅底外科学》(韩东一,科学出版社),《临床诊疗指南·耳鼻咽喉头颈外科分册》(中华医学会编著,人民卫生出版社),《临床技术操作规范·耳鼻咽喉-头颈外科分册》(中华医学会编著,2013年,人民军医出版社)。

手术治疗:鼓室成形术。

(四)标准住院日为7~9天

(五)进入路径标准

1. 第一诊断必须符合外伤性鼓膜穿孔(ICD-10:H72.902)行鼓室成形术(ICD-9-CM-3:19.4)。

2. 专科指征:鼓膜穿孔继发中耳急性炎症需要先行抗感染药物治疗,或鼓膜穿孔继发中耳胆脂瘤需要行胆脂瘤切除术患者不适宜入径。

3. 手术禁忌证:同时伴有高血压、糖尿病、心律失常等慢性病,内科评估为手术禁忌证不适宜入径。

(六)治疗准备(评估)

1. 诊疗评估(住院第1—2天)

(1)完成必需的检查检验项目:血常规、尿常规、肝肾功能、电解质、血糖、凝血功能、感染性疾病(乙肝、丙肝、梅毒、艾滋病等)、X线胸片、心电图、临床听力学检查、颞骨CT等。

(2)根据患者情况可选择的检查检验项目:超声心动图、动态心电图、冠脉CT、肺功能、肺CT、动脉血气分析等。

(3)根据疾病发展预计的并发症评估。

(4)营养评估:根据《解放军总医院新入院患者营养风险筛查表(NRS-2002)》为新入院患者进行营养评估,评分≥3分者给予处置,必要时申请营养科医师会诊。

（5）心理评估：根据新入院患者情况申请心理科医师会诊。

（6）疼痛评估：根据《VAS 评分》实施疼痛评估，评分＞7 分者给予处置，必要时请疼痛科医师会诊。

（7）康复评估：根据《入院患者康复筛查和评估表》在患者入院后 24 小时内进行康复筛查和评估。任何一项结果为"是"，则申请康复科医师会诊。

2. 术前准备（住院第 2－3 天）

（1）术前评估：术前 24 小时内完成病情评估、必要的检查，做出术前小结、术前讨论。

（2）术前谈话：术者应在术前 1 天与患者及其亲属谈话，告知手术方案、相关风险、用血计划、术后转归、植入材料、手术费用及患者和亲属权益，并履行书面知情同意手续。告知高值耗材的使用及费用。

（3）通知手术室：准备手术间、手术药品、手术物品及特殊耗材。

（4）护士做心理护理，交代注意事项：防压疮、防跌倒、指导患者戒烟等，并进行术前宣教。

（5）手术部位标识：术者、第一助手或经治医师在术前 1 天应对手术部位做体表标识，急诊手术由接诊医师或会诊外科医师标记，标记过程应由责任护士、患者及其亲属共同参与，并记入手术安排表。

（6）术前 1 天麻醉医师访视：制订麻醉计划、完成评估、确定麻醉方式，并记入《麻醉术前访视记录》，告知患者及其家属麻醉适应证、麻醉目的、风险、可能出现的情况及其处理原则、替代方案等，签署《麻醉知情同意书》并归入病历。

（七）药物选择与使用时机

抗菌药物：按照《抗菌药物临床应用指导原则（2015 年版）》（国卫办医发〔2015〕43 号）于手术前 30 分钟至术后 72 小时应用低级别抗菌药物，首选为头孢类抗生素。

（八）手术日（住院第 4 天）

1. 手术安全核对：患者入手术间后由手术医师、麻醉医师、巡回护士和患者本人共同核对患者身份、手术部位与标识、手术方式。手术医师、麻醉医师、巡回护士三方按《手术安全核对表》逐项核对，共同签名。

2. 手术方式、手术切除范围：鼓室成形术。

3. 麻醉方式：全身麻醉。

4. 手术植入物：取自体颞肌筋膜修补鼓膜穿孔，修补后应用碘仿纱条填塞外耳道。

5. 切除标本送病理检查。

6. 经治医师或手术医师应即刻完成术后首次病程记录，观察术后患者病情变化。

（九）术后住院恢复（住院第 5－9 天）

1. 术后 1～2 天拆除耳部包扎的敷料。

2. 术后应用抗菌药预防感染 1～3 天。

3. 注意切口病情变化，如出现红肿疼痛及脓性分泌物，应定期行局部换药，加强抗菌药物的应用。

4. 注意面部肌肉活动情况，观察有无面瘫并发症出现，必要时给予糖皮质激素及神经营养药物静脉滴注治疗或及时行面神经探查减压术。

5. 以音叉监测术耳听觉功能情况，观察有无急性神经性耳聋并发症出现，必要时给予糖皮质激素及神经营养药物静脉滴注治疗。

(十)出院标准

1. 病情稳定:临床稳定 24 小时以上。

2. 切口愈合良好,无感染。

3. 无与该病相关的其他并发症或合并症。

(十一)变异及原因分析

1. 医疗原因导致的变异 如改变诊疗方案、转科治疗、操作失误、误诊等。

2. 患者原因导致的变异 如不同意治疗方案、个人原因要求出(转)院、院外服用手术禁忌药、月经期、对诊疗计划不满要求出路径、相关检查检验院外(门诊)已做等。

3. 并发症原因导致的变异 如感染、瘘、出血、血肿、愈合不良等。

4. 病情原因导致的变异 如基础疾病复杂、病情恶化、病情平稳好转、抢救、会诊等。

5. 辅诊科室原因导致的变异 如检查、检验、手术、病理等(不及时、结果错报、操作部位/方式错误、标本不合格)、报告(不及时、结果错报、标本不合格)等原因延长住院天数、增加费用等。

6. 管理原因导致的变异 如系统暂不支持、系统瘫痪、需要修订流程、需要修订制度等。

二、外伤性鼓膜穿孔行鼓室成形术临床路径表单

适用对象	第一诊断为外伤性鼓膜穿孔(ICD-10:H72.902)行鼓室成形术(ICD-9-CM-3:19.4)		
患者基本信息	姓名:_____ 性别:____ 年龄:____ 门诊号:_____ 住院号:_____ 过敏史:_____ 住院日期:____年__月__日 出院日期:____年__月__日		标准住院日:7~9 天
时间	住院第 1—3 天 (术前准备/诊疗评估)	住院第 4 天 (手术日)	住院第 5—9 天 (恢复出院)
主要诊疗工作 / 制度落实	□ 入院 2 小时内经治医师或值班医师完成接诊 □ 入院 24 小时内主管医师完成检诊 □ 专科会诊(必要时) □ 完成术前准备 □ 组织术前讨论 □ 麻醉术前访视 □ 手术部位标识	□ 三级医师查房 □ 手术安全核查 □ 麻醉术后访视	□ 术者或上级医师查房
主要诊疗工作 / 病情评估	□ 经治医师询问病史与体格检查 □ 心理评估 □ 营养评估 □ 疼痛评估 □ 康复评估		□ 上级医师进行治疗效果、预后和出院评估 □ 出院宣教

（续　表）

主要诊疗工作	病历书写	□ 入院 8 小时内完成首次病程记录 □ 入院 24 小时内完成入院记录 □ 入院 48 小时内完成主管医师查房记录 □ 主诊医师查房记录 □ 完成术前讨论、术前小结	□ 术后即刻完成术后首次病程记录 □ 术者或第一助手术后 24 小时内完成手术记录（术者签名）	□ 术后连续 3 天病程记录 □ 主管医师每日查房记录 □ 主治医师每周查房记录 □ 特殊治疗、操作单独书写 □ 出院当天病程记录（由上级医师指示出院） □ 出院后 24 小时内完成出院记录 □ 出院后 24 小时内完成病案首页	
	知情同意	□ 患者或其家属在入院记录单上签名 □ 术前谈话，告知患者及其家属病情和围术期注意事项并签署麻醉知情同意书、输血知情同意书、手术知情同意书、授权委托书（患者本人不能签名时）、自费用品协议书（必要时）、军人目录外耗材审批单（必要时）		□ 告知患者及其家属出院后注意事项（指导出院后功能锻炼，复诊的时间、地点，发生紧急情况时的处理等）	
	手术治疗	□ 预约手术	□ 在全身麻醉下行鼓室成形术（手术安全核查记录、手术清点记录）		
	其他	□ 及时通知上级医师检诊 □ 经治医师检查整理病历资料		□ 通知出院 □ 开具出院介绍信 □ 开具诊断证明书 □ 出院带药 □ 预约门诊复诊时间	
重点医嘱	长期医嘱	护理医嘱 □ 按耳鼻咽喉科护理常规 □ 三级护理	□ 按耳鼻咽喉科术后护理常规 □ 二级护理	□ 按耳鼻咽喉科术后护理常规 □ 三级护理	
		处置医嘱 □ 静脉抽血			
		膳食医嘱 □ 普食 □ 糖尿病饮食 □ 低盐、低脂饮食 □ 低盐、低脂、糖尿病饮食 □ 术晨禁食、禁水		□ 普食 □ 糖尿病饮食 □ 低盐、低脂饮食 □ 低盐、低脂、糖尿病饮食	

重点医嘱	长期医嘱	药物医嘱	□ 既往基础用药（必要时）		□ 注射用头孢曲松钠（2.0g；静脉滴注；每日1次）或注射用头孢美唑钠（2.0g；静脉滴注；每日3次） □ 既往基础用药（必要时）
	临时医嘱	检查检验	□ 血常规（含 CRP＋IL-6） □ 尿常规 □ 粪常规 □ 血型 □ 凝血四项 □ 普通生化 □ 传染性疾病筛查（乙肝、丙肝、艾滋病、梅毒） □ 冠脉 CT（必要时） □ 超声心动图（必要时） □ 动态心电图（必要时） □ 肺功能（必要时） □ 肺 CT（必要时） □ 动脉血气分析（必要时）		
		药物医嘱		□ 注射用头孢曲松钠（2.0g；静脉滴注；术前30分钟）或注射用头孢美唑钠（2.0g；静脉滴注；术前30分钟）	
		手术医嘱	□ 常规准备明日在全身麻醉下行鼓室成形术		
		处置医嘱	□ 备耳周皮肤 □ 剪耳毛		□ 出院
主要护理工作		健康宣教	□ 入院宣教（住院环境、规章制度） □ 进行护理安全指导 □ 进行等级护理、活动范围指导 □ 进行饮食指导 □ 进行关于疾病知识的宣教 □ 宣教检查、检验项目的目的和意义	□ 术前宣教 □ 术后心理疏导 □ 指导术后康复训练 □ 指导术后注意事项	□ 出院宣教（康复训练方法、用药指导、换药时间及注意事项、复查时间等）

主要护理工作	护理处置	□ 患者身份核对 □ 佩戴腕带 □ 建立入院病历,通知医师 □ 入院介绍:介绍责任护士,病区环境、设施、规章制度、基础护理服务项目 □ 询问病史,填写护理记录单首页 □ 观察病情 □ 测量基本生命体征 □ 抽血、留取标本 □ 心理护理与生活护理 □ 根据评估结果采取相应的护理措施 □ 通知检查项目及注意事项	□ 测量基本生命体征 □ 心理护理与生活护理 □ 指导并监督患者治疗与康复训练 □ 遵医嘱用药 □ 根据评估结果采取相应的护理措施 □ 完成护理记录	□ 观察患者情况 □ 核对患者医疗费用 □ 协助患者办理出院手续 □ 指导并监督患者康复训练 □ 整理床单位
	护理评估	□ 一般评估:生命体征、神志、皮肤、药物过敏史等 □ 专科评估 □ 风险评估:评估有无跌倒、坠床、压疮、深静脉血栓等风险 □ 心理评估 □ 营养评估 □ 疼痛评估 □ 康复评估	□ 风险评估:评估有无跌倒、坠床、压疮、导管滑脱、液体外渗的风险	
	专科护理	□ 观察患耳情况	□ 心理护理与生活护理	
	饮食指导	□ 根据医嘱通知配餐员准备膳食		
	活动体位	□ 根据护理等级指导患者活动	□ 根据护理等级指导患者活动	
	洗浴要求	□ 协助患者洗澡、更换病号服	□ 协助患者晨、晚间护理 □ 备皮后协助患者清洁备皮部位,更换病号服 □ 告知患者切口处保护方法	
病情变异记录		□ 无　　　　□ 有,原因: □ 医疗原因　　□ 患者原因 □ 并发症原因　□ 病情原因 □ 辅诊科室原因　□ 管理原因	□ 无　　　　□ 有,原因: □ 医疗原因　　□ 患者原因 □ 并发症原因　□ 病情原因 □ 辅诊科室原因　□ 管理原因	□ 无　　　　□ 有,原因: □ 医疗原因　　□ 患者原因 □ 并发症原因　□ 病情原因 □ 辅诊科室原因　□ 管理原因

护士签名	白班	小夜班	大夜班	白班	小夜班	大夜班	白班	小夜班	大夜班
医师签名									

第五节　外耳道胆脂瘤行外耳道胆脂瘤切除术和外耳道成形术临床路径

一、外耳道胆脂瘤行外耳道胆脂瘤切除术和外耳道成形术标准住院流程

(一)适用对象

第一诊断为外耳道胆脂瘤(ICD-10：H60.401)行外耳道胆脂瘤切除术(ICD-9-CM-3：18.2905)和外耳道成形术(ICD-9-CM-3：18.6 01)。

(二)诊断依据

根据《实用耳鼻咽喉头颈外科学》(黄选兆,汪吉宝,孔维佳主编,第2版,人民卫生出版社),《神经耳科及侧颅底外科学》(韩东一,科学出版社),《临床诊疗指南·耳鼻咽喉头颈外科分册》(中华医学会编著,人民卫生出版社),《临床技术操作规范·耳鼻咽喉-头颈外科分册》(中华医学会编著,2013年,人民军医出版社)。

1. 症状　可有耳闷、耳鸣、听力下降;继发感染后可出现耳痛,脓血性耳漏;伴有不同程度的听力下降。

2. 体征　外耳道内有白色胆脂瘤上皮,不易剥脱,继发感染后可有肉芽形成;胆脂瘤清除后见外耳道骨质破坏吸收,骨段明显扩大;鼓膜可完整。

3. 听力检查　传导性听力损失(内耳损伤可有混合性聋或感音性聋)。

4. 颞骨CT扫描　外耳道内有软组织影,骨部皮质有破坏,可伴有中耳炎性改变。

(三)治疗方案的选择

根据《实用耳鼻咽喉头颈外科学》(黄选兆,汪吉宝,孔维佳主编,第2版,人民卫生出版社),《神经耳科及侧颅底外科学》(韩东一,科学出版社),《临床诊疗指南·耳鼻咽喉头颈外科分册》(中华医学会编著,人民卫生出版社),《临床技术操作规范·耳鼻咽喉-头颈外科分册》(中华医学会编著,2013年,人民军医出版社)。手术治疗:外耳道胆脂瘤切除术;外耳道成形术。

(四)标准住院日为7～9天

(五)进入路径标准

1. 第一诊断为外耳道胆脂瘤(ICD-10：H60.401)行外耳道胆脂瘤切除术(ICD-9-CM-3：18.2905)和外耳道成形术(ICD-9-CM-3：18.6 01)。

2. 专科指征:外耳道胆脂瘤继发面瘫、脑脊液耳漏或颅内感染需要行面神经减压、脑脊液耳漏修补或颅内感染药物治疗患者不适宜入径。

3. 手术禁忌证:同时伴有高血压、糖尿病、心律失常等慢性病,内科评估为手术禁忌证不适宜入径。

(六)治疗准备(评估)

1. 诊疗评估(住院第1—2天)

(1)完成必需的检查检验项目:血常规、尿常规、肝肾功能、电解质、血糖、凝血功能、感染性疾病(乙肝、丙肝、梅毒、艾滋病等)、X线胸片、心电图、临床听力学检查、颞骨CT等。

(2)根据患者情况可选择的检查检验项目:超声心动图、动态心电图、冠脉CT、肺功能、肺

CT、动脉血气分析等。

（3）根据疾病发展预计的并发症评估。

（4）营养评估：根据《解放军总医院新入院患者营养风险筛查表（NRS-2002）》为新入院患者进行营养评估，评分≥3分者给予处置，必要时申请营养科医师会诊。

（5）心理评估：根据新入院患者情况申请心理科医师会诊。

（6）疼痛评估：根据《VAS评分》实施疼痛评估，评分＞7分者给予处置，必要时请疼痛科医师会诊。

（7）康复评估：根据《入院患者康复筛查和评估表》在患者入院后24小时内进行康复筛查和评估。任何一项结果为"是"，则申请康复科医师会诊。

2. 术前准备（住院第2—3天）

（1）术前评估：术前24小时内完成病情评估、必要的检查，做出术前小结、术前讨论。

（2）术前谈话：术者应在术前1天与患者及其亲属谈话，告知手术方案、相关风险、用血计划、术后转归、植入材料、手术费用及患者和亲属权益，并履行书面知情同意手续。告知高值耗材的使用及费用。

（3）通知手术室：准备手术间、手术药品、手术物品及特殊耗材。

（4）护士做心理护理，交代注意事项：防压疮、防跌倒、指导患者戒烟等，并进行术前宣教。

（5）手术部位标识：术者、第一助手或经治医师在术前1天应对手术部位做体表标识，急诊手术由接诊医师或会诊外科医师标记，标记过程应由责任护士、患者及其亲属共同参与，并记入手术安排表。

（6）术前1天麻醉医师访视：制订麻醉计划、完成评估、确定麻醉方式，并记入《麻醉术前访视记录》，告知患者及其家属麻醉适应证、麻醉目的、风险、可能出现的情况及其处理原则、替代方案等，签署《麻醉知情同意书》并归入病历。

（七）药物选择与使用时机

抗菌药物：按照《抗菌药物临床应用指导原则（2015年版）》（国卫办医发〔2015〕43号）于手术前30分钟至术后72小时应用低级别抗菌药物，首选为头孢类抗生素。

（八）手术日（住院第4天）

1. 手术安全核对：患者入手术间后由手术医师、麻醉医师、巡回护士和患者本人共同核对患者身份、手术部位与标识、手术方式。手术医师、麻醉医师、巡回护士三方按《手术安全核对表》逐项核对，共同签名。

2. 手术方式、手术切除范围：外耳道胆脂瘤切除术；外耳道成形术。

3. 麻醉方式：全身麻醉。

4. 手术植入物：必要时取耳后皮瓣或人工皮片修补破坏缺损的外耳道皮肤，应用碘仿纱条填塞外耳道。

5. 切除标本送病理检查。

6. 经治医师或手术医师应即刻完成术后首次病程记录，观察术后患者病情变化。

（九）术后住院恢复（住院第5—9天）

1. 术后1～2天拆除耳部包扎的敷料。

2. 术后应用抗菌药预防感染3天。

3. 注意切口病情变化，如出现红肿疼痛及脓性分泌物，应定期行局部换药，加强抗菌药物的应用。

4.注意面部肌肉活动情况,观察有无面瘫并发症出现,必要时给予糖皮质激素及神经营养药物静脉滴注治疗,或及时行面神经探查减压术。

5.以音叉监测术耳听觉功能情况,观察有无急性神经性耳聋并发症出现,必要时给予糖皮质激素及神经营养药物静脉滴注治疗。

(十)出院标准

1.病情稳定:临床稳定 24 小时以上。

2.切口愈合良好,无感染。

3.无与该病相关的其他并发症或合并症。

(十一)变异及原因分析

1.医疗原因导致的变异　如改变诊疗方案、转科治疗、操作失误、误诊等。

2.患者原因导致的变异　如不同意治疗方案、个人原因要求出(转)院、院外服用手术禁忌药、月经期、对诊疗计划不满要求出路径、相关检查检验院外(门诊)已做等。

3.并发症原因导致的变异　如感染、瘘、出血、血肿、愈合不良等。

4.病情原因导致的变异　如基础疾病复杂、病情恶化、病情平稳好转、抢救、会诊等。

5.辅诊科室原因导致的变异　如检查、检验、手术、病理等(不及时、结果错报、操作部位/方式错误、标本不合格)、报告(不及时、结果错报、标本不合格)等原因延长住院天数、增加费用等。

6.管理原因导致的变异　如系统暂不支持、系统瘫痪、需要修订流程、需要修订制度等。

二、外耳道胆脂瘤行外耳道胆脂瘤切除术和外耳道成形术临床路径表单

适用对象	第一诊断为外耳道胆脂瘤(ICD-10:H60.401)行外耳道胆脂瘤切除术(ICD-9-CM-3:18.2905)和外耳道成形术(ICD-9-CM-3:18.6 01)	
患者基本信息	姓名:_____　性别:____　年龄:____ 门诊号:_____　住院号:_____　过敏史:_____ 住院日期:____年__月__日　出院日期:____年__月__日	标准住院日:7~9 天
时间		住院第 1—3 天 (术前准备/诊疗评估)	住院第 4 天 (手术日)	住院第 5—9 天 (恢复出院)

| 主要诊疗工作 | 制度落实 | □ 入院 2 小时内经治医师或值班医师完成接诊
□ 入院 24 小时内主管医师完成检诊
□ 专科会诊(必要时)
□ 完成术前准备
□ 组织术前讨论
□ 麻醉术前访视
□ 手术部位标识 | □ 三级医师查房
□ 手术安全核查
□ 麻醉术后访视 | □ 术者或上级医师查房 |

主要诊疗工作	病情评估	□ 经治医师询问病史与体格检查 □ 心理评估 □ 营养评估 □ 疼痛评估 □ 康复评估		□ 上级医师进行治疗效果、预后和出院评估 □ 出院宣教	
	病历书写	□ 入院 8 小时内完成首次病程记录 □ 入院 24 小时内完成入院记录 □ 入院 48 小时内完成主管医师查房记录 □ 主诊医师查房记录 □ 完成术前讨论、术前小结	□ 术后即刻完成术后首次病程记录 □ 术者或第一助手术后 24 小时内完成手术记录（术者签名）	□ 术后连续 3 天病程记录 □ 主管医师每日查房记录 □ 主治医师每周查房记录 □ 特殊治疗、操作单独书写 □ 出院当天病程记录（由上级医师指示出院） □ 出院后 24 小时内完成出院记录 □ 出院后 24 小时内完成病案首页	
	知情同意	□ 患者或其家属在入院记录单上签名 □ 术前谈话,告知患者及其家属病情和围术期注意事项并签署麻醉知情同意书、输血知情同意书、手术知情同意书、授权委托书(患者本人不能签名时)、自费用品协议书(必要时)、军人目录外耗材审批单(必要时)		□ 告知患者及其家属出院后注意事项(指导出院后功能锻炼,复诊的时间、地点,发生紧急情况时的处理等)	
	手术治疗	□ 预约手术	□ 在全身麻醉下行外耳道胆脂瘤切除术和外耳道成形术(手术安全核查记录、手术清点记录)		
	其他	□ 及时通知上级医师检诊 □ 经治医师检查整理病历资料		□ 通知出院 □ 开具出院介绍信 □ 开具诊断证明书 □ 出院带药 □ 预约门诊复诊时间	
重点医嘱	长期医嘱	护理医嘱	□ 按耳鼻咽喉科护理常规 □ 三级护理	□ 按耳鼻咽喉科术后护理常规 □ 二级护理	□ 按耳鼻咽喉科术后护理常规 □ 三级护理
		处置医嘱	□ 静脉抽血		
		膳食医嘱	□ 普食 □ 糖尿病饮食 □ 低盐、低脂饮食 □ 低盐、低脂、糖尿病饮食 □ 术晨禁食、禁水		□ 普食 □ 糖尿病饮食 □ 低盐、低脂饮食 □ 低盐、低脂、糖尿病饮食

（续　表）

重点医嘱	长期医嘱	药物医嘱	□ 既往基础用药（必要时）		□ 注射用头孢曲松钠（2.0g;静脉滴注;每日1次）或注射用头孢美唑钠（2.0g;静脉滴注;每日3次） □ 既往基础用药（必要时）
	临时医嘱	检查检验	□ 血常规（含 CRP＋IL-6） □ 尿常规 □ 粪常规 □ 血型 □ 凝血四项 □ 普通生化 □ 传染性疾病筛查（乙肝、丙肝、艾滋病、梅毒） □ 冠脉 CT（必要时） □ 超声心动图（必要时） □ 动态心电图（必要时） □ 肺功能（必要时） □ 肺 CT（必要时） □ 动脉血气分析（必要时）		
		药物医嘱		□ 注射用头孢曲松钠（2.0g;静脉滴注;术前30分钟）或注射用头孢美唑钠（2.0g;静脉滴注;术前30分钟）	
		手术医嘱	□ 常规准备明日在全身麻醉下行外耳道胆脂瘤切除术和外耳道成形术		
		处置医嘱	□ 备耳周皮肤 □ 剪耳毛		□ 出院
主要护理工作		健康宣教	□ 入院宣教（住院环境、规章制度） □ 进行护理安全指导 □ 进行等级护理、活动范围指导 □ 进行饮食指导 □ 进行关于疾病知识的宣教 □ 宣教检查、检验项目的目的和意义	□ 术前宣教 □ 术后心理疏导 □ 指导术后康复训练 □ 指导术后注意事项	□ 出院宣教（康复训练方法、用药指导、换药时间及注意事项、复查时间等）

（续　表）

主要护理工作	护理处置	□ 患者身份核对 □ 佩戴腕带 □ 建立入院病历,通知医师 □ 入院介绍:介绍责任护士,病区环境、设施、规章制度、基础护理服务项目 □ 询问病史,填写护理记录单首页 □ 观察病情 □ 测量基本生命体征 □ 抽血、留取标本 □ 心理护理与生活护理 □ 根据评估结果采取相应的护理措施 □ 通知检查项目及注意事项	□ 测量基本生命体征 □ 心理护理与生活护理 □ 指导并监督患者治疗与康复训练 □ 遵医嘱用药 □ 根据评估结果采取相应的护理措施 □ 完成护理记录	□ 观察患者情况 □ 核对患者医疗费用 □ 协助患者办理出院手续 □ 指导并监督患者康复训练 □ 整理床单位
	护理评估	□ 一般评估:生命体征、神志、皮肤、药物过敏史等 □ 专科评估 □ 风险评估:评估有无跌倒、坠床、压疮、深静脉血栓等风险 □ 心理评估 □ 营养评估 □ 疼痛评估 □ 康复评估	□ 风险评估:评估有无跌倒、坠床、压疮、导管滑脱、液体外渗的风险	
	专科护理	□ 观察患耳情况	□ 心理护理与生活护理	
	饮食指导	□ 根据医嘱通知配餐员准备膳食		
	活动体位	□ 根据护理等级指导患者活动	□ 根据护理等级指导护理活动	
	洗浴要求	□ 协助患者洗澡、更换病号服	□ 协助患者晨、晚间护理 □ 备皮后协助患者清洁备皮部位,更换病号服 □ 告知患者切口处保护方法	
病情变异记录		□ 无　　　□ 有,原因: □ 医疗原因　　□ 患者原因 □ 并发症原因　□ 病情原因 □ 辅诊科室原因　□ 管理原因	□ 无　　　□ 有,原因: □ 医疗原因　　□ 患者原因 □ 并发症原因　□ 病情原因 □ 辅诊科室原因　□ 管理原因	□ 无　　　□ 有,原因: □ 医疗原因　　□ 患者原因 □ 并发症原因　□ 病情原因 □ 辅诊科室原因　□ 管理原因
护士签名		白班 / 小夜班 / 大夜班	白班 / 小夜班 / 大夜班	白班 / 小夜班 / 大夜班
医师签名				

第六节　耳后瘘管行耳后瘘管切除术临床路径

一、耳后瘘管行耳后瘘管切除术标准住院流程

(一)适用对象

第一诊断为耳后瘘管(ICD-10:H70.102)行耳后瘘管切除术(ICD-9-CM-3:18.2911)。

(二)诊断依据

根据《实用耳鼻咽喉头颈外科学》(黄选兆,汪吉宝,孔维佳主编,第2版,人民卫生出版社),《神经耳科及侧颅底外科学》(韩东一,科学出版社),《临床诊疗指南·耳鼻咽喉头颈外科分册》(中华医学会编著,人民卫生出版社),《临床技术操作规范·耳鼻咽喉-头颈外科分册》(中华医学会编著,2013年,人民军医出版社)。

1. 症状　乳突区反复流脓。
2. 体征　乳突区皮损伴有瘘管形成。

(三)治疗方案的选择

根据《实用耳鼻咽喉头颈外科学》(黄选兆,汪吉宝,孔维佳主编,第2版,人民卫生出版社),《神经耳科及侧颅底外科学》(韩东一,科学出版社),《临床诊疗指南·耳鼻咽喉头颈外科分册》(中华医学会编著,人民卫生出版社),《临床技术操作规范·耳鼻咽喉-头颈外科分册》(中华医学会编著,2013年,人民军医出版社)。

手术治疗:耳后瘘管切除术。

(四)标准住院日为5～7天

(五)进入路径标准

1. 第一诊断必须符合耳后瘘管(ICD-10:H70.102)行耳后瘘管切除术(ICD-9-CM-3:18.2911)。

2. 专科指征:耳后瘘管由颞骨胆脂瘤继发引起者;瘘管处于急性感染期者;瘘管内口位于咽喉部,需要行耳颈或耳后咽腔联合入路瘘管切除术患者不适宜入径。

3. 手术禁忌证:同时伴有高血压、糖尿病、心律失常等慢性病,内科评估为手术禁忌证不适宜入径。

(六)治疗准备(评估)

1. 诊疗评估(住院第1—2天)

(1)完成必需的检查检验项目:血常规、尿常规、肝肾功能、电解质、血糖、凝血功能、感染性疾病(乙肝、丙肝、梅毒、艾滋病等)、X线胸片、心电图、临床听力学检查、颞骨CT等。

(2)根据患者情况可选择的检查检验项目:超声心动图、动态心电图、冠脉CT、肺功能、肺CT、动脉血气分析等。

(3)根据疾病发展预计的并发症评估。

(4)营养评估:根据《解放军总医院新入院患者营养风险筛查表(NRS-2002)》为新入院患者进行营养评估,评分≥3分者给予处置,必要时申请营养科医师会诊。

(5)心理评估:根据新入院患者情况申请心理科医师会诊。

(6)疼痛评估:根据《VAS评分》实施疼痛评估,评分>7分者给予处置,必要时请疼痛科

医师会诊。

(7)康复评估:根据《入院患者康复筛查和评估表》在患者入院后 24 小时内进行康复筛查和评估。任何一项结果为"是",则申请康复科医师会诊。

2. 术前准备(住院第 2—3 天)

(1)术前评估:术前 24 小时内完成病情评估、必要的检查,做出术前小结、术前讨论。

(2)术前谈话:术者应在术前 1 天与患者及其亲属谈话,告知手术方案、相关风险、用血计划、术后转归、植入材料、手术费用及患者和亲属权益,并履行书面知情同意手续。告知高值耗材的使用及费用。

(3)通知手术室:准备手术间、手术药品、手术物品及特殊耗材。

(4)护士做心理护理,交代注意事项:防压疮、防跌倒、指导患者戒烟等,并进行术前宣教。

(5)手术部位标识:术者、第一助手或经治医师在术前 1 天应对手术部位做体表标识,急诊手术由接诊医师或会诊外科医师标记,标记过程应由责任护士、患者及其亲属共同参与,并记入手术安排表。

(6)术前 1 天麻醉医师访视:制订麻醉计划、完成评估、确定麻醉方式,并记入《麻醉术前访视记录》,告知患者及其家属麻醉适应证、麻醉目的、风险、可能出现的情况及其处理原则、替代方案等,签署《麻醉知情同意书》并归入病历。

(七)药物选择与使用时机

抗菌药物:按照《抗菌药物临床应用指导原则(2015 年版)》(国卫办医发〔2015〕43 号)于手术前 30 分钟至术后 72 小时应用低级别抗菌药物,首选为头孢类抗生素。

(八)手术日(住院第 4 天)

1. 手术安全核对:患者入手术间后由手术医师、麻醉医师、巡回护士和患者本人共同核对患者身份、手术部位与标识、手术方式。手术医师、麻醉医师、巡回护士三方按《手术安全核对表》逐项核对,共同签名。

2. 手术方式、手术切除范围:耳后瘘管切除术。

3. 麻醉方式:全身麻醉。

4. 手术植入物:必要时取他处皮片或人工皮片修补外耳道皮瓣缺损,瘘管切除后应用碘仿纱条填塞外耳道。

5. 切除标本送病理检查。

6. 经治医师或手术医师应即刻完成术后首次病程记录,观察术后患者病情变化。

(九)术后住院恢复(住院第 5—7 天)

1. 术后 1～2 天拆除耳部包扎的敷料。

2. 术后应用抗菌药预防感染 1～3 天。

3. 注意切口病情变化,如出现红肿疼痛及脓性分泌物,应定期局部换药,加强抗菌药物的应用。

4. 注意面部肌肉活动情况,观察有无面瘫并发症出现,必要时给予糖皮质激素及神经营养药物静脉滴注治疗或及时行面神经探查减压术。

(十)出院标准

1. 病情稳定:临床稳定 24 小时以上。

2. 切口愈合良好,无感染。

3. 无与该病相关的其他并发症或合并症。

(十一)变异及原因分析

1. 医疗原因导致的变异　如改变诊疗方案、转科治疗、操作失误、误诊等。

2. 患者原因导致的变异　如不同意治疗方案、个人原因要求出(转)院、院外服用手术禁忌药、月经期、对诊疗计划不满要求出路径、相关检查检验院外(门诊)已做等。

3. 并发症原因导致的变异　如感染、瘘、出血、血肿、愈合不良等。

4. 病情原因导致的变异　如基础疾病复杂、病情恶化、病情平稳好转、抢救、会诊等。

5. 辅诊科室原因导致的变异　如检查、检验、手术、病理等(不及时、结果错报、操作部位/方式错误、标本不合格)、报告(不及时、结果错报、标本不合格)等原因延长住院天数、增加费用等。

6. 管理原因导致的变异　如系统暂不支持、系统瘫痪、需要修订流程、需要修订制度等。

二、耳后瘘管行耳后瘘管切除术临床路径表单

适用对象	第一诊断为耳后瘘管(ICD-10:H70.102)行耳后瘘管切除术(ICD-9-CM-3:18.2911)		
患者基本信息	姓名:_____　性别:____　年龄:_____ 门诊号:_____　住院号:_____　过敏史:_____ 住院日期:___年__月__日　出院日期:___年__月__日		标准住院日:5~7 天
时间		住院第 1—3 天 (术前准备/诊疗评估)	住院第 4 天 (手术日)	住院第 5—7 天 (恢复出院)

| 主要诊疗工作 | 制度落实 | □ 入院 2 小时内经治医师或值班医师完成接诊
□ 入院 24 小时内主管医师完成检诊
□ 专科会诊(必要时)
□ 完成术前准备
□ 组织术前讨论
□ 麻醉术前访视
□ 手术部位标识 | □ 三级医师查房
□ 手术安全核查
□ 麻醉术后访视 | □ 术者或上级医师查房 |
| | 病情评估 | □ 经治医师询问病史与体格检查
□ 心理评估
□ 营养评估
□ 疼痛评估
□ 康复评估 | | □ 上级医师进行治疗效果、预后和出院评估
□ 出院宣教 |

主要诊疗工作	病历书写		□ 入院 8 小时内完成首次病程记录 □ 入院 24 小时内完成入院记录 □ 入院 48 小时内完成主管医师查房记录 □ 主诊医师查房记录 □ 完成术前讨论、术前小结	□ 术后即刻完成术后首次病程记录 □ 术者或第一助手术后 24 小时内完成手术记录（术者签名）	□ 术后连续 3 天病程记录 □ 主管医师每日查房记录 □ 主治医师每周查房记录 □ 特殊治疗、操作单独书写 □ 出院当天病程记录（由上级医师指示出院） □ 出院后 24 小时内完成出院记录 □ 出院后 24 小时内完成病案首页
	知情同意		□ 患者或其家属在入院记录单上签名 □ 术前谈话，告知患者及其家属病情和围术期注意事项并签署麻醉知情同意书、输血知情同意书、手术知情同意书、授权委托书（患者本人不能签名时）、自费用品协议书（必要时）、军人目录外耗材审批单（必要时）		□ 告知患者及其家属出院后注意事项（指导出院后功能锻炼，复诊的时间、地点，发生紧急情况时的处理等）
	手术治疗		□ 预约手术	□ 在全身麻醉下行耳后瘘管切除术（手术安全核查记录、手术清点记录）	
	其他		□ 及时通知上级医师检诊 □ 经治医师检查整理病历资料		□ 通知出院 □ 开具出院介绍信 □ 开具诊断证明书 □ 出院带药 □ 预约门诊复诊时间
重点医嘱	长期医嘱	护理医嘱	□ 按耳鼻咽喉科护理常规 □ 三级护理	□ 按耳鼻咽喉科术后护理常规 □ 二级护理	□ 按耳鼻咽喉科术后护理常规 □ 三级护理
		处置医嘱	□ 静脉抽血		
		膳食医嘱	□ 普食 □ 糖尿病饮食 □ 低盐、低脂饮食 □ 低盐、低脂、糖尿病饮食 □ 术晨禁食、禁水		□ 普食 □ 糖尿病饮食 □ 低盐、低脂饮食 □ 低盐、低脂、糖尿病饮食

重点医嘱	长期医嘱	药物医嘱	□ 既往基础用药（必要时）		□ 注射用头孢曲松钠（2.0g；静脉滴注；每日1次）或注射用头孢美唑钠（2.0g；静脉滴注；每日3次） □ 既往基础用药（必要时）
	临时医嘱	检查检验	□ 血常规（含 CRP＋IL-6） □ 尿常规 □ 粪常规 □ 血型 □ 凝血四项 □ 普通生化 □ 传染性疾病筛查（乙肝、丙肝、艾滋病、梅毒） □ 冠脉 CT（必要时） □ 超声心动图（必要时） □ 动态心电图（必要时） □ 肺功能（必要时） □ 肺 CT（必要时） □ 动脉血气分析（必要时）		
		药物医嘱		□ 注射用头孢曲松钠（2.0g；静脉滴注；术前30分钟）或注射用头孢美唑钠（2.0g；静脉滴注；术前30分钟）	
		手术医嘱	□ 常规准备明日在全身麻醉下行耳后瘘管切除术		
		处置医嘱	□ 备耳周皮肤 □ 剪耳毛		□ 出院
主要护理工作		健康宣教	□ 入院宣教（住院环境、规章制度） □ 进行护理安全指导 □ 进行等级护理、活动范围指导 □ 进行饮食指导 □ 进行关于疾病知识的宣教 □ 宣教检查、检验项目的目的和意义	□ 术前宣教 □ 术后心理疏导 □ 指导术后康复训练 □ 指导术后注意事项	□ 出院宣教（康复训练方法、用药指导、换药时间及注意事项、复查时间等）

（续　表）

主要护理工作	护理处置	□ 患者身份核对 □ 佩戴腕带 □ 建立入院病历,通知医师 □ 入院介绍:介绍责任护士,病区环境、设施、规章制度、基础护理服务项目 □ 询问病史,填写护理记录单首页 □ 观察病情 □ 测量基本生命体征 □ 抽血、留取标本 □ 心理护理与生活护理 □ 根据评估结果采取相应的护理措施 □ 通知检查项目及告知注意事项	□ 测量基本生命体征 □ 心理护理与生活护理 □ 指导并监督患者治疗与康复训练 □ 遵医嘱用药 □ 根据评估结果采取相应的护理措施 □ 完成护理记录	□ 观察患者情况 □ 核对患者医疗费用 □ 协助患者办理出院手续 □ 指导并监督患者康复训练 □ 整理床单位
	护理评估	□ 一般评估:生命体征、神志、皮肤、药物过敏史等 □ 专科评估 □ 风险评估:评估有无跌倒、坠床、压疮、深静脉血栓等风险 □ 心理评估 □ 营养评估 □ 疼痛评估 □ 康复评估	□ 风险评估:评估有无跌倒、坠床、压疮、导管滑脱、液体外渗的风险	
	专科护理	□ 观察患耳情况	□ 心理护理与生活护理	
	饮食指导	□ 根据医嘱通知配餐员准备膳食		
	活动体位	□ 根据护理等级指导患者活动	□ 根据护理等级指导患者活动	
	洗浴要求	□ 协助患者洗澡、更换病号服	□ 协助患者晨、晚间护理 □ 备皮后协助患者清洁备皮部位,更换病号服 □ 告知患者切口处保护方法	
病情变异记录		□ 无　　　　□ 有,原因: □ 医疗原因　□ 患者原因 □ 并发症原因　□ 病情原因 □ 辅诊科室原因　□ 管理原因	□ 无　　　　□ 有,原因: □ 医疗原因　□ 患者原因 □ 并发症原因　□ 病情原因 □ 辅诊科室原因　□ 管理原因	□ 无　　　　□ 有,原因: □ 医疗原因　□ 患者原因 □ 并发症原因　□ 病情原因 □ 辅诊科室原因　□ 管理原因

护士签名	白班	小夜班	大夜班	白班	小夜班	大夜班	白班	小夜班	大夜班
医师签名									

第七节　传导性耳聋行鼓室探查术、鼓室成形术及听骨链重建术临床路径

一、传导性耳聋行鼓室探查术、鼓室成形术及听骨链重建术标准住院流程

(一)适用对象

第一诊断为传导性耳聋(ICD-10：H90.201/H90.001)或传导性耳聋(单侧)(ICD-10：H90.101)行鼓室探查术(ICD-9-CM-3：20.0902)、鼓室成形术(ICD-9-CM-3：19.4　01/19.5201/19.5301/19.5501),其中(19.4 01Ⅰ型鼓室成形术、19.5201Ⅱ型鼓室成形术、19.5301Ⅲ型鼓室成形术、19.5501Ⅴ型鼓室成形术)及听骨链重建(ICD-9-CM-3：19.3　05)。

(二)诊断依据

根据《实用耳鼻咽喉头颈外科学》(黄选兆,汪吉宝,孔维佳主编,第2版,人民卫生出版社)、《神经耳科及侧颅底外科学》(韩东一,科学出版社)、《临床诊疗指南·耳鼻咽喉头颈外科分册》(中华医学会编著,人民卫生出版社)、《临床技术操作规范·耳鼻咽喉-头颈外科分册》(中华医学会编著,2013年,人民军医出版社)。

1. 症状　无耳溢脓史或有间断性或持续性耳溢脓病史；不同程度的听力下降。

2. 体征　鼓膜完整或穿孔,鼓膜可见有钙化斑。如鼓膜穿孔,可见鼓室内有脓性分泌物,黏膜可见肿胀、增厚,局部可有钙化斑形成,鼓室内或外耳道内可有肉芽形成。

3. 听力检查　传导性听力损失。

4. 颞骨CT扫描　提示炎性改变,听小骨存在或部分吸收消失,乳突气化良好或有阻塞性炎性改变。

(三)治疗方案的选择

根据《实用耳鼻咽喉头颈外科学》(黄选兆,汪吉宝,孔维佳主编,第2版,人民卫生出版社)、《神经耳科及侧颅底外科学》(韩东一,科学出版社)、《临床诊疗指南·耳鼻咽喉头颈外科分册》(中华医学会编著,人民卫生出版社)、《临床技术操作规范·耳鼻咽喉-头颈外科分册》(中华医学会编著,2013年,人民军医出版社)。手术治疗：鼓室探查术、鼓室成形术、听骨链重建术。

(四)标准住院日为7～9天

(五)进入路径标准

1. 第一诊断为传导性耳聋(ICD-10：H90.201/H90.001)和传导性耳聋(单侧)(ICD-10：H90.101)行鼓室探查术(ICD-9-CM-3：20.0902)、鼓室成形术(ICD-9-CM-3：19.4　01/19.5201/19.5301/19.5501)及听骨链重建(ICD-9-CM-3：19.3　05)。

2. 专科指征：合并急性中耳感染需要行抗生素药物治疗的患者；合并内耳畸形可能导致神经性耳聋的患者以及合并面神经走行异常致遮蔽前庭窗,无法行听骨链重建患者不适宜入径。

3. 手术禁忌证：同时伴有高血压、糖尿病、心律失常等慢性病,内科评估为手术禁忌证不适宜入径。

(六)治疗准备(评估)

1. 诊疗评估(住院第1-2天)

（1）完成必需的检查检验项目：血常规、尿常规、肝肾功能、电解质、血糖、凝血功能、感染性疾病（乙肝、丙肝、梅毒、艾滋病等）、X 线胸片、心电图、临床听力学检查、颞骨 CT 等。

（2）根据患者情况可选择的检查检验项目：超声心动图、动态心电图、冠脉 CT、肺功能、肺 CT、动脉血气分析等。

（3）根据疾病发展预计的并发症评估。

（4）营养评估：根据《解放军总医院新入院患者营养风险筛查表（NRS-2002）》为新入院患者进行营养评估，评分≥3 分者给予处置，必要时申请营养科医师会诊。

（5）心理评估：根据新入院患者情况申请心理科医师会诊。

（6）疼痛评估：根据《VAS 评分》实施疼痛评估，评分＞7 分者给予处置，必要时请疼痛科医师会诊。

（7）康复评估：根据《入院患者康复筛查和评估表》在患者入院后 24 小时内进行康复筛查和评估。任何一项结果为"是"，则申请康复科医师会诊。

2. 术前准备（住院第 2－3 天）

（1）术前评估：术前 24 小时内完成病情评估、必要的检查，做出术前小结、术前讨论。

（2）术前谈话：术者应在术前 1 天与患者及其亲属谈话，告知手术方案、相关风险、用血计划、术后转归、植入材料、手术费用及患者和亲属权益，并履行书面知情同意手续。告知高值耗材的使用及费用。

（3）通知手术室：准备手术间、手术药品、手术物品及特殊耗材。

（4）护士做心理护理，交代注意事项：防压疮、防跌倒、指导患者戒烟等，并进行术前宣教。

（5）手术部位标识：术者、第一助手或经治医师在术前 1 天应对手术部位做体表标识，急诊手术由接诊医师或会诊外科医师标记，标记过程应由责任护士、患者及其亲属共同参与，并记入手术安排表。

（6）术前 1 天麻醉医师访视：制订麻醉计划、完成评估、确定麻醉方式，并记入《麻醉术前访视记录》，告知患者及其家属麻醉适应证、麻醉目的、风险、可能出现的情况及其处理原则、替代方案等，签署《麻醉知情同意书》并归入病历。

（七）药物选择与使用时机

抗菌药物：按照《抗菌药物临床应用指导原则（2015 年版）》（国卫办医发〔2015〕43 号）于手术前 30 分钟至术后 72 小时应用低级别抗菌药物，首选为头孢类抗生素。

（八）手术日（住院第 4 天）

1. 手术安全核对：患者入手术间后由手术医师、麻醉医师、巡回护士和患者本人共同核对患者身份、手术部位与标识、手术方式。手术医师、麻醉医师、巡回护士三方按《手术安全核对表》逐项核对，共同签名。

2. 手术方式、手术切除范围：鼓室探查术；鼓室成形术；听骨链重建术。

3. 麻醉方式：全身麻醉。

4. 手术植入物：必要时行人工听小骨植入，鼓膜复位后应用碘仿纱条填塞外耳道。

5. 经治医师或手术医师应即刻完成术后首次病程记录，观察术后患者病情变化。

（九）术后住院恢复（住院第 5－9 天）

1. 术后 1～2 天拆除耳部包扎的敷料。

2. 术后应用抗菌药预防感染 1～3 天。

3. 注意切口病情变化,如出现红肿疼痛及脓性分泌物,应定期行局部换药,加强抗菌药物的应用。

4. 注意面部肌肉活动情况,观察有无面瘫并发症出现,必要时给予糖皮质激素及神经营养药物静脉滴注治疗或及时行面神经探查减压术。

5. 以音叉试验监测术耳听觉功能情况,观察有无急性神经性耳聋并发症出现,必要时给予糖皮质激素及神经营养药物静脉滴注治疗。

(十)出院标准

1. 病情稳定:临床稳定 24 小时以上。

2. 切口愈合良好,无感染。

3. 无与该病相关的其他并发症或合并症。

(十一)变异及原因分析

1. 医疗原因导致的变异　如改变诊疗方案、转科治疗、操作失误、误诊等。

2. 患者原因导致的变异　如不同意治疗方案、个人原因要求出(转)院、院外服用手术禁忌药、月经期、对诊疗计划不满要求出路径、相关检查检验院外(门诊)已做等。

3. 并发症原因导致的变异　如感染、瘘、出血、血肿、愈合不良等。

4. 病情原因导致的变异　如基础疾病复杂、病情恶化、病情平稳好转、抢救、会诊等。

5. 辅诊科室原因导致的变异　如检查、检验、手术、病理等(不及时、结果错报、操作部位/方式错误、标本不合格)、报告(不及时、结果错报、标本不合格)等原因延长住院天数、增加费用等。

6. 管理原因导致的变异　如系统暂不支持、系统瘫痪、需要修订流程、需要修订制度等。

二、传导性耳聋行鼓室探查术、鼓室成形术和听骨链重建术临床路径表单

适用对象	第一诊断为传导性耳聋(ICD-10:H90.201/H90.001)和传导性耳聋(单侧)(ICD-10:H90.101)行鼓室探查术(ICD-9-CM-3:20.0902)、鼓室成形术(ICD-9-CM-3:19.401/19.5201/19.5301/19.5501)及听骨链重建术(ICD-9-CM-3:19.3 05)		
患者基本信息	姓名:_____　性别:____　年龄:____ 门诊号:_____　住院号:_____　过敏史:_____ 住院日期:____年__月__日　出院日期:____年__月__日		标准住院日:7~9 天
时间	住院第1—3天 (术前准备/诊疗评估)	住院第4天 (手术日)	住院第5—9天 (恢复出院)
主要诊疗工作　制度落实	□ 入院 2 小时内经治医师或值班医师完成接诊 □ 入院 24 小时内主管医师完成检诊 □ 专科会诊(必要时) □ 完成术前准备 □ 组织术前讨论 □ 麻醉术前访视 □ 手术部位标识	□ 三级医师查房 □ 手术安全核查 □ 麻醉术后访视	□ 术者或上级医师查房

主要诊疗工作	病情评估	□ 经治医师询问病史与体格检查 □ 心理评估 □ 营养评估 □ 疼痛评估 □ 康复评估		□ 上级医师进行治疗效果、预后和出院评估 □ 出院宣教
	病历书写	□ 入院 8 小时内完成首次病程记录 □ 入院 24 小时内完成入院记录 □ 入院 48 小时内完成主管医师查房记录 □ 主诊医师查房记录 □ 完成术前讨论、术前小结	□ 术后即刻完成术后首次病程记录 □ 术者或第一助手术后 24 小时内完成手术记录（术者签名）	□ 术后连续 3 天病程记录 □ 主管医师每日查房记录 □ 主治医师每周查房记录 □ 特殊治疗、操作单独书写 □ 出院当天病程记录（由上级医师指示出院） □ 出院后 24 小时内完成出院记录 □ 出院后 24 小时内完成病案首页
	知情同意	□ 患者或其家属在入院记录单上签名 □ 术前谈话,告知患者及其家属病情和围术期注意事项并签署麻醉知情同意书、输血知情同意书、手术知情同意书、授权委托书（患者本人不能签名时）、自费用品协议书（必要时）、军人目录外耗材审批单（必要时）		□ 告知患者及其家属出院后注意事项（指导出院后功能锻炼,复诊的时间、地点,发生紧急情况时的处理等）
	手术治疗	□ 预约手术	□ 在全身麻醉下行鼓室探查术、鼓室成形术和听骨链重建术（手术安全核查记录、手术清点记录）	
	其他	□ 及时通知上级医师检诊 □ 经治医师检查整理病历资料		□ 通知出院 □ 开具出院介绍信 □ 开具诊断证明书 □ 出院带药 □ 预约门诊复诊时间
重点医嘱	长期医嘱　护理医嘱	□ 按耳鼻咽喉科护理常规 □ 三级护理	□ 按耳鼻咽喉科术后护理常规 □ 二级护理	□ 按耳鼻咽喉科术后护理常规 □ 三级护理
	长期医嘱　处置医嘱	□ 静脉抽血		
	长期医嘱　膳食医嘱	□ 普食 □ 糖尿病饮食 □ 低盐、低脂饮食 □ 低盐、低脂、糖尿病饮食 □ 术晨禁食、禁水		□ 普食 □ 糖尿病饮食 □ 低盐、低脂饮食 □ 低盐、低脂、糖尿病饮食

重点医嘱	长期医嘱	药物医嘱	□ 既往基础用药(必要时)		□ 注射用头孢曲松钠(2.0g;静脉滴注;每日1次)或注射用头孢美唑钠(2.0g;静脉滴注;每日3次) □ 既往基础用药(必要时)
	临时医嘱	检查检验	□ 血常规(含 CRP+IL-6) □ 尿常规 □ 粪常规 □ 血型 □ 凝血四项 □ 普通生化 □ 传染性疾病(乙肝、丙肝、艾滋病、梅毒) □ 冠脉 CT(必要时) □ 超声心动图(必要时) □ 动态心电图(必要时) □ 肺功能(必要时) □ 肺 CT(必要时) □ 动脉血气分析(必要时)		
		药物医嘱		□ 注射用头孢曲松钠(2.0g;静脉滴注;术前30分钟)或注射用头孢美唑钠(2.0g;静脉滴注;术前30分钟)	
		手术医嘱	□ 常规准备明日在全身麻醉下行鼓室探查术、鼓室成形术和听骨链重建术		
		处置医嘱	□ 备耳周皮肤 □ 剪耳毛		□ 出院
主要护理工作		健康宣教	□ 入院宣教(住院环境、规章制度) □ 进行护理安全指导 □ 进行等级护理、活动范围指导 □ 进行饮食指导 □ 进行关于疾病知识的宣教 □ 宣教检查、检验项目的目的和意义	□ 术前宣教 □ 术后心理疏导 □ 指导术后康复训练 □ 指导术后注意事项	□ 出院宣教(康复训练方法、用药指导、换药时间及注意事项、复查时间等)

（续　表）

主要护理工作	护理处置	□ 患者身份核对 □ 佩戴腕带 □ 建立入院病历,通知医师 □ 入院介绍:介绍责任护士,病区环境、设施、规章制度、基础护理服务项目 □ 询问病史,填写护理记录单首页 □ 观察病情 □ 测量基本生命体征 □ 抽血、留取标本 □ 心理护理与生活护理 □ 根据评估结果采取相应的护理措施 □ 通知检查项目及注意事项	□ 测量基本生命体征 □ 心理护理与生活护理 □ 指导并监督患者治疗与康复训练 □ 遵医嘱用药 □ 根据评估结果采取相应的护理措施 □ 完成护理记录	□ 观察患者情况 □ 核对患者医疗费用 □ 协助患者办理出院手续 □ 指导并监督患者康复训练 □ 整理床单位
	护理评估	□ 一般评估:生命体征、神志、皮肤、药物过敏史等 □ 专科评估 □ 风险评估:评估有无跌倒、坠床、压疮、深静脉血栓等风险 □ 心理评估 □ 营养评估 □ 疼痛评估 □ 康复评估	□ 风险评估:评估有无跌倒、坠床、压疮、导管滑脱、液体外渗的风险	
	专科护理	□ 观察患耳情况	□ 心理护理与生活护理	
	饮食指导	□ 根据医嘱通知配餐员准备膳食		
	活动体位	□ 根据护理等级指导患者活动	□ 根据护理等级指导患者活动	
	洗浴要求	□ 协助患者洗澡、更换病号服	□ 协助患者晨、晚间护理 □ 备皮后协助患者清洁备皮部位,更换病号服 □ 告知患者切口处保护方法	
病情变异记录		□ 无　　　□ 有,原因: □ 医疗原因　□ 患者原因 □ 并发症原因　□ 病情原因 □ 辅诊科室原因　□ 管理原因	□ 无　　　□ 有,原因: □ 医疗原因　□ 患者原因 □ 并发症原因　□ 病情原因 □ 辅诊科室原因　□ 管理原因	□ 无　　　□ 有,原因: □ 医疗原因　□ 患者原因 □ 并发症原因　□ 病情原因 □ 辅诊科室原因　□ 管理原因
护士签名		白班　小夜班　大夜班	白班　小夜班　大夜班	白班　小夜班　大夜班
医师签名				

第八节　听骨链中断行鼓室探查术、鼓室成形术及听骨链重建术临床路径

一、听骨链中断行鼓室探查术、鼓室成形术及听骨链重建术标准住院流程

(一)适用对象

第一诊断为听骨链中断(ICD-10:H74.202)行鼓室探查术(ICD-9-CM-3:20.0902)、鼓室成形术(ICD-9-CM-3:19.4　01/19.5201/19.5301/19.5501)及听骨链重建(ICD-9-CM-3:19.3　05)。

(二)诊断依据

根据《实用耳鼻咽喉头颈外科学》(黄选兆,汪吉宝,孔维佳主编,第2版,人民卫生出版社),《神经耳科及侧颅底外科学》(韩东一,科学出版社),《临床诊疗指南·耳鼻咽喉头颈外科分册》(中华医学会编著,人民卫生出版社),《临床技术操作规范·耳鼻咽喉头颈外科分册》(中华医学会编著,2013年,人民军医出版社)。

1. 症状　听力下降。
2. 体征　鼓膜完整或穿孔。
3. 听力检查　传导性听力损失。
4. 颞骨CT扫描　听骨链中断或无阳性表现,乳突、鼓室内无炎性病变。
5. 耳内镜鼓膜检查　鼓膜完整或鼓膜穿孔。

(三)治疗方案的选择

根据《实用耳鼻咽喉头颈外科学》(黄选兆,汪吉宝,孔维佳主编,第2版,人民卫生出版社),《神经耳科及侧颅底外科学》(韩东一,科学出版社),《临床诊疗指南·耳鼻咽喉头颈外科分册》(中华医学会编著,人民卫生出版社),《临床技术操作规范·耳鼻咽喉-头颈外科分册》(中华医学会编著,2013年,人民军医出版社)。

手术治疗:鼓室探查术、鼓室成形术、听骨链重建术。

(四)标准住院日为7~9天

(五)进入路径标准

1. 第一诊断必须符合听骨链中断(ICD-10:H74.202)行鼓室探查术(ICD-9-CM-3:20.0902)、鼓室成形术(ICD-9-CM-3:19.4　01/19.5201/19.5301/19.5501)及听骨链重建术(ICD-9-CM-3:19.3　05)。

2. 专科指征:合并急性中耳感染需要行抗生素药物治疗的患者;合并内耳畸形可能导致神经性耳聋的患者以及合并面神经走行异常致遮蔽前庭窗,无法行听骨链重建患者不适宜入径。

3. 手术禁忌证:同时伴有高血压、糖尿病、心律失常等慢性病,内科评估为手术禁忌证不适宜入径。

(六)治疗准备(评估)

1. 诊疗评估(住院第1-2天)

(1)完成必需的检查检验项目:血常规、尿常规、肝肾功能、电解质、血糖、凝血功能、感染性疾病(乙肝、丙肝、梅毒、艾滋病等)、X线胸片、心电图、临床听力学检查、颞骨CT等。

（2）根据患者情况可选择的检查检验项目：超声心动图、动态心电图、冠脉 CT、肺功能、肺 CT、动脉血气分析等。

（3）根据疾病发展预计的并发症评估。

（4）营养评估：根据《解放军总医院新入院患者营养风险筛查表（NRS-2002）》为新入院患者进行营养评估，评分≥3 分者给予处置，必要时申请营养科医师会诊。

（5）心理评估：根据新入院患者情况申请心理科医师会诊。

（6）疼痛评估：根据《VAS 评分》实施疼痛评估，评分＞7 分者给予处置，必要时请疼痛科医师会诊。

（7）康复评估：根据《入院患者康复筛查和评估表》在患者入院后 24 小时内进行康复筛查和评估。任何一项结果为"是"，则申请康复科医师会诊。

2. 术前准备（住院第 2—3 天）

（1）术前评估：术前 24 小时内完成病情评估、必要的检查，做出术前小结、术前讨论。

（2）术前谈话：术者应在术前 1 天与患者及其亲属谈话，告知手术方案、相关风险、用血计划、术后转归、植入材料、手术费用及患者和亲属权益，并履行书面知情同意手续。告知高值耗材的使用及费用。

（3）通知手术室：准备手术间、手术药品、手术物品及特殊耗材。

（4）护士做心理护理，交代注意事项：防压疮、防跌倒、指导患者戒烟等，并进行术前宣教。

（5）手术部位标识：术者、第一助手或经治医师在术前 1 天应对手术部位做体表标识，急诊手术由接诊医师或会诊外科医师标记，标记过程应由责任护士、患者及其亲属共同参与，并记入手术安排表。

（6）术前 1 天麻醉医师访视：制订麻醉计划、完成评估、确定麻醉方式，并记入《麻醉术前访视记录》，告知患者及其家属麻醉适应证、麻醉目的、风险、可能出现的情况及其处理原则、替代方案等，签署《麻醉知情同意书》并归入病历。

（七）药物选择与使用时机

抗菌药物：按照《抗菌药物临床应用指导原则（2015 年版）》（国卫办医发〔2015〕43 号）于手术前 30 分钟至术后 72 小时应用低级别抗菌药物，首选为头孢类抗生素。

（八）手术日（住院第 4 天）

1. 手术安全核对：患者入手术间后由手术医师、麻醉医师、巡回护士和患者本人共同核对患者身份、手术部位与标识、手术方式。手术医师、麻醉医师、巡回护士三方按《手术安全核对表》逐项核对，共同签名。

2. 手术方式、手术切除范围：鼓室探查术、鼓室成形术和听骨链重建术。

3. 麻醉方式：全身麻醉。

4. 手术植入物：必要时行人工听小骨植入，鼓膜复位后应用碘仿纱条填塞外耳道。

5. 经治医师或手术医师应即刻完成术后首次病程记录，观察术后患者病情变化。

（九）术后住院恢复（住院第 5—9 天）

1. 术后 1～2 天拆除耳部包扎的敷料。

2. 术后应用抗菌药预防感染 1～3 天。

3. 注意切口病情变化，如出现红肿疼痛及脓性分泌物，应定期行局部换药，加强抗菌药物的应用。

4. 注意面部肌肉活动情况,观察有无面瘫并发症出现,必要时给予糖皮质激素及神经营养药物静脉滴注治疗或及时行面神经探查减压术。

5. 以音叉监测术耳听觉功能情况,观察有无急性神经性耳聋并发症出现,必要时给予糖皮质激素及神经营养药物静脉滴注治疗。

(十)出院标准

1. 病情稳定:临床稳定 24 小时以上。

2. 切口愈合良好,无感染。

3. 无与该病相关的其他并发症或合并症。

(十一)变异及原因分析

1. 医疗原因导致的变异　如改变诊疗方案、转科治疗、操作失误、误诊等。

2. 患者原因导致的变异　如不同意治疗方案、个人原因要求出(转)院、院外服用手术禁忌药、月经期、对诊疗计划不满要求出路径、相关检查检验院外(门诊)已做等。

3. 并发症原因导致的变异　如感染、瘘、出血、血肿、愈合不良等。

4. 病情原因导致的变异　如基础疾病复杂、病情恶化、病情平稳好转、抢救、会诊等。

5. 辅诊科室原因导致的变异　如检查、检验、手术、病理等(不及时、结果错报、操作部位/方式错误、标本不合格)、报告(不及时、结果错报、标本不合格)等原因延长住院天数、增加费用等。

6. 管理原因导致的变异　如系统暂不支持、系统瘫痪、需要修订流程、需要修订制度等。

二、听骨链中断行鼓室探查术、鼓室成形术和听骨链重建术临床路径表单

适用对象	第一诊断为听骨链中断(ICD-10:H74.202)行鼓室探查术(ICD-9-CM-3:20.0902)、鼓室成形术(ICD-9-CM-3-19.4 01/19.5201/19.5301/19.5502)及听骨链重建术(ICD-9-CM-3:19.3 05)		
患者基本信息	姓名:_____　性别:____　年龄:____ 门诊号:_____　住院号:_____　过敏史:_____ 住院日期:____年__月__日　出院日期:____年__月__日		标准住院日:7~9 天
时间	住院第 1－3 天 (术前准备/诊疗评估)	住院第 4 天 (手术日)	住院第 5－9 天 (恢复出院)
主要诊疗工作 · 制度落实	□ 入院 2 小时内经治医师或值班医师完成接诊 □ 入院 24 小时内主管医师完成检诊 □ 专科会诊(必要时) □ 完成术前准备 □ 组织术前讨论 □ 麻醉术前访视 □ 手术部位标识	□ 三级医师查房 □ 手术安全核查 □ 麻醉术后访视	□ 术者或上级医师查房
主要诊疗工作 · 病情评估	□ 经治医师询问病史与体格检查 □ 心理评估 □ 营养评估 □ 疼痛评估 □ 康复评估		□ 上级医师进行治疗效果、预后和出院评估 □ 出院宣教

主要诊疗工作	病历书写	□ 入院 8 小时内完成首次病程记录 □ 入院 24 小时内完成入院记录 □ 入院 48 小时内完成主管医师查房记录 □ 主诊医师查房记录 □ 完成术前讨论、术前小结	□ 术后即刻完成术后首次病程记录 □ 术者或第一助手术后 24 小时内完成手术记录（术者签名）	□ 术后连续 3 天病程记录 □ 主管医师每日查房记录 □ 主治医师每周查房记录 □ 特殊治疗、操作单独书写 □ 出院当天病程记录（由上级医师指示出院） □ 出院后 24 小时内完成出院记录 □ 出院后 24 小时内完成病案首页
	知情同意	□ 患者或其家属在入院记录单上签名 □ 术前谈话,告知患者及其家属病情和围术期注意事项并签署麻醉知情同意书、输血知情同意书、手术知情同意书、授权委托书(患者本人不能签名时)、自费用品协议书(必要时)、军人目录外耗材审批单(必要时)		□ 告知患者及其家属出院后注意事项(指导出院后功能锻炼,复诊的时间、地点,发生紧急情况时的处理等)
	手术治疗	□ 预约手术	□ 在全身麻醉下行鼓室探查术、鼓室成形术及听骨链重建术(手术安全核查记录、手术清点记录)	
	其他	□ 及时通知上级医师检诊 □ 经治医师检查整理病历资料		□ 通知出院 □ 开具出院介绍信 □ 开具诊断证明书 □ 出院带药 □ 预约门诊复诊时间
重点医嘱	长期医嘱 护理医嘱	□ 按耳鼻咽喉科护理常规 □ 三级护理	□ 按耳鼻咽喉科术后护理常规 □ 二级护理	□ 按耳鼻咽喉科术后护理常规 □ 三级护理
	长期医嘱 处置医嘱	□ 静脉抽血		
	长期医嘱 膳食医嘱	□ 普食 □ 糖尿病饮食 □ 低盐、低脂饮食 □ 低盐、低脂、糖尿病饮食 □ 术晨禁食、禁水		□ 普食 □ 糖尿病饮食 □ 低盐、低脂饮食 □ 低盐、低脂、糖尿病饮食

重点医嘱	长期医嘱	药物医嘱	□ 既往基础用药（必要时）		□ 注射用头孢曲松钠（2.0g；静脉滴注；每日1次）或注射用头孢美唑钠（2.0g；静脉滴注；每日3次） □ 既往基础用药（必要时）
	临时医嘱	检查检验	□ 血常规（含 CRP＋IL-6） □ 尿常规 □ 粪常规 □ 血型 □ 凝血四项 □ 普通生化 □ 传染性疾病筛查（乙肝、丙肝、艾滋病、梅毒） □ 冠脉 CT（必要时） □ 超声心动图（必要时） □ 动态心电图（必要时） □ 肺功能（必要时） □ 肺 CT（必要时） □ 动脉血气分析（必要时）		
		药物医嘱		□ 注射用头孢曲松钠（2.0g；静脉滴注；术前30分钟）或注射用头孢美唑钠（2.0g；静脉滴注；术前30分钟）	
		手术医嘱	□ 常规准备明日在全身麻醉下行鼓室探查术、鼓室成形术及听骨链重建术		
		处置医嘱	□ 备耳周皮肤 □ 剪耳毛		□ 出院
主要护理工作	健康宣教		□ 入院宣教（住院环境、规章制度） □ 进行护理安全指导 □ 进行等级护理、活动范围指导 □ 进行饮食指导 □ 进行关于疾病知识的宣教 □ 宣教检查、检验项目的目的和意义	□ 术前宣教 □ 术后心理疏导 □ 指导术后康复训练 □ 指导术后注意事项	□ 出院宣教（康复训练方法、用药指导、换药时间及注意事项、复查时间等）

（续　表）

主要护理工作	护理处置	□ 患者身份核对 □ 佩戴腕带 □ 建立入院病历,通知医师 □ 入院介绍:介绍责任护士,病区环境、设施、规章制度、基础护理服务项目 □ 询问病史,填写护理记录单首页 □ 观察病情 □ 测量基本生命体征 □ 抽血、留取标本 □ 心理护理与生活护理 □ 根据评估结果采取相应的护理措施 □ 通知检查项目及注意事项	□ 测量基本生命体征 □ 心理护理与生活护理 □ 指导并监督患者治疗与康复训练 □ 遵医嘱用药 □ 根据评估结果采取相应的护理措施 □ 完成护理记录	□ 观察患者情况 □ 核对患者医疗费用 □ 协助患者办理出院手续 □ 指导并监督患者康复训练 □ 整理床单位
	护理评估	□ 一般评估:生命体征、神志、皮肤、药物过敏史等 □ 专科评估 □ 风险评估:评估有无跌倒、坠床、压疮、深静脉血栓等风险 □ 心理评估 □ 营养评估 □ 疼痛评估 □ 康复评估	□ 风险评估:评估有无跌倒、坠床、压疮、导管滑脱、液体外渗的风险	
	专科护理	□ 观察患耳情况	□ 心理护理与生活护理	
	饮食指导	□ 根据医嘱通知配餐员准备膳食		
	活动体位	□ 根据护理等级指导患者活动	□ 根据护理等级指导患者活动	
	洗浴要求	□ 协助患者洗澡、更换病号服	□ 协助患者晨、晚间护理 □ 备皮后协助患者清洁备皮部位,更换病号服 □ 告知患者切口处保护方法	
病情变异记录		□ 无　　　　□ 有,原因: □ 医疗原因　　□ 患者原因 □ 并发症原因　□ 病情原因 □ 辅诊科室原因　□ 管理原因	□ 无　　　　□ 有,原因: □ 医疗原因　　□ 患者原因 □ 并发症原因　□ 病情原因 □ 辅诊科室原因　□ 管理原因	□ 无　　　　□ 有,原因: □ 医疗原因　　□ 患者原因 □ 并发症原因　□ 病情原因 □ 辅诊科室原因　□ 管理原因
护士签名		白班　小夜班　大夜班	白班　小夜班　大夜班	白班　小夜班　大夜班
医师签名				

第九节　鼓室硬化症行鼓室探查术及鼓室成形术临床路径

一、鼓室硬化症行鼓室探查术及鼓室成形术标准住院流程

(一)适用对象

第一诊断为鼓室硬化症(ICD-10:H74.001)行鼓室探查术(ICD-9-CM-3:20.0902)及鼓室成形术(ICD-9-CM-3:19.4)。

(二)诊断依据

根据《实用耳鼻咽喉头颈外科学》(黄选兆,汪吉宝,孔维佳主编,第2版,人民卫生出版社),《神经耳科及侧颅底外科学》(韩东一,科学出版社),《临床诊疗指南·耳鼻咽喉科学分册》(中华医学会编著,人民卫生出版社),《临床技术操作规范·耳鼻喉科分册》(中华医学会编著,2013年,人民军医出版社)。

1. 症状　进行性听力减退。
2. 体征　鼓膜穿孔,鼓室内一般较干燥,在残留的鼓膜上可有钙化斑形成。
3. 听力检查　传导性或混合性听力损失。
4. 颞骨CT扫描　鼓室内可见硬化性斑块组织,鼓室乳突骨质无破坏。

(三)治疗方案的选择

根据《实用耳鼻咽喉头颈外科学》(黄选兆,汪吉宝,孔维佳主编,第2版,人民卫生出版社),《临床诊疗指南·耳鼻咽喉科学分册》(中华医学会编著,人民卫生出版社),《神经耳科及侧颅底外科学》(韩东一,科学出版社),《临床技术操作规范·耳鼻喉科分册》(中华医学会编著,2013年,人民军医出版社)。

手术治疗:鼓室探查术和鼓室成形术。

(四)标准住院日为7～9天

(五)进入路径标准

1. 第一诊断必须符合鼓室硬化症(ICD-10:H74.001)行鼓室探查术(ICD-9-CM-3:20.0902)和鼓室成形术(ICD-9-CM-3:19.4)。

2. 专科指征:合并急性中耳感染需行抗生素药物治疗患者,全鼓室硬化因镫骨周围钙化灶致镫骨固定而需行二期听骨链重建术患者,以及合并中耳胆脂瘤需行乳突手术患者,不适宜入径。

3. 手术禁忌证:同时伴有高血压、糖尿病、心律失常等慢性病,内科评估为手术禁忌证不适宜入径。

(六)治疗准备(评估)

1. 诊疗评估(住院第1-2天)

(1)完成必需的检查检验项目:血常规、尿常规、肝肾功能、电解质、血糖、凝血功能、感染性疾病筛查(乙肝、丙肝、梅毒、艾滋病等)、X线胸片、心电图、临床听力学检查、颞骨CT等。

(2)根据患者情况可选择的检查检验项目:超声心动图、动态心电图、冠脉CT、肺功能、肺CT、动脉血气分析等。

(3)疾病发展预计的并发症评估。

（4）营养评估：根据《解放军总医院新入院患者营养风险筛查表（NRS-2002）》为新入院患者进行营养评估，评分≥3分者给予处置，必要时申请营养科医师会诊。

（5）心理评估：根据新入院患者情况申请心理科医师会诊。

（6）疼痛评估：根据《VAS评分》实施疼痛评估，评分＞7分者给予处置，必要时请疼痛科医师会诊。

（7）康复评估：根据《入院患者康复筛查和评估表》在患者入院后24小时内进行康复筛查和评估。任何一项结果为"是"，则申请康复科医师会诊。

2. 术前准备（住院第2—3天）

（1）术前评估：术前24小时内完成病情评估、必要的检查，做出术前小结、术前讨论。

（2）术前谈话：术者应在术前1天与患者及其亲属谈话，告知手术方案、相关风险、用血计划、术后转归、植入材料、手术费用及患者和亲属权益，并履行书面知情同意手续。告知高值耗材的使用及费用。

（3）通知手术室：准备手术间、手术药品、手术物品及特殊耗材。

（4）护士做心理护理，交代注意事项：防压疮、防跌倒、指导患者戒烟等，并进行术前宣教。

（5）手术部位标识：术者、第一助手或经治医师在术前1天应对手术部位做体表标识，急诊手术由接诊医师或会诊外科医师标记，标记过程应由责任护士、患者及其亲属共同参与，并记入手术安排表。

（6）术前1天麻醉医师访视：制订麻醉计划、完成评估、确定麻醉方式，并记入《麻醉术前访视记录》，告知患者及其家属麻醉适应证、麻醉目的、风险、可能出现的情况及其处理原则、替代方案等，签署《麻醉知情同意书》并归入病历。

（七）药物选择与使用时机

抗菌药物：按照《抗菌药物临床应用指导原则（2015年版）》（国卫办医发〔2015〕43号）于手术前30分钟至术后72小时应用低级别抗菌药物，首选为头孢类抗生素。

（八）手术日（住院第4天）

1. 手术安全核对：患者入手术间后由手术医师、麻醉医师、巡回护士和患者本人共同核对患者身份、手术部位与标识、手术方式。手术医师、麻醉医师、巡回护士三方按《手术安全核对表》逐项核对，共同签名。

2. 手术方式、手术切除范围：外耳道病损切除术。

3. 麻醉方式：全身麻醉。

4. 手术植入物：必要时行人工听小骨植入，鼓膜复位后应用碘仿纱条填塞外耳道。

5. 经治医师或手术医师应即刻完成术后首次病程记录，观察术后患者病情变化。

（九）术后住院恢复（住院第5—9天）

1. 术后1~2天拆除耳部包扎的敷料。

2. 术后应用抗菌药预防感染1~3天。

3. 注意切口病情变化，如出现红肿疼痛及脓性分泌物，应定期行局部换药，加强抗菌药物的应用。

4. 注意面部肌肉活动情况，观察有无面瘫并发症出现，必要时给予糖皮质激素及神经营养药物静脉滴注治疗，或及时行面神经探查减压术。

5. 以音叉监测术耳听觉功能情况，观察有无急性神经性耳聋并发症出现，必要时给予糖皮质激素及神经营养药物静脉滴注治疗。

(十)出院标准

1. 病情稳定:临床稳定 24 小时以上。

2. 切口愈合良好,无感染。

3. 无与该病相关的其他并发症或合并症。

(十一)变异及原因分析

1. 医疗原因导致的变异　如改变诊疗方案、转科治疗、操作失误、误诊等。

2. 患者原因导致的变异　如不同意治疗方案、个人原因要求出(转)院、院外服用手术禁忌药、月经期、对诊疗计划不满要求出路径、相关检查检验院外(门诊)已做等。

3. 并发症原因导致的变异　如感染、瘘、出血、血肿、愈合不良等。

4. 病情原因导致的变异　如基础疾病复杂、病情恶化、病情平稳好转、抢救、会诊等。

5. 辅诊科室原因导致的变异　如检查、检验、手术、病理等检查(不及时、结果错报、操作部位/方式错误、标本不合格)、报告(不及时、结果错报、标本不合格)等原因延长住院天数、增加费用等。

6. 管理原因导致的变异　如系统暂不支持、系统瘫痪、需要修订流程、需要修订制度等。

二、鼓室硬化症行鼓室探查术和鼓室成形术临床路径表单

适用对象	第一诊断为鼓室硬化症(ICD-10:H74.001)行鼓室探查术(ICD-9-CM-3:20.0902)及鼓室成形术(ICD-9-CM-3:19.4)		
患者基本信息	姓名:_____　性别:____　年龄:____ 门诊号:_____　住院号:_____　过敏史:_____ 住院日期:____年__月__日　出院日期:____年__月__日		标准住院日:7～9 天
时间	住院第1－3天 (术前准备/诊疗评估)	住院第4天 (手术日)	住院第5－9天 (恢复出院)
主要诊疗工作 / 制度落实	□ 入院 2 小时内经治医师或值班医师完成接诊 □ 入院 24 小时内主管医师完成检诊 □ 专科会诊(必要时) □ 完成术前准备 □ 组织术前讨论 □ 麻醉术前访视 □ 手术部位标识	□ 三级医师查房 □ 手术安全核查 □ 麻醉术后访视	□ 术者或上级医师查房
主要诊疗工作 / 病情评估	□ 经治医师询问病史与体格检查 □ 心理评估 □ 营养评估 □ 疼痛评估 □ 康复评估		□ 上级医师进行治疗效果、预后和出院评估 □ 出院宣教

（续　表）

			入院 8 小时内完成首次病程记录 入院 24 小时内完成入院记录 入院 48 小时内完成主管医师查房记录 主诊医师查房记录 完成术前讨论、术前小结	术后即刻完成术后首次病程记录 术者或第一助手术后 24 小时内完成手术记录（术者签名）	术后连续 3 天病程记录 主管医师每日查房记录 主治医师每周查房记录 特殊治疗、操作单独书写 出院当天病程记录（由上级医师指示出院） 出院后 24 小时内完成出院记录 出院后 24 小时内完成病案首页
主要诊疗工作		病历书写	□ 入院 8 小时内完成首次病程记录 □ 入院 24 小时内完成入院记录 □ 入院 48 小时内完成主管医师查房记录 □ 主诊医师查房记录 □ 完成术前讨论、术前小结	□ 术后即刻完成术后首次病程记录 □ 术者或第一助手术后 24 小时内完成手术记录（术者签名）	□ 术后连续 3 天病程记录 □ 主管医师每日查房记录 □ 主治医师每周查房记录 □ 特殊治疗、操作单独书写 □ 出院当天病程记录（由上级医师指示出院） □ 出院后 24 小时内完成出院记录 □ 出院后 24 小时内完成病案首页
		知情同意	□ 患者或其家属在入院记录单上签字 □ 术前谈话，告知患者及其家属病情和围术期注意事项并签署麻醉知情同意书、输血知情同意书、手术知情同意书、授权委托书（患者本人不能签字时）、自费用品协议书（必要时）、军人目录外耗材审批单（必要时）		□ 告知患者及其家属出院后注意事项（指导出院后功能锻炼，复诊的时间、地点，发生紧急情况时的处理等）
		手术治疗	□ 预约手术	□ 在全身麻醉下行鼓室探查术及鼓室成形术（手术安全核查记录、手术清点记录）	
		其他	□ 及时通知上级医师检诊 □ 经治医师检查整理病历资料		□ 通知出院 □ 开具出院介绍信 □ 开具诊断证明书 □ 出院带药 □ 预约门诊复诊时间
重点医嘱	长期医嘱	护理医嘱	□ 按耳鼻咽喉科护理常规 □ 三级护理	□ 按耳鼻咽喉科术后护理常规 □ 二级护理	□ 按耳鼻咽喉科术后护理常规 □ 三级护理
		处置医嘱	□ 静脉抽血		
		膳食医嘱	□ 普食 □ 糖尿病饮食 □ 低盐、低脂饮食 □ 低盐、低脂、糖尿病饮食 □ 术晨禁食、禁水		□ 普食 □ 糖尿病饮食 □ 低盐、低脂饮食 □ 低盐、低脂、糖尿病饮食

重点医嘱	长期医嘱	药物医嘱	□ 既往基础用药（必要时）		□ 注射用头孢曲松钠（2.0g；静脉滴注；每日1次）或注射用头孢美唑钠（2.0g；静脉滴注；每日3次） □ 既往基础用药（必要时）
	临时医嘱	检查检验	□ 血常规（含 CRP＋IL-6） □ 尿常规 □ 粪常规 □ 血型 □ 凝血四项 □ 普通生化 □ 传染性疾病筛查（乙肝、丙肝、艾滋病、梅毒） □ 冠脉 CT（必要时） □ 超声心动图（必要时） □ 动态心电图（必要时） □ 肺功能（必要时） □ 肺 CT（必要时） □ 动脉血气分析（必要时）		
		药物医嘱		□ 注射用头孢曲松钠（2.0g；静脉滴注；术前30分钟）或注射用头孢美唑钠（2.0g；静脉滴注；术前30分钟）	
		手术医嘱	□ 常规准备明日在全身麻醉下行鼓室探查术及鼓室成形术		
		处置医嘱	□ 备耳周皮肤 □ 剪耳毛		□ 出院
主要护理工作		健康宣教	□ 入院宣教（住院环境、规章制度） □ 进行护理安全指导 □ 进行等级护理、活动范围指导 □ 进行饮食指导 □ 进行关于疾病知识的宣教 □ 检查、检验项目的目的和意义	□ 术前宣教 □ 术后心理疏导 □ 指导术后康复训练 □ 指导术后注意事项	□ 出院宣教（康复训练方法，用药指导，换药时间及注意事项，复查时间等）

（续　表）

主要护理工作	护理处置	☐ 患者身份核对 ☐ 佩戴腕带 ☐ 建立入院病历,通知医师 ☐ 入院介绍:介绍责任护士,病区环境、设施、规章制度、基础护理服务项目 ☐ 询问病史,填写护理记录单首页 ☐ 观察病情 ☐ 测量基本生命体征 ☐ 抽血、留取标本 ☐ 心理护理与生活护理 ☐ 根据评估结果采取相应的护理措施 ☐ 通知检查项目及注意事项	☐ 测量基本生命体征 ☐ 心理护理与生活护理 ☐ 指导并监督患者治疗与康复训练 ☐ 遵医嘱用药 ☐ 根据评估结果采取相应的护理措施 ☐ 完成护理记录	☐ 观察患者情况 ☐ 核对患者医疗费用 ☐ 协助患者办理出院手续 ☐ 指导并监督患者康复训练 ☐ 整理床单位
	护理评估	☐ 一般评估:生命体征、神志、皮肤、药物过敏史等 ☐ 专科评估 ☐ 风险评估:评估有无跌倒、坠床、压疮、深静脉血栓等风险 ☐ 心理评估 ☐ 营养评估 ☐ 疼痛评估 ☐ 康复评估	☐ 风险评估:评估有无跌倒、坠床、压疮、导管滑脱、液体外渗的风险	
	专科护理	☐ 观察患耳情况	☐ 心理护理与生活护理	
	饮食指导	☐ 根据医嘱通知配餐员准备膳食		
	活动体位	☐ 根据护理等级指导患者活动	☐ 根据护理等级指导患者活动	
	洗浴要求	☐ 协助患者洗澡、更换病号服	☐ 协助患者晨、晚间护理 ☐ 备皮后协助患者清洁备皮部位,更换病号服 ☐ 告知患者切口处保护方法	
病情变异记录		☐ 无　　☐ 有,原因: ☐ 医疗原因　☐ 患者原因 ☐ 并发症原因　☐ 病情原因 ☐ 辅诊科室原因　☐ 管理原因	☐ 无　　☐ 有,原因: ☐ 医疗原因　☐ 患者原因 ☐ 并发症原因　☐ 病情原因 ☐ 辅诊科室原因　☐ 管理原因	☐ 无　　☐ 有,原因: ☐ 医疗原因　☐ 患者原因 ☐ 并发症原因　☐ 病情原因 ☐ 辅诊科室原因　☐ 管理原因
护士签名		白班　小夜班　大夜班	白班　小夜班　大夜班	白班　小夜班　大夜班
医师签名				

第十节　慢性化脓性中耳炎行鼓室探查＋鼓室成形术临床路径

一、慢性化脓性中耳炎行鼓室探查＋鼓室成形术标准住院流程

(一)适用对象

第一诊断为慢性化脓性中耳炎(ICD-10:H66.301)行鼓室探查＋鼓室成形术(ICD-9-CM-3:20.0902 伴 19.4　01/19.5201/19.5301/19.5501/19.3　05)。(其中,19.4 01 为 Ⅰ 型鼓室成形术;19.5201 为 Ⅱ 型鼓室成形术;19.5301 为 Ⅲ 型鼓室成形术;19.5501 为 Ⅴ 型鼓室成形术)、听骨链重建术(ICD-9-CM-3:19.3 05)。

(二)诊断依据

根据《临床诊疗指南·耳鼻喉科分册》(中华医学会编著,人民卫生出版社),《临床技术操作规范·耳鼻喉科分册》(中华医学会编著,2013 年,人民军医出版社),《中耳炎的分类和分型》(中华医学会耳鼻咽喉科学分会)。

1. 症状　有间断性或持续性耳溢脓病史;不同程度的听力下降。

2. 体征　鼓膜穿孔,鼓室内可见有脓性分泌物,黏膜可见肿胀、增厚,局部可有钙化斑形成,鼓室内或外耳道内可有肉芽形成。

3. 听力检查　传导性或混合性听力损失。

4. 颞骨 CT 扫描　提示炎性改变。

(三)治疗方案的选择

根据《临床治疗指南·耳鼻喉科分册》(中华医学会编著,2009 年,人民卫生出版社),《临床技术操作规范·耳鼻喉科分册》(中华医学会编著,2013 年,人民军医出版社),《中耳炎的分类和分型》(中华医学会耳鼻咽喉科学分会,2004 年)。

手术治疗:

1. 鼓室探查＋鼓室成形术。

2. 酌情行二期听骨链重建术。

(四)标准住院日为 5～7 天

(五)进入路径标准

1. 第一诊断为慢性化脓性中耳炎(ICD-10:H66.301)行鼓室探查＋鼓室成形(ICD-9-CM-3:20.0902 伴 19.4　01/19.5201/19.5301/19.5501/19.3　05)。

2. 专科指征:神经性耳聋、中耳肿瘤患者不适宜入径。

3. 手术禁忌证:同时伴有高血压、糖尿病、心律失常等慢性病,内科评估为手术禁忌证不适宜入径。

(六)治疗准备(评估)

1. 诊疗评估(住院第 1—2 天)

(1)完成必需的检查检验项目:血常规、尿常规、肝肾功能、电解质、血糖、凝血功能、感染性疾病筛查(乙肝、丙肝、梅毒、艾滋病等)、X 线胸片、心电图、临床听力学检查(酌情行咽鼓管功能检查)、颞骨 CT 等。

（2）根据患者情况可选择的检查检验项目：中耳脓液细菌培养＋药敏，面神经功能测定等。

（3）疾病发展预计的并发症评估。

（4）营养评估：根据《解放军总医院新入院患者营养风险筛查表（NRS-2002）》为新入院患者进行营养评估，评分≥3分者给予处置，必要时申请营养科医师会诊。

（5）心理评估：根据新入院患者情况申请心理科医师会诊。

（6）疼痛评估：根据《VAS评分》实施疼痛评估，评分＞7分者给予处置，必要时请疼痛科医师会诊。

（7）康复评估：根据《入院患者康复筛查和评估表》在患者入院后24小时内进行康复筛查和评估。任何一项结果为"是"，则申请康复科医师会诊。

2. 术前准备（住院第2－3天）

（1）术前评估：术前24小时内完成病情评估、必要的检查，做出术前小结、术前讨论。

（2）术前谈话：术者应在术前1天与患者及其亲属谈话，告知手术方案、相关风险、用血计划、术后转归、植入材料、手术费用以及患者和亲属权益，并履行书面知情同意手续。告知高值耗材的使用及费用。

（3）通知手术室：准备手术间、手术药品、手术物品及特殊耗材。

（4）护士做心理护理，交代注意事项：防压疮、防跌倒、指导患者戒烟等，并进行术前宣教。

（5）手术部位标识：术者、第一助手或经治医师在术前1天应对手术部位做表标识，急诊手术由接诊医师或会诊外科医师标记，标记过程应由责任护士、患者及其亲属共同参与，并记入手术安排表。

（6）术前1天麻醉医师访视：制订麻醉计划、完成评估、确定麻醉方式，并记入《麻醉术前访视记录》，告知患者及其家属麻醉适应证、麻醉目的、风险、可能出现的情况及其处理原则、替代方案等，签署《麻醉知情同意书》并归入病历。

（七）药物选择与使用时机

抗菌药物：按照《抗菌药物临床应用指导原则（2015年版）》（国卫办医发〔2015〕43号）；于手术前30分钟至术后72小时应用低级别抗菌药物，首选为头孢类抗生素。

（八）手术日（住院第4天）

1. 手术安全核对：患者入手术间后由手术医师、麻醉医师、巡回护士和患者本人共同核对患者身份、手术部位与标识、手术方式。手术医师、麻醉医师、巡回护士三方按《手术安全核对表》逐项核对，共同签名。

2. 手术方式、手术切除范围：鼓室探查＋鼓室成形术。

3. 麻醉方式：全身麻醉。

4. 手术植入物：必要时取他处皮片或人工皮，鼓室探查后用明胶海绵及碘仿纱条填塞外耳道。

5. 经治医师或手术医师应即刻完成术后首次病程记录，观察术后患者病情变化。

（九）术后住院恢复（住院第5－7天）

术后住院恢复：

（1）术后1～2天拆除耳部包扎的敷料。

（2）术后应用抗菌药物预防感染1～3天。

（3）注意切口病情变化，如出现红肿疼痛及脓性分泌物，应定期行局部换药，加强抗菌药物的应用。

(十)出院标准

1. 病情稳定、临床稳定 24 小时以上。

2. 切口愈合良好,无感染。

3. 无与该病相关的其他并发症或合并症。

(十一)变异及原因分析

1. 医疗原因导致的变异 如改变诊疗方案、转科治疗、操作失误、误诊等。

2. 患者原因导致的变异 如不同意治疗方案、个人原因要求出(转)院、院外服用手术禁忌药、月经期、对诊疗计划不满要求出路径、相关检查检验院外(门诊)已做等。

3. 并发症原因导致的变异 如感染、瘘、出血、血肿、愈合不良、梗阻等。

4. 病情原因导致的变异 如基础疾病复杂、病情恶化、病情平稳好转、抢救、会诊等。

5. 辅诊科室原因导致的变异 如检查、检验、手术、病理等检查(不及时、结果错报、操作部位/方式错误、标本不合格)、报告(不及时、结果错报、标本不合格)等原因延长住院天数、增加费用等。

6. 管理原因导致的变异 如系统暂不支持、系统瘫痪、需要修订流程、需要修订制度等。

二、慢性化脓性中耳炎行鼓室探查＋鼓室成形手术临床路径表单

适用对象	第一诊断为慢性化脓性中耳炎(ICD-10:H66.301)行鼓室探查＋鼓室成形术(ICD-9-CM-3:20.0902 伴 19.4 01/19.5201/19.5301/19.5501/19.3 05)	
患者基本信息	姓名:_____ 性别:____ 年龄:____ 门诊号:_____ 住院号:_____ 过敏史:_____ 住院日期:____年__月__日 出院日期:____年__月__日	标准住院日:5~7 天
时间	住院第 1-3 天 (术前准备/诊疗评估)	住院第 4 天 (手术日)	住院第 5-7 天 (恢复出院)
主要诊疗工作 / 制度落实	□ 入院 2 小时内经治医师或值班医师完成接诊 □ 入院 24 小时内主管医师完成检诊 □ 专科会诊(必要时) □ 完成术前准备 □ 组织术前讨论 □ 麻醉术前访视 □ 手术部位标识	□ 三级医师查房 □ 手术安全核查 □ 麻醉术后访视	□ 术者或上级医师查房
主要诊疗工作 / 病情评估	□ 经治医师询问病史与体格检查 □ 心理评估 □ 营养评估 □ 疼痛评估 □ 康复评估		□ 上级医师进行治疗效果、预后和出院评估 □ 出院宣教

（续　表）

主要诊疗工作	病历书写	□ 入院 8 小时内完成首次病程记录 □ 入院 24 小时内完成入院记录 □ 入院 48 小时内完成主管医师查房记录 □ 主治医师查房记录 □ 完成术前讨论、术前小结	□ 术后即刻完成术后首次病程记录 □ 术者或第一助手术后 24 小时内完成手术记录（术者签名）	□ 术后连续 3 天病程记录 □ 病情稳定患者每 3 天一个病程记录 □ 主管医师每日查房记录 □ 主治医师每周查房记录 □ 特殊治疗、操作单独书写 □ 出院当天病程记录（由上级医师指示出院） □ 出院后 24 小时内完成出院记录 □ 出院后 24 小时内完成病案首页
	知情同意	□ 患者或其家属在入院记录单上签字 □ 术前谈话，告知患者及其家属病情和围术期注意事项并签署麻醉知情同意书、输血知情同意书、手术知情同意书、授权委托书(患者本人不能签字时)、自费用品协议书(必要时)、军人目录外耗材审批单(必要时)		□ 告知患者及其家属出院后注意事项（指导出院后功能锻炼，复诊的时间、地点，发生紧急情况时的处理等）
	手术治疗	□ 预约手术	□ 实施手术（手术安全核查记录、手术清点记录）	
	其他	□ 及时通知上级医师检诊 □ 主管医师检查整理病历资料		□ 通知出院 □ 开具出院介绍信 □ 开具诊断证明书 □ 出院带药 □ 预约门诊复诊时间
重点医嘱	长期医嘱 · 护理医嘱	□ 按耳鼻咽喉科护理常规 □ 三级护理	□ 按耳鼻咽喉科术后护理常规 □ 二级护理	□ 按耳鼻咽喉科术后护理常规 □ 三级护理
	长期医嘱 · 处置医嘱	□ 静脉抽血		
	长期医嘱 · 膳食医嘱	□ 普食 □ 糖尿病饮食 □ 低盐、低脂饮食 □ 低盐、低脂、糖尿病饮食 □ 术晨禁食、禁水		□ 普食 □ 糖尿病饮食 □ 低盐、低脂饮食 □ 低盐、低脂、糖尿病饮食

重点医嘱	长期医嘱	药物医嘱	□ 既往基础用药（必要时）		□ 注射用头孢曲松钠（2.0g；静脉滴注；每日1次）或注射用头孢美唑钠（2.0g；静脉滴注；每日3次） □ 既往基础用药（必要时）
	临时医嘱	检查检验	□ 血常规（含 CRP＋IL-6） □ 尿常规 □ 粪常规 □ 血型 □ 凝血四项 □ 普通生化 □ 传染性疾病筛查（乙肝、丙肝、艾滋病、梅毒） □ 纯音测听、声导抗 □ 耳内镜检查 □ 颞骨 CT		
		药物医嘱		□ 注射用头孢曲松钠（2.0g；静脉滴注；术前30分钟）或注射用头孢美唑钠（2.0g；静脉滴注；术前30分钟）	
		手术医嘱	□ 常规准备明日在全身麻醉下行鼓室探查、鼓室成形术		
		处置医嘱	□ 备耳周皮肤 □ 剪耳毛		□ 出院
主要护理工作		健康宣教	□ 入院宣教（住院环境、规章制度） □ 进行护理安全指导 □ 进行等级护理、活动范围指导 □ 进行饮食指导 □ 进行关于疾病知识的宣教 □ 检查、检验项目的目的和意义	□ 术前宣教 □ 术后心理疏导 □ 指导术后康复训练 □ 指导术后注意事项	□ 出院宣教（康复训练方法，用药指导，换药时间及注意事项，复查时间等）

（续 表）

主要护理工作	护理处置	□ 患者身份核对 □ 佩戴腕带 □ 建立入院病历,通知医师 □ 入院介绍:介绍责任护士,病区环境、设施、规章制度、基础护理服务项目 □ 询问病史,填写护理记录单首页 □ 观察病情 □ 测量基本生命体征 □ 抽血、留取标本 □ 心理护理与生活护理 □ 根据评估结果采取相应的护理措施 □ 通知检查项目及注意事项	□ 测量基本生命体征 □ 心理护理与生活护理 □ 指导并监督患者治疗与康复训练 □ 遵医嘱用药 □ 根据评估结果采取相应的护理措施 □ 完成护理记录	□ 观察患者情况 □ 核对患者医疗费用 □ 协助患者办理出院手续 □ 指导并监督患者康复训练 □ 整理床单位
	护理评估	□ 一般评估:生命体征、神志、皮肤、药物过敏史等 □ 专科评估 □ 风险评估:评估有无跌倒、坠床、压疮、深静脉血栓等风险 □ 心理评估 □ 营养评估 □ 疼痛评估 □ 康复评估	□ 风险评估:评估有无跌倒、坠床、压疮、导管滑脱、液体外渗的风险	
	专科护理	□ 观察患耳情况	□ 心理护理与生活护理	
	饮食指导	□ 根据医嘱通知配餐员准备膳食		
	活动体位	□ 根据护理等级指导患者活动	□ 根据护理等级指导患者活动	
	洗浴要求	□ 协助患者洗澡、更换病号服	□ 协助患者晨、晚间护理 □ 备皮后协助患者清洁备皮部位,更换病号服 □ 告知患者切口处保护方法	

| 病情变异记录 | □ 无   □ 有,原因:
□ 医疗原因 □ 患者原因
□ 并发症原因 □ 病情原因
□ 辅诊科室原因 □ 管理原因 | | □ 无   □ 有,原因:
□ 医疗原因 □ 患者原因
□ 并发症原因 □ 病情原因
□ 辅诊科室原因 □ 管理原因 | | □ 无   □ 有,原因:
□ 医疗原因 □ 患者原因
□ 并发症原因 □ 病情原因
□ 辅诊科室原因 □ 管理原因 |

护士签名	白班	小夜班	大夜班	白班	小夜班	大夜班	白班	小夜班	大夜班
医师签名									

第十一节　胆脂瘤型中耳炎行乳突根治术临床路径

一、胆脂瘤型中耳炎行乳突根治术标准住院流程

(一)适用对象

第一诊断为胆脂瘤型中耳炎(ICD-10:H71　07)行乳突根治术治疗(ICD-9-CM-3:20.4202/20.4203/20.4902)。(其中,20.4202 为乳突封闭式根治术;20.4203 为乳突扩大根治术;20.4902 为乳突改良根治术)。

(二)诊断依据

根据《临床诊疗指南·耳鼻喉科分册》(中华医学会编著,人民卫生出版社),《临床技术操作规范·耳鼻咽喉头颈外科分册》(中华医学会编著,2013 年,人民军医出版社),《中耳炎的分类和分型》(中华医学会耳鼻咽喉科学分会)。

1. 症状　有间断性或持续性耳溢脓病史;不同程度的听力下降。

2. 体征　鼓膜内陷或穿孔,伴中耳胆脂瘤,鼓室内黏膜可见肿胀、增厚,可见有脓性分泌物或肉芽。

3. 听力检查　传导性或混合性听力损失。

4. 颞骨CT扫描　提示炎性改变。

(三)治疗方案的选择

根据《临床治疗指南·耳鼻喉科分册》(中华医学会编著,人民卫生出版社),《临床技术操作规范·耳鼻咽喉头颈外科分册》(中华医学会编著,2013 年,人民军医出版社),《中耳炎的分类和分型》(中华医学会耳鼻咽喉科学分会)。

手术治疗:

1. 开放式乳突根治＋鼓室成形术(伴/不伴耳甲腔成形术)。

2. 完壁式乳突根治＋鼓室成形术。

3. 酌情行二期听骨链重建术。

(四)标准住院日为 5～7 天

(五)进入路径标准

1. 第一诊断为胆脂瘤型中耳炎(ICD-10:H71　07)行乳突根治术治疗(ICD-9-CM-3:20.4202/20.4203/20.4902)。

2. 专科指征:神经性耳聋、中耳肿瘤、岩部胆脂瘤患者不适宜入径。

3. 手术禁忌证:同时伴有高血压、糖尿病、心律失常等慢性病,内科评估为手术禁忌证不适宜入径。

(六)治疗准备(评估)

1. 诊疗评估(住院第1—2 天)

(1)完成必需的检查检验项目:血常规、尿常规、肝肾功能、电解质、血糖、凝血功能、感染性疾病(乙肝、丙肝、梅毒、艾滋病等)、X线胸片、心电图、临床听力学检查(酌情行咽鼓管功能检查)、颞骨CT 等。

(2)根据患者情况可选择的检查检验项目:中耳脓液细菌培养＋药敏,面神经功能测定等。

（3）疾病发展预计的并发症评估。

（4）营养评估：根据《解放军总医院新入院患者营养风险筛查表（NRS-2002）》为新入院患者进行营养评估，评分≥3分者给予处置，必要时申请营养科医师会诊。

（5）心理评估：根据新入院患者情况申请心理科医师会诊。

（6）疼痛评估：根据《VAS评分》实施疼痛评估，评分＞7分者给予处置，必要时请疼痛科医师会诊。

（7）康复评估：根据《入院患者康复筛查和评估表》在患者入院后24小时内进行康复筛查和评估。任何一项结果为"是"，则申请康复科医师会诊。

2. 术前准备（住院第2－3天）

（1）术前评估：术前24小时内完成病情评估、必要的检查，做出术前小结、术前讨论。

（2）术前谈话：术者应在术前1天与患者及其亲属谈话，告知手术方案、相关风险、用血计划、术后转归、植入材料、手术费用及患者和亲属权益，并履行书面知情同意手续。告知高值耗材的使用及费用。

（3）通知手术室：准备手术间、手术药品、手术物品及特殊耗材。

（4）护士做心理护理，交代注意事项：防压疮、防跌倒、指导患者戒烟等，并进行术前宣教。

（5）手术部位标识：术者、第一助手或经治医师在术前1天应对手术部位做体表标识，急诊手术由接诊医师或会诊外科医师标记，标记过程应由责任护士、患者及其亲属共同参与，并记入手术安排表。

（6）术前1天麻醉医师访视：制订麻醉计划、完成评估、确定麻醉方式，并记入《麻醉术前访视记录》，告知患者及其家属麻醉适应证、麻醉目的、风险、可能出现的情况及其处理原则、替代方案等，签署《麻醉知情同意书》并归入病历。

（七）药物选择与使用时机

抗菌药物：按照《抗菌药物临床应用指导原则（2015年版）》（国卫办医发〔2015〕43号）；于手术前30分钟至术后72小时应用低级别抗菌药物，首选为头孢类抗生素。

（八）手术日（住院第4天）

1. 手术安全核对：患者入手术间后由手术医师、麻醉医师、巡回护士和患者本人共同核对患者身份、手术部位与标识、手术方式。手术医师、麻醉医师、巡回护士三方按《手术安全核对表》逐项核对，共同签名。

（1）手术方式、手术切除范围：乳突根治术。

（2）麻醉方式：全身麻醉。

（3）手术植入物：必要时取他处皮片或人工皮，乳突根治术腔用明胶海绵及碘仿纱条填塞。

2. 经治医师或手术医师应即刻完成术后首次病程记录，观察术后患者病情变化。

（九）术后住院恢复（住院第5－7天）

术后住院恢复：

（1）术后2～3天拆除耳部包扎的敷料。

（2）术后应用抗菌药物预防感染2～3天。

（3）注意切口及敷料病情变化，如出现红肿疼痛及脓性分泌物，应定期行局部换药，加强抗菌药物的应用。

(十)出院标准

1. 病情稳定、临床稳定 24 小时以上。

2. 切口愈合良好,无感染。

3. 无与该病相关的其他并发症或合并症。

(十一)变异及原因分析

1. 医疗原因导致的变异 如改变诊疗方案、转科治疗、操作失误、误诊等。

2. 患者原因导致的变异 如不同意治疗方案、个人原因要求出(转)院、院外服用手术禁忌药、月经期、对诊疗计划不满要求出路径、相关检查检验院外(门诊)已做等。

3. 并发症原因导致的变异 如感染、瘘、出血、血肿、愈合不良、梗阻等。

4. 病情原因导致的变异 如基础疾病复杂、病情恶化、病情平稳好转、抢救、会诊等。

5. 辅诊科室原因导致的变异 如检查、检验、手术、病理等检查(不及时、结果错报、操作部位/方式错误、标本不合格)、报告(不及时、结果错报、标本不合格)等原因延长住院天数、增加费用等。

6. 管理原因导致的变异 如系统暂不支持、系统瘫痪、需要修订流程、需要修订制度等。

二、胆脂瘤型中耳炎行乳突根治手术治疗临床路径表单

适用对象	第一诊断为胆脂瘤型中耳炎(ICD-10:H71 07)行乳突根治术治疗(ICD-9-CM-3:20.4202/20.4203/20.4902)		
患者基本信息	姓名:_____ 性别:____ 年龄:____ 门诊号:_____ 住院号:_____ 过敏史:_____ 住院日期:____年__月__日 出院日期:____年__月__日		标准住院日:5~7 天
时间		住院第 1—3 天 (术前准备/诊疗评估)	住院第 4 天 (手术日)	住院第 5—7 天 (恢复出院)
主要诊疗工作	制度落实	□ 入院 2 小时内经治医师或值班医师完成接诊 □ 入院 24 小时内主管医师完成检诊 □ 专科会诊(必要时) □ 完成术前准备 □ 组织术前讨论 □ 麻醉术前访视 □ 手术部位标识	□ 三级医师查房 □ 手术安全核查 □ 麻醉术后访视	□ 术者或上级医师查房
	病情评估	□ 经治医师询问病史与体格检查 □ 心理评估 □ 营养评估 □ 疼痛评估 □ 康复评估		□ 上级医师进行治疗效果、预后和出院评估 □ 出院宣教

（续　表）

主要诊疗工作	病历书写	□ 入院 8 小时内完成首次病程记录 □ 入院 24 小时内完成入院记录 □ 入院 48 小时内完成主管医师查房记录 □ 主治医师查房记录 □ 完成术前讨论、术前小结	□ 术后即刻完成术后首次病程记录 □ 术者或第一助手术后 24 小时内完成手术记录（术者签名）	□ 术后连续 3 天病程记录 □ 病情稳定患者每 3 天一个病程记录 □ 主管医师每日查房记录 □ 主治医师每周查房记录 □ 特殊治疗、操作单独书写 □ 出院当天病程记录（由上级医师指示出院） □ 出院后 24 小时内完成出院记录 □ 出院后 24 小时内完成病案首页
	知情同意	□ 患者或其家属在入院记录单上签字 □ 术前谈话，告知患者及其家属病情和围术期注意事项并签署麻醉知情同意书、输血知情同意书、手术知情同意书、授权委托书（患者本人不能签字时）、自费用品协议书（必要时）、军人目录外耗材审批单（必要时）		□ 告知患者及其家属出院后注意事项（指导出院后功能锻炼，复诊的时间、地点，发生紧急情况时的处理等）
	手术治疗	□ 预约手术		
	其他	□ 及时通知上级医师检诊 □ 主管医师检查整理病历资料		□ 通知出院 □ 开具出院介绍信 □ 开具诊断证明书 □ 出院带药 □ 预约门诊复诊时间
重点医嘱	长期医嘱 护理医嘱	□ 按耳鼻咽喉科护理常规 □ 三级护理	□ 按耳鼻咽喉科术后护理常规 □ 二级护理	□ 按耳鼻咽喉科术后护理常规 □ 三级护理
	处置医嘱	□ 静脉抽血		
	膳食医嘱	□ 普食 □ 糖尿病饮食 □ 低盐、低脂饮食 □ 低盐、低脂、糖尿病饮食 □ 术晨禁食、禁水		□ 普食 □ 糖尿病饮食 □ 低盐、低脂饮食 □ 低盐、低脂、糖尿病饮食

重点医嘱	长期医嘱	药物医嘱	□ 既往基础用药（必要时）		□ 注射用头孢曲松钠（2.0g；静脉滴注；每日1次）或注射用头孢美唑钠（2.0g；静脉滴注；每日3次） □ 既往基础用药（必要时）
	临时医嘱	检查检验	□ 血常规（含 CRP＋IL-6） □ 尿常规 □ 粪常规 □ 血型 □ 凝血四项 □ 普通生化 □ 传染性疾病筛查（乙肝、丙肝、艾滋病、梅毒） □ 纯音测听、声导抗 □ 耳内镜检查 □ 颞骨 CT		
		药物医嘱		□ 注射用头孢曲松钠（2.0g；静脉滴注；术前30分钟）或注射用头孢美唑钠（2.0g；静脉滴注；术前30分钟）	
		手术医嘱	□ 常规准备明日在全身麻醉下行乳突根治术		
		处置医嘱	□ 备耳周皮肤 □ 剪耳毛		□ 出院
主要护理工作		健康宣教	□ 入院宣教（住院环境、规章制度） □ 进行护理安全指导 □ 进行等级护理、活动范围指导 □ 进行饮食指导 □ 进行关于疾病知识的宣教 □ 检查、检验项目的目的和意义	□ 术前宣教 □ 术后心理疏导 □ 指导术后康复训练 □ 指导术后注意事项	□ 出院宣教（康复训练方法，用药指导，换药时间及注意事项，复查时间等）

（续　表）

主要护理工作	护理处置	□ 患者身份核对 □ 佩戴腕带 □ 建立入院病历,通知医师 □ 入院介绍:介绍责任护士,病区环境、设施、规章制度、基础护理服务项目 □ 询问病史,填写护理记录单首页 □ 观察病情 □ 测量基本生命体征 □ 抽血、留取标本 □ 心理护理与生活护理 □ 根据评估结果采取相应的护理措施 □ 通知检查项目及注意事项	□ 测量基本生命体征 □ 心理护理与生活护理 □ 指导并监督患者治疗与康复训练 □ 遵医嘱用药 □ 根据评估结果采取相应的护理措施 □ 完成护理记录	□ 观察患者情况 □ 核对患者医疗费用 □ 协助患者办理出院手续 □ 指导并监督患者康复训练 □ 整理床单位
	护理评估	□ 一般评估:生命体征、神志、皮肤、药物过敏史等 □ 专科评估 □ 风险评估:评估有无跌倒、坠床、压疮、深静脉血栓等风险 □ 心理评估 □ 营养评估 □ 疼痛评估 □ 康复评估	□ 风险评估:评估有无跌倒、坠床、压疮、导管滑脱、液体外渗的风险	
	专科护理	□ 观察患耳情况	□ 心理护理与生活护理	
	饮食指导	□ 根据医嘱通知配餐员准备膳食		
	活动体位	□ 根据护理等级指导患者活动	□ 根据护理等级指导患者活动	
	洗浴要求	□ 协助患者洗澡、更换病号服	□ 协助患者晨、晚间护理 □ 备皮后协助患者清洁备皮部位,更换病号服 □ 告知患者切口处保护方法	
病情变异记录		□ 无　　　　□ 有,原因: □ 医疗原因　　□ 患者原因 □ 并发症原因　□ 病情原因 □ 辅诊科室原因　□ 管理原因	□ 无　　　　□ 有,原因: □ 医疗原因　　□ 患者原因 □ 并发症原因　□ 病情原因 □ 辅诊科室原因　□ 管理原因	□ 无　　　　□ 有,原因: □ 医疗原因　　□ 患者原因 □ 并发症原因　□ 病情原因 □ 辅诊科室原因　□ 管理原因

护士签名	白班	小夜班	大夜班	白班	小夜班	大夜班	白班	小夜班	大夜班
医师签名									

第十二节　乳突切除术后术腔感染行乳突修理术临床路径

一、乳突切除术后术腔感染行乳突修理术标准住院流程

(一)适用对象

第一诊断为乳突切除术后术腔感染(ICD-10:H95.101)行乳突修理术治疗(ICD-9-CM-3:20.9201)。

(二)诊断依据

根据《临床诊疗指南·耳鼻喉科分册》(中华医学会编著,人民卫生出版社)、《临床技术操作规范·耳鼻喉科分册》(中华医学会编著,2013年,人民军医出版社)、《中耳炎的分类和分型》(中华医学会耳鼻咽喉科学分会)。

1. 症状　既往因中耳乳突病变,行过乳突根治术,术后有间断性或持续性耳溢脓病史;不同程度的听力下降。

2. 体征　鼓膜内陷或穿孔,伴中耳乳突胆脂瘤,术腔内黏膜可见肿胀、增厚,可见有脓性分泌物或肉芽。

3. 听力检查　传导性、混合性或感音神经性听力损失。

4. 颞骨CT扫描　提示乳突残余气房或鼓室内有炎性改变。

(三)治疗方案的选择

根据《临床治疗指南·耳鼻咽喉-头颈外科分册》(中华医学会编著,人民卫生出版社)、《临床技术操作规范·耳鼻咽喉-头颈外科分册》(中华医学会编著,2013年,人民军医出版社)、《中耳炎的分类和分型》(中华医学会耳鼻咽喉-头颈外科学分会)。

手术:乳突根治术。

(四)标准住院日为5~7天

(五)进入路径标准

1. 第一诊断必须符合乳突切除术后术腔感染(ICD-10:H95.101)行乳突修理术(ICD-9-CM-3:20.9201)。

2. 专科指征:中耳肿瘤、合并颅内感染患者不适宜入径。

3. 手术禁忌证:同时伴有高血压、糖尿病、心律失常等慢性病,内科评估为手术禁忌证不适宜入径。

(六)治疗准备(评估)

1. 诊疗评估(住院第1—2天)

(1)完成必需的检查检验项目:血常规、尿常规、肝肾功能、电解质、血糖、凝血功能、感染性疾病(乙肝、丙肝、梅毒、艾滋病等)、X线胸片、心电图、临床听力学检查(酌情行咽鼓管功能检查)、颞骨CT等。

(2)根据患者情况可选择的检查检验项目:中耳脓液细菌培养+药敏,面神经功能测定等。

(3)疾病发展预计的并发症评估。

(4)营养评估:根据《解放军总医院新入院患者营养风险筛查表(NRS-2002)》为新入院患

者进行营养评估,评分≥3分者给予处置,必要时申请营养科医师会诊。

(5)心理评估:根据新入院患者情况申请心理科医师会诊。

(6)疼痛评估:根据《VAS评分》实施疼痛评估,评分>7分者给予处置,必要时请疼痛科医师会诊。

(7)康复评估:根据《入院患者康复筛查和评估表》在患者入院后24小时内进行康复筛查和评估。任何一项结果为"是",则申请康复科医师会诊。

2.术前准备(住院第2—3天)

(1)术前评估:术前24小时内完成病情评估、必要的检查,做出术前小结、术前讨论。

(2)术前谈话:术者应在术前1天与患者及其亲属谈话,告知手术方案、相关风险、用血计划、术后转归、植入材料、手术费用及患者和亲属权益,并履行书面知情同意手续。告知高值耗材的使用及费用。

(3)通知手术室:准备手术间、手术药品、手术物品及特殊耗材。

(4)护士做心理护理,交代注意事项:防压疮、防跌倒、指导患者戒烟等,并进行术前宣教。

(5)手术部位标识:术者、第一助手或经治医师在术前1天应对手术部位做体表标识,急诊手术由接诊医师或会诊外科医师标记,标记过程应由责任护士、患者及其亲属共同参与,并记入手术安排表。

(6)术前1天麻醉医师访视:制订麻醉计划、完成评估、确定麻醉方式,并记入《麻醉术前访视记录》,告知患者及其家属麻醉适应证、麻醉目的、风险、可能出现的情况及其处理原则、替代方案等,签署《麻醉知情同意书》并归入病历。

(七)药物选择与使用时机

抗菌药物:按照《抗菌药物临床应用指导原则(2015年版)》(国卫办医发〔2015〕43号)于手术前30分钟至术后72小时应用低级别抗菌药物,首选为头孢类抗生素。

(八)手术日(住院第4天)

1.手术安全核对:患者入手术间后由手术医师、麻醉医师、巡回护士和患者本人共同核对患者身份、手术部位与标识、手术方式。手术医师、麻醉医师、巡回护士三方按《手术安全核对表》逐项核对,共同签名。

(1)手术方式、手术切除范围:乳突修理术。

(2)麻醉方式:全身麻醉。

(3)手术植入物:必要时取他处皮片或人工皮,乳突根治术腔用明胶海绵及碘仿纱条填塞。

2.经治医师或手术医师应即刻完成术后首次病程记录,观察术后患者病情变化。

(九)术后住院恢复(住院第5—7天)

术后住院恢复:

(1)术后2~3天拆除耳部包扎的敷料。

(2)术后应用抗菌药物预防感染1~3天。

(3)注意切口病情变化,如出现红肿疼痛及脓性分泌物,应定期行局部换药,加强抗菌药物的应用。

(十)出院标准

1.病情稳定、临床稳定24小时以上。

2.切口愈合良好,无感染。

3. 无与该病相关的其他并发症或合并症。

(十一)变异及原因分析

1. **医疗原因导致的变异**　如改变诊疗方案、转科治疗、操作失误、误诊等。

2. **患者原因导致的变异**　如不同意治疗方案、个人原因要求出(转)院、院外服用手术禁忌药、月经期、对诊疗计划不满要求出路径、相关检查检验院外(门诊)已做等。

3. **并发症原因导致的变异**　如感染、瘘、出血、血肿、愈合不良、梗阻等。

4. **病情原因导致的变异**　如基础疾病复杂、病情恶化、病情平稳好转、抢救、会诊等。

5. **辅诊科室原因导致的变异**　如检查、检验、手术、病理等检查(不及时、结果错报、操作部位/方式错误、标本不合格)、报告(不及时、结果错报、标本不合格)等原因延长住院天数、增加费用等。

6. **管理原因导致的变异**　如系统暂不支持、系统瘫痪、需要修订流程、需要修订制度等。

二、乳突切除术后术腔感染行乳突修理手术临床路径表单

适用对象	第一诊断为乳突切除术后术腔感染(ICD-10:H95.101)行乳突修理术(ICD-9-CM-3:20.9201)		
患者基本信息	姓名:_____　性别:____　年龄:____ 门诊号:_____　住院号:_____　过敏史:_____ 住院日期:____年__月__日　出院日期:____年__月__日		标准住院日:5～7 天
时间	住院第 1—3 天 (术前准备/诊疗评估)	住院第 4 天 (手术日)	住院第 5—7 天 (恢复出院)
主要诊疗工作 / 制度落实	□ 入院 2 小时内经治医师或值班医师完成接诊 □ 入院 24 小时内主管医师完成检诊 □ 专科会诊(必要时) □ 完成术前准备 □ 组织术前讨论 □ 麻醉术前访视 □ 手术部位标识	□ 三级医师查房 □ 手术安全核查 □ 麻醉术后访视	□ 术者或上级医师查房
主要诊疗工作 / 病情评估	□ 经治医师询问病史与体格检查 □ 心理评估 □ 营养评估 □ 疼痛评估 □ 康复评估		□ 上级医师进行治疗效果、预后和出院评估 □ 出院宣教

（续　表）

主要诊疗工作	病历书写	□ 入院 8 小时内完成首次病程记录 □ 入院 24 小时内完成入院记录 □ 入院 48 小时内完成主管医师查房记录 □ 主治医师查房记录 □ 完成术前讨论、术前小结	□ 术后即刻完成术后首次病程记录 □ 术者或第一助手术后 24 小时内完成手术记录（术者签名）	□ 术后连续 3 天病程记录 □ 病情稳定患者每 3 天一个病程记录 □ 主管医师每日查房记录 □ 主治医师每周查房记录 □ 特殊治疗、操作单独书写 □ 出院当天病程记录（由上级医师指示出院） □ 出院后 24 小时内完成出院记录 □ 出院后 24 小时内完成病案首页	
	知情同意	□ 患者或其家属在入院记录单上签名 □ 术前谈话,告知患者及其家属病情和围术期注意事项并签署麻醉知情同意书、输血知情同意书、手术知情同意书、授权委托书(患者本人不能签字时)、自费用品协议书(必要时)、军人目录外耗材审批单(必要时)		□ 告知患者及其家属出院后注意事项(指导出院后功能锻炼,复诊的时间、地点,发生紧急情况时的处理等)	
	手术治疗	□ 预约手术	□ 实施手术(手术安全核查记录、手术清点记录)		
	其他	□ 及时通知上级医师检诊 □ 主管医师检查整理病历资料		□ 通知出院 □ 开具出院介绍信 □ 开具诊断证明书 □ 出院带药 □ 预约门诊复诊时间	
重点医嘱	长期医嘱 护理医嘱	□ 按耳鼻咽喉科护理常规 □ 三级护理	□ 按耳鼻咽喉科术后护理常规 □ 二级护理	□ 按耳鼻咽喉科术后护理常规 □ 三级护理	
	处置医嘱	□ 静脉抽血			
	膳食医嘱	□ 普食 □ 糖尿病饮食 □ 低盐、低脂饮食 □ 低盐、低脂、糖尿病、饮食 □ 术晨禁食、禁水		□ 普食 □ 糖尿病饮食 □ 低盐、低脂饮食 □ 低盐、低脂、糖尿病饮食	

重点医嘱	长期医嘱	药物医嘱	□ 既往基础用药（必要时）		□ 注射用头孢曲松钠（2.0g；静脉滴注；每日1次）或注射用头孢美唑钠（2.0g；静脉滴注；每日3次） □ 既往基础用药（必要时）
	临时医嘱	检查检验	□ 血常规（含 CRP＋IL-6） □ 尿常规 □ 粪常规 □ 血型 □ 凝血四项 □ 普通生化 □ 传染性疾病筛查（乙肝、丙肝、艾滋病、梅毒） □ 纯音测听、声导抗 □ 耳内镜检查 □ 颞骨 CT		
		药物医嘱		□ 注射用头孢曲松钠（2.0g；静脉滴注；术前30分钟）或注射用头孢美唑钠（2.0g；静脉滴注；术前30分钟）	
		手术医嘱	□ 常规准备明日在全身麻醉下行乳突根治术		
		处置医嘱	□ 备耳周皮肤 □ 剪耳毛		□ 出院
主要护理工作		健康宣教	□ 入院宣教（住院环境、规章制度） □ 进行护理安全指导 □ 进行等级护理、活动范围指导 □ 进行饮食指导 □ 进行关于疾病知识的宣教 □ 检查、检验项目的目的和意义	□ 术前宣教 □ 术后心理疏导 □ 指导术后康复训练 □ 指导术后注意事项	□ 出院宣教（康复训练方法，用药指导，换药时间及注意事项，复查时间等）

主要护理工作	护理处置	□ 患者身份核对 □ 佩戴腕带 □ 建立入院病历,通知医师 □ 入院介绍:介绍责任护士,病区环境、设施、规章制度、基础护理服务项目 □ 询问病史,填写护理记录单首页 □ 观察病情 □ 测量基本生命体征 □ 抽血、留取标本 □ 心理护理与生活护理 □ 根据评估结果采取相应的护理措施 □ 通知检查项目及注意事项	□ 测量基本生命体征 □ 心理护理与生活护理 □ 指导并监督患者治疗与康复训练 □ 遵医嘱用药 □ 根据评估结果采取相应的护理措施 □ 完成护理记录	□ 观察患者情况 □ 核对患者医疗费用 □ 协助患者办理出院手续 □ 指导并监督患者康复训练 □ 整理床单位
	护理评估	□ 一般评估:生命体征、神志、皮肤、药物过敏史等 □ 专科评估 □ 风险评估:评估有无跌倒、坠床、压疮、深静脉血栓等风险 □ 心理评估 □ 营养评估 □ 疼痛评估 □ 康复评估	□ 风险评估:评估有无跌倒、坠床、压疮、导管滑脱、液体外渗的风险	
	专科护理	□ 观察患耳情况	□ 心理护理与生活护理	
	饮食指导	□ 根据医嘱通知配餐员准备膳食		
	活动体位	□ 根据护理等级指导患者活动	□ 根据护理等级指导患者活动	
	洗浴要求	□ 协助患者洗澡、更换病号服	□ 协助患者晨、晚间护理 □ 备皮后协助患者清洁备皮部位,更换病号服 □ 告知患者切口处保护方法	

病情变异记录	□ 无　　　　□ 有,原因: □ 医疗原因　□ 患者原因 □ 并发症原因　□ 病情原因 □ 辅诊科室原因　□ 管理原因	□ 无　　　　□ 有,原因: □ 医疗原因　□ 患者原因 □ 并发症原因　□ 病情原因 □ 辅诊科室原因　□ 管理原因	□ 无　　　　□ 有,原因: □ 医疗原因　□ 患者原因 □ 并发症原因　□ 病情原因 □ 辅诊科室原因　□ 管理原因

护士签名	白班	小夜班	大夜班	白班	小夜班	大夜班	白班	小夜班	大夜班
医师签名									

第十三节　乳突切除术后术腔复发性胆脂瘤 行乳突修理术临床路径

一、乳突切除术后术腔复发性胆脂瘤行乳突修理术标准住院流程

(一)适用对象

第一诊断为乳突切除术后术腔复发性胆脂瘤(ICD-10:H95.001)行乳突修理术治疗(ICD-9-CM-3:20.2/20.4)。

(二)诊断依据

根据《临床诊疗指南·耳鼻喉科分册》(中华医学会编著,人民卫生出版社),《临床技术操作规范·耳鼻喉科分册》(中华医学会编著,2013年,人民军医出版社),《中耳炎的分类和分型》(中华医学会耳鼻咽喉科学分会)。

1. 症状　既往因中耳乳突病变,行过乳突根治术,术后有间断性或持续性耳溢脓病史;不同程度的听力下降。

2. 体征　鼓膜内陷或穿孔,伴中耳乳突胆脂瘤,术腔内黏膜可见肿胀、增厚,可见有脓性分泌物或肉芽。

3. 听力检查　传导性、混合性或感音神经性听力损失。

4. 颞骨CT扫描　提示乳突残余气房或鼓室内有炎性改变。

(三)治疗方案的选择

根据《临床治疗指南·耳鼻喉科分册》(中华医学会编著,人民卫生出版社),《临床技术操作规范·耳鼻喉科分册》(中华医学会编著,2013年,人民军医出版社),《中耳炎的分类和分型》(中华医学会耳鼻咽喉科学分会)。

手术:

1. 开放式乳突根治术。

2. 酌情行一期或二期听骨链重建术。

(四)标准住院日为5~7天

(五)进入路径标准

1. 第一诊断必须符合乳突切除术后术腔复发性胆脂瘤(ICD-10:H95.001)行乳突修理术(ICD-9-CM-3:20.2/20.4)。

2. 专科指征:岩部胆脂瘤患者不适宜入径。

3. 手术禁忌证:同时伴有高血压、糖尿病、心律失常等慢性病,内科评估为手术禁忌证不适宜入径。

(六)治疗准备(评估)

1. 诊疗评估(住院第1-2天)

(1)完成必需的检查检验项目:血常规、尿常规、肝肾功能、电解质、血糖、凝血功能、感染性疾病筛查(乙肝、丙肝、梅毒、艾滋病等)、X线胸片、心电图、临床听力学检查(酌情行咽鼓管功能检查)、颞骨CT等。

(2)根据患者情况可选择的检查检验项目:中耳脓液细菌培养+药敏,面神经功能测定等。

（3）疾病发展预计的并发症评估。

（4）营养评估：根据《解放军总医院新入院患者营养风险筛查表（NRS-2002）》为新入院患者进行营养评估，评分≥3分者给予处置，必要时申请营养科医师会诊。

（5）心理评估：根据新入院患者情况申请心理科医师会诊。

（6）疼痛评估：根据《VAS评分》实施疼痛评估，评分>7分者给予处置，必要时请疼痛科医师会诊。

（7）康复评估：根据《入院患者康复筛查和评估表》在患者入院后24小时内进行康复筛查和评估。任何一项结果为"是"，则申请康复科医师会诊。

2. 术前准备（住院第2—3天）

（1）术前评估：术前24小时内完成病情评估、必要的检查，做出术前小结、术前讨论。

（2）术前谈话：术者应在术前1天与患者及其亲属谈话，告知手术方案、相关风险、用血计划、术后转归、植入材料、手术费用及患者和亲属权益，并履行书面知情同意手续。告知高值耗材的使用及费用。

（3）通知手术室：准备手术间、手术药品、手术物品及特殊耗材。

（4）护士做心理护理，交代注意事项：防压疮、防跌倒、指导患者戒烟等，并进行术前宣教。

（5）手术部位标识：术者、第一助手或经治医师在术前1天应对手术部位做体表标识，急诊手术由接诊医师或会诊外科医师标记，标记过程应由责任护士、患者及其亲属共同参与，并记入手术安排表。

（6）术前1天麻醉医师访视：制订麻醉计划、完成评估、确定麻醉方式，并记入《麻醉术前访视记录》，告知患者及其家属麻醉适应证、麻醉目的、风险、可能出现的情况及其处理原则、替代方案等，签署《麻醉知情同意书》并归入病历。

（七）药物选择与使用时机

抗菌药物：按照《抗菌药物临床应用指导原则（2015年版）》（国卫办医发〔2015〕43号）；于手术前30分钟至术后72小时应用低级别抗菌药物，首选为头孢类抗生素。

（八）手术日（住院第4天）

1. 手术安全核对：患者入手术间后由手术医师、麻醉医师、巡回护士和患者本人共同核对患者身份、手术部位与标识、手术方式。手术医师、麻醉医师、巡回护士三方按《手术安全核对表》逐项核对，共同签名。

（1）手术方式、手术切除范围：乳突修理术。

（2）麻醉方式：全身麻醉。

（3）手术植入物：必要时取他处皮片或人工皮，乳突修理治术腔用明胶海绵及碘仿纱条填塞。

2. 经治医师或手术医师应即刻完成术后首次病程记录，观察术后患者病情变化。

（九）术后住院恢复（住院第5—7天）

术后住院恢复：

（1）术后2～3天拆除耳部包扎的敷料。

（2）术后应用抗菌药物预防感染2～3天。

（3）注意切口及敷料病情变化，如出现红肿疼痛及脓性分泌物，应定期行局部换药，加强抗菌药物的应用。

（十）出院标准

1. 病情稳定、临床稳定 24 小时以上。

2. 切口愈合良好，无感染。

3. 无与该病相关的其他并发症或合并症。

（十一）变异及原因分析

1. 医疗原因导致的变异　如改变诊疗方案、转科治疗、操作失误、误诊等。

2. 患者原因导致的变异　如不同意治疗方案、个人原因要求出（转）院、院外服用手术禁忌药、月经期、对诊疗计划不满要求出路径、相关检查检验院外（门诊）已做等。

3. 并发症原因导致的变异　如感染、瘘、出血、血肿、愈合不良、梗阻等。

4. 病情原因导致的变异　如基础疾病复杂、病情恶化、病情平稳好转、抢救、会诊等。

5. 辅诊科室原因导致的变异　如检查、检验、手术、病理等检查（不及时、结果错报、操作部位/方式错误、标本不合格）、报告（不及时、结果错报、标本不合格）等原因延长住院天数、增加费用等。

6. 管理原因导致的变异　如系统暂不支持、系统瘫痪、需要修订流程、需要修订制度等。

二、乳突切除术后术腔复发性胆脂瘤行乳突修理术临床路径表单

适用对象	第一诊断为乳突切除术后术腔复发性胆脂瘤（ICD-10：H95.001）行乳突修理术（ICD-9-CM-3：20.2/20.4）		
患者基本信息	姓名：_____　性别：____　年龄：____ 门诊号：_____　住院号：_____　过敏史：_____ 住院日期：____年__月__日　出院日期：____年__月__日		标准住院日：5～7 天
时间		住院第 1－3 天 （术前准备/诊疗评估）	住院第 4 天 （手术日）	住院第 5－7 天 （恢复出院）
主要诊疗工作	制度落实	□ 入院 2 小时内经治医师或值班医师完成接诊 □ 入院 24 小时内主管医师完成检诊 □ 专科会诊（必要时） □ 完成术前准备 □ 组织术前讨论 □ 麻醉术前访视 □ 手术部位标识	□ 三级医师查房 □ 手术安全核查 □ 麻醉术后访视	□ 术者或上级医师查房
	病情评估	□ 经治医师询问病史与体格检查 □ 心理评估 □ 营养评估 □ 疼痛评估 □ 康复评估		□ 上级医师进行治疗效果、预后和出院评估 □ 出院宣教

（续　表）

主要诊疗工作	病历书写	☐ 入院 8 小时内完成首次病程记录 ☐ 入院 24 小时内完成入院记录 ☐ 入院 48 小时内完成主管医师查房记录 ☐ 主治医师查房记录 ☐ 完成术前讨论、术前小结	☐ 术后即刻完成术后首次病程记录 ☐ 术者或第一助手术后 24 小时内完成手术记录（术者签名）	☐ 术后连续 3 天病程记录 ☐ 病情稳定患者每 3 天一个病程记录 ☐ 主管医师每日查房记录 ☐ 主治医师每周查房记录 ☐ 特殊治疗、操作单独书写 ☐ 出院当天病程记录（由上级医师指示出院） ☐ 出院后 24 小时内完成出院记录 ☐ 出院后 24 小时内完成病案首页
	知情同意	☐ 患者或其家属在入院记录单上签名 ☐ 术前谈话，告知患者及其家属病情和围术期注意事项并签署麻醉知情同意书、输血知情同意书、手术知情同意书、授权委托书（患者本人不能签字时）、自费用品协议书（必要时）、军人目录外耗材审批单（必要时）		☐ 告知患者及其家属出院后注意事项（指导出院后功能锻炼，复诊的时间、地点，发生紧急情况时的处理等）
	手术治疗	☐ 预约手术	☐ 实施手术（手术安全核查记录、手术清点记录）	
	其他	☐ 及时通知上级医师检诊 ☐ 主管医师检查整理病历资料		☐ 通知出院 ☐ 开具出院介绍信 ☐ 开具诊断证明书 ☐ 出院带药 ☐ 预约门诊复诊时间
重点医嘱	长期医嘱	护理医嘱 ☐ 按耳鼻咽喉科护理常规 ☐ 三级护理	☐ 按耳鼻咽喉科术后护理常规 ☐ 二级护理	☐ 按耳鼻咽喉科术后护理常规 ☐ 三级护理
		处置医嘱 ☐ 静脉抽血		
		膳食医嘱 ☐ 普食 ☐ 糖尿病饮食 ☐ 低盐、低脂饮食 ☐ 低盐、低脂、糖尿病饮食 ☐ 术晨禁食、禁水		☐ 普食 ☐ 糖尿病饮食 ☐ 低盐、低脂饮食 ☐ 低盐、低脂、糖尿病饮食

（续　表）

重点医嘱	长期医嘱	药物医嘱	□ 既往基础用药（必要时）		□ 注射用头孢曲松钠（2.0g；静脉滴注；每日1次）或注射用头孢美唑钠（2.0g；静脉滴注；每日3次） □ 既往基础用药（必要时）
	临时医嘱	检查检验	□ 血常规（含 CRP＋IL-6） □ 尿常规 □ 粪常规 □ 血型 □ 凝血四项 □ 普通生化 □ 传染性疾病筛查（乙肝、丙肝、艾滋病、梅毒） □ 纯音测听、声导抗 □ 耳内镜检查 □ 颞骨 CT		
		药物医嘱		□ 注射用头孢曲松钠（2.0g；静脉滴注；术前30分钟）或注射用头孢美唑钠（2.0g；静脉滴注；术前30分钟）	
		手术医嘱	□ 常规准备明日在全身麻醉下行乳突修理术		
		处置医嘱	□ 备耳周皮肤 □ 剪耳毛		□ 出院
主要护理工作		健康宣教	□ 入院宣教（住院环境、规章制度） □ 进行护理安全指导 □ 进行等级护理、活动范围指导 □ 进行饮食指导 □ 进行关于疾病知识的宣教 □ 检查、检验项目的目的和意义	□ 术前宣教 □ 术后心理疏导 □ 指导术后康复训练 □ 指导术后注意事项	□ 出院宣教（康复训练方法，用药指导，换药时间及注意事项，复查时间等）

主要护理工作	护理处置	□ 患者身份核对 □ 佩戴腕带 □ 建立入院病历,通知医师 □ 入院介绍:介绍责任护士,病区环境、设施、规章制度、基础护理服务项目 □ 询问病史,填写护理记录单首页 □ 观察病情 □ 测量基本生命体征 □ 抽血、留取标本 □ 心理护理与生活护理 □ 根据评估结果采取相应的护理措施 □ 通知检查项目及注意事项	□ 测量基本生命体征 □ 心理护理与生活护理 □ 指导并监督患者治疗与康复训练 □ 遵医嘱用药 □ 根据评估结果采取相应的护理措施 □ 完成护理记录	□ 观察患者情况 □ 核对患者医疗费用 □ 协助患者办理出院手续 □ 指导并监督患者康复训练 □ 整理床单位
	护理评估	□ 一般评估:生命体征、神志、皮肤、药物过敏史等 □ 专科评估 □ 风险评估:评估有无跌倒、坠床、压疮、深静脉血栓等风险 □ 心理评估 □ 营养评估 □ 疼痛评估 □ 康复评估	□ 风险评估:评估有无跌倒、坠床、压疮、导管滑脱、液体外渗的风险	
	专科护理	□ 观察患耳情况	□ 心理护理与生活护理	
	饮食指导	□ 根据医嘱通知配餐员准备膳食		
	活动体位	□ 根据护理等级指导患者活动	□ 根据护理等级指导患者活动	
	洗浴要求	□ 协助患者洗澡、更换病号服	□ 协助患者晨、晚间护理 □ 备皮后协助患者清洁备皮部位,更换病号服 □ 告知患者切口处保护方法	
病情变异记录		□ 无　　　□ 有,原因: □ 医疗原因　□ 患者原因 □ 并发症原因　□ 病情原因 □ 辅诊科室原因　□ 管理原因	□ 无　　　□ 有,原因: □ 医疗原因　□ 患者原因 □ 并发症原因　□ 病情原因 □ 辅诊科室原因　□ 管理原因	□ 无　　　□ 有,原因: □ 医疗原因　□ 患者原因 □ 并发症原因　□ 病情原因 □ 辅诊科室原因　□ 管理原因

护士签名	白班	小夜班	大夜班	白班	小夜班	大夜班	白班	小夜班	大夜班
医师签名									

第十四节　颞骨岩部胆脂瘤行颞骨岩部胆脂瘤
切除术临床路径

一、颞骨岩部胆脂瘤行颞骨岩部胆脂瘤切除术标准住院流程

(一)适用对象

第一诊断颞骨岩部胆脂瘤(ICD-10:H71 01)行颞骨岩部胆脂瘤切除术(面神经舌下神经吻合术)ICD-9-CM-3:01.6　05。

(二)诊断依据

根据《临床诊疗指南·耳鼻喉科分册》(中华医学会编著,人民卫生出版社),《临床技术操作规范·耳鼻喉科分册》(中华医学会编著,2013年,人民军医出版社),《中耳炎的分类和分型》(中华医学会耳鼻咽喉科学分会)。

1. 症状:可有间断性或持续性耳溢脓病史;可伴不同程度的听力下降,可有不同程度的面瘫、眩晕。

2. 体征:鼓膜完整、内陷或穿孔,可伴中耳胆脂瘤,鼓室内黏膜可见肿胀、增厚,可见有脓性分泌物或肉芽,面瘫。

3. 听力检查:传导性或混合性听力损失或感音神经性听力损失。

4. 颞骨 CT 扫描:颞骨岩部有软组织影。

5. 面肌电图显示面神经功能受损。

(三)治疗方案的选择

根据《临床治疗指南·耳鼻咽喉-头颈外科分册》(中华医学会编著,人民卫生出版社),《临床技术操作规范·耳鼻科分册》(中华医学会编著,2013年,人民军医出版社),《中耳炎的分类和分型》(中华医学会耳鼻咽喉-头颈外科学分会)。

手术:

1. 经乳突入路颞骨岩部胆脂瘤切除术/经颅中窝入路颞骨岩部胆脂瘤切除术(面神经探查、移植或面神经-舌下神经吻合术)。

2. 术中面神经监测。

(四)标准住院日为 9~11 天

(五)进入路径标准

1. 第一诊断必须符合颞骨岩部胆脂瘤(ICD-10:H71 01)行颞骨岩部胆脂瘤切除术(面神经舌下神经吻合术)ICD-9-CM-3:01.6　05。

2. 专科指征:岩部胆脂瘤侵犯咽旁、颅内患者不适宜入径。

3. 手术禁忌证:同时伴有高血压、糖尿病、心律失常等慢性病,内科评估为手术禁忌证不适宜入径。

(六)治疗准备(评估)

1. 诊疗评估(住院第1—2天)

(1)完成必需的检查检验项目:血常规、尿常规、肝肾功能、电解质、血糖、凝血功能、感染性疾病筛查(乙肝、丙肝、梅毒、艾滋病等)、X线胸片、心电图、临床听力学检查(酌情行咽鼓管功

能检查)、颞骨 CT、头颅 MRI 等。

(2)根据患者情况可选择的检查检验项目:中耳脓液细菌培养＋药敏,面神经功能测定等。

(3)疾病发展预计的并发症评估。

(4)营养评估:根据《解放军总医院新入院患者营养风险筛查表(NRS-2002)》为新入院患者进行营养评估,评分≥3 分者给予处置,必要时申请营养科医师会诊。

(5)心理评估:根据新入院患者情况申请心理科医师会诊。

(6)疼痛评估:根据《VAS 评分》实施疼痛评估,评分＞7 分者给予处置,必要时请疼痛科医师会诊。

(7)康复评估:根据《入院患者康复筛查和评估表》在患者入院后 24 小时内进行康复筛查和评估。任何一项结果为"是",则申请康复科医师会诊。

2. 术前准备(住院第 2－3 天)

(1)术前评估:术前 24 小时内完成病情评估、必要的检查,做出术前小结、术前讨论。

(2)术前谈话:术者应在术前 1 天与患者及其亲属谈话,告知手术方案、相关风险、用血计划、术后转归、植入材料、手术费用及患者和亲属权益,并履行书面知情同意手续。告知高值耗材的使用及费用。

(3)通知手术室:准备手术间、手术药品、手术物品及特殊耗材。

(4)护士做心理护理,交代注意事项:防压疮、防跌倒、指导患者戒烟等,并进行术前宣教。

(5)手术部位标识:术者、第一助手或经治医师在术前 1 天应对手术部位做体表标识,急诊手术由接诊医师或会诊外科医师标记,标记过程应由责任护士、患者及其亲属共同参与,并记入手术安排表。

(6)术前 1 天麻醉医师访视:制订麻醉计划、完成评估、确定麻醉方式,并记入《麻醉术前访视记录》,告知患者及其家属麻醉适应证、麻醉目的、风险、可能出现的情况及其处理原则、替代方案等,签署《麻醉知情同意书》并归入病历。

(七)药物选择与使用时机

抗菌药物:按照《抗菌药物临床应用指导原则(2015 年版)》(国卫办医发〔2015〕43 号);于手术前 30 分钟至术后 72 小时应用低级别抗菌药物,首选为头孢类抗生素。

(八)手术日(住院第 4 天)

1. 手术安全核对:患者入手术间后由手术医师、麻醉医师、巡回护士和患者本人共同核对患者身份、手术部位与标识、手术方式。手术医师、麻醉医师、巡回护士三方按《手术安全核对表》逐项核对,共同签名。

(1)手术方式、手术切除范围:颞骨岩部胆脂瘤切除术(面神经舌下神经吻合术)。

(2)麻醉方式:全身麻醉。

(3)手术植入物:必要时取切口周围肌肉、他处皮片或人工皮,术腔碘仿纱条填塞。

2. 经治医师或手术医师应即刻完成术后首次病程记录,观察术后患者病情变化。

(九)术后住院恢复(住院第 5－11 天)

术后住院恢复:

(1)术后 2～3 天拆除耳部包扎的敷料。

(2)术后应用抗菌药物预防感染 2～3 天。

(3)注意切口及敷料病情变化,如出现红肿疼痛及脓性分泌物,应定期行局部换药,加强抗菌药物的应用。

(十)出院标准

1. 病情稳定、临床稳定 24 小时以上。

2. 切口愈合良好,无感染。

3. 无与该病相关的其他并发症或合并症。

(十一)变异及原因分析

1. 医疗原因导致的变异　如改变诊疗方案、转科治疗、操作失误、误诊等。

2. 患者原因导致的变异　如不同意治疗方案、个人原因要求出(转)院、院外服用手术禁忌药、月经期、对诊疗计划不满要求出路径、相关检查检验院外(门诊)已做等。

3. 并发症原因导致的变异　如感染、瘘、出血、血肿、愈合不良、梗阻等。

4. 病情原因导致的变异　如基础疾病复杂、病情恶化、病情平稳好转、抢救、会诊等。

5. 辅诊科室原因导致的变异　如检查、检验、手术、病理等检查(不及时、结果错报、操作部位/方式错误、标本不合格)、报告(不及时、结果错报、标本不合格)等原因延长住院天数、增加费用等。

6. 管理原因导致的变异　如系统暂不支持、系统瘫痪、需要修订流程、需要修订制度等。

二、颞骨岩部胆脂瘤行颞骨岩部胆脂瘤切除术
(面神经舌下神经吻合术)临床路径表单

适用对象	第一诊断为颞骨岩部胆脂瘤(ICD-10:H71 01)行颞骨岩部胆脂瘤切除术(面神经舌下神经吻合术)ICD-9-CM-3:01.6　05		
患者基本信息	姓名:_____　性别:____　年龄:____ 门诊号:_____　住院号:_____　过敏史:_____ 住院日期:____年__月__日　出院日期:____年__月__日		标准住院日:9~11 天
时间		住院第 1—3 天 (术前准备/诊疗评估)	住院第 4 天 (手术日)	住院第 5—11 天 (恢复出院)
主要诊疗工作	制度落实	□ 入院 2 小时内经治医师或值班医师完成接诊 □ 入院 24 小时内主管医师完成检诊 □ 专科会诊(必要时) □ 完成术前准备 □ 组织术前讨论 □ 麻醉术前访视 □ 手术部位标识	□ 三级医师查房 □ 手术安全核查 □ 麻醉术后访视	□ 术者或上级医师查房
	病情评估	□ 经治医师询问病史与体格检查 □ 心理评估 □ 营养评估 □ 疼痛评估 □ 康复评估		□ 上级医师进行治疗效果、预后和出院评估 □ 出院宣教

主要诊疗工作	病历书写	□ 入院 8 小时内完成首次病程记录 □ 入院 24 小时内完成入院记录 □ 入院 48 小时内完成主管医师查房记录 □ 主治医师查房记录 □ 完成术前讨论、术前小结	□ 术后即刻完成术后首次病程记录 □ 术者或第一助手术后 24 小时内完成手术记录（术者签名）	□ 术后连续 3 天病程记录 □ 病情稳定患者每 3 天一个病程记录 □ 主管医师每日查房记录 □ 主治医师每周查房记录 □ 特殊治疗、操作单独书写 □ 出院当天病程记录（由上级医师指示出院） □ 出院后 24 小时内完成出院记录 □ 出院后 24 小时内完成病案首页	
	知情同意	□ 患者或其家属在入院记录单上签名 □ 术前谈话,告知患者及其家属病情和围术期注意事项并签署麻醉知情同意书、输血知情同意书、手术知情同意书、授权委托书(患者本人不能签字时)、自费用品协议书(必要时)、军人目录外耗材审批单(必要时)		□ 告知患者及其家属出院后注意事项(指导出院后功能锻炼,复诊的时间、地点,发生紧急情况时的处理等)	
	手术治疗	□ 预约手术	□ 实施手术(手术安全核查记录、手术清点记录)		
	其他	□ 及时通知上级医师检诊 □ 主管医师检查整理病历资料		□ 通知出院 □ 开具出院介绍信 □ 开具诊断证明书 □ 出院带药 □ 预约门诊复诊时间	
重点医嘱	长期医嘱 护理医嘱	□ 按耳鼻咽喉科护理常规 □ 三级护理	□ 按耳鼻咽喉科术后护理常规 □ 一级护理	□ 按耳鼻咽喉科术后护理常规 □ 三级护理	
	处置医嘱	□ 静脉抽血			
	膳食医嘱	□ 普食 □ 糖尿病饮食 □ 低盐、低脂饮食 □ 低盐、低脂、糖尿病饮食 □ 术晨禁食、禁水		□ 普食 □ 糖尿病饮食 □ 低盐、低脂饮食 □ 低盐、低脂、糖尿病饮食	

（续　表）

重点医嘱	长期医嘱	药物医嘱	□ 既往基础用药（必要时）		□ 注射用头孢曲松钠（2.0g；静脉滴注；每日1次）或注射用头孢美唑钠（2.0g；静脉滴注；每日3次） □ 既往基础用药（必要时）
	临时医嘱	检查检验	□ 血常规（含 CRP＋IL-6） □ 尿常规 □ 粪常规 □ 血型 □ 凝血四项 □ 普通生化 □ 传染性疾病筛查（乙肝、丙肝、艾滋病、梅毒） □ 纯音测听、声导抗 □ 耳内镜检查 □ 颞骨 CT □ 头颅 MRI		□ 血常规（含 CRP＋IL-6） □ 普通生化
		药物医嘱		□ 注射用头孢曲松钠（2.0g；静脉滴注；术前30分钟）或注射用头孢美唑钠（2.0g；静脉滴注；术前30分钟）	
		手术医嘱	□ 常规准备明日在全身麻醉下行颞骨岩部胆脂瘤切除术（面神经舌下神经吻合术）		
		处置医嘱	□ 备耳周皮肤 □ 剪耳毛		□ 出院
主要护理工作		健康宣教	□ 入院宣教（住院环境、规章制度） □ 进行护理安全指导 □ 进行等级护理、活动范围指导 □ 进行饮食指导 □ 进行关于疾病知识的宣教 □ 检查、检验项目的目的和意义	□ 术前宣教 □ 术后心理疏导 □ 指导术后康复训练 □ 指导术后注意事项	□ 出院宣教（康复训练方法，用药指导，换药时间及注意事项，复查时间等）

主要护理工作	护理处置	□ 患者身份核对 □ 佩戴腕带 □ 建立入院病历,通知医师 □ 入院介绍:介绍责任护士,病区环境、设施、规章制度、基础护理服务项目 □ 询问病史,填写护理记录单首页 □ 观察病情 □ 测量基本生命体征 □ 抽血、留取标本 □ 心理护理与生活护理 □ 根据评估结果采取相应的护理措施 □ 通知检查项目及注意事项	□ 测量基本生命体征 □ 心理护理与生活护理 □ 指导并监督患者治疗与康复训练 □ 遵医嘱用药 □ 根据评估结果采取相应的护理措施 □ 完成护理记录	□ 观察患者情况 □ 核对患者医疗费用 □ 协助患者办理出院手续 □ 指导并监督患者康复训练 □ 整理床单位
	护理评估	□ 一般评估:生命体征、神志、皮肤、药物过敏史等 □ 专科评估 □ 风险评估:评估有无跌倒、坠床、压疮、深静脉血栓等风险 □ 心理评估 □ 营养评估 □ 疼痛评估 □ 康复评估	□ 风险评估:评估有无跌倒、坠床、压疮、导管滑脱、液体外渗的风险	
	专科护理	观察患耳情况	□ 心理护理与生活护理	
	饮食指导	根据医嘱通知配餐员准备膳食		
	活动体位	根据护理等级指导患者活动	根据护理等级指导患者活动	
	洗浴要求	□ 协助患者洗澡、更换病号服	□ 协助患者晨、晚间护理 □ 备皮后协助患者清洁备皮部位,更换病号服 □ 告知患者切口处保护方法	
病情变异记录		□ 无　　　　□ 有,原因: □ 医疗原因　□ 患者原因 □ 并发症原因 □ 病情原因 □ 辅诊科室原因 □ 管理原因	□ 无　　　　□ 有,原因: □ 医疗原因　□ 患者原因 □ 并发症原因 □ 病情原因 □ 辅诊科室原因 □ 管理原因	□ 无　　　　□ 有,原因: □ 医疗原因　□ 患者原因 □ 并发症原因 □ 病情原因 □ 辅诊科室原因 □ 管理原因
护士签名		白班　小夜班　大夜班	白班　小夜班　大夜班	白班　小夜班　大夜班
医师签名				

第十五节 耳硬化症行鼓室探查术、镫骨部分或全部切除和人工镫骨植入手术临床路径

一、耳硬化症行鼓室探查术、镫骨部分或全部切除和人工镫骨植入手术标准住院流程

(一)适用对象

第一诊断为耳硬化症(ICD-10:H80.901)行鼓室探查术、镫骨部分或全部切除和人工镫骨植入手术治疗(ICD-9-CM-3:19.1-19.5)。

(二)诊断依据

根据《临床诊疗指南·耳鼻喉科分册》(中华医学会编著,人民卫生出版社),《临床技术操作规范·耳鼻喉科分册》(中华医学会编著,2013年,人民军医出版社)。

1. **症状** 可有耳闷,耳鸣,双耳或单耳进行性听力下降,少数患者可有韦氏误听现象或眩晕。

2. **体征** 鼓膜较薄或正常,可以Schwartze征(透红征),咽鼓管通畅。

3. **听力检查** 传导性或混合性听力损失。Gelle试验阴性。声阻抗测听法显示声顺降低,鼓定曲线呈A型或As型,镫骨肌反射消失。

4. **颞骨CT扫描** 乳突气化良好,偶可显示骨迷路壁硬化灶。

(三)治疗方案的选择

根据《临床治疗指南·耳鼻喉科分册》(中华医学会编著,人民卫生出版社),《临床技术操作规范·耳鼻喉科分册》(中华医学会编著,2013年,人民军医出版社)。

手术治疗:鼓室探查、镫骨部分或全部切除、人工镫骨植入术。

(四)标准住院日为5~7天

(五)进入路径标准

1. 第一诊断必须符合耳硬化症(ICD-10:H80.901)行鼓室探查术、镫骨部分或全部切除和人工镫骨植入手术治疗(ICD-9-CM-3:19.1-19.5)。

2. 专科指征:神经性耳聋患者不适宜入径。

3. 手术禁忌证:同时伴有高血压、糖尿病、心律失常等慢性病,内科评估为手术禁忌证不适宜入径。

(六)治疗准备(评估)

1. **诊疗评估(住院第1-2天)**

(1)完成必需的检查检验项目:血常规、尿常规、肝肾功能、电解质、血糖、凝血功能、感染性疾病筛查(乙肝、丙肝、梅毒、艾滋病等)、X线胸片、心电图、临床听力学检查(酌情行咽鼓管功能检查)、颞骨CT等。

(2)根据患者情况可选择的检查检验项目:中耳脓液细菌培养+药敏,面神经功能测定等。

(3)疾病发展预计的并发症评估。

(4)营养评估:根据《解放军总医院新入院患者营养风险筛查表(NRS-2002)》为新入院患者进行营养评估,评分≥3分者给予处置,必要时申请营养科医师会诊。

（5）心理评估：根据新入院患者情况申请心理科医师会诊。

（6）疼痛评估：根据《VAS评分》实施疼痛评估，评分＞7分者给予处置，必要时请疼痛科医师会诊。

（7）康复评估：根据《入院患者康复筛查和评估表》在患者入院后24小时内进行康复筛查和评估。任何一项结果为"是"，则申请康复科医师会诊。

2.术前准备（住院第2－3天）

（1）术前评估：术前24小时内完成病情评估、必要的检查，做出术前小结、术前讨论。

（2）术前谈话：术者应在术前1天与患者及其亲属谈话，告知手术方案、相关风险、用血计划、术后转归、植入材料、手术费用及患者和其亲属权益，并履行书面知情同意手续。告知高值耗材的使用及费用。

（3）通知手术室：准备手术间、手术药品、手术物品及特殊耗材。

（4）护士做心理护理，交代注意事项：防压疮、防跌倒、指导患者戒烟等，并进行术前宣教。

（5）手术部位标识：术者、第一助手或经治医师在术前1天应对手术部位做体表标识，急诊手术由接诊医师或会诊外科医师标记，标记过程应由责任护士、患者及其亲属共同参与，并记入手术安排表。

（6）术前1天麻醉医师访视：制订麻醉计划、完成评估、确定麻醉方式，并记入《麻醉术前访视记录》，告知患者及其家属麻醉适应证、麻醉目的、风险、可能出现的情况及其处理原则、替代方案等，签署《麻醉知情同意书》并归入病历。

（七）药物选择与使用时机

抗菌药物：按照《抗菌药物临床应用指导原则（2015年版）》（国卫办医发〔2015〕43号）；于手术前30分钟至术后72小时应用低级别抗菌药物，首选为头孢类抗生素。

（八）手术日（住院第4天）

1.手术安全核对：患者入手术间后由手术医师、麻醉医师、巡回护士和患者本人共同核对患者身份、手术部位与标识、手术方式。手术医师、麻醉医师、巡回护士三方按《手术安全核对表》逐项核对，共同签名。

（1）手术方式、手术切除范围：鼓室探查、镫骨部分或全部切除、人工镫骨植入术。

（2）麻醉方式：全身麻醉。

（3）手术植入物：人工听骨，外耳道用明胶海绵及碘仿纱条填塞。

2.经治医师或手术医师应即刻完成术后首次病程记录，观察术后患者病情变化。

（九）术后住院恢复（住院第5－7天）

术后住院恢复：

（1）术后2～3天拆除耳部包扎的敷料。

（2）术后应用抗菌药物预防感染2～3天。

（3）注意切口及敷料病情变化，如出现红肿疼痛及脓性分泌物，应定期行局部换药，加强抗菌药物的应用。

（十）出院标准

1.病情稳定、临床稳定24小时以上。

2.切口愈合良好，无感染。

3.无与该病相关的其他并发症或合并症。

(十一)变异及原因分析

1. 医疗原因导致的变异 如改变诊疗方案、转科治疗、操作失误、误诊等。

2. 患者原因导致的变异 如不同意治疗方案、个人原因要求出(转)院、院外服用手术禁忌药、月经期、对诊疗计划不满要求出路径、相关检查检验院外(门诊)已做等。

3. 并发症原因导致的变异 如感染、瘘、出血、血肿、愈合不良、梗阻等。

4. 病情原因导致的变异 如基础疾病复杂、病情恶化、病情平稳好转、抢救、会诊等。

5. 辅诊科室原因导致的变异 如检查、检验、手术、病理等检查(不及时、结果错报、操作部位/方式错误、标本不合格)、报告(不及时、结果错报、标本不合格)等原因延长住院天数、增加费用等。

6. 管理原因导致的变异 如系统暂不支持、系统瘫痪、需要修订流程、需要修订制度等。

二、耳硬化症行鼓室探查术、镫骨部分或全部切除和人工镫骨植入手术临床路径表单

适用对象	第一诊断为耳硬化症(ICD-10:H80.901)行鼓室探查术、镫骨部分或全部切除和人工镫骨植入手术(ICD-9-CM-3:19.1-19.5)	
患者基本信息	姓名:_____ 性别:____ 年龄:____ 门诊号:_____ 住院号:_____ 过敏史:_____ 住院日期:___年__月__日 出院日期:___年__月__日	标准住院日:5～7天
时间	住院第1—3天 (术前准备/诊疗评估)	住院第4天 (手术日)	住院第5—7天 (恢复出院)

主要诊疗工作	制度落实	□ 入院2小时内经治医师或值班医师完成接诊 □ 入院24小时内主管医师完成检诊 □ 专科会诊(必要时) □ 完成术前准备 □ 组织术前讨论 □ 麻醉术前访视 □ 手术部位标识	□ 三级医师查房 □ 手术安全核查 □ 麻醉术后访视	□ 术者或上级医师查房
	病情评估	□ 经治医师询问病史与体格检查 □ 心理评估 □ 营养评估 □ 疼痛评估 □ 康复评估		□ 上级医师进行治疗效果、预后和出院评估 □ 出院宣教

（续　表）

主要诊疗工作	病历书写	□ 入院 8 小时内完成首次病程记录 □ 入院 24 小时内完成入院记录 □ 入院 48 小时内完成主管医师查房记录 □ 主治医师查房记录 □ 完成术前讨论、术前小结	□ 术后即刻完成术后首次病程记录 □ 术者或第一助手术后 24 小时内完成手术记录（术者签名）	□ 术后连续 3 天病程记录 □ 病情稳定患者每 3 天一个病程记录 □ 主管医师每日查房记录 □ 主治医师每周查房记录 □ 特殊治疗、操作单独书写 □ 出院当天病程记录（由上级医师指示出院） □ 出院后 24 小时内完成出院记录 □ 出院后 24 小时内完成病案首页
	知情同意	□ 患者或其家属在入院记录单上签名 □ 术前谈话,告知患者及其家属病情和围术期注意事项并签署麻醉知情同意书、输血知情同意书、手术知情同意书、授权委托书(患者本人不能签字时)、自费用品协议书(必要时)、军人目录外耗材审批单(必要时)		□ 告知患者及其家属出院后注意事项(指导出院后功能锻炼,复诊的时间、地点,发生紧急情况时的处理等)
	手术治疗	□ 预约手术	□ 实施手术(手术安全核查记录、手术清点记录)	
	其他	□ 及时通知上级医师检诊 □ 经治医师检查整理病历资料		□ 通知出院 □ 开具出院介绍信 □ 开具诊断证明书 □ 出院带药 □ 预约门诊复诊时间
重点医嘱	长期医嘱 护理医嘱	□ 按耳鼻咽喉科护理常规 □ 三级护理	□ 按耳鼻咽喉科术后护理常规 □ 二级护理	□ 按耳鼻咽喉科术后护理常规 □ 三级护理
	处置医嘱	□ 静脉抽血		
	膳食医嘱	□ 普食 □ 糖尿病饮食 □ 低盐、低脂饮食 □ 低盐、低脂、糖尿病饮食 □ 术晨禁食、禁水		□ 普食 □ 糖尿病饮食 □ 低盐、低脂饮食 □ 低盐、低脂、糖尿病饮食

重点医嘱	长期医嘱	药物医嘱	☐ 既往基础用药（必要时）		☐ 注射用头孢曲松钠（2.0g；静脉滴注；每日1次）或注射用头孢美唑钠（2.0g；静脉滴注；每日3次） ☐ 既往基础用药（必要时）
	临时医嘱	检查检验	☐ 血常规（含 CRP＋IL-6） ☐ 尿常规 ☐ 粪常规 ☐ 血型 ☐ 凝血四项 ☐ 普通生化 ☐ 传染性疾病筛查（乙肝、丙肝、艾滋病、梅毒） ☐ 纯音测听、声导抗 ☐ 耳内镜检查 ☐ 颞骨 CT		
		药物医嘱		☐ 注射用头孢曲松钠（2.0g；静脉滴注；术前30分钟）或注射用头孢美唑钠（2.0g；静脉滴注；术前30分钟）	
		手术医嘱	☐ 常规准备明日在全身麻醉下行鼓室探查、镫骨部分或全部切除和人工镫骨植入术		
		处置医嘱	☐ 备耳周皮肤 ☐ 剪耳毛		☐ 出院
主要护理工作		健康宣教	☐ 入院宣教（住院环境、规章制度） ☐ 进行护理安全指导 ☐ 进行等级护理、活动范围指导 ☐ 进行饮食指导 ☐ 进行关于疾病知识的宣教 ☐ 检查、检验项目的目的和意义	☐ 术前宣教 ☐ 术后心理疏导 ☐ 指导术后康复训练 ☐ 指导术后注意事项	☐ 出院宣教（康复训练方法，用药指导，换药时间及注意事项，复查时间等）

（续　表）

主要护理工作	护理处置	□ 患者身份核对 □ 佩戴腕带 □ 建立入院病历,通知医师 □ 入院介绍:介绍责任护士,病区环境、设施、规章制度、基础护理服务项目 □ 询问病史,填写护理记录单首页 □ 观察病情 □ 测量基本生命体征 □ 抽血、留取标本 □ 心理护理与生活护理 □ 根据评估结果采取相应的护理措施 □ 通知检查项目及注意事项	□ 测量基本生命体征 □ 心理护理与生活护理 □ 指导并监督患者治疗与康复训练 □ 遵医嘱用药 □ 根据评估结果采取相应的护理措施 □ 完成护理记录	□ 观察患者情况 □ 核对患者医疗费用 □ 协助患者办理出院手续 □ 指导并监督患者康复训练 □ 整理床单位
	护理评估	□ 一般评估:生命体征、神志、皮肤、药物过敏史等 □ 专科评估 □ 风险评估:评估有无跌倒、坠床、压疮、深静脉血栓等风险 □ 心理评估 □ 营养评估 □ 疼痛评估 □ 康复评估	□ 风险评估:评估有无跌倒、坠床、压疮、导管滑脱、液体外渗的风险	
	专科护理	□ 观察患耳情况	□ 心理护理与生活护理	
	饮食指导	□ 根据医嘱通知配餐员准备膳食		
	活动体位	□ 根据护理等级指导患者活动	□ 根据护理等级指导患者活动	
	洗浴要求	□ 协助患者洗澡、更换病号服	□ 协助患者晨、晚间护理 □ 备皮后协助患者清洁备皮部位,更换病号服 □ 告知患者切口处保护方法	
病情变异记录		□ 无　　□ 有,原因: □ 医疗原因　□ 患者原因 □ 并发症原因　□ 病情原因 □ 辅诊科室原因　□ 管理原因	□ 无　　□ 有,原因: □ 医疗原因　□ 患者原因 □ 并发症原因　□ 病情原因 □ 辅诊科室原因　□ 管理原因	□ 无　　□ 有,原因: □ 医疗原因　□ 患者原因 □ 并发症原因　□ 病情原因 □ 辅诊科室原因　□ 管理原因
护士签名		白班　小夜班　大夜班	白班　小夜班　大夜班	白班　小夜班　大夜班
医师签名				

第十六节　内听道肿物行听神经瘤切除术临床路径

一、内听道肿物行听神经瘤切除术标准住院流程

(一)适用对象

第一诊断为内听道肿物(ICD-10:H83.901)行听神经瘤切除术 (ICD-9-CM-3:04.01)。

(二)诊断依据

根据《临床诊疗指南·耳鼻喉科分册》(中华医学会编著,人民卫生出版社),《临床诊疗指南·耳鼻喉科分册》(中华医学会编著,人民军医出版社)。

1. 症状　大多数瘤体较小的患者的主诉为单侧的听力丧失、耳鸣、前庭功能异常。而瘤体较大的患者则有三叉神经功能异常、面神经功能异常和颅内压增高的症状。最终,随着瘤体的增大出现脑干和小脑受压症状。

2. 体征　鼓膜大多完整,可有患侧面肌肌力下降导致的闭目不全和口角歪斜肉芽形成。

3. 听力检查　感音神经性听力损失,通常表现为不对称的高频下降型感音神经性聋听力曲线;言语识别率下降;听觉脑干诱发电位表现为患侧Ⅰ~Ⅴ间期延长。

4. 影像学检查　颞骨CT扫描显示内听道口可受压呈喇叭口样改变,如肿瘤很大压迫导水管致颅高压,可出现侧脑室扩大。磁共振显示内听道内软组织,可突向桥小脑角,甚至压迫脑干。

(三)治疗方案的选择

根据《临床治疗指南·耳鼻喉科分册》(中华医学会编著,人民卫生出版社),《临床诊疗指南·耳鼻喉科分册》(中华医学会编著,2013 年,人民军医出版社),《中耳炎的分类和分型》(中华医学会耳鼻咽喉科学分会)。

手术:

1. 颅中窝入路内听道肿瘤切除。

2. 迷路入路内听道肿瘤切除。

3. 乙状窦后入路内听道肿瘤切除。

(四)标准住院日为 9~12 天

(五)进入路径标准

1. 第一诊断必须符合内听道肿物(ICD-10:H83.901)行听神经瘤切除术(ICD-9-CM-3:04.01)。

2. 专科指征:巨大内听道肿物引起颅内并发症患者不适宜入径。

3. 手术禁忌证:同时伴有高血压、糖尿病、心律失常等慢性病,内科评估为手术禁忌证不适宜入径。

(六)治疗准备(评估)

1. 诊疗评估(住院第 1~3 天)

(1)完成必需的检查检验项目:血常规、尿常规、肝肾功能、电解质、血糖、凝血功能、感染性疾病筛查(乙肝、丙肝、梅毒、艾滋病等)、X 线胸片、心电图、临床听力学检查(酌情行咽鼓管功能检查)、颞骨 CT、头颅 MRI、脑神经检查等。

(2)根据患者情况可选择的检查检验项目:中耳脓液细菌培养＋药敏,面神经功能测定等。

（3）疾病发展预计的并发症评估。

（4）营养评估：根据《解放军总医院新入院患者营养风险筛查表（NRS-2002）》为新入院患者进行营养评估，评分≥3分者给予处置，必要时申请营养科医师会诊。

（5）心理评估：根据新入院患者情况申请心理科医师会诊。

（6）疼痛评估：根据《VAS评分》实施疼痛评估，评分＞7分者给予处置，必要时请疼痛科医师会诊。

（7）康复评估：根据《入院患者康复筛查和评估表》在患者入院后24小时内进行康复筛查和评估。任何一项结果为"是"，则申请康复科医师会诊。

2. 术前准备（住院第2—3天）

（1）术前评估：术前24小时内完成病情评估、必要的检查，做出术前小结、术前讨论。

（2）术前谈话：术者应在术前1天与患者及其亲属谈话，告知手术方案、相关风险、用血计划、术后转归、植入材料、手术费用及患者和亲属权益，并履行书面知情同意手续。告知高值耗材的使用及费用。

（3）通知手术室：准备手术间、手术药品、手术物品及特殊耗材。

（4）护士做心理护理，交代注意事项：防压疮、防跌倒、指导患者戒烟等，并进行术前宣教。

（5）手术部位标识：术者、第一助手或经治医师在术前1天应对手术部位做体表标识，急诊手术由接诊医师或会诊外科医师标记，标记过程应由责任护士、患者及其亲属共同参与，并记入手术安排表。

（6）术前1天麻醉医师访视：制订麻醉计划、完成评估、确定麻醉方式，并记入《麻醉术前访视记录》，告知患者及其家属麻醉适应证、麻醉目的、风险、可能出现的情况及其处理原则、替代方案等，签署《麻醉知情同意书》并归入病历。

（七）药物选择与使用时机

抗菌药物：按照《抗菌药物临床应用指导原则（2015年版）》（国卫办医发〔2015〕43号）；于手术前30分钟至术后72小时选用能透过血脑屏障的高级别抗生素，首选为头孢类抗生素。

（八）手术日（住院第4天）

1. 手术安全核对：患者入手术间后由手术医师、麻醉医师、巡回护士和患者本人共同核对患者身份、手术部位与标识、手术方式。手术医师、麻醉医师、巡回护士三方按《手术安全核对表》逐项核对，共同签名。

（1）手术方式、手术切除范围：听神经瘤切除术。

（2）麻醉方式：全身麻醉。

（3）手术植入物：必要时取腹部脂肪、他处皮片或人工皮，术腔用明胶海绵及碘仿纱条或腹部脂肪填塞。

2. 经治医师或手术医师应即刻完成术后首次病程记录，观察术后患者病情变化。

（九）术后住院恢复（住院第5—12天）

术后住院恢复：

（1）术后5天拆除耳部包扎的敷料。

（2）术后应用抗菌药物预防感染5～7天。

（3）注意切口及敷料病情变化，如出现红肿疼痛及脓性分泌物，应定期行局部换药，加强抗菌药物的应用。

（4）注意观察意识状态，如出现嗜睡或昏迷，头颅 CT 示术腔出血，应及时行探查止血及减压术。

（十）出院标准

1. 病情稳定、临床稳定 24 小时以上。

2. 切口愈合良好，无感染。

3. 无与该病相关的其他并发症或合并症。

（十一）变异及原因分析

1. 医疗原因导致的变异　如改变诊疗方案、转科治疗、操作失误、误诊等。

2. 患者原因导致的变异　如不同意治疗方案、个人原因要求出（转）院、院外服用手术禁忌药、月经期、对诊疗计划不满要求出路径、相关检查检验院外（门诊）已做等。

3. 并发症原因导致的变异　如感染、瘘、出血、血肿、愈合不良、梗阻等。

4. 病情原因导致的变异　如基础疾病复杂、病情恶化、病情平稳好转、抢救、会诊等。

5. 辅诊科室原因导致的变异　如检查、检验、手术、病理等检查（不及时、结果错报、操作部位/方式错误、标本不合格）、报告（不及时、结果错报、标本不合格）等原因延长住院天数、增加费用等。

6. 管理原因导致的变异　如系统暂不支持、系统瘫痪、需要修订流程、需要修订制度等。

二、内听道肿瘤行听神经瘤切除治疗临床路径表单

适用对象	第一诊断为内听道肿瘤（ICD-10：H83.901）行听神经瘤切除治疗（ICD-9-CM-3：04.01）		
患者基本信息	姓名：_____　性别：____　年龄：_____ 门诊号：_____　住院号：_____　过敏史：_____ 住院日期：____年__月__日　出院日期：____年__月__日		标准住院日：9～12 天
时间		住院第 1－3 天 （术前准备/诊疗评估）	住院第 4 天 （手术日）	住院第 5－12 天 （恢复出院）

| 主要诊疗工作 | 制度落实 | □ 入院 2 小时内经治医师或值班医师完成接诊
□ 入院 24 小时内主管医师完成检诊
□ 专科会诊（必要时）
□ 完成术前准备
□ 组织术前讨论
□ 麻醉术前访视
□ 手术部位标识 | □ 三级医师查房
□ 手术安全核查
□ 麻醉术后访视 | □ 术者或上级医师查房 |
| | 病情评估 | □ 主管医师询问病史与体格检查
□ 心理评估
□ 营养评估
□ 疼痛评估
□ 康复评估 | | □ 上级医师进行治疗效果、预后和出院评估
□ 出院宣教 |

（续　表）

主要诊疗工作	病历书写	□ 入院8小时内完成首次病程记录 □ 入院24小时内完成入院记录 □ 入院48小时内完成主管医师查房记录 □ 主治医师查房记录 □ 完成术前讨论、术前小结	□ 术后即刻完成术后首次病程记录 □ 术者或第一助手术后24小时内完成手术记录（术者签名）	□ 术后连续3天病程记录 □ 病情稳定患者每3天一个病程记录 □ 主管医师每日查房记录 □ 主治医师每周查房记录 □ 特殊治疗、操作单独书写 □ 出院当天病程记录（由上级医师指示出院） □ 出院后24小时内完成出院记录 □ 出院后24小时内完成病案首页
	知情同意	□ 患者或其家属在入院记录单上签名 □ 术前谈话，告知患者及其家属病情和围术期注意事项并签署麻醉知情同意书、输血知情同意书、手术知情同意书、授权委托书（患者本人不能签字时）、自费用品协议书（必要时）、军人目录外耗材审批单（必要时）		□ 告知患者及其家属出院后注意事项（指导出院后功能锻炼，复诊的时间、地点，发生紧急情况时的处理等）
	手术治疗	□ 预约手术	□ 实施手术（手术安全核查记录、手术清点记录）	
	其他	□ 及时通知上级医师检诊 □ 主管医师检查整理病历资料		□ 通知出院 □ 开具出院介绍信 □ 开具诊断证明书 □ 出院带药 □ 预约门诊复诊时间
重点医嘱	长期医嘱　护理医嘱	□ 按耳鼻咽喉科护理常规 □ 三级护理	□ 按耳鼻咽喉科术后护理常规 □ 一级护理	□ 按耳鼻咽喉科术后护理常规 □ 二级或三级护理
	处置医嘱	□ 静脉抽血		
	膳食医嘱	□ 普食 □ 糖尿病饮食 □ 低盐、低脂饮食 □ 低盐、低脂、糖尿病饮食 □ 术晨禁食、禁水		□ 普食 □ 糖尿病饮食 □ 低盐、低脂饮食 □ 低盐、低脂、糖尿病饮食

（续　表）

重点医嘱	长期医嘱	药物医嘱	□ 既往基础用药（必要时）		□ 注射用头孢曲松钠(2.0g；静脉滴注；每日 1 次)或注射用头孢美唑钠(2.0g；静脉滴注；每日 3 次) □ 既往基础用药（必要时）
	临时医嘱	检查检验	□ 血常规(含 CRP＋IL-6) □ 尿常规 □ 粪常规 □ 血型 □ 凝血四项 □ 普通生化 □ 传染性疾病筛查(乙肝、丙肝、艾滋病、梅毒)		
		药物医嘱		□ 注射用头孢曲松钠(2.0g；静脉滴注；术前 30 分钟)或注射用头孢美唑钠(2.0g；静脉滴注；术前 30 分钟)	
		手术医嘱	□ 常规准备明日在全身麻醉下行听神经瘤切除术		
		处置医嘱	□ 备耳周皮肤 □ 剪耳毛		□ 出院
主要护理工作		健康宣教	□ 入院宣教(住院环境、规章制度) □ 进行护理安全指导 □ 进行等级护理、活动范围指导 □ 进行饮食指导 □ 进行关于疾病知识的宣教 □ 检查、检验项目的目的和意义	□ 术前宣教 □ 术后心理疏导 □ 指导术后康复训练 □ 指导术后注意事项	□ 出院宣教(康复训练方法,用药指导,换药时间及注意事项,复查时间等)
		护理处置	□ 患者身份核对 □ 佩戴腕带 □ 建立入院病历,通知医师 □ 入院介绍:介绍责任护士,病区环境、设施、规章制度、基础护理服务项目	□ 测量基本生命体征 □ 心理护理与生活护理 □ 指导并监督患者治疗与康复训练 □ 遵医嘱用药 □ 根据评估结果采取相应的护理措施 □ 完成护理记录	□ 观察患者情况 □ 核对患者医疗费用 □ 协助患者办理出院手续 □ 指导并监督患者康复训练 □ 整理床单位

主要护理工作	护理处置	□ 询问病史，填写护理记录单首页 □ 观察病情 □ 测量基本生命体征 □ 抽血、留取标本 □ 心理护理与生活护理 □ 根据评估结果采取相应的护理措施 □ 通知检查项目及注意事项		
	护理评估	□ 一般评估：生命体征、神志、皮肤、药物过敏史等 □ 专科评估 □ 风险评估：评估有无跌倒、坠床、压疮、深静脉血栓等风险 □ 心理评估 □ 营养评估 □ 疼痛评估 □ 康复评估	□ 风险评估：评估有无跌倒、坠床、压疮、导管滑脱、液体外渗的风险	
	专科护理	□ 观察患耳情况	□ 心理护理与生活护理	
	饮食指导	□ 根据医嘱通知配餐员准备膳食		
	活动体位	□ 根据护理等级指导患者活动	□ 根据护理等级指导患者活动	
	洗浴要求	□ 协助患者洗澡、更换病号服	□ 协助患者晨、晚间护理 □ 备皮后协助患者清洁备皮部位，更换病号服 □ 告知患者切口处保护方法	
病情变异记录		□ 无　　　□ 有，原因： □ 医疗原因　□ 患者原因 □ 并发症原因　□ 病情原因 □ 辅诊科室原因　□ 管理原因	□ 无　　　□ 有，原因： □ 医疗原因　□ 患者原因 □ 并发症原因　□ 病情原因 □ 辅诊科室原因　□ 管理原因	□ 无　　　□ 有，原因： □ 医疗原因　□ 患者原因 □ 并发症原因　□ 病情原因 □ 辅诊科室原因　□ 管理原因
护士签名		白班　小夜班　大夜班	白班　小夜班　大夜班	白班　小夜班　大夜班
医师签名				

第十七节　重度-极重度感音神经性耳聋行人工耳蜗植入手术临床路径

一、重度-极重度感音神经性耳聋行人工耳蜗植入手术标准住院流程

(一)适用对象

第一诊断为重度双耳极重度感音神经性耳聋(ICD-10:H90.301)行人工耳蜗植入手术(ICD-9-CM-3:20.9601/20.9702/20.9801)。其中,20.9601为电子耳蜗植入术;20.9702为电子耳蜗植入术,单道;20.9801为电子耳蜗植入术,多道。

(二)诊断依据

根据《临床诊疗指南·耳鼻喉科分册》(中华医学会编著,人民卫生出版社),《临床技术操作规范·耳鼻喉科分册》(中华医学会编著,2013年,人民军医出版社)。

1. 症状　双耳听力严重下降,无法进行正常言语交流,佩戴助听器效果不佳。
2. 体征　双耳鼓膜完整。
3. 听力检查　双耳重度-极重度感音神经性耳聋。
4. 颞骨CT扫描　耳蜗发育正常。
5. 头颅磁共振检查　耳蜗及耳蜗神经发育正常。

(三)治疗方案的选择

根据《临床诊疗指南·耳鼻咽喉-头颈外科分册》(中华医学会编著,人民卫生出版社),《临床技术操作规范·耳鼻咽喉-头颈外科分册》(中华医学会编著,2013年,人民军医出版社)。

手术:人工耳蜗植入手术。

(四)标准住院日为7~9天

(五)进入路径标准

1. 第一诊断必须符合双耳重度-极重度感音神经性耳聋(ICD-10:H90.301)行人工耳蜗植入手术(ICD-9-CM-3:20.9601/20.9702/20.9801)。

2. 专科指征:严重的内耳畸形患者不适宜入径。

3. 手术禁忌证:同时伴有高血压、糖尿病、心律失常等慢性病,内科评估为手术禁忌证不适宜入径。

(六)治疗准备(评估)

1. 诊疗评估(住院第1-2天)

(1)完成必需的检查检验项目:血常规、尿常规、肝肾功能、电解质、血糖、凝血功能、感染性疾病筛查(乙肝、丙肝、梅毒、艾滋病等)、X线胸片、心电图、临床听力学检查(酌情行咽鼓管功能检查)、颞骨CT、头颅MRI、内听道水成像等。

(2)根据患者情况可选择的检查检验项目:面神经功能测定等。

(3)疾病发展预计的并发症评估。

(4)营养评估:根据《解放军总医院新入院患者营养风险筛查表(NRS-2002)》为新入院患者进行营养评估,评分≥3分者给予处置,必要时申请营养科医师会诊。

（5）心理评估：根据新入院患者情况申请心理科医师会诊。

（6）疼痛评估：根据《VAS 评分》实施疼痛评估，评分＞7 分者给予处置，必要时请疼痛科医师会诊。

（7）康复评估：根据《入院患者康复筛查和评估表》在患者入院后 24 小时内进行康复筛查和评估。任何一项结果为"是"，则申请康复科医师会诊。

2. 术前准备（住院第 2—3 天）

（1）术前评估：术前 24 小时内完成病情评估、必要的检查，做出术前小结、术前讨论。

（2）术前谈话：术者应在术前 1 天与患者及其亲属谈话，告知手术方案、相关风险、用血计划、术后转归、植入材料、手术费用及患者和亲属权益，并履行书面知情同意手续。告知高值耗材的使用及费用。

（3）通知手术室：准备手术间、手术药品、手术物品及特殊耗材。

（4）护士做心理护理，交代注意事项：防压疮、防跌倒、指导患者戒烟等，并进行术前宣教。

（5）手术部位标识：术者、第一助手或经治医师在术前 1 天应对手术部位做体表标识，急诊手术由接诊医师或会诊外科医师标记，标记过程应由责任护士、患者及其亲属共同参与，并记入手术安排表。

（6）术前 1 天麻醉医师访视：制订麻醉计划、完成评估、确定麻醉方式，并记入《麻醉术前访视记录》，告知患者及其家属麻醉适应证、麻醉目的、风险、可能出现的情况及其处理原则、替代方案等，签署《麻醉知情同意书》并归入病历。

（七）药物选择与使用时机

抗菌药物：按照《抗菌药物临床应用指导原则（2015 年版）》（国卫办医发〔2015〕43 号）；于手术前 30 分钟至术后 72 小时应用低级别抗菌药物，首选为头孢类抗生素。

（八）手术日（住院第 4 天）

1. 手术安全核对：患者入手术间后由手术医师、麻醉医师、巡回护士和患者本人共同核对患者身份、手术部位与标识、手术方式。手术医师、麻醉医师、巡回护士三方按《手术安全核对表》逐项核对，共同签名。

（1）手术方式、手术切除范围：人工耳蜗植入术。

（2）麻醉方式：全身麻醉。

（3）手术植入物：人工耳蜗。

2. 主管医师或手术医师应即刻完成术后首次病程记录，观察术后患者病情变化。

（九）术后住院恢复（住院第 5—9 天）

术后住院恢复：

（1）术后 2～3 天拆除耳部包扎的敷料。

（2）术后应用抗菌药物预防感染 2～3 天。

（3）注意切口及敷料病情变化，如出现红肿疼痛及脓性分泌物，应定期行局部换药，加强抗菌药物的应用。

（十）出院标准

1. 病情稳定、临床稳定 24 小时以上。

2. 切口愈合良好，无感染。

3. 无与该病相关的其他并发症或合并症。

（十一）变异及原因分析

1. 医疗原因导致的变异　如改变诊疗方案、转科治疗、操作失误、误诊等。

2. 患者原因导致的变异　如不同意治疗方案、个人原因要求出（转）院、院外服用手术禁忌药、月经期、对诊疗计划不满要求出路径、相关检查检验院外（门诊）已做等。

3. 并发症原因导致的变异　如感染、瘘、出血、血肿、愈合不良、梗阻等。

4. 病情原因导致的变异　如基础疾病复杂、病情恶化、病情平稳好转、抢救、会诊等。

5. 辅诊科室原因导致的变异　如检查、检验、手术、病理等检查（不及时、结果错报、操作部位/方式错误、标本不合格）、报告（不及时、结果错报、标本不合格）等原因延长住院天数、增加费用等。

6. 管理原因导致的变异　如系统暂不支持、系统瘫痪、需要修订流程、需要修订制度等。

二、双耳重度-极重度感音神经性耳聋行人工耳蜗植入手术临床路径表单

适用对象	第一诊断为双耳重度-极重度感音神经性耳聋（ICD-10：H90.301）行人工耳蜗植入手术（ICD-9-CM-3：20.9601/20.9702/20.9801）		
患者基本信息	姓名：_____　性别：____　年龄：____ 门诊号：_____　住院号：_____　过敏史：_____ 住院日期：____年__月__日　出院日期：____年__月__日		标准住院日：7～9天
时间		住院第1—3天（术前准备/诊疗评估）	住院第4天（手术日）	住院第5—9天（恢复出院）
主要诊疗工作	制度落实	□ 入院2小时内经治医师或值班医师完成接诊 □ 入院24小时内主管医师完成检诊 □ 专科会诊（必要时） □ 完成术前准备 □ 组织术前讨论 □ 麻醉术前访视 □ 手术部位标识	□ 三级医师查房 □ 手术安全核查 □ 麻醉术后访视	□ 术者或上级医师查房
	病情评估	□ 经治医师询问病史与体格检查 □ 心理评估 □ 营养评估 □ 疼痛评估 □ 康复评估		□ 上级医师进行治疗效果、预后和出院评估 □ 出院宣教

（续　表）

主要诊疗工作	病历书写	□ 入院 8 小时内完成首次病程记录 □ 入院 24 小时内完成入院记录 □ 入院 48 小时内完成主管医师查房记录 □ 主治医师查房记录 □ 完成术前讨论、术前小结	□ 术后即刻完成术后首次病程记录 □ 术者或第一助手术后 24 小时内完成手术记录（术者签名）	□ 术后连续 3 天病程记录 □ 病情稳定患者每 3 天一个病程记录 □ 主管医师每日查房记录 □ 主治医师每周查房记录 □ 特殊治疗、操作单独书写 □ 出院当天病程记录（由上级医师指示出院） □ 出院后 24 小时内完成出院记录 □ 出院后 24 小时内完成病案首页
	知情同意	□ 患者或其家属在入院记录单上签名 □ 术前谈话,告知患者及其家属病情和围术期注意事项并签署麻醉知情同意书、输血知情同意书、手术知情同意书、授权委托书(患者本人不能签字时)、自费用品协议书(必要时)、军人目录外耗材审批单(必要时)		□ 告知患者及其家属出院后注意事项(指导出院后功能锻炼,复诊的时间、地点,发生紧急情况时的处理等)
	手术治疗	□ 预约手术	□ 实施手术（手术安全核查记录、手术清点记录）	
	其他	□ 及时通知上级医师检诊 □ 经治医师检查整理病历资料		□ 通知出院 □ 开具出院介绍信 □ 开具诊断证明书 □ 出院带药 □ 预约门诊复诊时间
重点医嘱	长期医嘱	护理医嘱	□ 按耳鼻咽喉科护理常规 □ 三级护理	□ 按耳鼻咽喉科术后护理常规 □ 二级护理	□ 按耳鼻咽喉科术后护理常规 □ 三级护理
		处置医嘱	□ 静脉抽血		
		膳食医嘱	□ 普食 □ 糖尿病饮食 □ 低盐、低脂饮食 □ 低盐、低脂、糖尿病饮食 □ 术晨禁食、禁水		□ 普食 □ 糖尿病饮食 □ 低盐、低脂饮食 □ 低盐、低脂、糖尿病饮食

重点医嘱	长期医嘱	药物医嘱	□ 既往基础用药（必要时）		□ 注射用头孢曲松钠（2.0g；静脉滴注；每日 1 次，成人）或注射用头孢曲松钠（2.0g；静脉滴注；每日 1 次，儿童） □ 既往基础用药（必要时）
	临时医嘱	检查检验	□ 血常规（含 CRP＋IL-6） □ 尿常规 □ 粪常规 □ 血型 □ 凝血四项 □ 普通生化 □ 传染性疾病筛查（乙肝、丙肝、艾滋病、梅毒） □ 临床听力学全套检查 □ 颞骨 CT □ 头颅 MRI □ 内听道水成像		
		药物医嘱		□ 注射用头孢曲松钠（2.0g；静脉滴注；术前 30 分钟，成人）或注射用头孢曲松钠（1.0g；静脉滴注；术前 30 分钟，儿童）	
		手术医嘱	□ 常规准备明日在全身麻醉下行人工耳蜗植入术		
		处置医嘱	□ 备耳周皮肤 □ 剪耳毛		□ 出院
主要护理工作		健康宣教	□ 入院宣教（住院环境、规章制度） □ 进行护理安全指导 □ 进行等级护理、活动范围指导 □ 进行饮食指导 □ 进行关于疾病知识的宣教 □ 检查、检验项目的目的和意义	□ 术前宣教 □ 术后心理疏导 □ 指导术后康复训练 □ 指导术后注意事项	□ 出院宣教（康复训练方法，用药指导，换药时间及注意事项，复查时间等）

（续　表）

主要护理工作	护理处置	□ 患者身份核对 □ 佩戴腕带 □ 建立入院病历,通知医师 □ 入院介绍:介绍责任护士,病区环境、设施、规章制度、基础护理服务项目 □ 询问病史,填写护理记录单首页 □ 观察病情 □ 测量基本生命体征 □ 抽血、留取标本 □ 心理护理与生活护理 □ 根据评估结果采取相应的护理措施 □ 通知检查项目及注意事项	□ 测量基本生命体征 □ 心理护理与生活护理 □ 指导并监督患者治疗与康复训练 □ 遵医嘱用药 □ 根据评估结果采取相应的护理措施 □ 完成护理记录	□ 观察患者情况 □ 核对患者医疗费用 □ 协助患者办理出院手续 □ 指导并监督患者康复训练 □ 整理床单位
	护理评估	□ 一般评估:生命体征、神志、皮肤、药物过敏史等 □ 专科评估 □ 风险评估:评估有无跌倒、坠床、压疮、深静脉血栓等风险 □ 心理评估 □ 营养评估 □ 疼痛评估 □ 康复评估	□ 风险评估:评估有无跌倒、坠床、压疮、导管滑脱、液体外渗的风险	
	专科护理	□ 观察患耳情况	□ 心理护理与生活护理	
	饮食指导	□ 根据医嘱通知配餐员准备膳食		
	活动体位	□ 根据护理等级指导患者活动	□ 根据护理等级指导患者活动	
	洗浴要求	□ 协助患者洗澡、更换病号服	□ 协助患者晨、晚间护理 □ 备皮后协助患者清洁备皮部位,更换病号服 □ 告知患者切口处保护方法	
病情变异记录		□ 无　　　□ 有,原因: □ 医疗原因　□ 患者原因 □ 并发症原因　□ 病情原因 □ 辅诊科室原因　□ 管理原因	□ 无　　　□ 有,原因: □ 医疗原因　□ 患者原因 □ 并发症原因　□ 病情原因 □ 辅诊科室原因　□ 管理原因	□ 无　　　□ 有,原因: □ 医疗原因　□ 患者原因 □ 并发症原因　□ 病情原因 □ 辅诊科室原因　□ 管理原因
护士签名		白班　小夜班　大夜班	白班　小夜班　大夜班	白班　小夜班　大夜班
医师签名				

第二章 鼻科疾病

第一节 鼻出血行鼻内镜下探查止血术临床路径

一、鼻出血行鼻内镜下探查止血术临床路径标准住院流程

(一)适用对象

第一诊断为鼻出血(ICD-10:R04.001)行鼻内镜下探查止血术(ICD-9-CM-3:21.07)。

(二)诊断依据

根据《鼻出血诊断和治疗指南》(中华耳鼻咽喉头颈外科杂志,2015年)。

1. 症状　鼻出血。

2. 体征　鼻黏膜出血点。

3. 影像学检查(CT)　提示鼻中隔偏曲等。

(三)治疗方案的选择

根据《鼻出血诊断和治疗指南》(中华耳鼻咽喉头颈外科杂志,2015年)。

鼻内镜手术:

1. 鼻中隔矫正术。

2. 鼻腔探查止血术。

(四)标准住院日为 7~8 天

(五)进入路径标准

1. 第一诊断为鼻出血(ICD-10:R04.001)行鼻内镜下探查止血术(ICD-9-CM-3:21.07)。

2. 专科指征:当患者同时患有其他疾病诊断,但在住院期间不需要特殊处理,也不影响第一诊断的临床路径流程实施时,可以进入路径。

3. 手术禁忌证:同时伴有高血压、糖尿病、心律失常等慢性病内科评估为手术禁忌证不适宜入径。

(六)术前准备 1~3 天

1. 诊疗评估

(1)必需的检查项目:①血常规、尿常规;②肝肾功能、电解质、血糖、凝血功能;③感染性疾病筛查(乙肝、丙肝、梅毒、艾滋病等);④X线胸片、心电图;⑤鼻腔鼻窦CT;⑥鼻内镜;⑦老年患者检查肺功能。

(2)根据患者病情,可选择检查项目:①过敏原及相关免疫学检测;②鼻功能测试;③超声心动图。

（3）营养评估：根据《解放军总医院新入院患者营养风险筛查表（NRS-2002）》为新入院患者进行营养评估，评分≥3 分者给予处置，必要时申请营养科医师会诊。

（4）心理评估：根据新入院患者情况申请心理科医师会诊。

（5）疼痛评估：根据《VAS 评分》实施疼痛评估，评分＞7 分者给予处置，必要时请疼痛科医师会诊。

（6）康复评估：根据《入院患者康复筛查和评估表》在患者入院后 24 小时内进行康复筛查和评估。任何一项结果为"是"，则申请康复科医师会诊。

2. 术前准备

（1）术前评估：术前完成病情评估、必要的检查，做出术前小结、术前讨论。

（2）术前谈话：术者应在术前 1 天与患者及其亲属谈话，告知手术方案、相关风险、用血计划、术后转归、置入材料、手术费用及患者和亲属权益，并履行书面知情同意手续。告知高值耗材的使用及费用。

（3）通知手术室：准备手术间、手术药品、手术物品及特殊耗材。

（4）护士做心理护理，交代注意事项：防压疮、防跌倒、指导患者戒烟等，并进行术前宣教。

（5）手术部位标识：术者、第一助手或经治医师在术前 1 天应对手术部位做体表标识，急诊手术由接诊医师或会诊外科医师标记，标记过程应由责任护士、患者及其亲属共同参与，并记入手术安排表。

（6）术前 1 天麻醉医师访视：制订麻醉计划、完成评估、确定麻醉方式，并记入《麻醉术前访视记录》，告知患者及其家属麻醉适应证、麻醉目的、风险、可能出现的情况及其处理原则、替代方案等，签署《麻醉知情同意书》并归入病历。

（七）药品选择与使用时机

1. **抗菌药物** 预防性抗生素选择第二代头孢、第三代头孢或万古霉素、喹诺酮类（青霉素、头孢过敏者；或有感染诱因者）。使用时机：手术当日、术后预防性使用 3～5 天。

2. **糖皮质激素** 鼻内局部喷雾，酌情口服或静脉使用。

（八）手术日为入院后第 4 天

1. 麻醉方式：全身麻醉或局部麻醉。

2. 术中用药：全身止血药物，局部减充血剂。

3. 手术：见治疗方案的选择。

4. 鼻腔填塞止血，保持引流通畅。

（九）术后住院恢复 3～4 天

1. 根据病情可选择复查部分检查项目。

2. 术后用药：按照《抗菌药物临床应用指导原则》（卫医发〔2015〕285 号）合理选用抗菌药物；糖皮质激素鼻内局部喷雾，酌情口服或静脉使用；酌情使用黏液促排剂。

3. 鼻腔冲洗。

4. 清理术腔。

（十）出院标准

1. 一般情况良好。

2. 病情稳定：临床稳定 24 小时以上（国家标准）。

3. 没有需要住院处理的并发症。

(十一)变异及原因分析

1. 医疗原因导致的变异 如改变诊疗方案、转科治疗、操作失误、误诊等。

2. 患者原因导致的变异 如不同意治疗方案、个人原因要求出(转)院、院外服用手术禁忌药、月经期、对诊疗计划不满、相关检查检验院外(门诊)已做等。

3. 并发症原因导致的变异 如感染、出血、血肿、愈合不良、梗阻等。

4. 病情原因导致的变异 如基础疾病复杂、病情恶化、病情平稳好转、抢救、会诊等。

5. 辅诊科室原因导致的变异 如检查、检验、手术、病理等检查(不及时、结果错报、操作部位/方式错误、标本不合格)、报告(不及时、结果错报、标本不合格)等原因延长住院天数、增加费用等。

6. 管理原因导致的变异 如系统暂不支持、系统瘫痪、需要修订流程、需要修订制度等。

二、鼻出血行鼻内镜下探查止血术临床路径表单

适用对象	第一诊断为鼻出血(ICD-10:R04.001)行鼻内镜下探查止血术(ICD-9-CM-3:21.07)		
患者基本信息	姓名:_____ 性别:____ 年龄:____ 门诊号:_____ 住院号:_____ 过敏史:_____ 住院日期:____年__月__日 出院日期:____年__月__日		标准住院日:7~8 天
时间		住院第 1 天	住院第 2 天	住院第 3 天(术前日)
主要诊疗工作	制度落实	□ 入院 2 小时内经治医师或值班医师完成接诊 □ 入院后 24 小时内主管医师完成检诊 □ 专科会诊(必要时)	□ 经治医师每日 2 次巡视患者 □ 主管医师每日查房 1 次 □ 主诊医师在患者入院 48 小时内完成检诊 □ 初步确定手术方式和日期	□ 经治医师查房(早、晚 2 次) □ 主诊医师查房 □ 完成术前准备 □ 组织术前讨论 □ 手术部位标识
	病情评估	□ 经治医师询问病史与体格检查 □ 心理评估 □ 营养评估 □ 疼痛评估 □ 康复评估	□ 术前评估	□ 术前评估
	病历书写	□ 入院 8 小时内完成首次病程记录 □ 入院 24 小时内完成入院记录	□ 24 小时内完成家属入院记录签名 □ 48 小时内完成主管医师,主诊医师查房记录	□ 完成主诊医师查房记录 □ 完成术前讨论、术前小结

（续　表）

主要诊疗工作	知情同意	□ 病情告知 □ 患者及其家属签署授权委托书 □ 患者或其家属在入院记录单上签名		□ 签署胃管、尿管（必要时）知情同意书	□ 术者术前谈话,告知患者及其家属病情和围术期注意事项,签署手术知情同意书、授权委托书、自费用品协议书（必要时）、军人目录外耗材审批单（必要时）、输血同意书等
	手术治疗			□ 预约手术	
	其他	□ 及时通知上级医师检诊 □ 经治医师检查整理病历资料			□ 检查并催缴住院押金
重点医嘱	长期医嘱	护理医嘱	□ 按耳鼻喉科护理常规 □ 二/三级护理	□ 按耳鼻喉科护理常规 □ 二/三级护理	□ 按耳鼻喉科护理常规 □ 二/三级护理
		处置医嘱			
		膳食医嘱	□ 普食 □ 糖尿病饮食 □ 低盐、低脂饮食 □ 低盐、低脂、糖尿病饮食	□ 同入院	□ 禁食、禁水（22:00 后）
		药物医嘱	□ 自带药（必要时）	□ 同入院	
	临时医嘱	检查检验	□ 血常规（含 CRP＋IL-6） □ 尿常规 □ 粪常规 □ 凝血四项 □ 血清术前八项 □ 血型 □ X 线胸片 □ 鼻窦 CT □ 鼻内镜检查 □ 鼻功能测试（必要时） □ 心电图检查(多导) □ 肺功能（必要时） □ 超声心动图（必要时）		
		药物医嘱		□ 抗生素（视病情）	
		手术医嘱			
		处置医嘱	□ 静脉抽血		□ 备血（视病情） □ 补液（视病情）

（续 表）

主要护理工作	健康宣教	□ 入院宣教（住院环境、规章制度） □ 进行护理安全指导 □ 进行等级护理、活动范围指导 □ 进行饮食指导 □ 进行关于疾病知识的宣教 □ 检查、检验项目的目的和意义	□ 术前宣教	□ 术前宣教
	护理处置	□ 患者身份核对 □ 佩戴腕带 □ 建立入院病历，通知医师 □ 入院介绍：介绍责任护士，病区环境、设施、规章制度、基础护理服务项目 □ 询问病史，填写护理记录单首页 □ 观察病情 □ 测量基本生命体征 □ 抽血、留取标本 □ 心理护理与生活护理 □ 根据评估结果采取相应的护理措施 □ 通知检查项目及检查注意事项		□ 术前患者准备（手术前沐浴、更衣、备皮） □ 检查术前物品准备 □ 指导患者准备手术后所需用品、贵重物品交由其家属保管 □ 告知患者入手术室前取下活动义齿 □ 测量基本生命体征 □ 备血、皮试
	风险评估	□ 一般评估：生命体征、神志、皮肤、药物过敏史等 □ 专科评估：嗅觉，听力评估 □ 心理评估 □ 营养评估 □ 疼痛评估 □ 康复评估	□ 心理评估 □ 营养评估 □ 疼痛评估	□ 心理评估 □ 营养评估 □ 疼痛评估 □ 评估患者心理状态
	专科护理	□ 观察患者情况 □ 个体化护理 □ 指导患者戒烟（必要时）		
	饮食指导	□ 根据医嘱通知配餐员准备膳食		□ 通知患者 22:00 后禁食、禁水
	活动体位	□ 根据护理等级指导患者活动		
	洗浴要求	□ 协助患者洗澡、更换病号服	□ 协助患者晨、晚间护理	□ 协助患者晨、晚间护理

（续 表）

病情变异记录	□ 无 □ 患者原因 □ 医疗原因 □ 保障原因	□ 有,原因: □ 疾病原因 □ 护理原因 □ 管理原因	□ 无 □ 患者原因 □ 医疗原因 □ 保障原因	□ 有,原因: □ 疾病原因 □ 护理原因 □ 管理原因	□ 无 □ 患者原因 □ 医疗原因 □ 保障原因	□ 有,原因: □ 疾病原因 □ 护理原因 □ 管理原因
护士签名	白班	小夜班 大夜班	白班	小夜班 大夜班	白班	小夜班 大夜班
医师签名						

	时间	住院第4天(手术日)	住院第5天(术后第1天)	住院第6天(术后第2天)
主要诊疗工作	制度落实	□ 手术安全核查	□ 主诊医师查房 □ 主管医师查房 □ 经治医师查房	□ 主诊医师查房 □ 主管医师查房 □ 经治医师查房
	病情评估			
	病历书写	□ 术者或第一助手术后24小时内完成手术记录(术者签名) □ 术后即刻完成术后首次病程记录	□ 术后次日病程记录 □ 每天归档并评估各项检查结果,满页病历及时打印	□ 术后第2天病程记录 □ 每天归档并评估各项检查结果,满页病历及时打印
	知情同意	□ 告知患者及其家属手术过程概况及术后注意事项		
	手术治疗	□ 实施手术(手术安全核查记录、手术清点记录)		
	其他	□ 术后病情交接 □ 观察手术伤口及周围情况	□ 注意病情变化 □ 注意观察生命体征 □ 注意鼻腔及口腔出血情况	□ 注意病情变化 □ 注意观察生命体征 □ 注意鼻腔及口腔出血情况
重点医嘱	长期医嘱 护理医嘱	□ 按耳鼻喉科护理常规 □ 一级护理	□ 按耳鼻喉科护理常规 □ 二/三级护理	□ 按耳鼻喉科护理常规 □ 二/三级护理
	处置医嘱	□ 持续心电、血压、呼吸、血氧饱和度监测 □ 留置导尿管并记录尿量 □ 留置切口引流管并记录引流量 □ 持续低流量吸氧		
	膳食医嘱	□ 禁食	□ 同入院	□ 同入院
	药物医嘱	□ 镇痛药 □ 消肿药 □ 止吐、保胃药 □ 抗生素 □ 抗凝药	□ 抗生素 □ 术后抗凝药	□ 抗生素 □ 术后抗凝药

重点医嘱	临时医嘱	检查检验		□ 复查血常规、CRP、IL-6、红细胞沉降率、生化全套	
		药物医嘱		□ 镇痛药(必要时) □ 补钾(必要时) □ 补白蛋白(必要时) □ 输血(必要时)	□ 镇痛药(必要时) □ 补钾(必要时) □ 补白蛋白(必要时) □ 输血(必要时)
		手术医嘱			
		处置医嘱	□ 输血(视病情) □ 补液(视病情) □ 拔除导尿管(必要时)	□ 大换药(必要时)	□ 大换药(必要时)
主要护理工作		健康宣教	□ 术后宣教 □ 术后心理疏导 □ 指导术后康复训练 □ 指导术后注意事项		
		护理处置	□ 晨起测量生命体征并记录 □ 确认无感冒症状,女患者确认无月经来潮 □ 与手术室护士交接病历、影像资料、术中带药等 □ 术前补液(必要时) □ 嘱患者入手术室前排空膀胱 □ 与手术室护士交接 □ 术后测量生命体征 □ 术后心电监护 □ 各类管道护理 □ 术后心理护理与生活护理	□ 按护理等级完成基础护理项目;测量基本生命体征 □ 心理护理与生活护理 □ 指导并监督患者治疗 □ 遵医嘱用药 □ 根据评估结果采取相应的护理措施 □ 完成护理记录	□ 按护理等级完成基础护理项目;测量基本生命体征 □ 心理护理与生活护理 □ 指导并监督患者治疗 □ 遵医嘱用药 □ 根据评估结果采取相应的护理措施 □ 完成护理记录
		护理评估	□ 评估意识情况 □ 评估切口疼痛情况 □ 评估意识情况 □ 评估切口疼痛情况 □ 一般评估:生命体征、神志、皮肤、药物过敏史等 □ 出血风险评估	□ 评估意识情况 □ 评估切口疼痛情况 □ 一般评估:生命体征、神志、皮肤、药物过敏史等 □ 出血风险评估	□ 一般评估:生命体征、神志、皮肤、药物过敏史等 □ 出血风险评估
		专科护理	□ 与手术室护士共同评估皮肤、切口敷料、输液及引流情况 □ 观察患者切口情况 □ 心理护理与生活护理 □ 指导患者掌握床上排尿、排便方法	□ 观察患者切口情况 □ 心理护理与生活护理	□ 观察患者切口情况 □ 心理护理与生活护理
		饮食指导	□ 原因禁食、禁水,口干时协助患者湿润口唇		
		活动体位			

（续　表）

病情变异记录	□ 无		□ 有,原因:	□ 无		□ 有,原因:	□ 无		□ 有,原因:
	□ 患者原因		□ 疾病原因	□ 患者原因		□ 疾病原因	□ 患者原因		□ 疾病原因
	□ 医疗原因		□ 护理原因	□ 医疗原因		□ 护理原因	□ 医疗原因		□ 护理原因
	□ 保障原因		□ 管理原因	□ 保障原因		□ 管理原因	□ 保障原因		□ 管理原因
护士签名	白班	小夜班	大夜班	白班	小夜班	大夜班	白班	小夜班	大夜班
医师签名									

	时间		住院第7天（术后第3天）	住院第8天（出院日）
主要诊疗工作	制度落实		□ 上级医师查房（主管医师查房每天1次） □ 专科会诊（必要时）	□ 上级医师查房 □ 出院及出院带药 □ 向患者及其家属交代出院后继续治疗情况
	病情评估		□ 上级医师进行治疗效果评估 □ 评估凝血功能 □ 评估生命体征稳定性	□ 上级医师进行治疗效果、预后和出院评估 □ 出院宣教
	病历书写		□ 出院前1天由上级医师指示出院的病程记录	□ 出院当天病程记录（由上级医师指示出院） □ 出院后24小时内完成出院记录 □ 出院后24小时内完成病案首页 □ 开具出院介绍信 □ 开具诊断证明书
	知情同意			□ 向患者交代出院后的注意事项（复诊的时间、地点,发生紧急情况时的处理等）
	手术治疗			
	其他		□ 注意病情变化 □ 注意观察生命体征 □ 注意鼻腔及口腔出血情况	□ 复查血常规、CRP、IL-6、红细胞沉降率、生化 □ 出院带药 □ 预约门诊复查 □ 如有不适,随时来诊
重点医嘱	长期医嘱	护理医嘱	□ 按耳鼻喉科术后护理常规 □ 三级护理	
		处置医嘱		
		膳食医嘱	□ 同入院	
		药物医嘱	□ 抗生素 □ 术后抗凝药	

（续　表）

重点医嘱	临时医嘱	检查检验		
		药物医嘱	□ 镇痛药（必要时） □ 补钾（必要时） □ 补白蛋白（必要时） □ 输血（必要时）	
		手术医嘱		
		处置医嘱	□ 大换药（必要时）	□ 出院
主要护理工作		健康宣教		□ 出院宣教（出院后注意事项，院外用药指导，复查时间等）
		护理处置	□ 按护理等级完成基础护理项目 □ 测量基本生命体征 □ 心理护理与生活护理 □ 指导并监督患者治疗 □ 遵医嘱用药 □ 根据评估结果采取相应的护理措施 □ 完成护理记录	□ 按护理等级完成基础护理项目 □ 观察患者情况 □ 核对患者医疗费用 □ 协助患者办理出院手续 □ 整理床单位
		风险评估	□ 一般评估：生命体征、神志、皮肤、药物过敏史等 □ 出血风险评估	
		专科护理	□ 观察患者切口情况 □ 心理护理与生活护理	
		饮食指导		
		活动体位		
病情变异记录			□ 无　　　　　　□ 有，原因： □ 患者原因　□ 疾病原因　□ 医疗原因 □ 护理原因　□ 保障原因　□ 管理原因	□ 无　　　　　　□ 有，原因： □ 患者原因　□ 疾病原因　□ 医疗原因 □ 护理原因　□ 保障原因　□ 管理原因
护士签名		白班	小夜班	大夜班	白班	小夜班	大夜班
医师签名				

第二节　上颌窦息肉经鼻内镜下上颌窦开放、息肉切除术临床路径

一、上颌窦息肉经鼻内镜下上颌窦开放、息肉切除术临床路径标准住院流程

(一)适用对象

第一诊断为第一诊断为上颌窦息肉(ICD-10:J33.801)行经鼻内镜下上颌窦开放、息肉切除术(ICD-9-CM-3:21.31/22.2-22.6)。

(二)诊断依据

根据《临床诊疗指南·耳鼻喉科分册》(中华医学会编著,人民卫生出版社,2013年),《临床技术操作规范·耳鼻喉科分册》(中华医学会编著,人民军医出版社,2013年)。

1. 症状　鼻塞、流涕。

2. 体征　鼻腔、鼻道可有新生物,鼻腔、鼻道黏液或脓性分泌物,鼻腔、鼻道黏膜充血、肿胀。

3. 影像学检查(CT)　提示上颌窦内(单侧)/(双侧)软组织影,多伴有膨胀性改变。

(三)治疗方案的选择

根据《临床诊疗指南·耳鼻喉科分册》(中华医学会编著,人民卫生出版社,2013年),《临床技术操作规范·耳鼻喉科分册》(中华医学会编著,人民军医出版社,2013年)。

鼻内镜手术:上颌窦开放术。

(四)标准住院日为 6~8 天

(五)进入路径标准

1. 第一诊断必须符合上颌窦息肉(ICD-10:J33.801)行经鼻内镜下上颌窦开放、息肉切除术(ICD-9-CM-3:21.31/22.2-22.6)。

2. 专科指征:当患者同时患有其他疾病诊断,但在住院期间不需要特殊处理,也不影响第一诊断的临床路径流程实施时,可以进入路径。

3. 手术禁忌证:同时伴有高血压、糖尿病、心律失常等慢性病内科评估为手术禁忌证不适宜入径。

(六)术前准备 1~3 天

1. 诊疗评估

(1)必需的检查项目:①血常规、尿常规;②肝肾功能、电解质、血糖、凝血功能;③感染性疾病筛查(乙肝、丙肝、梅毒、艾滋病等);④X线胸片、心电图;⑤鼻腔鼻窦 CT;⑥鼻内镜;⑦老年患者检查肺功能;⑧超声心动图(必要时)。

(2)根据患者病情,可选择检查项目:①过敏原及相关免疫学检测;②鼻功能测试。

(3)营养评估:根据《解放军总医院新入院患者营养风险筛查表(NRS-2002)》为新入院患者进行营养评估,评分≥3 分者给予处置,必要时申请营养科医师会诊。

(4)心理评估:根据新入院患者情况申请心理科医师会诊。

(5)疼痛评估:根据《VAS 评分》实施疼痛评估,评分>7 分者给予处置,必要时请疼痛科

医师会诊。

(6)康复评估:根据《入院患者康复筛查和评估表》在患者入院后 24 小时内进行康复筛查和评估。任何一项结果为"是",则申请康复科医师会诊。

2. 术前准备

(1)术前评估:术前完成病情评估、必要的检查,做出术前小结、术前讨论。

(2)术前谈话:术者应在术前 1 天与患者及其亲属谈话,告知手术方案、相关风险、用血计划、术后转归、置入材料、手术费用及患者和其亲属权益,并履行书面知情同意手续。告知高值耗材的使用及费用。

(3)通知手术室:准备手术间、手术药品、手术物品及特殊耗材。

(4)护士做心理护理,交代注意事项:防压疮、防跌倒、指导患者戒烟等,并进行术前宣教。

(5)手术部位标识:术者、第一助手或经治医师在术前 1 天应对手术部位做体表标识,急诊手术由接诊医师或会诊外科医师标记,标记过程应由责任护士、患者及其亲属共同参与,并记入手术安排表。

(6)术前 1 天麻醉医师访视:制订麻醉计划、完成评估、确定麻醉方式,并记入《麻醉术前访视记录》,告知患者及其家属麻醉适应证、麻醉目的、风险、可能出现的情况及其处理原则、替代方案等,签署《麻醉知情同意书》并归入病历。

(七)药品选择及使用时机

1. 抗菌药物 参照《抗菌药物临床应用指导原则》(卫医发〔2015〕285 号),根据患者病情选择合适抗生素及抗生素应用的具体时间。使用时机:手术当日、术后预防性使用 3～5 天。

2. 糖皮质激素 鼻内局部喷雾,酌情口服或静脉使用。

(八)手术日为入院后第 4 天

1. 麻醉方式:全身麻醉或局部麻醉。

2. 术中用药:全身止血药物,局部减充血剂。

3. 手术:见治疗方案的选择。

4. 鼻腔填塞止血,保持引流通畅。

5. 标本送病理检查。

(九)术后住院恢复 3～4 天

1. 根据病情可选择复查部分检查项目。

2. 术后用药:按照《抗菌药物临床应用指导原则》(卫医发〔2015〕285 号)合理选用抗菌药物;糖皮质激素鼻内局部喷雾,酌情口服或静脉使用;酌情使用黏液促排剂。

3. 鼻腔冲洗。

4. 清理术腔。

(十)出院标准

1. 一般情况良好。

2. 病情稳定:临床稳定 24 小时以上(国家标准)。

3. 没有需要住院处理的并发症。

(十一)变异及原因分析

1. 医疗原因导致的变异 如改变诊疗方案、转科治疗、操作失误、误诊等。

2. 患者原因导致的变异 如不同意治疗方案、个人原因要求出(转)院、院外服用手术禁忌药、月经期、对诊疗计划不满（要求出路径）、相关检查检验院外（门诊）已做等。

3. 并发症原因导致的变异　如感染、出血、血肿、愈合不良等。

4. 病情原因导致的变异　如基础疾病复杂、病情恶化、病情平稳好转、抢救、会诊等。

5. 辅诊科室原因导致的变异　如检查、检验、手术、病理等检查（不及时、结果错报、操作部位/方式错误、标本不合格）、报告（不及时、结果错报、标本不合格）等原因延长住院天数、增加费用等。

6. 管理原因导致的变异　如系统暂不支持、系统瘫痪、需要修订流程、需要修订制度等。

二、上颌窦息肉经鼻内镜下上颌窦开放、息肉切除术临床路径表单

适用对象	第一诊断为上颌窦息肉（ICD-10:J33.801）行经鼻内镜下上颌窦开放、息肉切除术（ICD-9-CM-3:21.31/22.2-22.6）		
患者基本信息	姓名:_____ 性别:____ 年龄:____ 门诊号:_____ 住院号:_____ 过敏史:_____ 住院日期:____年__月__日　出院日期:____年__月__日		标准住院日:6～8 天
时间	住院第 1 天	住院第 2 天	住院第 3 天（术前日）
主要诊疗工作 - 制度落实	□ 入院 2 小时内经治医师或值班医师完成接诊 □ 入院后 24 小时内主管医师完成检诊 □ 专科会诊（必要时）	□ 经治医师每日 2 次巡视患者 □ 主管医师每日查房 1 次 □ 主诊医师在患者入院 48 小时内完成检诊 □ 初步确定手术方式和日期	□ 经治医师查房（早、晚 2 次） □ 主诊医师查房 □ 完成术前准备 □ 组织术前讨论 □ 手术部位标识
主要诊疗工作 - 病情评估	□ 经治医师询问病史与体格检查 □ 心理评估 □ 营养评估 □ 疼痛评估 □ 康复评估	□ 术前评估	□ 术前评估
主要诊疗工作 - 病历书写	□ 入院 8 小时内完成首次病程记录 □ 入院 24 小时内完成入院记录	□ 24 小时内完成家属入院记录签名 □ 48 小时内完成主管医师，主诊医师查房记录	□ 完成主诊医师查房记录 □ 完成术前讨论、术前小结
主要诊疗工作 - 知情同意	□ 病情告知 □ 患者及其家属签署授权委托书 □ 患者或其家属在入院记录单上签名	□ 签署胃管、尿管（必要时）知情同意书	□ 术者术前谈话,告知患者及其家属病情和围术期注意事项,签署手术知情同意书、授权委托书、自费用品协议书（必要时）、军人目录外耗材审批单（必要时）、输血同意书等
主要诊疗工作 - 手术治疗		□ 预约手术	
主要诊疗工作 - 其他	□ 及时通知上级医师检诊 □ 经治医师检查整理病历资料		□ 检查并催缴住院押金

重点医嘱	长期医嘱	护理医嘱	□ 按耳鼻喉科护理常规 □ 二/三级护理	□ 按耳鼻喉科护理常规 □ 二/三级护理	□ 按耳鼻喉科护理常规 □ 二/三级护理
		处置医嘱			
		膳食医嘱	□ 普食 □ 糖尿病饮食 □ 低盐、低脂饮食 □ 低盐、低脂、糖尿病饮食	□ 同上	□ 禁食、禁水（22:00 后）
		药物医嘱	□ 自带药（必要时）	□ 同上	
	临时医嘱	检查检验	□ 血常规（含 CRP＋IL-6） □ 尿常规 □ 粪常规 □ 凝血四项 □ 血清术前八项 □ 红细胞沉降率 □ 血型 □ X 线胸片 □ 鼻窦 CT □ 鼻内镜检查 □ 酌情行鼻功能测试 □ 心电图检查（多导） □ 肺功能（必要时） □ 超声心动图（必要时）		
		药物医嘱		□ 抗生素（视病情）	
		手术医嘱			
		处置医嘱	□ 静脉抽血		□ 备血（视病情） □ 补液（视病情）
主要护理工作		健康宣教	□ 入院宣教（住院环境、规章制度） □ 进行护理安全指导 □ 进行等级护理、活动范围指导 □ 进行饮食指导 □ 进行关于疾病知识的宣教 □ 检查、检验项目的目的和意义	□ 术前宣教	□ 术前宣教

（续　表）

主要护理工作	护理处置	□ 患者身份核对 □ 佩戴腕带 □ 建立入院病历,通知医师 □ 入院介绍:介绍责任护士、病区环境、设施、规章制度、基础护理服务项目 □ 询问病史,填写护理记录单首页 □ 观察病情 □ 测量基本生命体征 □ 抽血、留取标本 □ 心理护理与生活护理 □ 根据评估结果采取相应的护理措施 □ 通知检查项目及检查注意事项		□ 术前患者准备(手术前沐浴、更衣、备皮) □ 检查术前物品准备 □ 指导患者准备手术后所需用品、贵重物品交由其家属保管 □ 告知患者入手术室前取下活动义齿 □ 测量基本生命体征 □ 备血、皮试
	风险评估	□ 一般评估:生命体征、神志、皮肤、药物过敏史等 □ 专科评估:嗅觉,听力评估 □ 心理评估 □ 营养评估 □ 疼痛评估 □ 康复评估	□ 心理评估 □ 营养评估 □ 疼痛评估	□ 心理评估 □ 营养评估 □ 疼痛评估 □ 评估患者心理状态
	专科护理	□ 观察患者情况 □ 个体化护理 □ 指导患者戒烟(必要时)		
	饮食指导	□ 根据医嘱通知配餐员准备膳食		□ 通知患者 22:00 后禁食、禁水
	活动体位	□ 根据护理等级指导患者活动		
	洗浴要求	□ 协助患者洗澡、更换病号服	□ 协助患者晨、晚间护理	□ 协助患者晨、晚间护理
病情变异记录		□ 无　　　□ 有,原因: □ 患者原因　□ 疾病原因 □ 医疗原因　□ 护理原因 □ 保障原因　□ 管理原因	□ 无　　　□ 有,原因: □ 患者原因　□ 疾病原因 □ 医疗原因　□ 护理原因 □ 保障原因　□ 管理原因	□ 无　　　□ 有,原因: □ 患者原因　□ 疾病原因 □ 医疗原因　□ 护理原因 □ 保障原因　□ 管理原因
护士签名		白班　小夜班　大夜班	白班　小夜班　大夜班	白班　小夜班　大夜班
医师签名				

（续　表）

时间			住院第 4 天（手术日）	住院第 5 天（术后第 1 天）	住院第 6 天（术后第 2 天）
主要诊疗工作	制度落实		□ 手术安全核查	□ 主诊医师查房 □ 主管医师查房 □ 经治医师查房	□ 主诊医师查房 □ 主管医师查房 □ 经治医师查房
	病情评估				
	病历书写		□ 术者或第一助手术后 24 小时内完成手术记录（术者签名） □ 术后即刻完成术后首次病程记录	□ 术后次日病程记录 □ 每天归档并评估各项检查结果，满页病历及时打印	□ 术后第 2 天病程记录 □ 每天归档并评估各项检查结果，满页病历及时打印
	知情同意		□ 告知患者及其家属手术过程概况及术后注意事项		
	手术治疗		□ 实施手术（手术安全核查记录、手术清点记录）		
	其他		□ 术后病情交接 □ 观察手术伤口及周围情况	□ 注意病情变化 □ 注意观察生命体征 □ 注意鼻腔及口腔出血情况	□ 注意病情变化 □ 注意观察生命体征 □ 注意鼻腔及口腔出血情况
重点医嘱	长期医嘱	护理医嘱	□ 按耳鼻喉科术后护理常规 □ 一级护理	□ 按耳鼻喉科术后护理常规 □ 二/三级护理	□ 按耳鼻喉科术后护理常规 □ 二/三级护理
		处置医嘱	□ 持续心电、血压、呼吸、血氧饱和度监测 □ 留置导尿管并记录尿量 □ 留置切口引流管并记录引流量 □ 持续低流量吸氧		
		膳食医嘱	□ 禁食	□ 同入院	□ 同入院
		药物医嘱	□ 镇痛药 □ 消肿药 □ 止吐、保胃药 □ 抗生素 □ 抗凝药	□ 抗生素 □ 术后抗凝药	□ 抗生素 □ 术后抗凝药
	临时医嘱	检查检验		□ 复查血常规、CRP、IL-6、红细胞沉降率、生化全套	
		药物医嘱		□ 镇痛药（必要时） □ 补钾（必要时） □ 补白蛋白（必要时） □ 输血（必要时）	□ 镇痛药（必要时） □ 补钾（必要时） □ 补白蛋白（必要时） □ 输血（必要时）
		手术医嘱			
		处置医嘱	□ 输血（视病情） □ 补液（视病情） □ 拔除导尿管（必要时）	□ 大换药（必要时）	□ 大换药（必要时）

主要护理工作	健康宣教	□ 术后宣教 □ 术后心理疏导 □ 指导术后康复训练 □ 指导术后注意事项		
	护理处置	□ 晨起测量生命体征并记录 □ 确认无感冒症状，女患者确认无月经来潮 □ 与手术室护士交接病历、影像资料、术中带药等 □ 术前补液（必要时） □ 嘱患者入手术室前排空膀胱 □ 与手术室护士交接 □ 术后测量生命体征 □ 术后心电监护 □ 各类管道护理 □ 术后心理与生活护理	□ 按护理等级完成基础护理项目；测量基本生命体征 □ 心理护理与生活护理 □ 指导并监督患者治疗 □ 遵医嘱用药 □ 根据评估结果采取相应的护理措施 □ 完成护理记录	□ 按护理等级完成基础护理项目；测量基本生命体征 □ 心理护理与生活护理 □ 指导并监督患者治疗 □ 遵医嘱用药 □ 根据评估结果采取相应的护理措施 □ 完成护理记录
	护理评估	□ 评估意识情况 □ 评估切口疼痛情况 □ 评估意识情况 □ 评估切口疼痛情况 □ 一般评估：生命体征、神志、皮肤、药物过敏史等 □ 出血风险评估	□ 评估意识情况 □ 评估切口疼痛情况 □ 一般评估：生命体征、神志、皮肤、药物过敏史等 □ 出血风险评估	□ 一般评估：生命体征、神志、皮肤、药物过敏史等 □ 出血风险评估
	专科护理	□ 与手术室护士共同评估皮肤、切口敷料、输液及引流情况 □ 观察患者切口情况 □ 心理护理与生活护理 □ 指导患者掌握床上排尿、排便方法	□ 观察患者切口情况 □ 心理护理与生活护理	□ 观察患者切口情况 □ 心理护理与生活护理
	饮食指导	□ 禁食、禁水，口干时协助患者湿润口唇		
	活动体位			
病情变异记录		□ 无　　　　□ 有,原因： □ 患者原因　□ 疾病原因 □ 医疗原因　□ 护理原因 □ 保障原因　□ 管理原因	□ 无　　　　□ 有,原因： □ 患者原因　□ 疾病原因 □ 医疗原因　□ 护理原因 □ 保障原因　□ 管理原因	□ 无　　　　□ 有,原因： □ 患者原因　□ 疾病原因 □ 医疗原因　□ 护理原因 □ 保障原因　□ 管理原因
护士签名		白班　小夜班　大夜班	白班　小夜班　大夜班	白班　小夜班　大夜班
医师签名				

（续 表）

时间			住院第 7 天（术后第 3 天）	住院第 8 天（出院日）
主要诊疗工作		制度落实	□ 上级医师查房（主管医师查房每日 1 次） □ 专科会诊（必要时）	□ 上级医师查房 □ 出院及出院带药 □ 向患者及其家属交代出院后继续治疗情况
		病情评估	□ 上级医师进行治疗效果评估 □ 评估凝血功能 □ 评估生命体征稳定性	□ 上级医师进行治疗效果、预后和出院评估 □ 出院宣教
		病历书写	□ 出院前 1 天有上级医师指示出院的病程记录	□ 出院当天病程记录（由上级医师指示出院） □ 出院后 24 小时内完成出院记录 □ 出院后 24 小时内完成病案首页 □ 开具出院介绍信 □ 开具诊断证明书
		知情同意		□ 向患者交代出院后的注意事项（复诊的时间、地点，发生紧急情况时的处理等）
		手术治疗		
		其他	□ 注意病情变化 □ 注意观察生命体征 □ 注意鼻腔及口腔出血情况	□ 复查血常规、CRP、IL-6、红细胞沉降率、生化 □ 出院带药 □ 预约门诊复查 □ 如有不适，随时来诊
重点医嘱	长期医嘱	护理医嘱	□ 按耳鼻喉科护理常规 □ 三级护理	
		处置医嘱		
		膳食医嘱	□ 同入院	
		药物医嘱	□ 抗生素 □ 术后抗凝药	
	临时医嘱	检查检验		
		药物医嘱	□ 镇痛（必要时） □ 补钾（必要时） □ 补白蛋白（必要时） □ 输血（必要时）	
		手术医嘱		
		处置医嘱	□ 大换药（必要时）	□ 出院

（续　表）

主要护理工作	健康宣教		□ 出院宣教（出院后注意事项,院外用药指导,复查时间等）
	护理处置	□ 按护理等级完成基础护理项目 □ 测量基本生命体征 □ 心理护理与生活护理 □ 指导并监督患者治疗 □ 遵医嘱用药 □ 根据评估结果采取相应的护理措施 □ 完成护理记录	□ 按护理等级完成基础护理项目 □ 观察患者情况 □ 核对患者医疗费用 □ 协助患者办理出院手续 □ 整理床单元
	风险评估	□ 一般评估:生命体征、神志、皮肤、药物过敏史等 □ 出血风险评估	
	专科护理	□ 观察患者切口情况 □ 心理护理与生活护理	
	饮食指导		
	活动体位		
病情变异记录		□ 无　　□ 有,原因: □ 患者原因　□ 疾病原因　□ 医疗原因 □ 护理原因　□ 保障原因　□ 管理原因	□ 无　　□ 有,原因: □ 患者原因　□ 疾病原因　□ 医疗原因 □ 护理原因　□ 保障原因　□ 管理原因
护士签名		白班　　小夜班　　大夜班	白班　　小夜班　　大夜班
医师签名			

第三节　真菌性蝶窦炎经鼻内镜下蝶窦开放、病灶清除术临床路径

一、真菌性蝶窦炎经鼻内镜下蝶窦开放、病灶清除术临床路径标准住院流程

(一)适用对象

第一诊断为真菌性蝶窦炎(ICD-10:B49　09)拟行经鼻内镜下蝶窦开放、病灶清除术(ICD-9-CM-3:22.53/22.6)。

(二)诊断依据

根据《临床治疗指南·耳鼻喉科分册》(中华医学会编著,人民卫生出版社,2013年),《临床技术操作规范·耳鼻喉科分册》(中华医学会编著,人民军医出版社,2013年),《真菌性蝶窦炎诊断和治疗指南》(中华耳鼻咽喉头颈外科杂志,2009年)。

1. 症状　鼻塞,黏性或脓性鼻涕或涕中带血;可伴有头痛、面部胀痛等。

2. 体征 鼻腔、中鼻道黏液或脓性分泌物,鼻腔、中鼻道黏膜充血、肿胀或伴有鼻息肉。

3. 影像学检查(CT) 提示蝶窦腔内被软组织密度影填充,局部可见簇状分布的高密度钙化可伴骨质破坏。

(三)治疗方案的选择

根据《临床治疗指南·耳鼻喉科分册》(中华医学会编著,人民卫生出版社,2013 年),《临床技术操作规范·耳鼻喉科分册》(中华医学会编著,人民军医出版社,2013 年),《真菌性蝶窦炎诊断和治疗指南》(中华耳鼻咽喉头颈外科杂志)。

鼻内镜手术:蝶窦开放术。

(四)标准住院日为 6～8 天

(五)进入路径标准

1. 第一诊断为真菌性蝶窦炎(ICD-10:B49 09)拟行经鼻内镜下蝶窦开放、病灶清除术(ICD-9-CM-3:22.53/22.6)。

2. 专科指征:当患者同时患有其他疾病诊断,但在院期住间不需要特殊处理,也不影响第一诊断的临床路径流程实施时,可以进入路径。

3. 手术禁忌证:同时伴有高血压、糖尿病、心律失常等慢性病内科评估为手术禁忌证不适宜入径。

(六)术前准备 1～3 天

1. 诊疗评估

(1)必需的检查项目:①血常规、尿常规;②肝肾功能、电解质、血糖、凝血功能;③感染性疾病筛查(乙肝、丙肝、梅毒、艾滋病等);④X 线胸片、心电图;⑤鼻腔鼻窦 CT;⑥鼻内镜;⑦老年患者检查肺功能。

(2)根据患者病情,可选择检查项目:①过敏原及相关免疫学检测;②鼻功能测试;③超声心动图。

(3)营养评估:根据《解放军总医院新入院患者营养风险筛查表(NRS-2002)》为新入院患者进行营养评估,评分≥3 分者给予处置,必要时申请营养科医师会诊。

(4)心理评估:根据新入院患者情况申请心理科医师会诊。

(5)疼痛评估:根据《VAS 评分》实施疼痛评估,评分＞7 分者给予处置,必要时请疼痛科医师会诊。

(6)康复评估:根据《入院患者康复筛查和评估表》在患者入院后 24 小时内进行康复筛查和评估。任何一项结果为"是",则申请康复科医师会诊。

2. 术前准备

(1)术前评估:完成术前病情评估、必要的检查,做出术前小结、术前讨论。

(2)术前谈话:术者应在术前 1 天与患者及其亲属谈话,告知手术方案、相关风险、用血计划、术后转归、置入材料、手术费用和其患者和亲属权益,并履行书面知情同意手续。告知高值耗材的使用及费用。

(3)通知手术室:准备手术间、手术药品、手术物品及特殊耗材。

(4)护士做心理护理,交代注意事项:防压疮、防跌倒、指导患者戒烟等,并进行术前宣教。

(5)手术部位标识:术者、第一助手或经治医师在术前 1 天应对手术部位做体表标识,急诊手术由接诊医师或会诊外科医师标记,标记过程应由责任护士、患者及其亲属共同参与,并记入手术安排表。

(6)术前1天麻醉医师访视:制订麻醉计划、完成评估、确定麻醉方式,并记入《麻醉术前访视记录》,告知患者及其家属麻醉适应证、麻醉目的、风险、可能出现的情况及其处理原则、替代方案等,签署《麻醉知情同意书》并归入病历。

(七)药品选择与使用时机

1.抗菌药物 预防性抗生素选择第二代头孢、第三代头孢或万古霉素、喹诺酮类(青霉素、头孢过敏者;或有感染诱因者)。使用时机:手术当日、术后预防性使用3～5天。

2.糖皮质激素 鼻内局部喷雾,酌情口服或静脉使用。

(八)手术日为入院后第4天

1.麻醉方式:全身麻醉或局部麻醉。

2.术中用药:全身止血药物,局部减充血剂。

3.手术:见治疗方案的选择。

4.鼻腔填塞止血,保持引流通畅。

5.标本送病理检查。

(九)术后住院恢复3～4天

1.根据病情可选择复查部分检查项目。

2.术后用药:按照《抗菌药物临床应用指导原则》(卫医发〔2015〕285号)合理选用抗菌药物;糖皮质激素鼻内局部喷雾,酌情口服或静脉使用;酌情使用黏液促排剂。

3.鼻腔冲洗。

4.清理术腔。

(十)出院标准

1.一般情况良好。

2.病情稳定:临床稳定24小时以上(国家标准)。

3.没有需要住院处理的并发症。

(十一)变异及原因分析

1.医疗原因导致的变异 如改变诊疗方案、转科治疗、操作失误、误诊等。

2.患者原因导致的变异 如不同意治疗方案、个人原因要求出(转)院、院外服用手术禁忌药、月经期、对诊疗计划不满、相关检查检验院外(门诊)已做等。

3.并发症原因导致的变异 如感染、出血、血肿、愈合不良等。

4.病情原因导致的变异 如基础疾病复杂、病情恶化、病情平稳好转、抢救、会诊等。

5.辅诊科室原因导致的变异 如检查、检验、手术、病理等检查(不及时、结果错报、操作部位/方式错误、标本不合格)、报告(不及时、结果错报、标本不合格)等原因延长住院天数、增加费用等。

6.管理原因导致的变异 如系统暂不支持、系统瘫痪、需要修订流程、需要修订制度等。

二、真菌性蝶窦炎经鼻内镜下蝶窦开放、病灶清除术临床路径表单

适用对象	第一诊断为真菌性蝶窦炎（ICD-10:B49 09）拟行经鼻内镜下蝶窦开放、病灶清除术（ICD-9-CM-3:22.53/22.6）	
患者基本信息	姓名:_____ 性别:____ 年龄:____ 门诊号:_____ 住院号:_____ 过敏史:_____ 住院日期:____年__月__日 出院日期:____年__月__日	标准住院日:6~8天

时间		住院第1天	住院第2天	住院第3天（术前日）
主要诊疗工作	制度落实	□ 入院2小时内经治医师或值班医师完成接诊 □ 入院后24小时内主管医师完成检诊 □ 专科会诊（必要时）	□ 经治医师每日2次巡视患者 □ 主管医师每日查房1次 □ 主诊医师在患者入院48小时内完成检诊 □ 初步确定手术方式和日期	□ 经治医师查房（早、晚2次） □ 主诊医师查房 □ 完成术前准备 □ 组织术前讨论 □ 手术部位标识
	病情评估	□ 经治医师询问病史与体格检查 □ 心理评估 □ 营养评估 □ 疼痛评估 □ 康复评估	□ 术前评估	□ 术前评估
	病历书写	□ 入院8小时内完成首次病程记录 □ 入院24小时内完成入院记录	□ 24小时内完成家属入院记录签名 □ 48小时内完成主管医师，主诊医师查房记录	□ 完成主诊医师查房记录 □ 完成术前讨论、术前小结
	知情同意	□ 病情告知 □ 患者及其家属签署授权委托书 □ 患者或其家属在入院记录单上签名	□ 签署胃管、尿管（必要时）知情同意书	□ 术者术前谈话,告知患者及其家属病情和围术期注意事项,签署手术知情同意书、授权委托书、自费用品协议书（必要时）、军人目录外耗材审批单（必要时）、输血同意书等
	手术治疗		□ 预约手术	
	其他	□ 及时通知上级医师检诊 □ 经治医师检查整理病历资料		□ 检查并催缴住院押金

重点医嘱	长期医嘱	护理医嘱	□ 按耳鼻喉科护理常规 □ 二/三级护理	□ 按耳鼻喉科护理常规 □ 二/三级护理	□ 按耳鼻喉科护理常规 □ 二/三级护理
		处置医嘱			
		膳食医嘱	□ 普食 □ 糖尿病饮食 □ 低盐、低脂饮食 □ 低盐、低脂、糖尿病饮食	□ 同上	□ 禁食、禁水（22：00 后）
		药物医嘱	□ 自带药（必要时）	□ 同上	
	临时医嘱	检查检验	□ 血常规（含 CRP＋IL-6） □ 尿常规 □ 粪常规 □ 凝血四项 □ 血清术前八项 □ 红细胞沉降率 □ 血型 □ X 线胸片 □ 鼻窦 CT □ 鼻内镜检查 □ 鼻功能测试（必要时） □ 心电图检查（多导） □ 肺功能（必要时） □ 超声心动图（必要时）		
		药物医嘱		□ 抗生素（视病情）	
		手术医嘱			
		处置医嘱	□ 静脉抽血		□ 备血（视病情） □ 补液（视病情）
主要护理工作		健康宣教	□ 入院宣教（住院环境、规章制度） □ 进行护理安全指导 □ 进行等级护理、活动范围指导 □ 进行饮食指导 □ 进行关于疾病知识的宣教 □ 检查、检验项目的目的和意义	□ 术前宣教	□ 术前宣教

主要护理工作	护理处置	□ 患者身份核对 □ 佩戴腕带 □ 建立入院病历,通知医师 □ 入院介绍:介绍责任护士,病区环境、设施、规章制度、基础护理服务项目 □ 询问病史,填写护理记录单首页 □ 观察病情 □ 测量基本生命体征 □ 抽血、留取标本 □ 心理护理与生活护理 □ 根据评估结果采取相应的护理措施 □ 通知检查项目及检查注意事项		□ 术前患者准备(手术前沐浴、更衣、备皮) □ 检查术前物品准备 □ 指导患者准备手术后所需用品、贵重物品交由其家属保管 □ 告知患者入手术室前取下活动义齿 □ 测量基本生命体征 □ 备血、皮试
	风险评估	□ 一般评估:生命体征、神志、皮肤、药物过敏史等 □ 专科评估:嗅觉,听力评估 □ 心理评估 □ 营养评估 □ 疼痛评估 □ 康复评估	□ 心理评估 □ 营养评估 □ 疼痛评估	□ 心理评估 □ 营养评估 □ 疼痛评估 □ 评估患者心理状态
	专科护理	□ 观察患者情况 □ 个体化护理 □ 指导患者戒烟(必要时)		
	饮食指导	□ 根据医嘱通知配餐员准备膳食		□ 通知患者22:00后禁食、禁水
	活动体位	□ 根据护理等级指导患者活动		
	洗浴要求	□ 协助患者洗澡、更换病号服	□ 协助患者晨、晚间护理	□ 协助患者晨、晚间护理
病情变异记录		□ 无　　　□ 有,原因: □ 患者原因　□ 疾病原因 □ 医疗原因　□ 护理原因 □ 保障原因　□ 管理原因	□ 无　　　□ 有,原因: □ 患者原因　□ 疾病原因 □ 医疗原因　□ 护理原因 □ 保障原因　□ 管理原因	□ 无　　　□ 有,原因: □ 患者原因　□ 疾病原因 □ 医疗原因　□ 护理原因 □ 保障原因　□ 管理原因
护士签名		白班　小夜班　大夜班	白班　小夜班　大夜班	白班　小夜班　大夜班
医师签名				

(续　表)

时间		住院第 4 天（手术日）	住院第 5 天（术后第 1 天）	住院第 6 天（术后第 2 天）
主要诊疗工作	制度落实	□ 手术安全核查	□ 主诊医师查房 □ 主管医师查房 □ 经治医师查房	□ 主诊医师查房 □ 主管医师查房 □ 经治医师查房
	病情评估			
	病历书写	□ 术者或第一助手术后 24 小时内完成手术记录（术者签名） □ 术后即刻完成术后首次病程记录	□ 术后次日病程记录 □ 每天归档并评估各项检查结果，满页病历及时打印	□ 术后第 2 天病程记录 □ 每天归档并评估各项检查结果，满页病历及时打印
	知情同意	□ 告知患者及其家属手术过程概况及术后注意事项		
	手术治疗	□ 实施手术（手术安全核查记录、手术清点记录）		
	其他	□ 术后病情交接 □ 观察手术伤口及周围情况	□ 注意病情变化 □ 注意观察生命体征 □ 注意鼻腔及口腔出血情况	□ 注意病情变化 □ 注意观察生命体征 □ 注意鼻腔及口腔出血情况
重点医嘱	长期医嘱 护理医嘱	□ 按耳鼻喉科术后护理常规 □ 一级护理	□ 按耳鼻喉科术后护理常规 □ 二/三级护理	□ 按耳鼻喉科术后护理常规 □ 二/三级护理
	长期医嘱 处置医嘱	□ 持续心电、血压、呼吸、血氧饱和度监测 □ 留置导尿管并记录尿量 □ 留置切口引流管并记录引流量 □ 持续低流量吸氧		
	长期医嘱 膳食医嘱	□ 禁食	□ 同入院	□ 同入院
	长期医嘱 药物医嘱	□ 镇痛药 □ 消肿药 □ 止吐、保胃药 □ 抗生素 □ 抗凝药	□ 抗生素 □ 术后抗凝药	□ 抗生素 □ 术后抗凝药
	临时医嘱 检查检验		□ 复查血常规、CRP、IL-6、红细胞沉降率、生化全套	
	临时医嘱 药物医嘱		□ 镇痛药（必要时） □ 补钾（必要时） □ 补白蛋白（必要时） □ 输血（必要时）	□ 镇痛药（必要时） □ 补钾（必要时） □ 补白蛋白（必要时） □ 输血（必要时）
	临时医嘱 手术医嘱			
	临时医嘱 处置医嘱	□ 输血（视病情） □ 补液（视病情） □ 拔除导尿管（必要时）	□ 大换药（必要时）	□ 大换药（必要时）

（续　表）

主要护理工作	健康宣教	□ 术后宣教 □ 术后心理疏导 □ 指导术后康复训练 □ 指导术后注意事项		
	护理处置	□ 晨起测量生命体征并记录 □ 确认无感冒症状,女患者确认无月经来潮 □ 与手术室护士交接病历、影像资料、术中带药等 □ 术前补液(必要时) □ 嘱患者入手术室前排空膀胱 □ 与手术室护士交接 □ 术后测量生命体征 □ 术后心电监护 □ 各类管道护理 □ 术后心理护理与生活护理	□ 按护理等级完成基础护理项目;测量基本生命体征 □ 心理护理与生活护理 □ 指导并监督患者治疗 □ 遵医嘱用药 □ 根据评估结果采取相应的护理措施 □ 完成护理记录	□ 按护理等级完成基础护理项目;测量基本生命体征 □ 心理护理与生活护理 □ 指导并监督患者治疗 □ 遵医嘱用药 □ 根据评估结果采取相应的护理措施 □ 完成护理记录
	护理评估	□ 评估意识情况 □ 评估切口疼痛情况 □ 评估意识情况 □ 评估切口疼痛情况 □ 一般评估:生命体征、神志、皮肤、药物过敏史等 □ 出血风险评估	□ 评估意识情况 □ 评估切口疼痛情况 □ 一般评估:生命体征、神志、皮肤、药物过敏史等 □ 出血风险评估	□ 一般评估:生命体征、神志、皮肤、药物过敏史等 □ 出血风险评估
	专科护理	□ 与手术室护士共同评估皮肤、切口敷料、输液及引流情况 □ 观察患者切口情况 □ 心理护理与生活护理 □ 指导患者掌握床上排尿、排便方法	□ 观察患者切口情况 □ 心理护理与生活护理	□ 观察患者切口情况 □ 心理护理与生活护理
	饮食指导	□ 禁食、禁水,口干时协助患者湿润口唇		
	活动体位			
病情变异记录		□ 无　　　　□ 有,原因: □ 患者原因　□ 疾病原因 □ 医疗原因　□ 护理原因 □ 保障原因　□ 管理原因	□ 无　　　　□ 有,原因: □ 患者原因　□ 疾病原因 □ 医疗原因　□ 护理原因 □ 保障原因　□ 管理原因	□ 无　　　　□ 有,原因: □ 患者原因　□ 疾病原因 □ 医疗原因　□ 护理原因 □ 保障原因　□ 管理原因

护士签名	白班	小夜班	大夜班	白班	小夜班	大夜班	白班	小夜班	大夜班
医师签名									

（续　表）

时间		住院第 7 天 （术后第 3 天）	住院第 8 天 （出院日）
主要诊疗工作	制度落实	□ 上级医师查房（主管医师查房每天 1 次） □ 专科会诊（必要时）	□ 上级医师查房 □ 出院及出院带药 □ 向患者及其家属交代出院后继续治疗情况
	病情评估	□ 上级医师进行治疗效果评估 □ 评估凝血功能 □ 评估生命体征稳定性	□ 上级医师进行治疗效果、预后和出院评估 □ 出院宣教
	病历书写	□ 出院前 1 天上级医师指示出院的病程记录	□ 出院当天病程记录（由上级医师指示出院） □ 出院后 24 小时内完成出院记录 □ 出院后 24 小时内完成病案首页 □ 开具出院介绍信 □ 开具诊断证明书
	知情同意		□ 向患者交代出院后的注意事项（复诊的时间、地点,发生紧急情况时的处理等）
	手术治疗		
	其他	□ 注意病情变化 □ 注意观察生命体征 □ 注意鼻腔及口腔出血情况	□ 复查血常规、CRP、IL-6、红细胞沉降率、生化 □ 出院带药 □ 预约门诊复查 □ 如有不适,随时来诊
重点医嘱	长期医嘱 护理医嘱	□ 按耳鼻喉科术后护理常规 □ 三级护理	
	长期医嘱 处置医嘱		
	长期医嘱 膳食医嘱	□ 同入院	
	长期医嘱 药物医嘱	□ 抗生素 □ 术后抗凝药	
	临时医嘱 检查检验		
	临时医嘱 药物医嘱	□ 镇痛药（必要时） □ 补钾（必要时） □ 补白蛋白（必要时） □ 输血（必要时）	
	临时医嘱 手术医嘱		
	临时医嘱 处置医嘱	□ 大换药（必要时）	□ 出院

主要护理工作	健康宣教		□ 出院宣教(出院后注意事项,院外用药指导,复查时间等)
	护理处置	□ 按护理等级完成基础护理项目 □ 测量基本生命体征 □ 心理护理与生活护理 □ 指导并监督患者治疗 □ 遵医嘱用药 □ 根据评估结果采取相应的护理措施 □ 完成护理记录	□ 按护理等级完成基础护理项目 □ 观察患者情况 □ 核对患者医疗费用 □ 协助患者办理出院手续 □ 整理床单位
	风险评估	□ 一般评估:生命体征、神志、皮肤、药物过敏史等 □ 出血风险评估	
	专科护理	□ 观察患者切口情况 □ 心理护理与生活护理	
	饮食指导		
	活动体位		
病情变异记录		□ 无　　□ 有,原因: □ 患者原因　□ 疾病原因　□ 医疗原因 □ 护理原因　□ 保障原因　□ 管理原因	□ 无　　□ 有,原因: □ 患者原因　□ 疾病原因　□ 医疗原因 □ 护理原因　□ 保障原因　□ 管理原因
护士签名		白班　　小夜班　　大夜班	白班　　小夜班　　大夜班
医师签名			

第四节　真菌性上颌窦炎经鼻内镜下上颌窦开放、病灶清除术临床路径

一、真菌性上颌窦炎经鼻内镜下上颌窦开放、病灶清除术临床路径标准住院流程

(一)适用对象

第一诊断为真菌性上颌窦炎(ICD-10:B49　09)拟行经鼻内镜下经鼻内镜下上颌窦开放、病灶清除术(ICD-9-CM-3:22.53/22.6)。

(二)诊断依据

根据《临床诊疗指南·耳鼻喉科分册》(中华医学会编著,人民卫生出版社,2013 年),《临床技术操作规范·耳鼻喉科分册》(中华医学会编著,人民军医出版社,2013 年)。

1. 症状　鼻塞,黏性或脓性鼻涕;可伴有头痛、面部胀痛等。

2. 体征　鼻腔、中鼻道黏液或脓性分泌物,鼻腔、中鼻道黏膜充血、肿胀或伴有鼻息肉。

3. 影像学检查(CT) 提示①上颌窦真菌球,单侧上颌窦受累多见窦腔完全或部分不透明,窦腔浑浊区放射性浓缩影。②变态反应性真菌性上颌窦炎:单侧上颌窦受累多见,可见窦口扩大,骨质破坏,"窦腔双密度影"。

(三)治疗方案的选择

根据《临床诊疗指南·耳鼻喉科分册》(中华医学会编著,人民卫生出版社,2013 年),《临床技术操作规范·耳鼻喉科分册》(中华医学会编著,人民军医出版社,2013 年)。

鼻内镜手术:上颌窦开放术。

(四)标准住院日为 6~8 天

(五)进入路径标准

1. 第一诊断为真菌性上颌窦炎(ICD-10:B49 09)拟行经鼻内镜下经鼻内镜下上颌窦开放、病灶清除术(ICD-9-CM-3:22.53/22.6)。

2. 专科指征:当患者同时患有其他疾病诊断,但在住院期间不需要特殊处理,也不影响第一诊断的临床路径流程实施时,可以进入路径。

3. 手术禁忌证:同时伴有高血压、糖尿病、心律失常等慢性病内科评估为手术禁忌证不适宜入径。

(六)术前准备 1~3 天

1. 诊疗评估

(1)必需的检查项目:①血常规、尿常规;②肝肾功能、电解质、血糖、凝血功能;③感染性疾病筛查(乙肝、丙肝、梅毒、艾滋病等);④X 线胸片、心电图;⑤鼻腔鼻窦 CT;⑥鼻内镜;⑦老年患者检查肺功能。

(2)根据患者病情,可选择检查项目:①过敏原及相关免疫学检测;②鼻功能测试。③超声心动图。

(3)营养评估:根据《解放军总医院新入院患者营养风险筛查表(NRS-2002)》为新入院患者进行营养评估,评分≥3 分者给予处置,必要时申请营养科医师会诊。

(4)心理评估:根据新入院患者情况申请心理科医师会诊。

(5)疼痛评估:根据《VAS 评分》实施疼痛评估,评分>7 分者给予处置,必要时请疼痛科医师会诊。

(6)康复评估:根据《入院患者康复筛查和评估表》在患者入院后 24 小时内进行康复筛查和评估。任何一项结果为"是",则申请康复科医师会诊。

2. 术前准备

(1)术前评估:术前完成病情评估、必要的检查,做出术前小结、术前讨论。

(2)术前谈话:术者应在术前 1 天与患者及其亲属谈话,告知手术方案、相关风险、用血计划、术后转归、置入材料、手术费用和其患者和亲属权益,并履行书面知情同意手续。告知高值耗材的使用及费用。

(3)通知手术室:准备手术间、手术药品、手术物品及特殊耗材。

(4)护士做心理护理,交代注意事项:防压疮、防跌倒、指导患者戒烟等,并进行术前宣教。

(5)手术部位标识:术者、第一助手或经治医师在术前 1 天应对手术部位做体表标识,急诊手术由接诊医师或会诊外科医师标记,标记过程应由责任护士、患者及其亲属共同参与,并记入手术安排表。

（6）术前 1 天麻醉医师访视：制订麻醉计划、完成评估、确定麻醉方式，并记入《麻醉术前访视记录》，告知患者及其家属麻醉适应证、麻醉目的、风险、可能出现的情况及其处理原则、替代方案等，签署《麻醉知情同意书》并归入病历。

（七）药品选择及使用时机

1. 抗菌药物　预防性抗生素选择第二代头孢、三代头孢或万古霉素、喹诺酮类（青霉素、头孢过敏者；或有感染诱因者）。使用时机：手术当日、术后预防性使用 3～5 天。

2. 糖皮质激素　鼻内局部喷雾，酌情口服或静脉使用。

（八）手术日为入院后第 4 天

1. 麻醉方式：全身麻醉或局部麻醉。

2. 术中用药：全身止血药物，局部减充血剂。

3. 手术：见治疗方案的选择。

4. 鼻腔填塞止血，保持引流通畅。

5. 标本送病理检查。

（九）术后住院恢复 3～4 天

1. 根据病情可选择复查部分检查项目。

2. 术后用药：按照《抗菌药物临床应用指导原则》（卫医发〔2015〕285 号）合理选用抗菌药物；糖皮质激素鼻内局部喷雾，酌情口服或静脉使用；酌情使用黏液促排剂。

3. 鼻腔冲洗。

4. 清理术腔。

（十）出院标准

1. 一般情况良好。

2. 病情稳定：临床稳定 24 小时以上（国家标准）。

3. 没有需要住院处理的并发症。

（十一）变异及原因分析

1. 医疗原因导致的变异　如改变诊疗方案、转科治疗、操作失误、误诊等。

2. 患者原因导致的变异　如不同意治疗方案、个人原因要求出（转）院、院外服用手术禁忌药、月经期、对诊疗计划不满、相关检查检验院外（门诊）已做等。

3. 并发症原因导致的变异　如感染、出血、血肿、愈合不良等。

4. 病情原因导致的变异　如基础疾病复杂、病情恶化、病情平稳好转、抢救、会诊等。

5. 辅诊科室原因导致的变异　如检查、检验、手术、病理等检查（不及时、结果错报、操作部位/方式错误、标本不合格）、报告（不及时、结果错报、标本不合格）等原因延长住院天数、增加费用等。

6. 管理原因导致的变异　如系统暂不支持、系统瘫痪、需要修订流程、需要修订制度等。

二、真菌性上颌窦炎经鼻内镜下上颌窦开放、
病灶清除术临床路径表单

适用对象	第一诊断为真菌性上颌窦炎（ICD-10:B49 09）拟行经鼻内镜下经鼻内镜下上颌窦开放、病灶清除术（ICD-9-CM-3:22.53/22.6）	
患者基本信息	姓名：_____ 性别：____ 年龄：____ 门诊号：_____ 住院号：_____ 过敏史：_____ 住院日期：____年__月__日 出院日期：____年__月__日	标准住院日:6～8 天

	时间	住院第 1 天	住院第 2 天	住院第 3 天（术前日）
主要诊疗工作	制度落实	□ 入院 2 小时内经治医师或值班医师完成接诊 □ 入院后 24 小时内主管医师完成检诊 □ 专科会诊（必要时）	□ 经治医师每日 2 次巡视病人 □ 主管医师每日查房 1 次 □ 主诊医师在患者入院 48 小时内完成检诊 □ 初步确定手术方式和日期	□ 经治医师查房（早、晚 2 次） □ 主诊医师查房 □ 完成术前准备 □ 组织术前讨论 □ 手术部位标识
	病情评估	□ 经治医师询问病史与体格检查 □ 心理评估 □ 营养评估 □ 疼痛评估 □ 康复评估	□ 术前评估	□ 术前评估
	病历书写	□ 入院 8 小时内完成首次病程记录 □ 入院 24 小时内完成入院记录	□ 24 小时内完成家属入院记录签名 □ 48 小时内完成主管医师，主诊医师查房记录	□ 完成主诊医师查房记录 □ 完成术前讨论、术前小结
	知情同意	□ 病情告知 □ 患者及其家属签署授权委托书 □ 患者或其家属在入院记录单上签名	□ 签署胃管、尿管（必要时）知情同意书	□ 术者术前谈话,告知患者及其家属病情和围术期注意事项,签署手术知情同意书、授权委托书、自费用品协议书（必要时）、军人目录外耗材审批单（必要时）、输血同意书等
	手术治疗		□ 预约手术	
	其他	□ 及时通知上级医师检诊 □ 经治医师检查整理病历资料		□ 检查并催缴住院押金

（续　表）

长期医嘱	护理医嘱	□ 按耳鼻喉科护理常规 □ 二/三级护理	□ 按耳鼻喉科护理常规 □ 二/三级护理	□ 按耳鼻喉科护理常规 □ 二/三级护理
	处置医嘱			
	膳食医嘱	□ 普食 □ 糖尿病饮食 □ 低盐、低脂饮食 □ 低盐、低脂、糖尿病饮食	□ 同上	□ 禁食、禁水（22:00后）
	药物医嘱	□ 自带药（必要时）	□ 同上	
重点医嘱	检查检验（临时医嘱）	□ 血常规（含 CRP＋IL-6） □ 尿常规 □ 粪常规 □ 凝血四项 □ 血清术前八项 □ 红细胞沉降率 □ 血型 □ X 线胸片 □ 鼻窦 CT □ 鼻内镜检查 □ 酌情行鼻功能测试 □ 心电图检查（多导） □ 肺功能（必要时） □ 超声心动图（必要时）		
	药物医嘱		□ 抗生素（视病情）	
	手术医嘱			
	处置医嘱	□ 静脉抽血		□ 备血（视病情） □ 补液（视病情）
主要护理工作	健康宣教	□ 入院宣教（住院环境、规章制度） □ 进行护理安全指导 □ 进行等级护理、活动范围指导 □ 进行饮食指导 □ 进行关于疾病知识的宣教 □ 检查、检验项目的目的和意义	□ 术前宣教	□ 术前宣教

主要护理工作	护理处置	□ 患者身份核对 □ 佩戴腕带 □ 建立入院病历,通知医师 □ 入院介绍:介绍责任护士,病区环境、设施、规章制度、基础护理服务项目 □ 询问病史,填写护理记录单首页 □ 观察病情 □ 测量基本生命体征 □ 抽血、留取标本 □ 心理护理与生活护理 □ 根据评估结果采取相应的护理措施 □ 通知检查项目及检查注意事项		□ 术前患者准备(手术前沐浴、更衣、备皮) □ 检查术前物品准备 □ 指导患者准备手术后所需用品、贵重物品交由其家属保管 □ 告知患者入手术室前取下活动义齿 □ 测量基本生命体征 □ 备血、皮试
	风险评估	□ 一般评估:生命体征、神志、皮肤、药物过敏史等 □ 专科评估:嗅觉,听力评估 □ 心理评估 □ 营养评估 □ 疼痛评估 □ 康复评估	□ 心理评估 □ 营养评估 □ 疼痛评估	□ 心理评估 □ 营养评估 □ 疼痛评估 □ 评估患者心理状态
	专科护理	□ 观察患者情况 □ 个体化护理 □ 指导患者戒烟(必要时)		
	饮食指导	□ 根据医嘱通知配餐员准备膳食		□ 通知患者 22:00 后禁食、禁水
	活动体位	□ 根据护理等级指导患者活动		
	洗浴要求	□ 协助患者洗澡、更换病号服	□ 协助患者晨、晚间护理	□ 协助患者晨、晚间护理
病情变异记录		□ 无　　　　□ 有,原因: □ 患者原因　□ 疾病原因 □ 医疗原因　□ 护理原因 □ 保障原因　□ 管理原因	□ 无　　　　□ 有,原因: □ 患者原因　□ 疾病原因 □ 医疗原因　□ 护理原因 □ 保障原因　□ 管理原因	□ 无　　　　□ 有,原因: □ 患者原因　□ 疾病原因 □ 医疗原因　□ 护理原因 □ 保障原因　□ 管理原因
护士签名		白班　｜小夜班｜大夜班	白班　｜小夜班｜大夜班	白班　｜小夜班｜大夜班
医师签名				

（续　表）

时间		住院第 4 天（手术日）	住院第 5 天（术后第 1 日）	住院第 6 天（术后第 2 日）
主要诊疗工作	制度落实	□ 手术安全核查	□ 主诊医师查房 □ 主管医师查房 □ 经治医师查房	□ 主诊医师查房 □ 主管医师查房 □ 经治医师查房
	病情评估			
	病历书写	□ 术者或第一助手术后 24 小时内完成手术记录（术者签名） □ 术后即刻完成术后首次病程记录	□ 术后次日病程记录 □ 每天归档并评估各项检查结果，满页病历及时打印	□ 术后第 2 天病程记录 □ 每天归档并评估各项检查结果，满页病历及时打印
	知情同意	□ 告知患者及其家属手术过程概况及术后注意事项		
	手术治疗	□ 实施手术（手术安全核查记录、手术清点记录）		
	其他	□ 术后病情交接 □ 观察手术伤口及周围情况	□ 注意病情变化 □ 注意观察生命体征 □ 注意鼻腔及口腔出血情况	□ 注意病情变化 □ 注意观察生命体征 □ 注意鼻腔及口腔出血情况
重点医嘱	长期医嘱 护理医嘱	□ 按耳鼻喉科术后护理常规 □ 一级护理	□ 按耳鼻喉科术后护理常规 □ 二/三级护理	□ 按耳鼻喉科术后护理常规 □ 二/三级护理
	长期医嘱 处置医嘱	□ 持续心电、血压、呼吸、血氧饱和度监测 □ 留置导尿管并记录尿量 □ 留置切口引流管并记引流量 □ 持续低流量吸氧		
	长期医嘱 膳食医嘱	□ 禁食	□ 同入院	□ 同入院
	长期医嘱 药物医嘱	□ 镇痛药 □ 消肿药 □ 止吐、保胃药 □ 抗生素 □ 抗凝药	□ 抗生素 □ 术后抗凝药	□ 抗生素 □ 术后抗凝药
	临时医嘱 检查检验		□ 复查血常规、CRP、IL-6、红细胞沉降率、生化全套	
	临时医嘱 药物医嘱		□ 镇痛药（必要时） □ 补钾（必要时） □ 补白蛋白（必要时） □ 输血（必要时）	□ 镇痛药（必要时） □ 补钾（必要时） □ 补白蛋白（必要时） □ 输血（必要时）
	临时医嘱 手术医嘱			
	临时医嘱 处置医嘱	□ 输血（视病情） □ 补液（视病情） □ 拔除导尿管（必要时）	□ 大换药（必要时）	□ 大换药（必要时）

主要护理工作	健康宣教	□ 术后宣教 □ 术后心理疏导 □ 指导术后康复训练 □ 指导术后注意事项		
	护理处置	□ 晨起测量生命体征并记录 □ 确认无感冒症状,女患者确认无月经来潮 □ 与手术室护士交接病历、影像资料、术中带药等 □ 术前补液(必要时) □ 嘱患者入手术室前排空膀胱 □ 与手术室护士交接 □ 术后测量生命体征 □ 术后心电监护 □ 各类管道护理 □ 术后心理护理与生活护理	□ 按护理等级完成基础护理项目;测量基本生命体征 □ 心理护理与生活护理 □ 指导并监督患者治疗 □ 遵医嘱用药 □ 根据评估结果采取相应的护理措施 □ 完成护理记录	□ 按护理等级完成基础护理项目;测量基本生命体征 □ 心理护理与生活护理 □ 指导并监督患者治疗 □ 遵医嘱用药 □ 根据评估结果采取相应的护理措施 □ 完成护理记录
	护理评估	□ 评估意识情况 □ 评估切口疼痛情况 □ 评估意识情况 □ 评估切口疼痛情况 □ 一般评估:生命体征、神志、皮肤、药物过敏史等 □ 出血风险评估	□ 评估意识情况 □ 评估切口疼痛情况 □ 一般评估:生命体征、神志、皮肤、药物过敏史等 □ 出血风险评估	□ 一般评估:生命体征、神志、皮肤、药物过敏史等 □ 出血风险评估
	专科护理	□ 与手术室护士共同评估皮肤、切口敷料、输液及引流情况 □ 观察患者切口情况 □ 心理护理与生活护理 □ 指导患者掌握床上排尿、排便方法	□ 观察患者切口情况 □ 心理护理与生活护理	□ 观察患者切口情况 □ 心理护理与生活护理
	饮食指导	□ 禁食、禁水,口干时协助患者湿润口唇		
	活动体位			
病情变异记录		□ 无　　　□ 有,原因: □ 患者原因　□ 疾病原因 □ 医疗原因　□ 护理原因 □ 保障原因　□ 管理原因	□ 无　　　□ 有,原因: □ 患者原因　□ 疾病原因 □ 医疗原因　□ 护理原因 □ 保障原因　□ 管理原因	□ 无　　　□ 有,原因: □ 患者原因　□ 疾病原因 □ 医疗原因　□ 护理原因 □ 保障原因　□ 管理原因

护士签名	白班	小夜班	大夜班	白班	小夜班	大夜班	白班	小夜班	大夜班
医师签名									

（续　表）

时间			住院第 7 天（术后第 3 天）	住院第 8 天（出院日）
主要诊疗工作		制度落实	□ 上级医师查房（主管医师查房每日 1 次） □ 专科会诊（必要时）	□ 上级医师查房 □ 出院及出院带药 □ 向患者及其家属交代出院后继续治疗情况
		病情评估	□ 上级医师进行治疗效果评估 □ 评估凝血功能 □ 评估生命体征稳定性	□ 上级医师进行治疗效果、预后和出院评估 □ 出院宣教
		病历书写	□ 出院前 1 天由上级医师指示出院的病程记录	□ 出院当天病程记录（由上级医师指示出院） □ 出院后 24 小时内完成出院记录 □ 出院后 24 小时内完成病案首页 □ 完成出院介绍信 □ 开具诊断证明书
		知情同意		□ 向患者交代出院后的注意事项（复诊的时间、地点，发生紧急情况时的处理等）
		手术治疗		
		其他	□ 注意病情变化 □ 注意观察生命体征 □ 注意鼻腔及口腔出血情况	□ 复查血常规、CRP、IL-6、红细胞沉降率、生化 □ 出院带药 □ 预约门诊复查 □ 如有不适，随时来诊
重点医嘱	长期医嘱	护理医嘱	□ 按耳鼻喉科术后护理常规 □ 三级护理	
		处置医嘱		
		膳食医嘱	□ 同入院	
		药物医嘱	□ 抗生素 □ 术后抗凝	
	临时医嘱	检查检验		
		药物医嘱	□ 镇痛药（必要时） □ 补钾（必要时） □ 补白蛋白（必要时） □ 输血（必要时）	
		手术医嘱		
		处置医嘱	□ 大换药（必要时）	□ 出院

（续　表）

主要护理工作	健康宣教		□ 出院宣教（出院后注意事项,院外用药指导,复查时间等）
	护理处置	□ 按护理等级完成基础护理项目 □ 测量基本生命体征 □ 心理护理与生活护理 □ 指导并监督患者治疗 □ 遵医嘱用药 □ 根据评估结果采取相应的护理措施 □ 完成护理记录	□ 按护理等级完成基础护理项目 □ 观察患者情况 □ 核对患者医疗费用 □ 协助患者办理出院手续 □ 整理床单元
	风险评估	□ 一般评估:生命体征、神志、皮肤、药物过敏史等 □ 出血风险评估	
	专科护理	□ 观察患者切口情况 □ 心理护理与生活护理	
	饮食指导		
	活动体位		
病情变异记录		□ 无　　□ 有,原因: □ 患者原因　□ 疾病原因　□ 医疗原因 □ 护理原因　□ 保障原因　□ 管理原因	□ 无　　□ 有,原因: □ 患者原因　□ 疾病原因　□ 医疗原因 □ 护理原因　□ 保障原因　□ 管理原因
护士签名		白班　｜　小夜班　｜　大夜班	白班　｜　小夜班　｜　大夜班
医师签名			

第五节　慢性蝶窦炎经鼻内镜下蝶窦开放术临床路径

一、慢性蝶窦炎经鼻内镜下蝶窦开放术临床路径标准住院流程

（一）适用对象

第一诊断为慢性蝶窦炎（ICD-10:J32.301）拟行经鼻内镜下蝶窦开放术（ICD-9-CM-3: 22.5204）。（22.5204 为电视内镜下蝶窦开放术）。

（二）诊断依据

根据《临床诊疗指南・耳鼻喉科分册》（中华医学会编著,人民卫生出版社,2013 年）,《临床技术操作规范・耳鼻喉科分册》（中华医学会编著,人民军医出版社,2013 年）。

1. **症状**　鼻塞,黏性或脓性鼻涕;可伴有头痛、面部胀痛等。
2. **体征**　鼻腔、中鼻道黏液或脓性分泌物,鼻腔、中鼻道黏膜充血、肿胀或伴有鼻息肉。

3. 影像学检查(CT)　提示蝶窦内含气减少或者不含气,被软组织密度影填充。伴或不伴有邻近窦壁增生、肥厚或骨质吸收。

(三)治疗方案的选择

根据《临床诊疗指南·耳鼻喉科分册》(中华医学会编著,人民卫生出版社,2013 年),《临床技术操作规范·耳鼻喉科分册》(中华医学会编著,人民军医出版社,2013 年)。

鼻内镜手术:

1. 电视内镜下蝶窦开放术。

2. 电视内镜下蝶窦病损切除术。

(四)标准住院日为 7～8 天

(五)进入路径标准

1. 第一诊断必须符合慢性蝶窦炎(ICD-10:J32.301)。

2. 当患者同时患有其他疾病诊断,但在住院期间不需要特殊处理,也不影响第一诊断的临床路径流程实施时,可以进入路径。

(六)术前准备 1～3 天

1. 诊疗评估

(1)必需的检查项目:①血常规、尿常规;②肝肾功能、电解质、血糖、凝血功能;③感染性疾病筛查(乙肝、丙肝、梅毒、艾滋病等);④X 线胸片、心电图;⑤鼻腔鼻窦 CT;⑥鼻内镜;⑦老年患者检查肺功能。

(2)根据患者病情,可选择检查项目:①过敏原及相关免疫学检测;②鼻功能测试。

(3)营养评估:根据《解放军总医院新入院患者营养风险筛查表(NRS-2002)》为新入院患者进行营养评估,评分≥3 分者给予处置,必要时申请营养科医师会诊。

(4)心理评估:根据新入院患者情况申请心理科医师会诊。

(5)疼痛评估:根据《VAS 评分》实施疼痛评估,评分＞7 分者给予处置,必要时请疼痛科医师会诊。

(6)康复评估:根据《入院患者康复筛查和评估表》在患者入院后 24 小时内进行康复筛查和评估。任何一项结果为"是",则申请康复科医师会诊。

2. 术前准备

(1)术前评估:完成术前病情评估、必要的检查,做出术前小结、术前讨论。

(2)术前谈话:术者应在术前 1 天与患者及其亲属谈话,告知手术方案、相关风险、用血计划、术后转归、置入材料、手术费用及患者和其亲属权益,并履行书面知情同意手续。告知高值耗材的使用及费用。

(3)通知手术室:准备手术间、手术药品、手术物品及特殊耗材。

(4)护士做心理护理,交代注意事项:防压疮、防跌倒、指导患者戒烟等,并进行术前宣教。

(5)手术部位标识:术者、第一助手或经治医师在术前 1 天应对手术部位做体表标识,急诊手术由接诊医师或会诊外科医师标记,标记过程应由责任护士、患者及其亲属共同参与,并记入手术安排表。

(6)术前 1 天麻醉医师访视:制订麻醉计划、完成评估、确定麻醉方式,并记入《麻醉术前访视记录》,告知患者及其家属麻醉适应证、麻醉目的、风险、可能出现的情况及其处理原则、替代方案等,签署《麻醉知情同意书》并归入病历。

（七）药品选择与使用时机

1. 抗菌药物　参照《抗菌药物临床应用指导原则》(2015 年版)(国卫办医发〔2015〕43 号)（卫医发〔2015〕285 号)，根据患者病情选择合适抗生素及抗生素应用的具体时间。使用时机：手术当日、术后预防性使用 5 天。

2. 糖皮质激素　鼻内局部喷雾，酌情口服或静脉使用。

（八）手术日为入院后第 4 天

1. 麻醉方式：全身麻醉或局部麻醉。

2. 术中用药：全身止血药物，局部减充血剂。

3. 手术：见治疗方案的选择。

4. 鼻腔填塞止血，保持引流通畅。

5. 标本送病理检查。

（九）术后住院恢复 3～4 天

1. 根据病情可选择复查部分检查项目。

2. 术后用药：按照《抗菌药物临床应用指导原则》(卫医发〔2015〕285 号)合理选用抗菌药物；糖皮质激素鼻内局部喷雾，酌情口服或静脉使用；酌情使用黏液促排剂。

3. 鼻腔冲洗。

4. 清理术腔。

（十）出院标准

1. 一般情况良好。

2. 病情稳定：临床稳定 24 小时以上(国家标准)。

3. 没有需要住院处理的并发症。

（十一）变异及原因分析

1. 医疗原因导致的变异　如改变诊疗方案、转科治疗、操作失误、误诊等。

2. 患者原因导致的变异　如不同意治疗方案、个人原因要求出(转)院、院外服用手术禁忌药、月经期、对诊疗计划不满、相关检查检验院外(门诊)已做等。

3. 并发症原因导致的变异　如感染、出血、血肿、愈合不良等。

4. 病情原因导致的变异　如基础疾病复杂、病情恶化、病情平稳好转、抢救、会诊等。

5. 辅诊科室原因导致的变异　如检查、检验、手术、病理等检查(不及时、结果错报、操作部位/方式错误、标本不合格)、报告(不及时、结果错报、标本不合格)等原因延长住院天数、增加费用等。

6. 管理原因导致的变异　如系统暂不支持、系统瘫痪、需要修订流程、需要修订制度等。

二、慢性蝶窦炎经鼻内镜下蝶窦开放术临床路径表单

适用对象	第一诊断为慢性蝶窦炎（ICD-10：J32.301）行鼻内镜下蝶窦开放手术（ICD-9-CM-3：22.5204）		
患者基本信息	姓名：_____ 性别：____ 年龄：____ 门诊号：_____ 住院号：_____ 过敏史：_____ 住院日期：___年__月__日 出院日期：___年__月__日		标准住院日：7～8天
时间	住院第1天	住院第2天	住院第3天（术前日）
主要诊疗工作 制度落实	□ 入院2小时内经治医师或值班医师完成接诊 □ 入院后24小时内主管医师完成检诊 □ 专科会诊（必要时）	□ 经治医师每日2次巡视患者 □ 主管医师每日查房1次 □ 主诊医师在患者入院48小时内完成检诊 □ 初步确定手术方式和日期	□ 经治医师查房（早、晚2次） □ 主诊医师查房 □ 完成术前准备 □ 组织术前讨论 □ 手术部位标识
病情评估	□ 经治医师询问病史与体格检查 □ 心理评估 □ 营养评估 □ 疼痛评估 □ 康复评估	□ 术前评估	□ 术前评估
病历书写	□ 入院8小时内完成首次病程记录 □ 入院24小时内完成入院记录	□ 24小时内完成家属入院记录签名 □ 48小时内完成主管医师，主诊医师查房记录	□ 完成主诊医师查房记录 □ 完成术前讨论、术前小结
知情同意	□ 病情告知 □ 患者及其家属签署《授权委托书》 □ 患者或其家属在入院记录单上签名	□ 签署胃管、尿管（必要时）知情同意书	□ 术者术前谈话，告知患者及其家属病情和围术期注意事项，签署手术知情同意书、授权委托书、自费用品协议书（必要时）、军人目录外耗材审批单（必要时）、输血同意书等
手术治疗		□ 预约手术	
其他	□ 及时通知上级医师检诊 □ 经治医师检查整理病历资料		□ 检查并催缴住院押金

（续 表）

重点医嘱	长期医嘱	护理医嘱	□ 按耳鼻喉科护理常规 □ 二/三级护理	□ 按耳鼻喉科护理常规 □ 二/三级护理	□ 按耳鼻喉科护理常规 □ 二/三级护理
		处置医嘱			
		膳食医嘱	□ 普食 □ 糖尿病饮食 □ 低盐、低脂饮食 □ 低盐、低脂、糖尿病饮食	□ 同上	□ 禁食、禁水（22：00后）
		药物医嘱	□ 自带药（必要时）	□ 同上	
	临时医嘱	检查检验	□ 血常规（含 CRP＋IL-6） □ 尿常规 □ 粪常规 □ 凝血四项 □ 血清术前八项 □ 红细胞沉降率 □ 血型 □ X 线胸片 □ 鼻窦 CT □ 鼻内镜检查 □ 酌情行鼻功能测试 □ 心电图检查（多导） □ 肺功能（必要时） □ 超声心动图（必要时）		
		药物医嘱		□ 抗生素（视病情）	
		手术医嘱			
		处置医嘱	□ 静脉抽血		□ 备血（视病情） □ 补液（视病情）
主要护理工作		健康宣教	□ 入院宣教（住院环境、规章制度） □ 进行护理安全指导 □ 进行等级护理、活动范围指导 □ 进行饮食指导 □ 进行关于疾病知识的宣教 □ 检查、检验项目的目的和意义	□ 术前宣教	□ 术前宣教

主要护理工作	护理处置	□ 患者身份核对 □ 佩戴腕带 □ 建立入院病历,通知医师 □ 入院介绍:介绍责任护士,病区环境、设施、规章制度、基础护理服务项目 □ 询问病史,填写护理记录单首页 □ 观察病情 □ 测量基本生命体征 □ 抽血、留取标本 □ 心理护理与生活护理 □ 根据评估结果采取相应的护理措施 □ 通知检查项目及检查注意事项		□ 术前患者准备(手术前沐浴、更衣、备皮) □ 检查术前物品准备 □ 指导患者准备手术后所需用品、贵重物品交由其家属保管 □ 告知患者入手术室前取下活动义齿 □ 测量基本生命体征 □ 备血、皮试
	风险评估	□ 一般评估:生命体征、神志、皮肤、药物过敏史等 □ 专科评估:嗅觉,听力评估 □ 心理评估 □ 营养评估 □ 疼痛评估 □ 康复评估	□ 心理评估 □ 营养评估 □ 疼痛评估	□ 心理评估 □ 营养评估 □ 疼痛评估 □ 评估患者心理状态
	专科护理	□ 观察患者情况 □ 个体化护理 □ 指导患者戒烟(必要时)		
	饮食指导	□ 根据医嘱通知配餐员准备膳食		□ 通知患者 22:00 后禁食、禁水
	活动体位	□ 根据护理等级指导患者活动		
	洗浴要求	□ 协助患者洗澡、更换病号服	□ 协助患者晨、晚间护理	□ 协助患者晨、晚间护理
病情变异记录		□ 无　　□ 有,原因: □ 患者原因　□ 疾病原因 □ 医疗原因　□ 护理原因 □ 保障原因　□ 管理原因	□ 无　　□ 有,原因: □ 患者原因　□ 疾病原因 □ 医疗原因　□ 护理原因 □ 保障原因　□ 管理原因	□ 无　　□ 有,原因: □ 患者原因　□ 疾病原因 □ 医疗原因　□ 护理原因 □ 保障原因　□ 管理原因
护士签名		白班 | 小夜班 | 大夜班	白班 | 小夜班 | 大夜班	白班 | 小夜班 | 大夜班
医师签名				

（续　表）

时间		住院第 4 天（手术日）	住院第 5 天（术后第 1 天）	住院第 6 天（术后第 2 天）
主要诊疗工作	制度落实	□ 手术安全核查	□ 主诊医师查房 □ 主管医师查房 □ 经治医师查房	□ 主诊医师查房 □ 主管医师查房 □ 经治医师查房
	病情评估			
	病历书写	□ 术者或第一助手术后 24 小时内完成手术记录（术者签名） □ 术后即刻完成术后首次病程记录	□ 术后次日病程记录 □ 每天归档并评估各项检查结果，满页病历及时打印	□ 术后第 2 天病程记录 □ 每天归档并评估各项检查结果，满页病历及时打印
	知情同意	□ 告知患者及其家属手术过程概况及术后注意事项		
	手术治疗	□ 实施手术（手术安全核查记录、手术清点记录）		
	其他	□ 术后病情交接 □ 观察手术伤口及周围情况	□ 注意病情变化 □ 注意观察生命体征 □ 注意鼻腔及口腔出血情况	□ 注意病情变化 □ 注意观察生命体征 □ 注意鼻腔及口腔出血情况
重点医嘱	长期医嘱 护理医嘱	□ 按耳鼻喉科术后护理常规 □ 一级护理	□ 按耳鼻喉科术后护理常规 □ 二/三级护理	□ 按耳鼻喉科术后护理常规 □ 二/三级护理
	长期医嘱 处置医嘱	□ 持续心电、血压、呼吸、血氧饱和度监测 □ 留置导尿管并记录尿量 □ 留置切口引流管并记录引流量 □ 持续低流量吸氧		
	长期医嘱 膳食医嘱	□ 禁食	□ 同入院	□ 同入院
	长期医嘱 药物医嘱	□ 镇痛药 □ 消肿药 □ 止吐、保胃药 □ 抗生素 □ 抗凝药	□ 抗生素 □ 术后抗凝药	□ 抗生素 □ 术后抗凝药
	临时医嘱 检查检验		□ 复查血常规、CRP、IL-6、红细胞沉降率、生化全套	
	临时医嘱 药物医嘱		□ 镇痛药（必要时） □ 补钾（必要时） □ 补白蛋白（必要时） □ 输血（必要时）	□ 镇痛药（必要时） □ 补钾（必要时） □ 补白蛋白（必要时） □ 输血（必要时）
	临时医嘱 手术医嘱			
	临时医嘱 处置医嘱	□ 输血（视病情） □ 补液（视病情） □ 拔除导尿管（必要时）	□ 大换药（必要时）	□ 大换药（必要时）

（续　表）

主要护理工作	健康宣教	☐ 术后宣教 ☐ 术后心理疏导 ☐ 指导术后康复训练 ☐ 指导术后注意事项		
	护理处置	☐ 晨起测量生命体征并记录 ☐ 确认无感冒症状,女患者确认无月经来潮 ☐ 与手术室护士交接病历、影像资料、术中带药等 ☐ 术前补液（必要时） ☐ 嘱患者入手术室前排空膀胱 ☐ 与手术室护士交接 ☐ 术后测量生命体征 ☐ 术后心电监护 ☐ 各类管道护理 ☐ 术后心理护理与生活护理	☐ 按护理等级完成基础护理项目;测量基本生命体征 ☐ 心理护理与生活护理 ☐ 指导并监督患者治疗 ☐ 遵医嘱用药 ☐ 根据评估结果采取相应的护理措施 ☐ 完成护理记录	☐ 按护理等级完成基础护理项目;测量基本生命体征 ☐ 心理护理与生活护理 ☐ 指导并监督患者治疗 ☐ 遵医嘱用药 ☐ 根据评估结果采取相应的护理措施 ☐ 完成护理记录
	护理评估	☐ 评估意识情况 ☐ 评估切口疼痛情况 ☐ 评估意识情况 ☐ 评估切口疼痛情况 ☐ 一般评估:生命体征、神志、皮肤、药物过敏史等 ☐ 出血风险评估	☐ 评估意识情况 ☐ 评估切口疼痛情况 ☐ 一般评估:生命体征、神志、皮肤、药物过敏史等 ☐ 出血风险评估	☐ 一般评估:生命体征、神志、皮肤、药物过敏史等 ☐ 出血风险评估
	专科护理	☐ 与手术室护士共同评估皮肤、切口敷料、输液及引流情况 ☐ 观察患者切口情况 ☐ 心理护理与生活护理 ☐ 指导患者掌握床上排尿、排便方法	☐ 观察患者切口情况 ☐ 心理护理与生活护理	☐ 观察患者切口情况 ☐ 心理护理与生活护理
	饮食指导	☐ 禁食、禁水,口干时协助患者湿润口唇		
	活动体位			
病情变异记录		☐ 无　　　☐ 有,原因: ☐ 患者原因　☐ 疾病原因 ☐ 医疗原因　☐ 护理原因 ☐ 保障原因　☐ 管理原因	☐ 无　　　☐ 有,原因: ☐ 患者原因　☐ 疾病原因 ☐ 医疗原因　☐ 护理原因 ☐ 保障原因　☐ 管理原因	☐ 无　　　☐ 有,原因: ☐ 患者原因　☐ 疾病原因 ☐ 医疗原因　☐ 护理原因 ☐ 保障原因　☐ 管理原因
护士签名		白班　小夜班　大夜班	白班　小夜班　大夜班	白班　小夜班　大夜班
医师签名				

（续　表）

时间			住院第 7 天（术后第 3 天）	住院第 8 天（出院日）
主要诊疗工作		制度落实	☐ 上级医师查房（主管医师查房每天 1 次） ☐ 专科会诊（必要时）	☐ 上级医师查房 ☐ 出院及出院带药 ☐ 向患者及其家属交代出院后继续治疗情况
		病情评估	☐ 上级医师进行治疗效果评估 ☐ 评估凝血功能 ☐ 评估生命体征稳定性	☐ 上级医师进行治疗效果、预后和出院评估 ☐ 出院宣教
		病历书写	☐ 出院前 1 天由上级医师指示出院的病程记录	☐ 出院当天病程记录（由上级医师指示出院） ☐ 出院后 24 小时内完成出院记录 ☐ 出院后 24 小时内完成病案首页 ☐ 完成出院介绍信 ☐ 开具诊断证明书
		知情同意		☐ 向患者交代出院后的注意事项（复诊的时间、地点，发生紧急情况时的处理等）
		手术治疗		
		其他	☐ 注意病情变化 ☐ 注意观察生命体征 ☐ 注意鼻腔及口腔出血情况	☐ 复查血常规、CRP、IL-6、红细胞沉降率、生化 ☐ 出院带药 ☐ 预约门诊复查 ☐ 如有不适，随时来诊
重点医嘱	长期医嘱	护理医嘱	☐ 按耳鼻喉科术后护理常规 ☐ 三级护理	
		处置医嘱		
		膳食医嘱	☐ 同入院	
		药物医嘱	☐ 抗生素 ☐ 术后抗凝药	
	临时医嘱	检查检验		
		药物医嘱	☐ 镇痛药（必要时） ☐ 补钾（必要时） ☐ 补白蛋白（必要时） ☐ 输血（必要时）	
		手术医嘱		
		处置医嘱	☐ 大换药（必要时）	☐ 出院

（续　表）

主要护理工作	健康宣教		□ 出院宣教（出院后注意事项，院外用药指导，复查时间等）
	护理处置	□ 按护理等级完成基础护理项目 □ 测量基本生命体征 □ 心理护理与生活护理 □ 指导并监督患者治疗 □ 遵医嘱用药 □ 根据评估结果采取相应的护理措施 □ 完成护理记录	□ 按护理等级完成基础护理项目 □ 观察患者情况 □ 核对患者医疗费用 □ 协助患者办理出院手续 □ 整理床单位
	风险评估	□ 一般评估：生命体征、神志、皮肤、药物过敏史等 □ 出血风险评估	
	专科护理	□ 观察患者切口情况 □ 心理护理与生活护理	
	饮食指导		
	活动体位		
病情变异记录		□ 无　□ 有，原因： □ 患者原因　□ 疾病原因　□ 医疗原因 □ 护理原因　□ 保障原因　□ 管理原因	□ 无　□ 有，原因： □ 患者原因　□ 疾病原因　□ 医疗原因 □ 护理原因　□ 保障原因　□ 管理原因

护士签名	白班	小夜班	大夜班	白班	小夜班	大夜班

医师签名		

第六节　慢性肥厚性鼻炎经鼻内镜下双侧下鼻甲消融临床路径

一、慢性肥厚性鼻炎经鼻内镜下双侧下鼻甲消融临床路径标准住院流程

（一）适用对象

第一诊断为慢性肥厚性鼻炎（ICD-10：J31.001）行经鼻内镜下双侧下鼻甲消融（ICD-9-CM-3：21.6103）。

（二）诊断依据

根据《临床诊疗指南·耳鼻喉科分册》（中华医学会编著，人民卫生出版社，2013 年），《临床技术操作规范·耳鼻喉科分册》（中华医学会编著，人民军医出版社，2013 年）。

1. 症状　鼻塞，黏性或脓性鼻涕；可伴有头痛、面部胀痛等。

2. 体征　鼻腔、中鼻道黏液或脓性分泌物，鼻腔、中鼻道黏膜充血、肿胀或伴有鼻息肉。

3. 影像学检查(CT) 提示鼻腔、鼻窦黏膜慢性肥厚性改变。

(三)治疗方案的选择

根据《临床诊疗指南·耳鼻喉科分册》(中华医学会编著,人民卫生出版社,2013 年),《临床技术操作规范·耳鼻喉科分册》(中华医学会编著,人民军医出版社,2013 年)。

鼻内镜手术:鼻黏膜消融术。

(四)标准住院日为 8~10 天

(五)进入路径标准

1. 第一诊断为慢性肥厚性鼻炎(ICD-10:J31.001)拟行经鼻内镜下双侧下鼻甲消融(ICD-9-CM-3:21.6103)。

2. 手术指征:当患者同时患有其他疾病诊断,但在住院期间不需要特殊处理,也不影响第一诊断的临床路径流程实施时,可以进入路径。

3. 手术禁忌证:同时伴有高血压、糖尿病、心律失常等慢性病内科评估为手术禁忌证不适宜入径。

(六)术前准备 1~3 天

1. 诊疗评估

(1)必需的检查项目:①血常规、尿常规;②肝肾功能、电解质、血糖、凝血功能;③感染性疾病筛查(乙肝、丙肝、梅毒、艾滋病等);④X 线胸片、心电图;⑤鼻腔鼻窦 CT;⑥鼻内镜;⑦老年患者检查肺功能。

(2)根据患者病情,可选择检查项目:①过敏原及相关免疫学检测;②鼻功能测试;③超声心动图。

(3)营养评估:根据《解放军总医院新入院患者营养风险筛查表(NRS-2002)》为新入院患者进行营养评估,评分≥3 分者给予处置,必要时申请营养科医师会诊。

(4)心理评估:根据新入院患者情况申请心理科医师会诊。

(5)疼痛评估:根据《VAS 评分》实施疼痛评估,评分>7 分者给予处置,必要时请疼痛科医师会诊。

(6)康复评估:根据《入院患者康复筛查和评估表》在患者入院后 24 小时内进行康复筛查和评估。任何一项结果为"是",则申请康复科医师会诊。

2. 术前准备

(1)术前评估:术前完成病情评估、必要的检查,做出术前小结、术前讨论。

(2)术前谈话:术者应在术前 1 天与患者及其亲属谈话,告知手术方案、相关风险、用血计划、术后转归、置入材料、手术费用及患者和亲属权益,并履行书面知情同意手续。告知高值耗材的使用及费用。

(3)通知手术室:准备手术间、手术药品、手术物品及特殊耗材。

(4)护士做心理护理,交代注意事项:防压疮、防跌倒、指导患者戒烟等,并进行术前宣教。

(5)手术部位标识:术者、第一助手或经治医师在术前 1 天应对手术部位做体表标识,急诊手术由接诊医师或会诊外科医师标记,标记过程应由责任护士、患者及其亲属共同参与,并记入手术安排表。

(6)术前 1 天麻醉医师访视:制订麻醉计划、完成评估、确定麻醉方式,并记入《麻醉术前访视记录》,告知患者及其家属麻醉适应证、麻醉目的、风险、可能出现的情况及其处理原则、替代方案等,签署《麻醉知情同意书》并归入病历。

(七)药品选择与使用时机

1. 抗菌药物　按照《抗菌药物临床应用指导原则(2015年版)(国卫办医发〔2015〕43号)》(卫医发〔2015〕285号)合理选用抗菌药物:预防性抗生素选择第二代头孢、第三代头孢或万古霉素、喹诺酮类(青霉素、头孢过敏者;或有感染诱因者)。使用时机:手术当日、术后预防性使用3～5天。

2. 糖皮质激素　鼻内局部喷雾,酌情口服或静脉使用。

(八)手术日为入院后第4天

1. 麻醉方式:全身麻醉或局部麻醉。

2. 术中用药:全身止血药物,局部减充血剂。

3. 手术:见治疗方案的选择。

4. 鼻腔填塞止血,保持引流通畅。

5. 标本送病理检查。

(九)术后住院恢复4～6天

1. 根据病情可选择复查部分检查项目。

2. 术后用药:按照《抗菌药物临床应用指导原则》(卫医发〔2015〕285号)合理选用抗菌药物;糖皮质激素鼻内局部喷雾,酌情口服或静脉使用;酌情使用黏液促排剂。

3. 鼻腔冲洗。

4. 清理术腔。

(十)出院标准

1. 一般情况良好。

2. 病情稳定:临床稳定24小时以上(国家标准)。

3. 没有需要住院处理的并发症。

(十一)变异及原因分析

1. 医疗原因导致的变异　如改变诊疗方案、转科治疗、操作失误、误诊等。

2. 患者原因导致的变异　如不同意治疗方案、个人原因要求出(转)院、院外服用手术禁忌药、月经期、对诊疗计划不满、相关检查检验院外(门诊)已做等。

3. 并发症原因导致的变异　如感染、出血、血肿、愈合不良等。

4. 病情原因导致的变异　如基础疾病复杂、病情恶化、病情平稳好转、抢救、会诊等。

5. 辅诊科室原因导致的变异　如检查、检验、手术、病理等检查(不及时、结果错报、操作部位/方式错误、标本不合格)、报告(不及时、结果错报、标本不合格)等原因延长住院天数、增加费用等。

6. 管理原因导致的变异　如系统暂不支持、系统瘫痪、需要修订流程、需要修订制度等。

二、慢性肥厚性鼻炎经鼻内镜下双侧下鼻甲消融临床路径表单

适用对象	第一诊断为慢性肥厚性鼻炎(ICD-10:J31.001)拟行经鼻内镜下双侧下鼻甲消融(ICD-9-CM-3:21.6103)		
患者基本信息	姓名:_____ 性别:____ 年龄:____ 门诊号:_____ 住院号:_____ 过敏史:_____ 住院日期:____年__月__日 出院日期:____年__月__日		标准住院日:8～10 天
	时间	住院第 1 天	住院第 2 天	住院第 3 天(术前日)
主要诊疗工作	制度落实	□ 入院 2 小时内经治医师或值班医师完成接诊 □ 入院后 24 小时内主管医师完成检诊 □ 专科会诊(必要时)	□ 经治医师每日 2 次巡视患者 □ 主管医师每日查房 1 次 □ 主诊医师在患者入院 48 小时内完成检诊 □ 初步确定手术方式和日期	□ 经治医师查房(早、晚 2 次) □ 主诊医师查房 □ 完成术前准备 □ 组织术前讨论 □ 手术部位标识
	病情评估	□ 经治医师询问病史与体格检查 □ 心理评估 □ 营养评估 □ 疼痛评估 □ 康复评估	□ 术前评估	□ 术前评估
	病历书写	□ 入院 8 小时内完成首次病程记录 □ 入院 24 小时内完成入院记录	□ 24 小时内完成家属入院记录签名 □ 48 小时内完成主管医师,主诊医师查房记录	□ 完成主诊医师查房记录 □ 完成术前讨论、术前小结
	知情同意	□ 病情告知 □ 患者及其家属签署《授权委托书》 □ 患者或其家属在入院记录单上签名	□ 签署胃管、尿管(必要时)知情同意书	□ 术者术前谈话,告知患者及其家属病情和围术期注意事项,签署手术知情同意书、授权委托书、自费用品协议书(必要时)、军人目录外耗材审批单(必要时)、输血同意书等
	手术治疗		□ 预约手术	
	其他	□ 及时通知上级医师检诊 □ 经治医师检查整理病历资料		□ 检查并催缴住院押金

（续　表）

重点医嘱	长期医嘱	护理医嘱	□ 按耳鼻喉科护理常规 □ 二/三级护理	□ 按耳鼻喉科护理常规 □ 二/三级护理	□ 按耳鼻喉科护理常规 □ 二/三级护理
		处置医嘱			
		膳食医嘱	□ 普食 □ 糖尿病饮食 □ 低盐、低脂饮食 □ 低盐、低脂、糖尿病饮食	□ 同入院	□ 禁食、禁水（22：00 后）
		药物医嘱	□ 自带药（必要时）	□ 同入院	
	临时医嘱	检查检验	□ 血常规（含 CRP＋IL-6） □ 尿常规 □ 粪常规 □ 凝血四项 □ 血清术前八项 □ 血型 □ X 线胸片 □ 鼻窦 CT □ 鼻内镜检查鼻功能测试 　（必要时） □ 心电图检查（多导） □ 肺功能（必要时） □ 超声心动图（必要时）		
		药物医嘱		□ 抗生素（视病情）	
		手术医嘱			
		处置医嘱	□ 静脉抽血		□ 备血（视病情） □ 补液（视病情）
主要护理工作		健康宣教	□ 入院宣教（住院环境、规章制度） □ 进行护理安全指导 □ 进行等级护理、活动范围指导 □ 进行饮食指导 □ 进行关于疾病知识的宣教 □ 检查、检验项目的目的和意义	□ 术前宣教	□ 术前宣教

（续　表）

主要护理工作	护理处置	□ 患者身份核对 □ 佩戴腕带 □ 建立入院病历,通知医师 □ 入院介绍:介绍责任护士、病区环境、设施、规章制度、基础护理服务项目 □ 询问病史,填写护理记录单首页 □ 观察病情 □ 测量基本生命体征 □ 抽血、留取标本 □ 心理护理与生活护理 □ 根据评估结果采取相应的护理措施 □ 通知检查项目及检查注意事项		□ 术前患者准备(手术前沐浴、更衣、备皮) □ 检查术前物品准备 □ 指导患者准备手术后所需用品、贵重物品交由其家属保管 □ 告知患者入手术室前取下活动义齿 □ 测量基本生命体征 □ 备血、皮试
	风险评估	□ 一般评估:生命体征、神志、皮肤、药物过敏史等 □ 专科评估:嗅觉,听力评估 □ 心理评估 □ 营养评估 □ 疼痛评估 □ 康复评估	□ 心理评估 □ 营养评估 □ 疼痛评估	□ 心理评估 □ 营养评估 □ 疼痛评估 □ 评估患者心理状态
	专科护理	□ 观察患者情况 □ 个体化护理 □ 指导患者戒烟(必要时)		
	饮食指导	□ 根据医嘱通知配餐员准备膳食		□ 通知患者 22:00 后禁食、禁水
	活动体位	□ 根据护理等级指导患者活动		
	洗浴要求	□ 协助患者洗澡、更换病号服	□ 协助患者晨、晚间护理	□ 协助患者晨、晚间护理

护士签名	白班	小夜班	大夜班	白班	小夜班	大夜班	白班	小夜班	大夜班
医师签名									

（续　表）

时间		住院第 4 天（手术日）	住院第 5 天（术后第 1 天）	住院第 6 天（术后第 2 天）
主要诊疗工作	制度落实	□ 手术安全核查	□ 主诊医师查房 □ 主管医师查房 □ 经治医师查房	□ 主诊医师查房 □ 主管医师查房 □ 经治医师查房
	病情评估			
	病历书写	□ 术者或第一助手术后 24 小时内完成手术记录（术者签名） □ 术后即刻完成术后首次病程记录	□ 术后次日病程记录 □ 每天归档并评估各项检查结果，满页病历及时打印	□ 术后第 2 天病程记录 □ 每天归档并评估各项检查结果，满页病历及时打印
	知情同意	□ 告知患者及其家属手术过程概况及术后注意事项		
	手术治疗	□ 实施手术（手术安全核查记录、手术清点记录）		
	其他	□ 术后病情交接 □ 观察手术伤口及周围情况	□ 注意病情变化 □ 注意观察生命体征 □ 注意鼻腔及口腔出血情况	□ 注意病情变化 □ 注意观察生命体征 □ 注意鼻腔及口腔出血情况
重点医嘱	长期医嘱 护理医嘱	□ 按耳鼻喉科术后护理常规 □ 一级护理	□ 按耳鼻喉科术后护理常规 □ 二/三级护理	□ 按耳鼻喉科术后护理常规 □ 二/三级护理
	长期医嘱 处置医嘱	□ 持续心电、血压、呼吸、血氧饱和度监测 □ 留置导尿管并记录尿量 □ 留置切口引流管并记录引流量 □ 持续低流量吸氧		
	长期医嘱 膳食医嘱	□ 禁食	□ 同入院	□ 同入院
	长期医嘱 药物医嘱	□ 镇痛药 □ 消肿药 □ 止吐、保胃药 □ 抗生素 □ 抗凝药	□ 抗生素 □ 术后抗凝药	□ 抗生素 □ 术后抗凝药
	临时医嘱 检查检验		□ 复查血常规、CRP、IL-6、红细胞沉降率、生化全套	
	临时医嘱 药物医嘱		□ 镇痛药（必要时） □ 补钾（必要时） □ 补白蛋白（必要时） □ 输血（必要时）	□ 镇痛药（必要时） □ 补钾（必要时） □ 补白蛋白（必要时） □ 输血（必要时）
	临时医嘱 手术医嘱			
	临时医嘱 处置医嘱	□ 输血（视病情） □ 补液（视病情） □ 拔除导尿管（必要时）	□ 大换药（必要时）	□ 大换药（必要时）

主要护理工作	健康宣教	□ 术后宣教 □ 术后心理疏导 □ 指导术后康复训练 □ 指导术后注意事项		
	护理处置	□ 晨起测量生命体征并记录 □ 确认无感冒症状，女患者确认无月经来潮 □ 与手术室护士交接病历、影像资料、术中带药等 □ 术前补液（必要时） □ 嘱患者入手术室前排空膀胱 □ 与手术室护士交接 □ 术后测量生命体征 □ 术后心电监护 □ 各类管道护理 □ 术后心理护理与生活护理	□ 按护理等级完成基础护理项目；测量基本生命体征 □ 心理护理与生活护理 □ 指导并监督患者治疗 □ 遵医嘱用药 □ 根据评估结果采取相应的护理措施 □ 完成护理记录	□ 按护理等级完成基础护理项目；测量基本生命体征 □ 心理护理与生活护理 □ 指导并监督患者治疗 □ 遵医嘱用药 □ 根据评估结果采取相应的护理措施 □ 完成护理记录
	护理评估	□ 评估意识情况 □ 评估切口疼痛情况 □ 评估意识情况 □ 评估切口疼痛情况 □ 一般评估：生命体征、神志、皮肤、药物过敏史等 □ 出血风险评估	□ 评估意识情况 □ 评估切口疼痛情况 □ 一般评估：生命体征、神志、皮肤、药物过敏史等 □ 出血风险评估	□ 一般评估：生命体征、神志、皮肤、药物过敏史等 □ 出血风险评估
	专科护理	□ 与手术室护士共同评估皮肤、切口敷料、输液及引流情况 □ 观察患者切口情况 □ 心理护理与生活护理 □ 指导患者掌握床上排尿、排便方法	□ 观察患者切口情况 □ 心理护理与生活护理	□ 观察患者切口情况 □ 心理护理与生活护理
	饮食指导	□ 禁食、禁水，口干时协助患者湿润口唇		
	活动体位			
病情变异记录		□ 无　　　　□ 有,原因： □ 患者原因　□ 疾病原因 □ 医疗原因　□ 护理原因 □ 保障原因　□ 管理原因	□ 无　　　　□ 有,原因： □ 患者原因　□ 疾病原因 □ 医疗原因　□ 护理原因 □ 保障原因　□ 管理原因	□ 无　　　　□ 有,原因： □ 患者原因　□ 疾病原因 □ 医疗原因　□ 护理原因 □ 保障原因　□ 管理原因
护士签名		白班　小夜班　大夜班	白班　小夜班　大夜班	白班　小夜班　大夜班
医师签名				

（续　表）

时间			住院第 7 天（术后第 3 天）	住院第 8～10 天（出院日）
主要诊疗工作	制度落实		□ 上级医师查房（主管医师查房每天 1 次） □ 专科会诊（必要时）	□ 上级医师查房 □ 出院及出院带药 □ 向患者及其家属交代出院后继续治疗情况
	病情评估		□ 上级医师进行治疗效果评估 □ 评估凝血功能 □ 评估生命体征稳定性	□ 上级医师进行治疗效果、预后和出院评估 □ 出院宣教
	病历书写		□ 出院前 1 天由上级医师指示出院的病程记录	□ 出院当天病程记录（由上级医师指示出院） □ 出院后 24 小时内完成出院记录 □ 出院后 24 小时内完成病案首页 □ 开具出院介绍信 □ 开具诊断证明书
	知情同意			□ 向患者交代出院后的注意事项（复诊的时间、地点,发生紧急情况时的处理等）
	手术治疗			
	其他		□ 注意病情变化 □ 注意观察生命体征 □ 注意鼻腔及口腔出血情况	□ 复查血常规、CRP、IL-6、红细胞沉降率、生化 □ 出院带药 □ 预约门诊复查 □ 如有不适,随时来诊
重点医嘱	长期医嘱	护理医嘱	□ 按耳鼻喉术后科护理常规 □ 三级护理	
		处置医嘱		
		膳食医嘱	□ 同入院	
		药物医嘱	□ 抗生素 □ 术后抗凝药	
	临时医嘱	检查检验		
		药物医嘱	□ 镇痛药（必要时） □ 补钾（必要时） □ 补白蛋白（必要时） □ 输血（必要时）	
		手术医嘱		
		处置医嘱	□ 大换药（必要时）	□ 出院

（续　表）

主要护理工作	健康宣教		□ 出院宣教（出院后注意事项，院外用药指导，复查时间等）
	护理处置	□ 按护理等级完成基础护理项目 □ 测量基本生命体征 □ 心理护理与生活护理 □ 指导并监督患者治疗 □ 遵医嘱用药 □ 根据评估结果采取相应的护理措施 □ 完成护理记录	□ 按护理等级完成基础护理项目 □ 观察患者情况 □ 核对患者医疗费用 □ 协助患者办理出院手续 □ 整理床单位
	风险评估	□ 一般评估：生命体征、神志、皮肤、药物过敏史等 □ 出血风险评估	
	专科护理	□ 观察患者切口情况 □ 心理护理与生活护理	
	饮食指导		
	活动体位		
病情变异记录		□ 无　□ 有，原因： □ 患者原因　□ 疾病原因　□ 医疗原因 □ 护理原因　□ 保障原因　□ 管理原因	□ 无　□ 有，原因： □ 患者原因　□ 疾病原因　□ 医疗原因 □ 护理原因　□ 保障原因　□ 管理原因
护士签名		白班　　小夜班　　大夜班	白班　　小夜班　　大夜班
医师签名			

第七节　慢性上颌窦炎经鼻内镜下上颌窦开放、病灶清除术临床路径

一、慢性上颌窦炎经鼻内镜下上颌窦开放、病灶清除术临床路径标准住院流程

（一）适用对象

第一诊断为慢性上颌窦炎（ICD-10：J32.002）拟行经鼻内镜下上颌窦开放、病灶清除术（ICD-9-CM-3：21.31/22.2-22.6）。

（二）诊断依据

根据《临床诊疗指南·耳鼻喉科分册》（中华医学会编著，人民卫生出版社，2013 年），《临床技术操作规范·耳鼻喉科分册》（中华医学会编著，人民军医出版社，2013 年）。

1. 症状　鼻塞，黏性或脓性鼻涕；可伴有头痛、面部胀痛等。

2. 体征　鼻腔、中鼻道黏液或脓性分泌物，鼻腔、中鼻道黏膜充血、肿胀或伴有鼻息肉，上

颌窦区可有压痛。

3. 影像学检查(CT) 提示单侧或者双侧上颌窦区含气减少或不含气,被软组织密度影填充。

(三)治疗方案的选择

根据《临床诊疗指南·耳鼻喉科分册》(中华医学会编著,人民卫生出版社,2013 年),《临床技术操作规范·耳鼻喉科分册》(中华医学会编著,人民军医出版社,2013 年)。

鼻内镜手术:上颌窦开放术。

(四)标准住院日为 8～10 天

(五)进入路径标准

1. 第一诊断必须符合慢性上颌窦炎(ICD-10:J32.002)拟行经鼻内镜下上颌窦开放、病灶清除术(ICD-9-CM-3:21.31/22.2-22.6)。

2. 手术指征:当患者同时患者有其他疾病诊断,但在住院期间不需要特殊处理,也不影响第一诊断的临床路径流程实施时,可以进入路径。

3. 手术禁忌证:同时伴有高血压、糖尿病、心律失常等慢性病由内科评估为手术禁忌证不适宜入径。

(六)术前准备 1～3 天

1. 诊疗评估

(1)必需的检查项目:①血常规、尿常规;②肝肾功能、电解质、血糖、凝血功能;③感染性疾病筛查(乙肝、丙肝、梅毒、艾滋病等);④X 线胸片、心电图;⑤鼻腔鼻窦 CT;⑥鼻内镜;⑦老年患者检查肺功能。

(2)根据患者病情,可选择检查项目:①过敏原及相关免疫学检测;②鼻功能测试。

(3)营养评估:根据《解放军总医院新入院患者营养风险筛查表(NRS-2002)》为新入院患者进行营养评估,评分≥3 分者给予处置,必要时申请营养科医师会诊。

(4)心理评估:根据新入院患者情况申请心理科医师会诊。

(5)疼痛评估:根据《VAS 评分》实施疼痛评估,评分＞7 分者给予处置,必要时请疼痛科医师会诊。

(6)康复评估:根据《入院患者康复筛查和评估表》在患者入院后 24 小时内进行康复筛查和评估。任何一项结果为"是",则申请康复科医师会诊。

2. 术前准备

(1)术前评估:完成术前病情评估、必要的检查,做出术前小结、术前讨论。

(2)术前谈话:术者应在术前 1 天与患者及其亲属谈话,告知手术方案、相关风险、用血计划、术后转归、置入材料、手术费用及患者和亲属权益,并履行书面知情同意手续,告知高值耗材的使用及费用。

(3)通知手术室:准备手术间、手术药品、手术物品及特殊耗材。

(4)护士做心理护理,交代注意事项:防压疮、防跌倒、指导患者戒烟等,并进行术前宣教。

(5)手术部位标识:术者、第一助手或经治医师在术前 1 天应对手术部位做体表标识,急诊手术由接诊医师或会诊外科医师标记,标记过程应由责任护士、患者及其亲属共同参与,并记入手术安排表。

(6)术前 1 天麻醉医师访视:制订麻醉计划、完成评估、确定麻醉方式,并记入《麻醉术前访视记录》,告知患者及其家属麻醉适应证、麻醉目的、风险、可能出现的情况及其处理原则、替代方案等,签署《麻醉知情同意书》并归入病历。

(七)药品选择与使用时机

1. 抗菌药物　按照《抗菌药物临床应用指导原则(2015 年版)(国卫办医发〔2015〕43 号)》(卫医发〔2015〕285 号)合理选用抗菌药物:预防性抗生素选择第二代头孢、第三代头孢或万古霉素、喹诺酮类(青霉素、头孢过敏者;或有感染诱因者)。使用时机:手术当日、术后预防性使用 3～5 天。

2. 糖皮质激素　鼻内局部喷雾,酌情口服或静脉使用。

(八)手术日为入院后第 4－8 天

1. 麻醉方式:全身麻醉或局部麻醉。

2. 术中用药:全身止血药物,局部减充血剂。

3. 手术:见治疗方案的选择。

4. 鼻腔填塞止血,保持引流通畅。

5. 标本送病理检查。

(九)术后住院恢复 4～6 天

1. 根据病情可选择复查部分检查项目。

2. 术后用药:按照《抗菌药物临床应用指导原则》(卫医发〔2015〕285 号)合理选用抗菌药物;糖皮质激素鼻内局部喷雾,酌情口服或静脉使用;酌情使用黏液促排剂。

3. 鼻腔冲洗。

4. 清理术腔。

(十)出院标准

1. 一般情况良好。

2. 病情稳定:临床稳定 24 小时以上(国家标准)。

3. 没有需要住院处理的并发症。

(十一)变异及原因分析

1. 医疗原因导致的变异　如改变诊疗方案、转科治疗、操作失误、误诊等。

2. 患者原因导致的变异　如不同意治疗方案、个人原因要求出(转)院、院外服用手术禁忌药、月经期、对诊疗计划不满、相关检查检验院外(门诊)已做等。

3. 并发症原因导致的变异　如感染、瘘、出血、血肿、愈合不良、梗阻等。

4. 病情原因导致的变异　如基础疾病复杂、病情恶化、病情平稳好转、抢救、会诊等。

5. 辅诊科室原因导致的变异　如检查、检验、手术、病理等检查(不及时、结果错报、操作部位/方式错误、标本不合格)、报告(不及时、结果错报、标本不合格)等原因延长住院天数、增加费用等。

6. 管理原因导致的变异　如系统暂不支持、系统瘫痪、需要修订流程、需要修订制度等。

二、慢性上颌窦炎经鼻内镜下上颌窦开放、病灶清除术临床路径表单

适用对象	第一诊断为慢性上颌窦炎(ICD-10:J32.002)拟行经鼻内镜下上颌窦开放、病灶清除术(ICD-9-CM-3:21.31/22.2-22.6)		
患者基本信息	姓名:_____　性别:____　年龄:____ 门诊号:_____　住院号:_____　过敏史:_____ 住院日期:____年__月__日　出院日期:____年__月__日		标准住院日:8~10天
时间	住院第1天	住院第2天	住院第3天(术前日)
主要诊疗工作 / 制度落实	□ 入院2小时内经治医师或值班医师完成接诊 □ 入院后24小时内主管医师完成检诊 □ 专科会诊(必要时)	□ 经治医师每日2次巡视患者 □ 主管医师每日查房1次 □ 主诊医师在患者入院48小时内完成检诊 □ 初步确定手术方式和日期	□ 经治医师查房(早、晚2次) □ 主诊医师查房 □ 完成术前准备 □ 组织术前讨论 □ 手术部位标识
病情评估	□ 经治医师询问病史与体格检查 □ 心理评估 □ 营养评估 □ 疼痛评估 □ 康复评估	□ 术前评估	□ 术前评估
病历书写	□ 入院8小时内完成首次病程记录 □ 入院24小时内完成入院记录	□ 24小时内完成家属入院记录签名 □ 48小时内完成主管医师、主诊医师查房记录	□ 完成主诊医师查房记录 □ 完成术前讨论、术前小结
知情同意	□ 病情告知 □ 患者及其家属签署《授权委托书》 □ 患者或其家属在入院记录单上签名	□ 签署胃管、尿管(必要时)知情同意书	□ 术者术前谈话,告知患者及其家属病情和围术期注意事项,签署手术知情同意书、授权委托书、自费用品协议书(必要时)、军人目录外耗材审批单(必要时)、输血同意书等
手术治疗		□ 预约手术	
其他	□ 及时通知上级医师检诊 □ 经治医师检查整理病历资料		□ 检查并催缴住院押金

重点医嘱	长期医嘱	护理医嘱	☐ 按耳鼻喉科护理常规 ☐ 二/三级护理	☐ 按耳鼻喉科护理常规 ☐ 二/三级护理	☐ 按耳鼻喉科护理常规 ☐ 二/三级护理
		处置医嘱			
		膳食医嘱	☐ 普食 ☐ 糖尿病饮食 ☐ 低盐、低脂饮食 ☐ 低盐、低脂、糖尿病饮食	☐ 同上	☐ 禁食、禁水（22∶00 后）
		药物医嘱	☐ 自带药（必要时）	☐ 同上	
	临时医嘱	检查检验	☐ 血常规（含 CRP＋IL-6） ☐ 尿常规 ☐ 粪常规 ☐ 凝血四项 ☐ 血清术前八项 ☐ 血型 ☐ X 线胸片 ☐ 鼻窦 CT ☐ 鼻内镜检查 ☐ 酌情行鼻功能测试 ☐ 心电图检查（多导） ☐ 肺功能（必要时） ☐ 超声心动图（必要时）		
		药物医嘱		☐ 抗生素（视病情）	
		手术医嘱			
		处置医嘱	☐ 静脉抽血		☐ 备血（视病情） ☐ 补液（视病情）
主要护理工作		健康宣教	☐ 入院宣教（住院环境、规章制度） ☐ 进行护理安全指导 ☐ 进行等级护理、活动范围指导 ☐ 进行饮食指导 ☐ 进行关于疾病知识的宣教 ☐ 检查、检验项目的目的和意义	☐ 术前宣教	☐ 术前宣教

主要护理工作	护理处置	□ 患者身份核对 □ 佩戴腕带 □ 建立入院病历,通知医师 □ 入院介绍:介绍责任护士,病区环境、设施、规章制度、基础护理服务项目 □ 询问病史,填写护理记录单首页 □ 观察病情 □ 测量基本生命体征 □ 抽血、留取标本 □ 心理护理与生活护理 □ 根据评估结果采取相应的护理措施 □ 通知检查项目及检查注意事项		□ 术前患者准备(手术前沐浴、更衣、备皮) □ 检查术前物品准备 □ 指导患者准备手术后所需用品、贵重物品交由其家属保管 □ 告知患者入手术室前取下活动义齿 □ 测量基本生命体征 □ 备血、皮试
	风险评估	□ 一般评估:生命体征、神志、皮肤、药物过敏史等 □ 专科评估:嗅觉,听力评估 □ 心理评估 □ 营养评估 □ 疼痛评估 □ 康复评估	□ 心理评估 □ 营养评估 □ 疼痛评估	□ 心理评估 □ 营养评估 □ 疼痛评估 □ 评估患者心理状态
	专科护理	□ 观察患者情况 □ 个体化护理 □ 指导患者戒烟(必要时)		
	饮食指导	□ 根据医嘱通知配餐员准备膳食		□ 通知患者 22:00 后禁食、禁水
	活动体位	□ 根据护理等级指导患者活动		
	洗浴要求	□ 协助患者洗澡、更换病号服	□ 协助患者晨、晚间护理	□ 协助患者晨、晚间护理
病情变异记录		□ 无　　　□ 有,原因: □ 患者原因　□ 疾病原因 □ 医疗原因　□ 护理原因 □ 保障原因　□ 管理原因	□ 无　　　□ 有,原因: □ 患者原因　□ 疾病原因 □ 医疗原因　□ 护理原因 □ 保障原因　□ 管理原因	□ 无　　　□ 有,原因: □ 患者原因　□ 疾病原因 □ 医疗原因　□ 护理原因 □ 保障原因　□ 管理原因

护士签名	白班	小夜班	大夜班	白班	小夜班	大夜班	白班	小夜班	大夜班

医师签名	

（续　表）

	时间		住院第 4 天（手术日）	住院第 5 天（术后第 1 天）	住院第 6 天（术后第 2 天）
主要诊疗工作	制度落实		☐ 手术安全核查	☐ 主诊医师查房 ☐ 主管医师查房 ☐ 经治医师查房	☐ 主诊医师查房 ☐ 主管医师查房 ☐ 经治医师查房
	病情评估				
	病历书写		☐ 术者或第一助手术后 24 小时内完成手术记录（术者签名） ☐ 术后即刻完成术后首次病程记录	☐ 术后次日病程记录 ☐ 每天归档并评估各项检查结果，满页病历及时打印	☐ 术后第 2 天病程记录 ☐ 每天归档并评估各项检查结果，满页病历及时打印
	知情同意		☐ 告知患者及其家属手术过程概况及术后注意事项		
	手术治疗		☐ 实施手术（手术安全核查记录、手术清点记录）		
	其他		☐ 术后病情交接 ☐ 观察手术切口及周围情况	☐ 注意病情变化 ☐ 注意观察生命体征 ☐ 注意鼻腔及口腔出血情况	☐ 注意病情变化 ☐ 注意观察生命体征 ☐ 注意鼻腔及口腔出血情况
重点医嘱	长期医嘱	护理医嘱	☐ 按耳鼻喉科术后护理常规 ☐ 一级护理	☐ 按耳鼻喉科术后护理常规 ☐ 二/三级护理	☐ 按耳鼻喉科术后护理常规 ☐ 二/三级护理
		处置医嘱	☐ 持续心电、血压、呼吸、血氧饱和度监测 ☐ 留置导尿管并记录尿量 ☐ 留置切口引流管并记录引流量 ☐ 持续低流量吸氧		
		膳食医嘱	☐ 禁食	☐ 同入院	☐ 同入院
		药物医嘱	☐ 镇痛药 ☐ 消肿药 ☐ 止吐、保胃药 ☐ 抗生素 ☐ 抗凝药	☐ 抗生素 ☐ 术后抗凝药	☐ 抗生素 ☐ 术后抗凝药
	临时医嘱	检查检验		☐ 复查血常规、CRP、IL-6、红细胞沉降率、生化全套	
		药物医嘱		☐ 镇痛药（必要时） ☐ 补钾（必要时） ☐ 补白蛋白（必要时） ☐ 输血（必要时）	☐ 镇痛药（必要时） ☐ 补钾（必要时） ☐ 补白蛋白（必要时） ☐ 输血（必要时）
		手术医嘱			
		处置医嘱	☐ 输血（视病情） ☐ 补液（视病情） ☐ 拔除导尿管（必要时）	☐ 大换药（必要时）	☐ 大换药（必要时）

主要护理工作	健康宣教	□ 术后宣教 □ 术后心理疏导 □ 指导术后康复训练 □ 指导术后注意事项		
	护理处置	□ 晨起测量生命体征并记录 □ 确认无感冒症状，女患者确认无月经来潮 □ 与手术室护士交接病历、影像资料、术中带药等 □ 术前补液（必要时） □ 嘱患者入手术室前排空膀胱 □ 与手术室护士交接 □ 术后测量生命体征 □ 术后心电监护 □ 各类管道护理 □ 术后心理护理与生活护理	□ 按护理等级完成基础护理项目；测量基本生命体征 □ 心理护理与生活护理 □ 指导并监督患者治疗 □ 遵医嘱用药 □ 根据评估结果采取相应的护理措施 □ 完成护理记录	□ 按护理等级完成基础护理项目；测量基本生命体征 □ 心理护理与生活护理 □ 指导并监督患者治疗 □ 遵医嘱用药 □ 根据评估结果采取相应的护理措施 □ 完成护理记录
	护理评估	□ 评估意识情况 □ 评估切口疼痛情况 □ 评估意识情况 □ 评估切口疼痛情况 □ 一般评估：生命体征、神志、皮肤、药物过敏史等 □ 出血风险评估	□ 评估意识情况 □ 评估切口疼痛情况 □ 一般评估：生命体征、神志、皮肤、药物过敏史等 □ 出血风险评估	□ 一般评估：生命体征、神志、皮肤、药物过敏史等 □ 出血风险评估
	专科护理	□ 与手术室护士共同评估皮肤、切口敷料、输液及引流情况 □ 观察患者切口情况 □ 心理护理与生活护理 □ 指导患者掌握床上排尿、排便方法	□ 观察患者切口情况 □ 心理护理与生活护理	□ 观察患者切口情况 □ 心理护理与生活护理
	饮食指导	□ 禁食、禁水，口干时协助患者湿润口唇		
	活动体位			
病情变异记录		□ 无　　　□ 有,原因: □ 患者原因　□ 疾病原因 □ 医疗原因　□ 护理原因 □ 保障原因　□ 管理原因	□ 无　　　□ 有,原因: □ 患者原因　□ 疾病原因 □ 医疗原因　□ 护理原因 □ 保障原因　□ 管理原因	□ 无　　　□ 有,原因: □ 患者原因　□ 疾病原因 □ 医疗原因　□ 护理原因 □ 保障原因　□ 管理原因
护士签名		白班　小夜班　大夜班	白班　小夜班　大夜班	白班　小夜班　大夜班
医师签名				

163

（续　表）

时间			住院第 7 天（术后第 3 天）	住院第 8～10 天（出院日）
主要诊疗工作	制度落实		□ 上级医师查房（主管医师查房每日 1 次） □ 专科会诊（必要时）	□ 上级医师查房 □ 出院及出院带药 □ 向患者及其家属交代出院后继续治疗情况
	病情评估		□ 上级医师进行治疗效果评估 □ 评估凝血功能 □ 评估生命体征稳定性	□ 上级医师进行治疗效果、预后和出院评估 □ 出院宣教
	病历书写		□ 出院前一天由上级医师指示出院的病程记录	□ 出院当天病程记录（由上级医师指示出院） □ 出院后 24 小时内完成出院记录 □ 出院后 24 小时内完成病案首页 □ 完成出院介绍信 □ 开具诊断证明书
	知情同意			□ 向患者交代出院后的注意事项（复诊的时间、地点，发生紧急情况时的处理等）
	手术治疗			
	其他		□ 注意病情变化 □ 注意观察生命体征 □ 注意鼻腔及口腔出血情况	□ 复查血常规、CRP、IL-6、红细胞沉降率、生化 □ 出院带药 □ 预约门诊复查 □ 如有不适，随时来诊
重点医嘱	长期医嘱	护理医嘱	□ 按耳鼻喉科护理常规 □ 三级护理	
		处置医嘱		
		膳食医嘱	□ 同入院	
		药物医嘱	□ 抗生素 □ 术后抗凝药	
	临时医嘱	检查检验		
		药物医嘱	□ 镇痛药（必要时） □ 补钾（必要时） □ 补白蛋白（必要时） □ 输血（必要时）	
		手术医嘱		
		处置医嘱	□ 大换药（必要时）	□ 出院

（续　表）

主要护理工作	健康宣教		□ 出院宣教（出院后注意事项，院外用药指导，复查时间等）
	护理处置	□ 按护理等级完成基础护理项目 □ 测量基本生命体征 □ 心理护理与生活护理 □ 指导并监督患者治疗 □ 遵医嘱用药 □ 根据评估结果采取相应的护理措施 □ 完成护理记录	□ 按护理等级完成基础护理项目 □ 观察患者情况 □ 核对患者医疗费用 □ 协助患者办理出院手续 □ 整理床单位
	风险评估	□ 一般评估：生命体征、神志、皮肤、药物过敏史等 □ 出血风险评估	
	专科护理	□ 观察患者切口情况 □ 心理护理与生活护理	
	饮食指导		
	活动体位		
病情变异记录		□ 无　□ 有，原因： □ 患者原因　□ 疾病原因　□ 医疗原因 □ 护理原因　□ 保障原因　□ 管理原因	□ 无　□ 有，原因： □ 患者原因　□ 疾病原因　□ 医疗原因 □ 护理原因　□ 保障原因　□ 管理原因
护士签名		白班　小夜班　大夜班	白班　小夜班　大夜班
医师签名			

第八节　上颌窦囊肿经鼻内镜下上颌窦开放、囊肿切除术临床路径

一、上颌窦囊肿经鼻内镜下上颌窦开放、囊肿切除术临床路径标准住院流程

（一）适用对象

第一诊断为第一诊断为上颌窦囊肿（ICD-10：J34.103）行经鼻内镜下上颌窦开放、囊肿切除术（ICD-9-CM-3：21.31/22.2-22.6）。

（二）诊断依据

根据《临床诊疗指南·耳鼻喉科分册》（中华医学会编著，人民卫生出版社，2013年），《临床技术操作规范·耳鼻喉科分册》（中华医学会编著，人民军医出版社，2013年）。

1. 症状　鼻塞、头痛偶可表现为间断性从鼻腔流出黄色液体等。

2. 体征　鼻腔、鼻道可有新生物，鼻腔、鼻道黏液或脓性分泌物，鼻腔、鼻道黏膜充血、肿

胀。

3. 影像学检查(CT)

(1)上颌窦黏液囊肿:提示上颌窦区膨胀性肿块,与肌肉相比量低密度密度均匀。

(2)上颌窦黏膜下囊肿:提示上颌窦区内单一半圆形或类圆形囊性密度影,沿窦壁生长,边界清楚,增强后内容物不强化。

(三)治疗方案的选择

根据《临床诊疗指南·耳鼻喉科分册》(中华医学会编著,人民卫生出版社,2013 年),《临床技术操作规范·耳鼻喉科分册》(中华医学会编著,人民军医出版社,2013 年)。

鼻内镜手术:

1. 鼻中隔矫正术。

2. 中鼻甲、下鼻甲骨折移位固定术。

3. 上颌窦开放术。

4. 前筛开放术(必要时)。

(四)标准住院日为 10～11 天

(五)进入路径标准

1. 第一诊断必须符合上颌窦囊肿(ICD-10:J34.103)行经鼻内镜下上颌窦开放、囊肿切除术(ICD-9-CM-3:21.31/22.2-22.6)。

2. 手术指征:当患者同时患有其他疾病诊断,但在住院期间不需要特殊处理,也不影响第一诊断的临床路径流程实施时,可以进入路径。

3. 手术禁忌证:同时伴有高血压、糖尿病、心律失常等慢性病内科评估为手术禁忌证不适宜入径。

(六)术前准备 1～3 天

1. 诊疗评估

(1)必需的检查项目:①血常规、尿常规;②肝肾功能、电解质、血糖、凝血功能;③感染性疾病筛查(乙肝、丙肝、梅毒、艾滋病等);④X 线胸片、心电图;⑤鼻腔鼻窦 CT;⑥鼻内镜;⑦老年患者检查肺功能。

(2)根据患者病情,可选择检查项目:①过敏原及相关免疫学检测;②鼻功能测试。

(3)营养评估:根据《解放军总医院新入院患者营养风险筛查表(NRS-2002)》为新入院患者进行营养评估,评分≥3 分者给予处置,必要时申请营养科医师会诊。

(4)心理评估:根据新入院患者情况申请心理科医师会诊。

(5)疼痛评估:根据《VAS 评分》实施疼痛评估,评分＞7 分者给予处置,必要时请疼痛科医师会诊。

(6)康复评估:根据《入院患者康复筛查和评估表》在患者入院后 24 小时内进行康复筛查和评估。任何一项结果为"是",则申请康复科医师会诊。

2. 术前准备

(1)术前评估:完成术前病情评估、必要的检查,做出术前小结、术前讨论。

(2)术前谈话:术者应在术前 1 天与患者及其亲属谈话,告知手术方案、相关风险、用血计划、术后转归、置入材料、手术费用及患者和亲属权益,并履行书面知情同意手续。告知高值耗材的使用及费用。

（3）通知手术室：准备手术间、手术药品、手术物品及特殊耗材。

（4）护士做心理护理，交代注意事项：防压疮、防跌倒、指导患者戒烟等，并进行术前宣教。

（5）手术部位标识：术者、第一助手或经治医师在术前1天应对手术部位做体表标识，急诊手术由接诊医师或会诊外科医师标记，标记过程应由责任护士、患者及其亲属共同参与，并记入手术安排表。

（6）术前1天麻醉医师访视：制订麻醉计划、完成评估、确定麻醉方式，并记入《麻醉术前访视记录》，告知患者及其家属麻醉适应证、麻醉目的、风险、可能出现的情况及其处理原则、替代方案等，签署《麻醉知情同意书》并归入病历。

（七）药品选择与使用时机

1. 抗菌药物　按照《抗菌药物临床应用指导原则（2015年版）（国卫办医发〔2015〕43号）》（卫医发〔2015〕285号）合理选用抗菌药物：预防性抗生素选择第二代头孢、第三代头孢或万古霉素、喹诺酮类（青霉素、头孢过敏者；或有感染诱因者）。使用时机：手术当日、术后预防性使用3～5天。

2. 糖皮质激素　鼻内局部喷雾，酌情口服或静脉使用。

（八）手术日为入院后第6天

1. 麻醉方式：全身麻醉或局部麻醉。

2. 术中用药：全身止血药物，局部减充血剂。

3. 手术：见治疗方案的选择。

4. 鼻腔填塞止血，保持引流通畅。

5. 标本送病理检查。

（九）术后住院恢复4～5天

1. 根据病情可选择复查部分检查项目。

2. 术后用药：按照《抗菌药物临床应用指导原则》（卫医发〔2015〕285号）合理选用抗菌药物；糖皮质激素鼻内局部喷雾，酌情口服或静脉使用；酌情使用黏液促排剂。

3. 鼻腔冲洗。

4. 清理术腔。

（十）出院标准

1. 一般情况良好。

2. 病情稳定：临床稳定24小时以上（国家标准）。

3. 没有需要住院处理的并发症。

（十一）变异及原因分析

1. 医疗原因导致的变异　如改变诊疗方案、转科治疗、操作失误、误诊等。

2. 患者原因导致的变异　如不同意治疗方案、个人原因要求出（转）院、院外服用手术禁忌药、月经期、对诊疗计划不满、相关检查检验院外（门诊）已做等。

3. 并发症原因导致的变异　如感染、出血、血肿、愈合不良等。

4. 病情原因导致的变异　如基础疾病复杂、病情恶化、病情平稳好转、抢救、会诊等。

5. 辅诊科室原因导致的变异　如检查、检验、手术、病理等检查（不及时、结果错报、操作部位/方式错误、标本不合格）、报告（不及时、结果错报、标本不合格）等原因延长住院天数、增加费用等。

6. 管理原因导致的变异　如系统暂不支持、系统瘫痪、需要修订流程、需要修订制度等。

二、上颌窦囊肿拟行经鼻内镜下上颌窦开放、囊肿切除术临床路径表单

适用对象	第一诊断为上颌窦囊肿(ICD-10:J34.103)行经鼻内镜下上颌窦开放、囊肿切除术(ICD-9-CM-3:21.31/22.2-22.6)		
患者基本信息	姓名:_____　性别:____　年龄:___ 门诊号:_____　住院号:_____　过敏史:_____ 住院日期:___年__月__日　出院日期:___年__月__日		标准住院日:10～11 天
时间		住院第 1 天	住院第 2、第 3 天	住院第 4、第 5 天(术前日)
主要诊疗工作	制度落实	□ 入院 2 小时内经治医师或值班医师完成接诊 □ 入院后 24 小时内主管医师完成检诊 □ 专科会诊(必要时)	□ 经治医师每日 2 次巡视患者 □ 主管医师每日查房 1 次 □ 主诊医师在患者入院 48 小时内完成检诊 □ 初步确定手术方式和日期	□ 经治医师查房(早、晚 2 次) □ 主诊医师查房 □ 完成术前准备 □ 组织术前讨论 □ 手术部位标识
	病情评估	□ 经治医师询问病史与体格检查 □ 心理评估 □ 营养评估 □ 疼痛评估 □ 康复评估	□ 术前评估	□ 术前评估
	病历书写	□ 入院 8 小时内完成首次病程记录 □ 入院 24 小时内完成入院记录	□ 24 小时内完成家属入院记录签名 □ 48 小时内完成主管医师、主诊医师查房记录	□ 完成主诊医师查房记录 □ 完成术前讨论、术前小结
	知情同意	□ 病情告知 □ 患者及其家属签署《授权委托书》 □ 患者或其家属在入院记录单上签名	□ 签署胃管、尿管(必要时)知情同意书	□ 术者术前谈话,告知患者及其家属病情和围术期注意事项,签署手术知情同意书、授权委托书、自费用品协议书(必要时)、军人目录外耗材审批单(必要时)、输血同意书等
	手术治疗		□ 预约手术	
	其他	□ 及时通知上级医师检诊 □ 经治医师检查整理病历资料		□ 检查并催缴住院押金

（续　表）

长期医嘱	护理医嘱	□ 按耳鼻喉科护理常规 □ 二/三级护理	□ 按耳鼻喉科护理常规 □ 二/三级护理	□ 按耳鼻喉科护理常规 □ 二/三级护理	
	处置医嘱				
	膳食医嘱	□ 普食 □ 糖尿病饮食 □ 低盐、低脂饮食 □ 低盐、低脂、糖尿病饮食	□ 同上	□ 禁食、禁水（22:00 后）	
	药物医嘱	□ 自带药（必要时）	□ 同上		
重点医嘱	临时医嘱	检查检验	□ 血常规（含 CRP＋IL-6） □ 尿常规 □ 粪常规 □ 凝血四项 □ 血清术前八项 □ 红细胞沉降率 □ 血型 □ X 线胸片 □ 鼻窦 CT □ 鼻内镜检查 □ 酌情行鼻功能测试 □ 心电图检查（多导） □ 肺功能（必要时） □ 超声心动图（必要时）		
		药物医嘱		□ 抗生素（视病情）	
		手术医嘱			
		处置医嘱	□ 静脉抽血		□ 备血（视病情） □ 补液（视病情）
主要护理工作	健康宣教	□ 入院宣教（住院环境、规章制度） □ 进行护理安全指导 □ 进行等级护理、活动范围指导 □ 进行饮食指导 □ 进行关于疾病知识的宣教 □ 检查、检验项目的目的和意义	□ 术前宣教	□ 术前宣教	

主要护理工作	护理处置	☐ 患者身份核对 ☐ 佩戴腕带 ☐ 建立入院病历,通知医师 ☐ 入院介绍:介绍责任护士、病区环境、设施、规章制度、基础护理服务项目 ☐ 询问病史,填写护理记录单首页 ☐ 观察病情 ☐ 测量基本生命体征 ☐ 抽血、留取标本 ☐ 心理护理与生活护理 ☐ 根据评估结果采取相应的护理措施 ☐ 通知检查项目及检查注意事项		☐ 术前患者准备(手术前沐浴、更衣、备皮) ☐ 检查术前物品准备 ☐ 指导患者准备手术后所需用品,贵重物品交由其家属保管 ☐ 告知患者入手术室前取下活动义齿 ☐ 测量基本生命体征 ☐ 备血、皮试
	风险评估	☐ 一般评估:生命体征、神志、皮肤、药物过敏史等 ☐ 专科评估:嗅觉,听力评估 ☐ 心理评估 ☐ 营养评估 ☐ 疼痛评估 ☐ 康复评估	☐ 心理评估 ☐ 营养评估 ☐ 疼痛评估	☐ 心理评估 ☐ 营养评估 ☐ 疼痛评估 ☐ 评估患者心理状态
	专科护理	☐ 观察患者情况 ☐ 个体化护理 ☐ 指导患者戒烟(必要时)		
	饮食指导	☐ 根据医嘱通知配餐员准备膳食		☐ 通知患者 22:00 后禁食、禁水
	活动体位	☐ 根据护理等级指导患者活动		
	洗浴要求	☐ 协助患者洗澡、更换病号服	☐ 协助患者晨、晚间护理	☐ 协助患者晨、晚间护理
病情变异记录		☐ 无　　☐ 有,原因: ☐ 患者原因　☐ 疾病原因 ☐ 医疗原因　☐ 护理原因 ☐ 保障原因　☐ 管理原因	☐ 无　　☐ 有,原因: ☐ 患者原因　☐ 疾病原因 ☐ 医疗原因　☐ 护理原因 ☐ 保障原因　☐ 管理原因	☐ 无　　☐ 有,原因: ☐ 患者原因　☐ 疾病原因 ☐ 医疗原因　☐ 护理原因 ☐ 保障原因　☐ 管理原因
护士签名		白班　小夜班　大夜班	白班　小夜班　大夜班	白班　小夜班　大夜班
医师签名				

（续　表）

时间		住院第6天 （手术日）	住院第7天 （术后第1天）	住院第8、第9天 （术后第2、第3天）
主要诊疗工作	制度落实	□ 手术安全核查	□ 主诊医师查房 □ 主管医师查房 □ 经治医师查房	□ 主诊医师查房 □ 主管医师查房 □ 经治医师查房
	病情评估			
	病历书写	□ 术者或第一助手术后24小时内完成手术记录（术者签名） □ 术后即刻完成术后首次病程记录	□ 术后次日病程记录 □ 每天归档并评估各项检查结果，满页病历及时打印	□ 术后第2天病程记录 □ 每天归档并评估各项检查结果，满页病历及时打印
	知情同意	□ 告知患者及其家属手术过程概况及术后注意事项		
	手术治疗	□ 实施手术（手术安全核查记录、手术清点记录）		
	其他	□ 术后病情交接 □ 观察手术切口及周围情况	□ 注意病情变化 □ 注意观察生命体征 □ 注意鼻腔及口腔出血情况	□ 注意病情变化 □ 注意观察生命体征 □ 注意鼻腔及口腔出血情况
重点医嘱	长期医嘱 护理医嘱	□ 按耳鼻喉科术后护理常规 □ 一级护理	□ 按耳鼻喉科术后护理常规 □ 二/三级护理	□ 按耳鼻喉科术后护理常规 □ 二/三级护理
	长期医嘱 处置医嘱	□ 持续心电、血压、呼吸、血氧饱和度监测 □ 留置导尿管并记录尿量 □ 留置切口引流管并记录引流量 □ 持续低流量吸氧		
	长期医嘱 膳食医嘱	□ 禁食	□ 同入院	□ 同入院
	长期医嘱 药物医嘱	□ 镇痛药 □ 消肿药 □ 止吐、保胃药 □ 抗生素 □ 抗凝药	□ 抗生素 □ 术后抗凝药	□ 抗生素 □ 术后抗凝药
	临时医嘱 检查检验		□ 复查血常规、CRP、IL-6、红细胞沉降率、生化全套	
	临时医嘱 药物医嘱		□ 镇痛药（必要时） □ 补钾（必要时） □ 补白蛋白（必要时） □ 输血（必要时）	□ 镇痛药（必要时） □ 补钾（必要时） □ 补白蛋白（必要时） □ 输血（必要时）
	临时医嘱 手术医嘱			
	临时医嘱 处置医嘱	□ 输血（视病情） □ 补液（视病情） □ 拔除导尿管（必要时）	□ 大换药（必要时）	□ 大换药（必要时）

主要护理工作	健康宣教	□ 术后宣教 □ 术后心理疏导 □ 指导术后康复训练 □ 指导术后注意事项		
	护理处置	□ 晨起测量生命体征并记录 □ 确认无感冒症状，女患者确认无月经来潮 □ 与手术室护士交接病历、影像资料、术中带药等 □ 术前补液（必要时） □ 嘱患者入手术室前排空膀胱 □ 与手术室护士交接 □ 术后测量生命体征 □ 术后心电监护 □ 各类管道护理 □ 术后心理护理与生活护理	□ 按护理等级完成基础护理项目；测量基本生命体征 □ 心理护理与生活护理 □ 指导并监督患者治疗 □ 遵医嘱用药 □ 根据评估结果采取相应的护理措施 □ 完成护理记录	□ 按护理等级完成基础护理项目；测量基本生命体征 □ 心理护理与生活护理 □ 指导并监督患者治疗 □ 遵医嘱用药 □ 根据评估结果采取相应的护理措施 □ 完成护理记录
	护理评估	□ 评估意识情况 □ 评估切口疼痛情况 □ 一般评估：生命体征、神志、皮肤、药物过敏史等 □ 出血风险评估	□ 评估意识情况 □ 评估切口疼痛情况 □ 一般评估：生命体征、神志、皮肤、药物过敏史等 □ 出血风险评估	□ 一般评估：生命体征、神志、皮肤、药物过敏史等 □ 出血风险评估
	专科护理	□ 与手术室护士共同评估皮肤、切口敷料、输液及引流情况 □ 观察患者切口情况 □ 心理护理与生活护理 □ 指导患者掌握床上排尿、排便方法	□ 观察患者切口情况 □ 心理护理与生活护理	□ 观察患者切口情况 □ 心理护理与生活护理
	饮食指导	□ 禁食、禁水，口干时协助患者湿润口唇		
	活动体位			
病情变异记录		□ 无　　　　□ 有，原因： □ 患者原因　□ 疾病原因 □ 医疗原因　□ 护理原因 □ 保障原因　□ 管理原因	□ 无　　　　□ 有，原因： □ 患者原因　□ 疾病原因 □ 医疗原因　□ 护理原因 □ 保障原因　□ 管理原因	□ 无　　　　□ 有，原因： □ 患者原因　□ 疾病原因 □ 医疗原因　□ 护理原因 □ 保障原因　□ 管理原因
护士签名		白班 ｜ 小夜班 ｜ 大夜班	白班 ｜ 小夜班 ｜ 大夜班	白班 ｜ 小夜班 ｜ 大夜班
医师签名				

（续 表）

时间			住院第 10 天（术后第 4 天）	住院第 11 天（出院日）
主要诊疗工作		制度落实	□ 上级医师查房（主管医师查房每日 1 次） □ 专科会诊（必要时）	□ 上级医师查房 □ 出院及出院带药 □ 向患者及其家属交代出院后继续治疗情况
		病情评估	□ 上级医师进行治疗效果评估 □ 评估凝血功能 □ 评估生命体征稳定性	□ 上级医师进行治疗效果、预后和出院评估 □ 出院宣教
		病历书写	□ 出院前 1 天由上级医师指示出院的病程记录	□ 出院当天病程记录（由上级医师指示出院） □ 出院后 24 小时内完成出院记录 □ 出院后 24 小时内完成病案首页 □ 开具出院介绍信 □ 开具诊断证明书
		知情同意		□ 向患者交代出院后的注意事项（复诊的时间、地点，发生紧急情况时的处理等）
		手术治疗		
		其他	□ 注意病情变化 □ 注意观察生命体征 □ 注意鼻腔及口腔出血情况	□ 复查血常规、CRP、IL-6、血沉、生化 □ 出院带药 □ 预约门诊复查 □ 如有不适，随时来诊
重点医嘱	长期医嘱	护理医嘱	□ 按耳鼻喉科护理常规 □ 三级护理	
		处置医嘱		
		膳食医嘱	□ 同入院	
		药物医嘱	□ 抗生素 □ 术后抗凝药	
	临时医嘱	检查检验		
		药物医嘱	□ 镇痛药（必要时） □ 补钾（必要时） □ 补白蛋白（必要时） □ 输血（必要时）	
		手术医嘱		
		处置医嘱	□ 大换药（必要时）	□ 出院

主要护理工作	健康宣教		□ 出院宣教（出院后注意事项，院外用药指导，复查时间等）
	护理处置	□ 按护理等级完成基础护理项目 □ 测量基本生命体征 □ 心理护理与生活护理 □ 指导并监督患者治疗 □ 遵医嘱用药 □ 根据评估结果采取相应的护理措施 □ 完成护理记录	□ 按护理等级完成基础护理项目 □ 观察患者情况 □ 核对患者医疗费用 □ 协助患者办理出院手续 □ 整理床单位
	风险评估	□ 一般评估：生命体征、神志、皮肤、药物过敏史等 □ 出血风险评估	
	专科护理	□ 观察患者切口情况 □ 心理护理与生活护理	
	饮食指导		
	活动体位		
病情变异记录		□ 无　　□ 有，原因： □ 患者原因　　□ 疾病原因　　□ 医疗原因 □ 护理原因　　□ 保障原因　　□ 管理原因	□ 无　　□ 有，原因： □ 患者原因　　□ 疾病原因　　□ 医疗原因 □ 护理原因　　□ 保障原因　　□ 管理原因

护士签名	白班	小夜班	大夜班	白班	小夜班	大夜班

医师签名		

第三章　咽喉科疾病

第一节　腺样体肥大行低温冷切刀腺样体切除术临床路径

一、腺样体肥大行低温冷切刀腺样体切除术临床路径标准住院流程

(一)适用对象

第一诊断为腺样体肥大(ICD-10:J35.201)行腺样体切除术(ICD-9-CM-3:28.6 04)。

(二)诊断依据

根据《临床诊疗指南·耳鼻喉科分册》(中华医学会编著,人民卫生出版社),《临床技术操作规范·耳鼻喉科分册》(中华医学会编著,2013年,人民军医出版社)。

1. 病史　睡眠打鼾,张口呼吸,鼻塞,流涕,有时伴听力下降。

2. 体征　鼻咽部红色块状隆起,严重者可出现腺样体面容。

(三)治疗方案的选择及依据

根据《临床诊疗指南·耳鼻喉科分册》(中华医学会编著,人民卫生出版社),《临床技术操作规范·耳鼻喉科分册》(中华医学会编著,2013年,人民军医出版社)。

1. 符合腺样体肥大诊断。

2. 全身状况允许手术。

3. 征得患者及其家属的同意。

4. 手术

(1)电视内镜行腺样体切除术。

(2)伴随分泌性中耳炎者,可行鼓膜切开或置管。

(四)标准住院日为5~7天

(五)进入路径标准

1. 第一诊断必须符合　腺样体肥大(ICD-10:J35.201)行低温冷切刀腺样体切除术(ICD-9-CM-3:28.6 04)。

2. 专科指征　腺样体肥大明显,伴呼吸困难需行气管切开或伴扁桃体肥大需同时行扁桃体切除手术治疗的患者不适宜入径。

3. 手术禁忌证　同时伴有高血压、糖尿病、心律失常等慢性病,内科评估为手术禁忌证不适宜入径。

(六)治疗准备

1. 术前评估(住院第1—2天)

术前完成病情评估,必要的检查,做出术前小结、术前讨论。

(1)检查检验评估

1)必需的检查项目:血常规、尿常规;肝肾功能、电解质、血糖、凝血功能;感染性疾病筛查(乙肝、丙肝、梅毒、艾滋病等);胸部 X 线片、心电图;睡眠呼吸监测,纤维鼻咽喉镜检查。

2)根据患者病情可选择:纯音测听+声导抗检查。

3)疾病发展预计的并发症评估。

(2)营养评估:根据《解放军总医院新入院患者营养风险筛查表(NRS-2002)》为新入院患者进行营养评估,评分≥3 分者给予处置,必要时申请营养科医师会诊。

(3)心理评估:根据新入院患者情况申请心理科医师会诊。

(4)疼痛评估:根据《VAS 评分》实施疼痛评估,评分>7 分者给予处置,必要时请疼痛科医师会诊。

(5)康复评估:根据《入院患者康复筛查和评估表》在患者入院后 24 小时内进行康复筛查和评估。任何一项结果为"是",则申请康复科医师会诊。

2.术前准备(住院第 2 天)

(1)术前谈话:术者应在术前 1 天与患者及其亲属谈话,告知手术方案、相关风险、用血计划、术后转归、置入材料、手术费用及患者和亲属权益,并履行书面知情同意手续。告知高值耗材的使用及费用。

(2)通知手术室:准备手术间、手术药品、手术物品及特殊耗材。

(3)护士做心理护理,交代注意事项:防压疮、防跌倒、指导患者戒烟等,并进行术前宣教。

(4)手术部位标识:术者、第一助手或经治医师在术前 1 天应对手术部位做体表标识,急诊手术由接诊医师或会诊外科医师标记,标记过程应由责任护士、患者及其亲属共同参与,并记入手术安排表。

(5)术前 1 天麻醉医师访视:制订麻醉计划、完成评估、确定麻醉方式,并记入《麻醉术前访视记录》,告知患者及其家属麻醉适应证、麻醉目的、风险、可能出现的情况及其处理原则、替代方案等,签署《麻醉知情同意书》并归入病历。

(七)药品选择及使用时机

抗菌药物:按照《抗菌药物临床应用指导原则(2015 年版)》(国卫办医发〔2015〕43 号)合理选用抗菌药物。使用时机:手术前 30 分钟至术后 48 小时。

(八)手术日为入院后第 3 天

1.手术安全核对:患者入手术间后由手术医师、麻醉医师、巡回护士和患者本人共同核对患者身份、手术部位与标识、手术方式。手术医师、麻醉医师、巡回护士三方按《手术安全核对表》逐项核对,共同签名。

2.麻醉方式:全身麻醉。

3.术中用药:麻醉常规用药、术中镇痛等。

4.手术方式:腺样体切除术。

5.标本送病理检查。

6.指导术后生活注意事项。

7.经治医师或手术医师应即刻完成术后首次病程记录,观察术后患者病情变化。

(九)术后住院恢复 2～4 天

1. 根据患者情况确定复查的检查项目。

2. 术后用药：按照《抗菌药物临床应用指导原则（2015 年版）》（国卫办医发〔2015〕43 号）合理选用抗菌药物；止血药物；可行雾化吸入。

(十)出院标准

1. 病情稳定：临床稳定 24 小时以上。

2. 切口愈合良好，无感染。

3. 无与该病相关的其他并发症或合并症。

(十一)变异及原因分析

1. 医疗原因导致的变异 如改变诊疗方案、转科治疗、操作失误、误诊等。

2. 患者原因导致的变异 如不同意治疗方案、个人原因要求出（转）院、院外服用手术禁忌药、月经期、对诊疗计划不满要求出路径、相关检查检验院外（门诊）已做等。

3. 并发症原因导致的变异 如感染、瘘、出血、血肿、愈合不良等。

4. 病情原因导致的变异 如基础疾病复杂、病情恶化、病情平稳好转、抢救、会诊等。

5. 辅诊科室原因导致的变异 如检查、检验、手术、病理等检查（不及时、结果错报、操作部位/方式错误、标本不合格）、报告（不及时、结果错报、标本不合格）等原因延长住院天数、增加费用等。

6. 管理原因导致的变异 如系统暂不支持、系统瘫痪、需要修订流程、需要修订制度等。

二、腺样体肥大行低温冷切刀腺样体切除术临床路径表单

适用对象	第一诊断为腺样体肥大（ICD-10：J35.201）行低温冷切刀腺样体切除手术（ICD-9-CM-3：28.6 04）	
患者基本信息	姓名：_____ 性别：____ 年龄：____ 门诊号：_____ 住院号：_____ 过敏史：_____ 住院日期：____年__月__日 出院日期：____年__月__日	标准住院日：5～7 天
时间	住院第 1 天	住院第 2 天（术前日）	住院第 3 天（手术日）
主要诊疗工作 — 制度落实	□ 询问病史及体格检查 □ 完成首则病程记录及入院记录、入院记录患者或其家属签字 □ 上级医师查房与术前评估 □ 初步确定手术方式和日期	□ 主管医师查房、主诊医师查房、每天经治医师 2 次巡视患者 □ 完成术前小结和术前讨论术前准备 □ 完成必要的相关科室会诊 □ 签署手术知情同意书、自费用品协议书、麻醉同意书、特殊检查（特殊治疗）同意书、输血治疗知情同意书、手术室护士访视、麻醉术前访视记录 □ 每天归档并评估各项检查结果，满页病历及时打印	□ 手术 □ 手术安全核查记录、手术清点记录、麻醉术后访视记录 □ 术者完成手术记录 □ 住院医师完成术后病程 □ 上级医师查房 □ 向患者及其家属交代病情及术后注意事项
主要诊疗工作 — 病情评估	□ 经治医师询问病史与体格检查	□ 确定手术方式	

主要诊疗工作	病历书写	□ 入院 8 小时内完成首次病程记录 □ 入院 24 小时内完成入院记录	□ 完成主管医师查房记录 □ 完成术前讨论、术前小结	□ 术者或第一助手术后 24 小时内完成手术记录（术者签名） □ 术后即刻完成术后首次病程记录
	知情同意	□ 患者或其家属在入院记录单上签名	□ 术前谈话,告知患者及其家属病情和围术期注意事项并签署手术知情同意书、授权委托书（患者本人不能签字时）、自费用品协议书（必要时）、军人目录外耗材审批单（必要时）	□ 告知患者及其家属手术情况及术后注意事项
	手术治疗		□ 预约手术	□ 实施手术（手术安全核查记录、手术清点记录）
	其他	□ 经治医师检查整理病历资料	□ 及时通知上级医师检诊	□ 术后病情交接 □ 观察手术切口及周围情况
重点医嘱	长期医嘱	护理医嘱	□ 按耳鼻咽喉科护理常规 □ 二级或三级护理	□ 按耳鼻咽喉科护理常规 □ 二级或三级护理 □ 患者既往基础用药	□ 按全身麻醉术后护理常规 □ 低温冷切刀腺样体切除术后护理常规 □ 一级护理
		处置医嘱	□ 静脉抽血		
		膳食医嘱	□ 普食	□ 普食	□ 半流饮食
		药物医嘱	□ 自带药（必要时）	□ 既往基础用药	□ 抗菌药物 □ 雾化吸入
	临时医嘱	检查检验	□ 血常规 □ 尿常规 □ 粪常规 □ 血型 □ 凝血四项 □ 普通生化 □ 血清术前八项 □ 胸部正位 X 线片 □ 心电图检查（多导） □ 纤维鼻咽喉镜检查	□ 睡眠呼吸监测	□ 标本送病理检查
		药物医嘱		□ 术前抗菌药物	□ 漱口液
		手术医嘱		□ 常规明日全身麻醉下低温冷切刀腺样体切除术	
		处置医嘱	□ 静脉抽血		□ 酌情心电监护 □ 酌情吸氧 □ 其他特殊医嘱

（续 表）

主要护理工作	健康宣教	□ 入院宣教（住院环境、规章制度） □ 进行护理安全指导 □ 进行等级护理、活动范围指导 □ 进行饮食指导 □ 进行关于疾病知识的宣教 □ 检查、检验项目的目的和意义	□ 术前宣教 □ 提醒患者明晨禁食、禁水	□ 术后心理疏导 □ 指导术后注意事项
	护理处置	□ 患者身份核对 □ 佩戴腕带 □ 建立入院病历,通知医师 □ 入院介绍:介绍责任护士,病区环境、设施、规章制度、基础护理服务项目 □ 询问病史,填写护理记录单首页 □ 观察病情 □ 测量基本生命体征 □ 抽血、留取标本 □ 心理护理与生活护理 □ 根据评估结果采取相应的护理措施 □ 通知检查项目及注意事项	□ 术前患者准备（手术前沐浴、更衣）	□ 检查术前物品准备 □ 与手术室护士交接 □ 术后观察病情 □ 测量基本生命体征 □ 心理护理与生活护理 □ 遵医嘱用药 □ 根据评估结果采取相应的护理措施 □ 完成护理记录
	护理评估	□ 一般评估:生命体征、神志、皮肤、药物过敏史等 □ 心理评估 □ 营养评估 □ 疼痛评估 □ 康复评估		□ 评估术腔 □ 评估切口疼痛情况 □ 观察切口有无渗出并报告医师 □ 风险评估:评估有无跌倒、坠床、液体外渗的风险
	专科护理			□ 手术后心理与生活护理 □ 指导生活饮食注意事项
	饮食指导	□ 根据医嘱通知配餐员准备膳食 □ 协助进餐	□ 协助进餐	□ 协助进餐
	活动体位	□ 根据护理等级指导患者活动	□ 根据护理等级指导患者活动	□ 根据护理等级指导患者活动
	洗浴要求	□ 协助患者洗澡、更换病号服	□ 协助患者晨、晚间护理	□ 协助患者晨晚间护理
病情变异记录		□ 无　　　□ 有,原因: □ 医疗原因　□ 患者原因 □ 并发症原因　□ 病情原因 □ 辅诊科室原因　□ 管理原因	□ 无　　　□ 有,原因: □ 医疗原因　□ 患者原因 □ 并发症原因　□ 病情原因 □ 辅诊科室原因　□ 管理原因	□ 无　　　□ 有,原因: □ 医疗原因　□ 患者原因 □ 并发症原因　□ 病情原因 □ 辅诊科室原因　□ 管理原因
护士签名		白班　小夜班　大夜班	白班　小夜班　大夜班	白班　小夜班　大夜班
医师签名				

（续　表）

时间		住院第 4 天 （术后第 1 天）	住院第 5－7 天 （术后第 2－4 天，出院日）
主要诊疗工作	制度落实	□ 主管医师查房、主诊医师查房、每天经治医师 2 次巡视患者 □ 每天归档并评估各项检查结果，及时打印满页病历 □ 注意病情变化 □ 注意观察生命体征 □ 了解患者咽喉部状况	□ 上级医师查房，进行手术及切口评估 □ 出院前 1 天通知患者出院 □ 完成出院记录、出院证明书，填写首页 □ 向患者交代出院后的注意事项
	病情评估	□ 主管医师查房、主诊医师查房、每天经治医师 2 次巡视患者 □ 每天归档并评估各项检查结果，及时打印满页病历 □ 注意病情变化	□ 上级医师查房，进行手术及切口评估
	病历书写	□ 主管医师查房、主诊医师查房记录	□ 上级医师查房记录 □ 完成出院记录、出院证明书，填写首页
	知情同意		□ 告知患者及其家属出院后注意事项
	手术治疗		
	其他	□ 及时通知上级医师检诊 □ 经治医师检查整理病历资料	□ 通知出院 □ 开具出院介绍信 □ 开具诊断证明书 □ 出院带药 □ 预约门诊复诊时间
重点医嘱	长期医嘱 护理医嘱	□ 按腺样体切除术后常规 □ 二级护理	□ 按腺样体切除术后常规
	长期医嘱 处置医嘱		
	长期医嘱 膳食医嘱	□ 半流食或普食	
	长期医嘱 药物医嘱	□ 抗菌药物 □ 其他特殊医嘱	
	临时医嘱 检查检验		
	临时医嘱 药物医嘱	□ 其他特殊医嘱	
	临时医嘱 手术医嘱		
	临时医嘱 处置医嘱		□ 出院

主要护理工作	健康宣教		□ 出院宣教（用药指导，换药时间及注意事项，复查时间等）
	护理处置	□ 术后观察病情 □ 测量基本生命体征 □ 心理护理与生活护理 □ 遵医嘱用药 □ 根据评估结果采取相应的护理措施 □ 完成护理记录	□ 观察患者情况 □ 核对患者医疗费用 □ 协助患者办理出院手续 □ 整理床单位
	护理评估	□ 评估术腔 □ 评估切口疼痛情况 □ 观察切口有无渗出并报告医师 □ 风险评估：评估有无跌倒、坠床、液体外渗的风险	□ 评估术腔情况
	专科护理		□ 手术后心理护理与生活护理 □ 指导生活饮食注意事项
	饮食指导	□ 根据医嘱通知配餐员准备膳食 □ 协助进餐	
	活动体位	□ 根据护理等级指导患者活动	
	洗浴要求	□ 协助患者洗澡、更换病号服	
病情变异记录		□ 无　　　□ 有，原因： □ 医疗原因　□ 患者原因　□ 并发症原因 □ 病情原因　□ 辅诊科室原因　□ 管理原因	□ 无　　　□ 有，原因： □ 医疗原因　□ 患者原因　□ 并发症原因 □ 病情原因　□ 辅诊科室原因　□ 管理原因
护士签名		白班　小夜班　大夜班	白班　小夜班　大夜班
医师签名			

第二节　慢性扁桃体炎行低温冷切刀扁桃体切除术临床路径

一、慢性扁桃体炎行低温冷切刀扁桃体切除术临床路径标准住院流程

（一）适用对象

第一诊断为慢性扁桃体炎（ICD-10：J35.001）行扁桃体切除手术（ICD-9-CM-3：28.2 05）。

（二）诊断依据

根据《临床诊疗指南·耳鼻喉科分册》（中华医学会编著，人民卫生出版社），《临床技术操作规范·耳鼻喉科分册》（中华医学会编著，2013 年，人民军医出版社）。

1. **病史** 扁桃体反复炎性发作,有妨碍呼吸、吞咽或打鼾现象,有时伴发扁桃体炎为诱因的肾炎、风湿性关节炎、风湿心瓣膜病等全身性疾病。

2. **体征** 腭舌弓慢性充血,单侧或双侧扁桃体肿大,有时伴有下颌角淋巴结肿大。

(三)治疗方案的选择及依据

根据《临床诊疗指南·耳鼻喉科分册》(中华医学会编著,人民卫生出版社),《临床技术操作规范·耳鼻喉科分册》(中华医学会编著,2013 年,人民军医出版社)。

1. 符合慢性扁桃体炎诊断。

2. 全身状况允许手术。

3. 征得患者及其家属的同意。

4. 手术

(1)扁桃体全部切除手术(少数患者部分扁桃体切除手术)。

(2)可行低温等离子消融手术。

(四)标准住院日为 5～7 天

(五)进入路径标准

1. 第一诊断必须符合慢性扁桃体炎(ICD-10:J35.001)行低温冷切刀扁桃体切除手术(ICD-9-CM-3:28.2 05)。

2. 专科指征:扁桃体肥大明显,伴呼吸困难需行气管切开的患者不适宜入径。

3. 手术禁忌证:同时伴有高血压、糖尿病、心律失常等慢性病,内科评估为手术禁忌证不适宜入径。

(六)术前准备。

1. 术前评估(住院第 1—2 天)

(1)检查检验评估

1)必需的检查项目:血常规、尿常规;肝肾功能、电解质、血糖、凝血功能;感染性疾病筛查(乙肝、丙肝、梅毒、艾滋病等);胸部 X 线片、心电图;纤维鼻咽喉镜检查。

2)根据患者病情可选择:喉镜检查,睡眠呼吸监测检查。

3)疾病发展预计的并发症评估。

(2)营养评估:根据《解放军总医院新入院患者营养风险筛查表(NRS-2002)》为新入院患者进行营养评估,评分≥3 分者给予处置,必要时申请营养科医师会诊。

(3)心理评估:根据新入院患者情况申请心理科医师会诊。

(4)疼痛评估:根据《VAS 评分》实施疼痛评估,评分>7 分者给予处置,必要时请疼痛科医师会诊。

(5)康复评估:根据《入院患者康复筛查和评估表》在患者入院后 24 小时内进行康复筛查和评估。任何一项结果为"是",则申请康复科医师会诊。

2. 术前准备

(1)术前评估:术前 24 小时内完成病情评估、必要的检查,做出术前小结、术前讨论。

(2)术前谈话:术者应在术前 1 天与患者及其亲属谈话,告知手术方案、相关风险、用血计划、术后转归、置入材料、手术费用及患者和亲属权益,并履行书面知情同意手续。告知高值耗材的使用及费用。

(3)通知手术室:准备手术间、手术药品、手术物品及特殊耗材。

(4)护士做心理护理,交代注意事项:防压疮、防跌倒、指导患者戒烟等,并进行术前宣教。

(5)手术部位标识:术者、第一助手或经治医师在术前1天应对手术部位做体表标识,急诊手术由接诊医师或会诊外科医师标记,标记过程应由责任护士、患者及其亲属共同参与,并记入手术安排表。

(6)术前1天麻醉医师访视:制订麻醉计划、完成评估、确定麻醉方式,并记入《麻醉术前访视记录》,告知患者及其家属麻醉适应证、麻醉目的、风险、可能出现的情况及其处理原则、替代方案等,签署《麻醉知情同意书》并归入病历。

(七)药品选择及使用时机

抗菌药物:按照《抗菌药物临床应用指导原则(2015年版)》(国卫办医发〔2015〕43号)合理选用抗菌药物。手术前30分钟至术后72小时。

(八)手术日为入院后第3天

1. 手术安全核对:患者入手术间后由手术医师、麻醉医师、巡回护士和患者本人共同核对患者身份、手术部位与标识、手术方式。手术医师、麻醉医师、巡回护士三方按《手术安全核对表》逐项核对,共同签名。

2. 麻醉方式:全身麻醉。

3. 术中用药:麻醉常规用药,术中镇痛等。

4. 手术方式:见治疗方案的选择。

5. 标本送病理检查。

6. 指导术后生活注意事项。

7. 经治医师或手术医师应即刻完成术后首次病程记录,观察术后患者病情变化。

(九)术后住院治疗2~4天

1. 根据患者情况确定复查的检查项目。

2. 术后用药:按照《抗菌药物临床应用指导原则(2015年版)》(国卫办医发〔2015〕43号)合理选用抗菌药物;止血药物;可行雾化吸入;酌情给予糖皮质激素。

(十)出院标准

1. 病情稳定:临床稳定24小时以上。

2. 切口愈合良好,无感染。

3. 无与该病相关的其他并发症或合并症。

(十一)变异及原因分析

1. 医疗原因导致的变异　如改变诊疗方案、转科治疗、操作失误、误诊等。

2. 患者原因导致的变异　如不同意治疗方案、个人原因要求出(转)院、院外服用手术禁忌药、月经期、对诊疗计划不满要求出路径、相关检查检验院外(门诊)已做等。

3. 并发症原因导致的变异　如感染、瘘、出血、血肿、愈合不良等。

4. 病情原因导致的变异　如基础疾病复杂、病情恶化、病情平稳好转、抢救、会诊等。

5. 辅诊科室原因导致的变异　如检查、检验、手术、病理等检查(不及时、结果错报、操作部位/方式错误、标本不合格)、报告(不及时、结果错报、标本不合格)等原因延长住院天数、增加费用等。

6. 管理原因导致的变异　如系统暂不支持、系统瘫痪、需要修订流程、需要修订制度等。

二、慢性扁桃体炎行低温冷切刀扁桃体切除术临床路径表单

适用对象	第一诊断为慢性扁桃体炎(ICD-10:J35.001)行低温冷切刀扁桃体切除手术(ICD-9-CM-3:28.2 05)		
患者基本信息	姓名:_____ 性别:____ 年龄:____ 门诊号:_____ 住院号:_____ 过敏史:_____ 住院日期:____年__月__日 出院日期:____年__月__日		标准住院日:5~7 天

	时间	住院第 1 天	住院第 2 天(术前日)	住院第 3 天(手术日)
主要诊疗工作	制度落实	□ 经治医师或值班医师在患者入院 2 小时内到床旁接诊,询问病史及体格检查 □ 8 小时完成首次病程记录 □ 24 小时内完成入院记录 □ 主管医师或二线值班医师在患者入院后 24 小时内完成检诊	□ 48 小时内完成家属入院记录签名 □ 主管医师查房、主诊医师查房、每天经治医师 2 次巡视患者 □ 主诊医师在患者入院 48 小时内完成检诊 □ 完成术前小结和术前讨论术前准备 □ 完成必要的相关科室会诊 □ 签署手术知情同意书、自费用品协议书麻醉同意书、特殊检查(特殊治疗)同意书、输血治疗知情同意书、手术室护士访视、麻醉术前访视记录 □ 每天归档并评估各项检查结果,及时打印满页病历	□ 手术 □ 手术安全核查记录、手术清点记录、麻醉术后访视记录 □ 术者完成手术记录 □ 住院医师完成术后病程 □ 上级医师查房 □ 向患者及其家属交代病情及术后注意事项
	病情评估	□ 经治医师询问病史与体格检查	□ 确定手术方式	
	病历书写	□ 入院 8 小时内完成首次病程记录 □ 入院 24 小时内完成入院记录	□ 完成主管医师、主诊医师查房记录 □ 完成术前讨论、术前小结	□ 术者或第一助手术后 24 小时内完成手术记录(术者签名) □ 术后即刻完成术后首次病程记录
	知情同意	□ 患者或其家属在入院记录单上签名	□ 术前谈话,告知患者及其家属病情和围术期注意事项并签署手术知情同意书、授权委托书(患者本人不能签字时)、自费用品协议书(必要时)、军人目录外耗材审批单(必要时)	□ 告知患者及其家属手术情况及术后注意事项
	手术治疗		□ 预约手术	□ 实施手术(手术安全核查记录、手术清点记录)
	其他	□ 经治医师检查整理病历资料	□ 及时通知上级医师检诊	□ 术后病情交接 □ 观察手术切口及周围情况

（续　表）

长期医嘱	护理医嘱	□ 按耳鼻咽喉科护理常规 □ 三级护理	□ 按耳鼻咽喉科护理常规 □ 二级护理 □ 患者既往基础用药	□ 按全身麻醉术后护理常规 □ 低温冷切刀扁桃体切除术后护理常规 □ 一级护理	
	处置医嘱	□ 静脉抽血		□ 颈部冰敷 □ 必要时休声	
	膳食医嘱	□ 普食	□ 普食	□ 半流质饮食	
	药物医嘱	□ 自带药（必要时）	□ 既往基础用药	□ 抗菌药物 □ 雾化吸入	
重点医嘱	临时医嘱	检查检验	□ 血常规 □ 尿常规 □ 粪常规 □ 血型 □ 凝血四项 □ 普通生化 □ 血清术前八项 □ 胸部正位 X 线片 □ 心电图检查（多导） □ 喉镜检查 □ 睡眠呼吸监测	□ 酌情 CT 和（或）MRI 或 B 超 □ 肺功能（必要时）	□ 标本送病理检查
		药物医嘱		□ 术前抗菌药物	□ 漱口液
		手术医嘱		□ 常规明日全身麻醉下低温冷切刀扁桃体切除手术	
		处置医嘱	□ 静脉抽血		□ 酌情心电监护 □ 酌情吸氧 □ 其他特殊医嘱
主要护理工作	健康宣教		□ 入院宣教（住院环境、规章制度） □ 进行护理安全指导 □ 进行等级护理、活动范围指导 □ 进行饮食指导 □ 进行关于疾病知识的宣教 □ 检查、检验项目的目的和意义	□ 术前宣教 □ 提醒患者明晨禁食、禁水	□ 术后心理疏导 □ 指导术后注意事项

（续　表）

主要护理工作	护理处置	□ 患者身份核对 □ 佩戴腕带 □ 建立入院病历,通知医师 □ 入院介绍:介绍责任护士,病区环境、设施、规章制度、基础护理服务项目 □ 询问病史,填写护理记录单首页 □ 观察病情 □ 测量基本生命体征 □ 抽血、留取标本 □ 心理护理与生活护理 □ 根据评估结果采取相应的护理措施 □ 通知检查项目及注意事项	□ 术前患者准备(手术前沐浴、更衣)	□ 检查术前物品准备 □ 与手术室护士交接 □ 术后观察病情 □ 测量基本生命体征 □ 心理护理与生活护理 □ 遵医嘱用药 □ 根据评估结果采取相应的护理措施 □ 完成护理记录
	护理评估	□ 一般评估:生命体征、神志、皮肤、药物过敏史等 □ 心理评估 □ 营养评估 □ 疼痛评估 □ 康复评估		□ 评估术腔情况 □ 评估切口疼痛情况 □ 观察口腔有无渗血并报告医师 □ 风险评估:评估有无跌倒、坠床、液体外渗的风险
	专科护理			□ 手术后心理与生活护理 □ 指导生活饮食注意事项
	饮食指导	□ 根据医嘱通知配餐员准备膳食 □ 协助进餐	□ 协助进餐	□ 协助进餐
	活动体位	□ 根据护理等级指导患者活动	□ 根据护理等级指导患者活动	□ 根据护理等级指导患者活动
	洗浴要求	□ 协助患者洗澡、更换病号服	□ 协助患者晨、晚间护理	□ 协助患者晨、晚间护理
病情变异记录		□ 无　　　　□ 有,原因: □ 医疗原因　□ 患者原因 □ 并发症原因　□ 病情原因 □ 辅诊科室原因　□ 管理原因	□ 无　　　　□ 有,原因: □ 医疗原因　□ 患者原因 □ 并发症原因　□ 病情原因 □ 辅诊科室原因　□ 管理原因	□ 无　　　　□ 有,原因: □ 医疗原因　□ 患者原因 □ 并发症原因　□ 病情原因 □ 辅诊科室原因　□ 管理原因

护士签名	白班	小夜班	大夜班	白班	小夜班	大夜班	白班	小夜班	大夜班
医师签名									

（续　表）

时间		住院第 4 天 （术后第 1 天）	住院第 5－7 天 （术后第 2－4 天，出院日）
主要诊疗工作	制度落实	□ 主管医师查房、主诊医师查房、每天经治医师 2 次巡视患者 □ 每天归档并评估各项检查结果，满页病历及时打印 □ 注意病情变化 □ 注意观察生命体征 □ 了解患者咽喉部状况	□ 上级医生查房，进行手术及切口评估 □ 出院前 1 天通知患者出院 □ 完成出院记录、出院证明书，填写首页 □ 向患者交代出院后的注意事项
	病情评估	□ 主管医师查房、主诊医师查房、每天经治医师 2 次巡视患者 □ 每天归档并评估各项检查结果，及时打印满页病历 □ 注意病情变化	□ 上级医师查房，进行手术及切口评估
	病历书写	□ 主管医师查房、主诊医师查房记录	□ 上级医师查房记录 □ 完成出院记录、出院证明书，填写首页
	知情同意		□ 告知患者及其家属出院后注意事项
	手术治疗		
	其他	□ 及时通知上级医师检诊 □ 经治医师检查整理病历资料	□ 通知出院 □ 开具出院介绍信 □ 开具诊断证明书 □ 出院带药 □ 预约门诊复诊时间
重点医嘱	长期医嘱 护理医嘱	□ 按耳鼻咽喉科常规 □ 二级护理	
	长期医嘱 处置医嘱		
	长期医嘱 膳食医嘱	□ 半流食或普食	
	长期医嘱 药物医嘱	□ 抗菌药物 □ 其他特殊医嘱	
	临时医嘱 检查检验		
	临时医嘱 药物医嘱	□ 其他特殊医嘱	
	临时医嘱 手术医嘱		
	临时医嘱 处置医嘱		□ 出院

（续　表）

主要护理工作	健康宣教		□ 出院宣教（康复训练方法，用药指导，换药时间及注意事项，复查时间等）
	护理处置	□ 术后观察病情 □ 测量基本生命体征 □ 心理护理与生活护理 □ 遵医嘱用药 □ 根据评估结果采取相应的护理措施 □ 完成护理记录	□ 观察患者情况 □ 核对患者医疗费用 □ 协助患者办理出院手续
	护理评估	□ 评估术腔 □ 评估切口疼痛情况 □ 观察切口有无渗出并报告医师 □ 风险评估：评估有无跌倒、坠床、液体外渗的风险	□ 评估术腔情况
	专科护理	□ 观察患者情况 □ 术后心理与生活护理	□ 手术后心理与生活护理 □ 指导生活饮食注意事项
	饮食指导	□ 协助进餐	
	活动体位	□ 根据护理等级指导患者活动	
	洗浴要求	□ 协助患者洗澡、更换病号服	
病情变异记录		□ 无　□ 有，原因： □ 医疗原因　□ 患者原因　□ 并发症原因 □ 病情原因　□ 辅诊科室原因　□ 管理原因	□ 无　□ 有，原因： □ 医疗原因　□ 患者原因　□ 并发症原因 □ 病情原因　□ 辅诊科室原因　□ 管理原因
护士签名		白班　　小夜班　　大夜班	白班　　小夜班　　大夜班
医师签名			

第三节　扁桃体肿物行扁桃体肿物切除术临床路径

一、扁桃体肿物行扁桃体肿物切除术临床路径标准住院流程

（一）适用对象

第一诊断为扁桃体肿物（ICD-10：J35.901）拟行扁桃体肿物切除手术（ICD-9-CM-3：28.9201）。

（二）诊断依据

根据《临床诊疗指南·耳鼻喉科分册》（中华医学会编著，人民卫生出版社），《临床技术操作规范·耳鼻喉科分册》（中华医学会编著，2013 年，人民军医出版社）。

1. 症状：咽部阻塞感/异物感/单侧咽痛/痰中带血及其他咽部及耳部等不适。

2. 体征：一侧扁桃体明显肿大，呈结节状或菜花状，如为恶性，表面有溃疡、坏死、假膜，并常伴有颈部淋巴结转移，出现同侧或对侧淋巴结肿大。

3. 辅助检查：颅脑 CT 和（或）MRI、颈部 B 超。咽部纤维镜或内镜检查。

4. 病理学明确诊断。

(三)治疗方案的选择及依据

根据《临床诊疗指南·耳鼻喉科分册》(中华医学会编著,人民卫生出版社),《临床技术操作规范·耳鼻喉科分册》(中华医学会编著,2013 年,人民军医出版社)。

1. 符合扁桃体肿物诊断。

2. 全身状况允许手术。

3. 征得患者及其家属的同意。

4. 手术

(1)扁桃体肿瘤切除术:病理证实为分化较好的扁桃体鳞状细胞癌或腺癌,且肿瘤局限于扁桃体自身,未明显侵犯腭舌弓、腭咽弓及扁桃体床组织;或经全面检查确定为局限发生于扁桃体的淋巴系统肿瘤。

(2)扩大扁桃体切除术:病理证实为分化较好的扁桃体鳞状细胞癌或腺癌,肿瘤超出扁桃体自身,侵犯周围腭舌弓、腭咽弓及扁桃体床部分组织。

(3)下颌骨正中裂开扩大扁桃体切除术:病理证实为分化较好的扁桃体鳞状细胞癌或腺癌,肿瘤超出扁桃体自身,侵犯软腭或舌根部分组织。

(4)缺损较大要行修复。

(5)行颈淋巴结清扫术。

(四)标准住院日为 8～10 天

(五)进入路径标准

1. 第一诊断必须符合扁桃体肿物(ICD-10:J35.901)并明确需要行扁桃体肿物切除手术(ICD-9-CM-3:28.9201)。

2. 专科指征:扁桃体肿物巨大,导致呼吸困难或喉喘鸣需行气管切开或上颌骨裂开或修复的患者不适宜入径。

3. 手术禁忌证:同时伴有高血压、糖尿病、心律失常等慢性病,内科评估为手术禁忌证不适宜入径。

(六)治疗准备(评估)

1. 诊疗评估(住院第 1—2 天)

(1)检查检验评估

1)必需的检查项目:血常规、尿常规;肝肾功能、电解质、血糖、凝血功能;感染性疾病筛查(乙肝、丙肝、梅毒、艾滋病等);胸部 X 线片、心电图;纤维鼻咽喉镜检查,口咽部查体;颈部CT、超声检查;标本送病理学检查。

2)颅脑 CT 或 MRI,肺功能、输血准备等。

3)疾病发展预计的并发症评估。

(2)营养评估:根据《解放军总医院新入院患者营养风险筛查表(NRS-2002)》为新入院患者进行营养评估,评分≥3 分者给予处置,必要时申请营养科医师会诊。

(3)心理评估:根据新入院患者情况申请心理科医师会诊。

(4)疼痛评估:根据《VAS 评分》实施疼痛评估,评分>7 分者给予处置,必要时请疼痛科医师会诊。

(5)康复评估:根据《入院患者康复筛查和评估表》在患者入院后 24 小时内进行康复筛查

和评估。任何一项结果为"是",则申请康复科医师会诊。

2.术前准备(住院第2—4天)

(1)术前评估:24小时内完成术前病情评估、必要的检查,做出术前小结、术前讨论。

(2)术前谈话:术者应在术前1天与患者及其亲属谈话,告知手术方案、相关风险、用血计划、术后转归、置入材料、手术费用及患者和其亲属权益,并履行书面知情同意手续。告知高值耗材的使用及费用。

(3)通知手术室:准备手术间、手术药品、手术物品及特殊耗材。

(4)护士做心理护理,交代注意事项:防压疮、防跌倒、指导患者戒烟等,并进行术前宣教。

(5)手术部位标识:术者、第一助手或经治医师在术前1天应对手术部位做体表标识,急诊手术由接诊医师或会诊外科医师标记,标记过程应由责任护士、患者及其亲属共同参与,并记入手术安排表。

(6)术前1天麻醉医师访视:制订麻醉计划、完成评估、确定麻醉方式,并记入《麻醉术前访视记录》,告知患者及其家属麻醉适应证、麻醉目的、风险、可能出现的情况及其处理原则、替代方案等,签署《麻醉知情同意书》并归入病历。

(七)药品选择及使用时机

抗菌药物:按照《抗菌药物临床应用指导原则(2015年版)》(国卫办医发〔2015〕43号)合理选用抗菌药物。使用时机:手术前30分钟至术后4~6天。

(八)手术日为入院后第4天

1.手术安全核对:患者入手术间后由手术医师、麻醉医师、巡回护士和患者本人共同核对患者身份、手术部位与标识、手术方式。手术医师、麻醉医师、巡回护士三方按《手术安全核对表》逐项核对,共同签名。

2.麻醉方式:全身麻醉。

3.术中用药:止血药、抗菌药物等。

4.手术方式:见治疗方案的选择。

5.输血:视术中情况而定。

6.标本送快速病理(冷冻病理)检查。

7.指导术后生活注意事项。

8.经治医师或手术医师应即刻完成术后首次病程记录,观察术后患者病情变化。

(九)术后住院治疗4~6天

1.根据患者情况确定复查的检查项目。

2.术后处置:抗菌药物;止血药物;可行漱口、雾化吸入;必要时鼻饲饮食。

(十)出院标准

1.一般情况良好,咽喉部无明显感染征象。

2.没有需要住院处理的并发症。

3.无与该病相关的其他并发症或合并症。

(十一)变异及原因分析

1.医疗原因导致的变异 如改变诊疗方案、转科治疗、操作失误、误诊等。

2.患者原因导致的变异 如不同意治疗方案、个人原因要求出(转)院、院外服用手术禁忌药、月经期、对诊疗计划不满要求出路径、相关检查检验院外(门诊)已做等。

3. 并发症原因导致的变异　如感染、瘘、出血、血肿、愈合不良等。

4. 病情原因导致的变异　如基础疾病复杂、病情恶化、病情平稳好转、抢救、会诊等。

5. 辅诊科室原因导致的变异　如检查、检验、手术、病理等检查(不及时、结果错报、操作部位/方式错误、标本不合格)、报告(不及时、结果错报、标本不合格)等原因延长住院天数、增加费用等。

6. 管理原因导致的变异　如系统暂不支持、系统瘫痪、需要修订流程、需要修订制度等。

二、扁桃体肿物行扁桃体肿物切除术临床路径表单

适用对象	第一诊断为扁桃体肿物(ICD-10:J35.901)行扁桃体肿物切除手术(ICD-9-CM-3:28.9201)		
患者基本信息	姓名:_____　性别:____　年龄:____ 门诊号:_____　住院号:_____　过敏史:_____ 住院日期:____年__月__日　出院日期:____年__月__日		标准住院日:8—10 天
时间		住院第 1 天	住院第 2 天(术前日)	住院第 3—4 天(术前日)
主要诊疗工作	制度落实	□ 经治医师或值班医师在患者入院 2 小时内到床旁接诊,询问病史及体格检查 □ 8 小时完成首次病程记录 □ 24 小时内完成入院记录 □ 主管医师或二线值班医师在患者入院后 24 小时内完成检诊	□ 48 小时内完成家属入院记录签名 □ 主管医师查房、主诊医师查房、每天经治医师 2 次巡视患者 □ 主诊医师在患者入院 48 小时内完成检诊	□ 主管医师查房、主诊医师查房、每天经治医师 2 次巡视患者 □ 完成必要的相关科室会诊 □ 签署手术知情同意书、自费用品协议书、麻醉同意书、特殊检查(特殊治疗)同意书、输血治疗知情同意书、手术室护士访视、麻醉术前访视记录 □ 每天归档并评估各项检查结果,满页病历及时打印
	病情评估	□ 经治医师询问病史与体格检查	□ 上级医师查房与术前评估	□ 确定手术方式
	病历书写	□ 入院 8 小时内完成首次病程记录 □ 入院 24 小时内完成入院记录	□ 完成主管医师、主诊医师查房记录	□ 完成术前讨论、术前小结
	知情同意	□ 患者或其家属在入院记录单上签名		□ 术前谈话,告知患者及其家属病情和围术期注意事项并签署手术知情同意书、授权委托书(患者本人不能签字时)、自费用品协议书(必要时)、军人目录外耗材审批单(必要时)
	手术治疗			□ 预约手术
	其他	□ 经治医师检查整理病历资料	□ 及时通知上级医师检诊	□ 及时通知上级医师检诊

(续　表)

重点医嘱	长期医嘱	护理医嘱	□ 按耳鼻咽喉科护理常规 □ 二级护理	□ 按耳鼻咽喉科护理常规 □ 二级护理 □ 患者既往基础用药	□ 二级护理
		处置医嘱	□ 静脉抽血		
		膳食医嘱	□ 普食	□ 普食	□ 普食
		药物医嘱	□ 既往基础用药	□ 既往基础用药	□ 既往基础用药
	临时医嘱	检查检验	□ 血常规 □ 尿常规 □ 粪常规 □ 血型 □ 凝血四项 □ 普通生化 □ 血清术前八项 □ 胸部正位 X 线片 □ 心电图检查(多导) □ 纤维鼻咽喉镜检查	□ 颈部超声检查 □ 病理学检查 □ 酌情颅脑(或)颈部 CT 和(或)MRI □ 肺功能、输血准备(必要时)	
		药物医嘱			□ 术前抗菌药物
		手术医嘱			□ 常规明日全身麻醉下扁桃体肿物切除手术
		处置医嘱	□ 静脉抽血		□ 术前准备 □ 术前禁食、禁水 □ 其他特殊医嘱
主要护理工作		健康宣教	□ 入院宣教(住院环境、规章制度) □ 进行护理安全指导 □ 进行等级护理、活动范围指导 □ 进行饮食指导 □ 进行关于疾病知识的宣教 □ 检查、检验项目的目的和意义	□ 术前宣教 □ 提醒患者明晨禁食、禁水	□ 术前宣教 □ 提醒患者明晨禁食、禁水
		护理处置	□ 患者身份核对 □ 佩戴腕带 □ 建立入院病历,通知医师 □ 入院介绍:介绍责任护士,病区环境、设施、规章制度、基础护理服务项目	□ 术前患者准备(手术前沐浴、更衣)	□ 术前患者准备(手术前沐浴、更衣)

（续　表）

主要护理工作	护理处置	□ 询问病史，填写护理记录单首页 □ 观察病情 □ 测量基本生命体征 □ 抽血、留取标本 □ 心理护理与生活护理 □ 根据评估结果采取相应的护理措施 □ 通知检查项目及注意事项		
	护理评估	□ 一般评估：生命体征、神志、皮肤、药物过敏史等 □ 心理评估 □ 营养评估 □ 疼痛评估 □ 康复评估		□ 手术前护理评估
	专科护理			□ 手术前心理与生活护理
	饮食指导	□ 根据医嘱通知配餐员准备膳食 □ 协助进餐	□ 协助进餐	□ 协助进餐 □ 通知患者明晨禁食、禁水
	活动体位	□ 根据护理等级指导患者活动	□ 根据护理等级指导患者活动	□ 根据护理等级指导患者活动
	洗浴要求	□ 协助患者洗澡、更换病号服	□ 协助患者晨、晚间护理	□ 协助患者晨、晚间护理
病情变异记录		□ 无　　　　□ 有，原因： □ 医疗原因　□ 患者原因 □ 并发症原因　□ 病情原因 □ 辅诊科室原因　□ 管理原因	□ 无　　　　□ 有，原因： □ 医疗原因　□ 患者原因 □ 并发症原因　□ 病情原因 □ 辅诊科室原因　□ 管理原因	□ 无　　　　□ 有，原因： □ 医疗原因　□ 患者原因 □ 并发症原因　□ 病情原因 □ 辅诊科室原因　□ 管理原因
护士签名		白班　小夜班　大夜班	白班　小夜班　大夜班	白班　小夜班　大夜班
医师签名				

时间		住院第 4 天（手术日）	住院第 5 天（术后第 1 天）
主要诊疗工作	制度落实	□ 手术 □ 手术安全核查记录、手术清点记录、麻醉术后访视记录 □ 术者完成手术记录 □ 住院医师完成术后病程 □ 上级医师查房 □ 向患者及其家属交代病情及术后注意事项	□ 经治医师每日 2 次巡视患者 □ 主管医师每日查房 1 次 □ 主诊医师查房，指导医疗工作 □ 每天归档并评估各项检查结果，满页病历及时打印 □ 注意病情变化 □ 注意观察生命体征 □ 注意咽腔局部情况

（续　表）

主要诊疗工作	病情评估		□ 上级医师查房与术前、术后评估	□ 上级医师查房术后病情评估
	病历书写		□ 手术安全核查记录、手术 □ 清点记录、麻醉术后访视记录 □ 术者完成手术记录 □ 住院医师完成术后首次病程记录	□ 经治医师每日2次巡视患者 □ 主管医师每日查房1次 □ 主诊医师查房，指导医疗工作 □ 每天归档并评估各项检查结果，及时打印满页病历
	知情同意		□ 向患者及其家属交代病情及术后注意事项	
	手术治疗		□ 手术	
	其他		□ 经治医师检查整理病历资料	□ 经治医师检查整理病历资料
重点医嘱	长期医嘱	护理医嘱	□ 全身麻醉术后常规护理 □ 行扁桃体肿物切除术后 □ 常规护理 □ 一级护理	□ 按耳鼻咽喉科护理常规 □ 一级护理
		处置医嘱	□ 观察意识及肢体运动	□ 观察意识及肢体运动
		膳食医嘱	□ 扁桃体术后饮食	□ 扁桃体术后饮食
		药物医嘱	□ 抗菌药物 □ 既往基础用药	□ 抗菌药物 □ 既往基础用药
	临时医嘱	检查检验	□ 标本送病理检查	
		药物医嘱	□ 其他特殊药物	□ 其他特殊药物
		手术医嘱		
		处置医嘱	□ 酌情心电监护 □ 酌情吸氧 □ 其他特殊医嘱	□ 酌情心电监护 □ 酌情吸氧 □ 其他特殊医嘱
主要护理工作	健康宣教		□ 术前宣教 □ 术后心理疏导 □ 指导术后注意事项	□ 术后心理疏导 □ 指导术后注意事项
	护理处置		□ 术前患者准备（手术前沐浴、更衣） □ 检查术前物品准备 □ 与手术室护士交接 □ 术后观察病情 □ 测量基本生命体征 □ 心理护理与生活护理 □ 指导并监督患者治疗与康复训练 □ 遵医嘱用药 □ 根据评估结果采取相应的护理措施 □ 完成护理记录	□ 观察患者术后病情变化 □ 术后心理与生活护理

（续　表）

主要护理工作	护理评估	□ 评估术后肢体运动、患者意识等情况,并采取相应的护理措施 □ 评估切口疼痛情况 □ 观察切口敷料有无渗出并报告医师 □ 风险评估:评估有无跌倒、坠床、压疮、导管滑脱、液体外渗的风险	□ 评估术后肢体运动、患者意识等情况,并采取相应的护理措施 □ 评估切口疼痛情况 □ 风险评估:评估有无跌倒、坠床、压疮、导管滑脱、液体外渗的风险
	专科护理	□ 观察患者病情变化 □ 术后心理与生活护理	□ 观察患者病情变化 □ 术后心理与生活护理
	饮食指导	□ 协助进餐	□ 协助进餐
	活动体位	□ 根据护理等级指导患者活动	□ 根据护理等级指导患者活动
	洗浴要求	□ 协助患者晨、晚间护理	□ 协助患者晨、晚间护理
病情变异记录		□ 无　□ 有,原因: □ 医疗原因　□ 患者原因　□ 并发症原因 □ 病情原因　□ 辅诊科室原因　□ 管理原因	□ 无　□ 有,原因: □ 医疗原因　□ 患者原因　□ 并发症原因 □ 病情原因　□ 辅诊科室原因　□ 管理原因

护士签名	白班	小夜班	大夜班	白班	小夜班	大夜班

医师签名						

	时间	住院第 6 天 (术后第 2 天)	住院第 7 天 (术后第 3 天)	住院第 8 天 (术后第 4 天)
主要诊疗工作	制度落实	□ 注意病情变化 □ 注意观察生命体征 □ 注意咽腔局部变化 □ 经治医师每日 2 次巡视患者 □ 主管医师查房 □ 主诊医师查房指导医疗工作,防止术后并发症出现	□ 注意病情变化 □ 注意观察生命体征 □ 注意咽腔局部变化 □ 经治医师每日 2 次巡视患者 □ 主管医师查房 □ 主诊医师查房指导医疗工作,防止术后并发症出现	□ 注意病情变化 □ 注意观察生命体征 □ 注意咽腔局部变化 □ 经治医师每日 2 次巡视患者 □ 主管医师查房 □ 主诊医师查房指导医疗工作,防止术后并发症出现
	病情评估	□ 上级医师查房与术后评估	□ 上级医师查房与术后评估	□ 上级医师查房与术后评估
	病历书写	□ 经治医师每日 2 次巡视患者 □ 主管医师每日查房 1 次 □ 主诊医师查房,指导医疗工作 □ 每天归档并评估各项检查结果,满页病历及时打印	□ 经治医师每日 2 次巡视患者 □ 主管医师每日查房 1 次 □ 主诊医师查房,指导医疗工作 □ 每天归档并评估各项检查结果,及时打印满页病历	□ 经治医师每日 2 次巡视患者 □ 主管医师每日查房 1 次 □ 主诊医师查房,指导医疗工作 □ 每天归档并评估各项检查结果,及时打印满页病历

（续　表）

主要诊疗工作	知情同意			
	手术治疗			
	其他	□ 经治医师检查整理病历资料	□ 经治医师检查整理病历资料	□ 经治医师检查整理病历资料
重点医嘱	长期医嘱	护理医嘱	□ 全身麻醉扁桃体切除术后常规护理 □ 一级护理	□ 二级护理 □ 全身麻醉扁桃体肿物切除术后常规护理	□ 二级护理 □ 全身麻醉扁桃体肿物切除术后常规护理
		处置医嘱	□ 观察患者情况	□ 观察患者情况	□ 观察患者情况
		膳食医嘱	□ 扁桃体术后饮食	□ 扁桃体术后饮食	□ 扁桃体术后饮食
		药物医嘱	□ 抗菌药物 □ 既往基础用药 □ 其他特殊医嘱	□ 抗菌药物 □ 既往基础用药 □ 其他特殊医嘱	□ 抗菌药物 □ 既往基础用药 □ 其他特殊医嘱
	短期医嘱	检查检验			
		药物医嘱		□ 停用止血药物，适当减少静脉输液 □ 其他特殊药物	□ 其他特殊药物
		手术医嘱			
		处置医嘱	□ 酌情心电监护 □ 酌情吸氧 □ 其他特殊医嘱	□ 停心电监护 □ 其他特殊医嘱	□ 局部换药 □ 其他特殊医嘱
主要护理工作	健康宣教		□ 术后心理疏导 □ 指导术后注意事项	□ 术后心理疏导 □ 指导术后注意事项	□ 术后心理疏导 □ 指导术后注意事项
	护理处置		□ 观察患者术后病情变化 □ 术后心理与生活护理	□ 观察患者术后病情变化 □ 术后心理与生活护理	□ 观察患者术后病情变化 □ 术后心理与生活护理
	护理评估				
	专科护理		□ 观察患者病情变化 □ 术后心理与生活护理	□ 观察患者病情变化 □ 术后心理与生活护理	□ 观察患者病情变化 □ 术后心理与生活护理
	饮食指导		□ 协助进餐	□ 协助进餐	□ 协助进餐
	活动体位		□ 根据护理等级指导患者活动	□ 根据护理等级指导患者活动	□ 根据护理等级指导患者活动
	洗浴要求		□ 协助患者洗澡、更换病号服	□ 协助患者晨、晚间护理	□ 协助患者晨、晚间护理

（续　表）

病情变异记录	□ 无 □ 医疗原因 □ 并发症原因 □ 辅诊科室原因	□ 有,原因: □ 患者原因 □ 病情原因 □ 管理原因	□ 无 □ 医疗原因 □ 并发症原因 □ 辅诊科室原因	□ 有,原因: □ 患者原因 □ 病情原因 □ 管理原因	□ 无 □ 医疗原因 □ 并发症原因 □ 辅诊科室原因	□ 有,原因: □ 患者原因 □ 病情原因 □ 管理原因
护士签名	白班	小夜班	大夜班	白班	小夜班	大夜班
医师签名						

时间			住院第 9 天(术后第 5 天)	住院第 10 天(出院日)
主要诊疗工作	制度落实		□ 经治医师每日 2 次巡视患者 □ 主管医师每日查房 1 次 □ 主诊医师查房,指导医疗工作 □ 每天归档并评估各项检查结果,及时打印满页病历 □ 上级医师查房,进行手术及伤口评估 □ 出院前 1 天通知患者出院	□ 经治医师每日 2 次巡视患者 □ 主管医师每日查房 1 次 □ 主诊医师查房,指导医疗工作 □ 每天归档并评估各项检查结果,及时打印满页病历 □ 完成出院记录、出院证明书,填写首页 □ 向患者交代出院后的注意事项,恶性患者,一般出院后休息 3 周要行放疗
	病情评估		□ 上级医师查房与病情评估	□ 上级医师查房与病情评估
	病历书写		□ 经治医师每日 2 次巡视患者 □ 主管医师每日查房 1 次 □ 主诊医师查房,指导医疗工作 □ 每天归档并评估各项检查结果,及时打印满页病历	□ 经治医师每日 2 次巡视患者 □ 主管医师每日查房 1 次 □ 主诊医师查房,指导医疗工作 □ 每天归档并评估各项检查结果,及时打印满页病历 □ 完成出院记录、出院证明书,填写首页
	知情同意			□ 告知患者及其家属出院后注意事项(指导出院后锻炼,复诊的时间、地点,发生紧急情况时的处理等)
	手术治疗			
	其他		□ 经治医师检查整理病历资料	□ 经治医师检查整理病历资料
重点医嘱	长期医嘱	护理医嘱	□ 二级护理 □ 全身麻醉扁桃体肿物切除术后常规护理	
		处置医嘱	□ 观察手术切面恢复情况	
		膳食医嘱	□ 扁桃体术后饮食	
		药物医嘱	□ 抗菌药物 □ 既往基础用药	
	临时医嘱	检查检验		
		药物医嘱	□ 其他特殊药物	□ 出院带药
		手术医嘱		
		处置医嘱	□ 局部换药	□ 出院 □ 酌情肿瘤综合治疗 □ 门诊随诊

（续 表）

主要护理工作	健康宣教	□ 术后心理疏导 □ 指导术后注意事项	□ 术后心理疏导 □ 指导术后注意事项 □ 门诊随诊
	护理处置	□ 观察患者术后病情变化 □ 术后心理与生活护理	
	护理评估		
	专科护理	□ 观察患者病情变化 □ 术后心理与生活护理	□ 指导患者办理出院手续 □ 指导术后随访时间 □ 指导术后继续治疗情况
	饮食指导	□ 协助进餐	
	活动体位	□ 根据护理等级指导患者活动	
	洗浴要求	□ 协助患者洗澡、更换病号服	
病情变异记录		□ 无　□ 有,原因: □ 医疗原因　□ 患者原因　□ 并发症原因 □ 病情原因　□ 辅诊科室原因　□ 管理原因	□ 无　□ 有,原因: □ 医疗原因　□ 患者原因　□ 并发症原因 □ 病情原因　□ 辅诊科室原因　□ 管理原因

护士签名	白班	小夜班	大夜班	白班	小夜班	大夜班

医师签名		

第四节　喉癌行喉部分或全切除术临床路径

一、喉癌行喉部分或全切除术临床路径标准住院流程

(一)适用对象

第一诊断为喉癌(ICD-10:C32)行喉部分或全切除术(ICD-9-CM-3:30.1-30.4)。

(二)诊断依据

根据《临床诊疗指南·耳鼻喉科分册》(中华医学会编著,人民卫生出版社)。

1. 症状:声嘶或咽痛、呼吸困难或其他喉部不适。

2. 体征:喉部有新生物。

3. 辅助检查:喉镜、CT 和(或)MRI 或 B 超提示病变。

4. 病理学明确诊断。

(三)治疗方案的选择

根据《临床诊疗指南·耳鼻喉科分册》(中华医学会编著,人民卫生出版社),《临床技术操作规范·耳鼻喉科分册》(中华医学会编著,2013 年,人民军医出版社)。

手术:

1. 喉癌激光或低温等离子射频冷切刀切除手术:T1 和部分 T2 喉癌。

2. 喉部分切除术：T1、T2、部分 T3、少数 T4，适合喉部分切除的喉癌患者。

3. 喉全切除术：大多数 T4，及不适合上述手术方式的喉癌患者。

4. 酌情行缺损修复。

5. 酌情行颈淋巴结清扫术。

（四）标准住院日

1. 激光切除或低温等离子射频冷切刀喉癌手术 8～10 天。

2. 喉裂开＋气管切开；喉部分切除术和全喉切除术 16～20 天。

（五）进入路径标准

1. 第一诊断为喉癌（ICD-10：C32）拟行喉部分或全切除术（ICD-9-CM-3：30.1-30.4）。

2. 专科指征：喉部肿物巨大浸透皮肤或侵犯颈动脉、甲状腺、食管等重要组织、器官的患者不适宜入径。

3. 手术禁忌证：同时伴有高血压、糖尿病、心律失常等慢性病内科评估为手术禁忌证不适宜入径。

（六）治疗准备

1. 诊疗评估（住院第 1—3 天）

（1）必需的检查项目：血常规、尿常规；肝肾功能、电解质、血糖、凝血功能；感染性疾病筛查（乙肝、丙肝、梅毒、艾滋病等）；胸部 X 线片、心电图；喉部 CT，颈部超声，纤维喉镜；标本送病理学检查。

（2）根据患者病情，可选择检查项目：下咽-食管造影，肺功能，输血准备等。

（3）疾病发展预计的并发症评估。

（4）营养评估：根据《解放军总医院新入院患者营养风险筛查表（NRS-2002）》为新入院患者进行营养评估，评分≥3 分者给予处置，必要时申请营养科医师会诊。

（5）心理评估：根据新入院患者情况申请心理科医师会诊。

（6）疼痛评估：根据《VAS 评分》实施疼痛评估，评分＞7 分者给予处置，必要时请疼痛科医师会诊。

（7）康复评估：根据《入院患者康复筛查和评估表》在患者入院后 24 小时内进行康复筛查和评估。任何一项结果为"是"，则申请康复科医师会诊。

2. 术前准备（住院第 3—5 天）

（1）术前评估：术前 24 小时内完成病情评估、必要的检查，做出术前小结、术前讨论。

（2）术前谈话：术者应在术前 1 天与患者及其亲属谈话，告知手术方案、相关风险、用血计划、术后转归、置入材料、手术费用及患者和亲属权益，并履行书面知情同意手续。告知高值耗材的使用及费用。

（3）通知手术室：准备手术间、手术药品、手术物品及特殊耗材。

（4）护士做心理护理，交代注意事项：防压疮、防跌倒、指导患者戒烟等，并进行术前宣教。

（5）手术部位标识：术者、第一助手或经治医师在术前 1 天应对手术部位做体表标识，急诊手术由接诊医师或会诊外科医师标记，标记过程应由责任护士、患者及其亲属共同参与，并记入手术安排表。

（6）术前 1 天麻醉医师访视：制订麻醉计划、完成评估、确定麻醉方式，并记入《麻醉术前访视记录》，告知患者及其家属麻醉适应证、麻醉目的、风险、可能出现的情况及其处理原则、替代方案等,签署《麻醉知情同意书》并归入病历。

(七)预防性抗菌药物选择与使用时机

抗菌药物:按照《抗菌药物临床应用指导原则(2015 年版)》(国卫办医发〔2015〕43 号)合理选用抗菌药物。使用时机:术前 30 分钟至术后 7 天。

(八)手术日为入院后第 6 天

1. 麻醉方式:全身麻醉。

2. 手术:见治疗方案的选择。

3. 术中用药:止血药、抗菌药物。

4. 输血:视术中情况而定。

5. 标本送快速病理(冷冻病理)检查。

(九)术后住院治疗 13～16 天

1. 抗菌药物:按照《抗菌药物临床应用指导原则(2015 年版)》(国卫办医发〔2015〕43 号)合理选用抗菌药物。如出现感染征象需延长抗生素使用时机。

2. 漱口。

3. 鼻饲(激光手术除外)。

4. 切口换药。

(十)出院标准

1. 一般情况良好。

2. 病情稳定:临床稳定 24 小时以上(国家标准)。

3. 没有需要住院处理的并发症。

(十一)变异及原因分析

变异原因可以分为医疗原因、患者原因、并发症原因、病情原因、辅诊科室原因和管理原因六个方面,具体如下:

1. 医疗原因导致的变异 如改变诊疗方案、转科治疗、操作失误、误诊等。

2. 患者原因导致的变异 如不同意治疗方案、个人原因要求出(转)院、院外服用手术禁忌药、月经期、对诊疗计划不满要求出路径、相关检查检验院外(门诊)已做等。

3. 并发症原因导致的变异 如感染、瘘、出血、血肿、愈合不良等。

4. 病情原因导致的变异 如基础疾病复杂、病情恶化、病情平稳好转、抢救、会诊等。

5. 辅诊科室原因导致的变异 如检查、检验、手术、病理等检查(不及时、结果错报、操作部位/方式错误、标本不合格)、报告(不及时、结果错报、标本不合格)等原因延长住院天数、增加费用等。

6. 管理原因导致的变异 如系统暂不支持、系统瘫痪、需要修订流程、需要修订制度等。

二、喉癌行喉部分或全切除术临床路径表单

适用对象	第一诊断为喉癌（ICD-10：C32）拟行①喉癌激光或低温等离子射频冷切刀切除手术：T1和部分 T2 喉癌；②喉部分切除术：T1、T2、部分 T3、少数 T4，适合喉部分切除的喉癌患者；③喉全切除术：大多数 T4，及不适合上述手术方式的喉癌患者（ICD-9-CM-3：30.1-30.4）	
患者基本信息	姓名：_____　性别：_____　年龄：_____ 门诊号：_____　住院号：_____　过敏史：_____ 住院日期：____年__月__日　出院日期：____年__月__日	标准住院日：16～20 天

	时间	住院第 1 天	住院第 2—4 天	住院第 5 天 （手术准备日）
主要诊疗工作	制度落实	□ 经治医师或值班医师在患者入院 2 小时内到床旁接诊，询问病史及体格检查 □ 8 小时完成首次病程记录 □ 24 小时内完成入院记录 □ 主管医师或二线值班医师 □ 在患者入院后 24 小时内完成检诊	□ 48 小时内完成家属入院记录签名 □ 经治医师每日 2 次巡视病人 □ 主管医师每日查房 1 次 □ 主诊医师在患者入院 48 小时内完成检诊 □ 上级医师查房与术前评估 □ 初步确定手术方式与日期	□ 完成术前小结和术前讨论术前准备 □ 完成必要的相关科室会诊 □ 签署手术知情同意书、自费用品协议书、麻醉同意书、特殊检查（特殊治疗）同意书、输血治疗知情同意书、手术室护士访视、麻醉术前访视记录 □ 每天归档并评估各项检查结果，及时打印满页病历
	病情评估	□ 经治医师询问病史与体格检查	□ 上级医师查房与术前评估	□ 上级医师查房与术前评估
	病历书写	□ 入院 8 小时内完成首次病程记录 □ 入院 24 小时内完成入院记录	□ 完成主管医师查房记录 □ 完成主诊医师查房记录	□ 完成日常病程记录、主管医师查房记录或主诊医师查房记录 □ 完成术前小结和术前讨论术前准备 □ 完成必要的相关科室会诊
	知情同意	□ 患者或其家属在入院记录单上签名		□ 签署手术知情同意书、自费用品协议书、麻醉同意书、特殊检查（特殊治疗）同意书、输血治疗知情同意书、手术室护士访视、麻醉术前访视记录
	手术治疗			□ 预约手术
	其他	□ 经治医师检查整理病历资料	□ 及时通知上级医师检诊	□ 经治医师检查整理病历资料

（续　表）

重点医嘱	**长期医嘱**	护理医嘱	□ 按耳鼻咽喉科护理常规 □ 二级护理	□ 按耳鼻咽喉科护理常规 □ 二级护理	□ 按耳鼻咽喉科护理常规 □ 二级护理
		处置医嘱	□ 静脉抽血		
		膳食医嘱	□ 普食/鼻饲	□ 普食/鼻饲	□ 普食/鼻饲
		药物医嘱	□ 既往基础用药	□ 既往基础用药	□ 既往基础用药
	临时医嘱	检查检验	□ 血常规 □ 尿常规 □ 粪常规 □ 血型 □ 凝血四项 □ 普通生化 □ 血清术前八项 □ 胸部正位 X 线片 □ 心电图检查（多导） □ 纤维喉镜检查 □ 下咽-食管造影（必要时）	□ 喉部 CT,颈部超声 □ 肺功能,输血准备其他特殊医嘱	
		药物医嘱	□ 其他特殊药物	□ 其他特殊药物	□ 其他特殊药物
		手术医嘱			□ 术前医嘱 □ 拟明日全身麻醉下行喉部分或全切除术
		处置医嘱			□ 明晨禁食、禁水 □ 留置鼻饲管（术前或术中,激光手术除外） □ 手术区域皮肤准备 □ 抗菌药物皮试,术前 30 分抗菌药物静脉滴注 □ 备血（必要时）
主要护理工作	健康宣教		□ 入院宣教（住院环境、规章制度） □ 进行护理安全指导 □ 进行等级护理、活动范围指导 □ 进行饮食指导 □ 进行关于疾病知识的宣教 □ 检查、检验项目的目的和意义	□ 指导并协助患者到相关科室进行检查 □ 告知特殊检查的注意事项 □ 给予心理疏导	□ 手术前心理疏导及手术相关知识的指导 □ 告知患者注意事项

（续　表）

主要护理工作	护理处置	□ 患者身份核对 □ 佩戴腕带 □ 建立入院病历,通知医师 □ 入院介绍:介绍责任护士,病区环境、设施、规章制度、基础护理服务项目 □ 询问病史,填写护理记录单首页 □ 观察病情 □ 测量基本生命体征 □ 抽血、留取标本 □ 心理护理与生活护理 □ 根据评估结果采取相应的护理措施 □ 通知检查项目及注意事项	□ 晨起空腹留取化验标本 □ 实施相应级别护理	□ 手术前心理护理
	护理评估	□ 一般评估:生命体征、神志、皮肤、药物过敏史等 □ 心理评估 □ 营养评估 □ 疼痛评估 □ 康复评估	□ 术前护理评估	□ 术前护理评估
	专科护理			□ 指导患者掌握有效咳痰的方法
	饮食指导	□ 根据医嘱通知配餐员准备膳食 □ 协助进餐	□ 协助进餐	□ 协助进餐
	活动体位	□ 根据护理等级指导患者活动	□ 根据护理等级指导患者活动	□ 根据护理等级指导患者活动
	洗浴要求	□ 协助患者洗澡、更换病号服	□ 协助患者晨、晚间护理	□ 协助患者晨、晚间护理
病情变异记录		□ 无　　　□ 有,原因: □ 医疗原因　□ 患者原因 □ 并发症原因　□ 病情原因 □ 辅诊科室原因　□ 管理原因	□ 无　　　□ 有,原因: □ 医疗原因　□ 患者原因 □ 并发症原因　□ 病情原因 □ 辅诊科室原因　□ 管理原因	□ 无　　　□ 有,原因: □ 医疗原因　□ 患者原因 □ 并发症原因　□ 病情原因 □ 辅诊科室原因　□ 管理原因
护士签名		白班　小夜班　大夜班	白班　小夜班　大夜班	白班　小夜班　大夜班
医师签名				

（续　表）

时间			住院第 6 天 （手术日）	住院第 7 天 （手术第 1 天）	住院 8 天 （术后第 2 天）
主要诊疗工作		制度落实	□ 手术 □ 术者完成手术记录 □ 完成术后病程记录和上级医师查房记录 □ 确定有无手术并发症 □ 向患者及其家属交代术中情况及术后注意事项	□ 注意病情变化 □ 注意观察体温、血压等生命体征 □ 注意观察引流液的量、颜色、性状 □ 经治医师每日 2 次巡视病人 □ 主管医师查房 □ 主诊医师查房指导医疗 □ 完成病历书写	□ 注意病情变化 □ 注意观察体温、血压等生命体征 □ 注意观察引流液的量、颜色、性状 □ 经治医师每日 2 次巡视患者 □ 主管医师查房 □ 主诊医师查房指导医疗 □ 完成病历书写
		病情评估	□ 上级医师查房与术前评估	□ 上级医师查房与术后病情评估	□ 上级医师查房术后病情评估
		病历书写	□ 手术安全核查记录、手术清点记录、麻醉术后访视记录 □ 术者完成手术记录 □ 完成术后病程记录和上级医师查房记录 □ 每天归档并评估各项检查结果，及时打印满页病历	□ 经治医师每日 2 次巡视患者 □ 主管医师每日查房 1 次。 □ 主诊医师查房，指导医疗工作 □ 每天归档并评估各项检查结果，及时打印满页病历	□ 经治医师每日 2 次巡视患者 □ 主管医师每日查房 1 次 □ 主诊医师查房，指导医疗工作 □ 每天归档并评估各项检查结果，及时打印满页病历
		知情同意	□ 向患者及其家属交代病情及术后注意事项		
		手术治疗	□ 手术		
		其他	□ 经治医师检查整理病历资料	□ 经治医师检查整理病历资料	□ 经治医师检查整理病历资料
重点医嘱	长期医嘱	护理医嘱	□ 全身麻醉术后常规护理 □ 行喉部分或全切除术后常规护理 □ 气管切开术后常规护理 □ 一级护理	□ 全身麻醉术后护理常规 □ 气管切开术后常规护理 □ 一级护理	□ 全身麻醉术后护理常规 □ 气管切开术后常规护理 □ 一级护理
		处置医嘱	□ 胃肠减压 □ 颈部持续负压引流	□ 颈部持续负压引流 □ 雾化吸入	□ 颈部持续负压引流 □ 雾化吸入
		膳食医嘱	□ 术前禁食、禁水 □ 鼻饲	□ 鼻饲	□ 鼻饲
		药物医嘱	□ 既往基础用药 □ 抗菌药物	□ 既往基础用药 □ 抗菌药物	□ 既往基础用药 □ 抗菌药物

（续 表）

重点医嘱	**临时医嘱**	检查检验	□ 标本送病理检查	□ 复查血常规,血电解质 □ 其他特殊医嘱	□ 复查血常规,血电解质 □ 其他特殊医嘱
		药物医嘱	□ 其他特殊医嘱	□ 其他特殊医嘱	□ 其他特殊医嘱
		手术医嘱	□ 手术		
		处置医嘱	□ 其他特殊医嘱 □ 术后酌情心电监护 □ 酌情吸氧	□ 其他特殊医嘱 □ 术后酌情心电监护 □ 酌情吸氧	□ 其他特殊医嘱 □ 停心电监护 □ 停吸氧
主要护理工作		健康宣教	□ 术前宣教 □ 术后心理疏导 □ 指导术后注意事项	□ 术后心理疏导 □ 指导术后注意事项	□ 术后心理疏导 □ 指导术后注意事项
		护理处置	□ 晨起完成术前常规准备 □ 全身麻醉复苏物品准备 □ 与医师进行术后患者的交接 □ 执行一级护理及麻醉术后护理常规,禁食、禁水 □ 观察患者病情变化,预防并发症的发生 □ 书写重症护理记录 □ 负压引流管的观察与护理	□ 执行级别护理 □ 半卧位 □ 观察患者病情变化,预防并发症的发生 □ 书写护理记录 □ 负压引流管的观察与护理 □ 术后心理护理和生活护理 □ 指导术后患者功能锻炼	□ 执行级别护理 □ 饮食指导 □ 观察患者病情变化,预防并发症的发生 □ 书写护理记录 □ 鼓励患者早期下床活动 □ 负压引流管的观察与护理 □ 用药及相关治疗的指导 □ 指导术后患者功能锻炼
		护理评估	□ 术后护理评估 □ 评估切口疼痛情况 □ 观察切口敷料有无渗出并报告医师 □ 风险评估:评估有无跌倒、坠床、压疮、导管滑脱、液体外渗的风险	□ 术后护理评估 □ 评估切口疼痛情况 □ 观察切口敷料有无渗出并报告医师 □ 风险评估:评估有无跌倒、坠床、压疮、导管滑脱、液体外渗的风险	□ 术后护理评估 □ 评估切口疼痛情况 □ 观察切口敷料有无渗出并报告医师 □ 风险评估:评估有无跌倒、坠床、压疮、导管滑脱、液体外渗的风险
		专科护理	□ 负压引流管的观察与护理	□ 负压引流管的观察与护理 □ 术后心理与生活护理	□ 负压引流管的观察与护理 □ 术后心理与生活护理
		饮食指导	□ 协助进餐	□ 协助进餐	□ 协助进餐
		活动体位	□ 根据护理等级指导患者活动	□ 根据护理等级指导患者活动	□ 根据护理等级指导患者活动
		洗浴要求	□ 协助患者洗澡、更换病号服	□ 协助患者晨、晚间护理	□ 协助患者晨、晚间护理

（续　表）

病情变异记录	□ 无	□ 有,原因: □ 患者原因 □ 病情原因 □ 管理原因	□ 无	□ 有,原因: □ 患者原因 □ 病情原因 □ 管理原因	□ 无	□ 有,原因: □ 患者原因 □ 病情原因 □ 管理原因
	□ 医疗原因 □ 并发症原因 □ 辅诊科室原因		□ 医疗原因 □ 并发症原因 □ 辅诊科室原因		□ 医疗原因 □ 并发症原因 □ 辅诊科室原因	

护士签名	白班	小夜班	大夜班	白班	小夜班	大夜班	白班	小夜班	大夜班

医师签名			

时间	住院第9天 （术后第3天）	住院第10天 （术后第4天）	住院第11天 （术后第5天）
主要诊疗工作 制度落实	□ 注意病情变化 □ 注意观察体温、血压等生命体征 □ 注意观察引流液的量、颜色、性状 □ 经治医师每日2次巡视患者 □ 主管医师查房 □ 主诊医师查房指导医疗 □ 完成病历书写	□ 注意病情变化 □ 注意观察体温、血压等生命体征 □ 注意观察引流液的量、颜色、性状,明确是否拔除引流管 □ 经治医师每日2次巡视患者 □ 主管医师查房 □ 主诊医师查房指导医疗 □ 完成病历书写	□ 注意病情变化 □ 注意观察体温、血压等生命体征 □ 注意观察引流液的量、颜色、性状 □ 经治医师每日2次巡视患者 □ 主管医师查房 □ 主诊医师查房指导医疗 □ 完成病历书写
病情评估	□ 上级医师查房与术后评估	□ 上级医师查房与术后评估	□ 上级医师查房与术后评估
病历书写	□ 经治医师每日2次巡视患者 □ 主管医师每日查房1次 □ 主诊医师查房,指导医疗工作 □ 每天归档并评估各项检查结果,及时打印满页病历	□ 经治医师每日2次巡视患者 □ 主管医师每日查房1次 □ 主诊医师查房,指导医疗工作 □ 每天归档并评估各项检查结果,及时打印满页病历	□ 经治医师每日2次巡视患者 □ 主管医师每日查房1次 □ 主诊医师查房,指导医疗工作 □ 每天归档并评估各项检查结果,及时打印满页病历
知情同意			
手术治疗			
其他	□ 经治医师检查整理病历资料	□ 经治医师检查整理病历资料	□ 经治医师检查整理病历资料

（续　表）

重点医嘱	长期医嘱	护理医嘱	□ 一级护理 □ 气管切开术后护理	□ 二级护理 □ 气管切开术后护理	□ 二级护理 □ 气管切开术后护理
		处置医嘱	□ 颈部引流接袋记量 □ 雾化吸入	□ 颈部引流接袋记量 □ 雾化吸入	□ 雾化吸入
		膳食医嘱	□ 鼻饲	□ 鼻饲	□ 鼻饲
		药物医嘱	□ 既往基础用药 □ 抗菌药物	□ 既往基础用药 □ 抗菌药物	□ 既往基础用药 □ 抗菌药物
	临时医嘱	检查检验			□ 复查血常规，血电解质
		药物医嘱		□ 停止止血药	□ 调整补液量，适当减少静脉输液
		手术医嘱			
		处置医嘱		□ 局部换药	□ 局部换药
主要护理工作		健康宣教	□ 术后心理疏导 □ 指导术后注意事项	□ 术后心理疏导 □ 指导术后注意事项	□ 术后心理疏导 □ 指导术后注意事项
		护理处置	□ 执行级别护理 □ 饮食指导 □ 观察患者病情变化，预防并发症的发生 □ 书写护理记录 □ 鼓励患者早期下床活动 □ 负压引流管的观察与护理 □ 用药及相关治疗的指导 □ 指导术后患者功能锻炼	□ 执行级别护理 □ 观察患者病情变化，预防并发症的发生 □ 书写护理记录 □ 负压引流管的观察与护理 □ 术后心理护理和生活护理 □ 指导术后患者功能锻炼	□ 执行级别护理 □ 观察患者病情变化，预防并发症的发生 □ 书写护理记录 □ 用药及相关治疗的指导 □ 指导术后患者功能锻炼
		护理评估	□ 术后护理评估	□ 术后护理评估	□ 术后护理评估
		专科护理	□ 观察患者病情变化 □ 负压引流管的观察与护理 □ 用药及相关治疗的指导 □ 指导术后患者功能锻炼 □ 术后心理与生活护理	□ 观察患者病情变化 □ 负压引流管的观察与护理 □ 用药及相关治疗的指导 □ 指导术后患者功能锻炼 □ 术后心理与生活护理	□ 观察患者病情变化 □ 负压引流管的观察与护理 □ 用药及相关治疗的指导 □ 指导术后患者功能锻炼 □ 术后心理与生活护理
		饮食指导	□ 协助进餐	□ 协助进餐	□ 协助进餐
		活动体位	□ 根据护理等级指导患者活动	□ 根据护理等级指导患者活动	□ 根据护理等级指导患者活动
		洗浴要求	□ 协助患者洗澡、更换病号服	□ 协助患者晨、晚间护理	□ 协助患者晨、晚间护理

（续　表）

病情变异记录	□ 无 □ 医疗原因 □ 并发症原因 □ 辅诊科室原因	□ 有,原因: □ 患者原因 □ 病情原因 □ 管理原因	□ 无 □ 医疗原因 □ 并发症原因 □ 辅诊科室原因	□ 有,原因: □ 患者原因 □ 病情原因 □ 管理原因	□ 无 □ 医疗原因 □ 并发症原因 □ 辅诊科室原因	□ 有,原因: □ 患者原因 □ 病情原因 □ 管理原因
护士签名	白班	小夜班	大夜班	白班	小夜班	大夜班	白班	小夜班	大夜班
医师签名						

	时间	住院第 12 天(术后第 6 天)	住院第 13 天(术后第 7 天)	住院第 14 天(术后第 8 天)
主要诊疗工作	制度落实	□ 注意病情变化 □ 注意观察体温、血压等生命体征 □ 经治医师每日 2 次巡视患者 □ 主管医师查房 □ 主诊医师查房指导医疗 □ 完成病历书写	□ 注意病情变化 □ 注意观察体温、血压等生命体征 □ 经治医师每日 2 次巡视患者 □ 主管医师查房 □ 主诊医师查房指导医疗 □ 完成病历书写	□ 注意病情变化 □ 注意观察体温、血压等生命体征 □ 经治医师每日 2 次巡视患者 □ 主管医师查房,观察全喉切除患者是否有咽瘘迹象 □ 主诊医师查房指导医疗 □ 完成病历书写
	病情评估	□ 上级医师查房与术后评估	□ 上级医师查房与术后评估	□ 上级医师查房与术后评估
	病历书写	□ 经治医师每日 2 次巡视患者 □ 主管医师每日查房 1 次 □ 主诊医师查房,指导医疗工作 □ 每天归档并评估各项检查结果,及时打印满页病历	□ 经治医师每日 2 次巡视患者 □ 主管医师每日查房 1 次 □ 主诊医师查房,指导医疗工作 □ 每天归档并评估各项检查结果,及时打印满页病历	□ 经治医师每日 2 次巡视患者 □ 主管医师每日查房 1 次 □ 主诊医师查房,指导医疗工作 □ 每天归档并评估各项检查结果,及时打印满页病历
	知情同意			
	手术治疗			
	其他	□ 经治医师检查整理病历资料	□ 经治医师检查整理病历资料	□ 经治医师检查整理病历资料
重点医嘱	长期医嘱 护理医嘱	□ 二级护理 □ 气管切开术后护理	□ 二级护理 □ 气管切开术后护理	□ 二级护理 □ 气管切开术后护理
	长期医嘱 处置医嘱	□ 雾化吸入	□ 雾化吸入	□ 雾化吸入
	长期医嘱 膳食医嘱	□ 鼻饲	□ 鼻饲	□ 鼻饲
	长期医嘱 药物医嘱	□ 既往基础用药 □ 抗菌药物	□ 既往基础用药 □ 抗菌药物	□ 既往基础用药
	临时医嘱 检查检验			
	临时医嘱 药物医嘱		□ 调整补液量	□ 调整补液量
	临时医嘱 手术医嘱			
	临时医嘱 处置医嘱	□ 局部换药,观察局部切口愈合情况	□ 局部换药	□ 局部换药,颈部间断拆线

（续　表）

主要护理工作	健康宣教	□ 术后心理疏导 □ 指导术后注意事项	□ 术后心理疏导 □ 指导术后注意事项	□ 术后心理疏导 □ 指导术后注意事项
	护理处置	□ 执行级别护理 □ 书写护理记录 □ 用药及相关治疗的指导 □ 指导术后患者功能锻炼	□ 执行级别护理 □ 书写护理记录 □ 用药及相关治疗的指导 □ 指导术后患者功能锻炼	□ 执行级别护理 □ 书写护理记录 □ 用药及相关治疗的指导 □ 指导术后患者功能锻炼
	护理评估	□ 术后护理评估	□ 术后护理评估	□ 术后护理评估
	专科护理	□ 观察患者病情变化 □ 用药及相关治疗的指导 □ 指导术后患者功能锻炼 □ 术后心理与生活护理	□ 观察患者病情变化 □ 用药及相关治疗的指导 □ 指导术后患者功能锻炼 □ 术后心理与生活护理	□ 观察患者病情变化 □ 用药及相关治疗的指导 □ 指导术后患者功能锻炼 □ 术后心理与生活护理
	饮食指导	□ 协助进餐	□ 协助进餐	□ 协助进餐
	活动体位	□ 根据护理等级指导患者活动	□ 根据护理等级指导患者活动	□ 根据护理等级指导患者活动
	洗浴要求	□ 协助患者洗澡、更换病号服	□ 协助患者晨、晚间护理	□ 协助患者晨晚间护理
病情变异记录		□ 无　　　□ 有,原因： □ 医疗原因　□ 患者原因 □ 并发症原因　□ 病情原因 □ 辅诊科室原因　□ 管理原因	□ 无　　　□ 有,原因： □ 医疗原因　□ 患者原因 □ 并发症原因　□ 病情原因 □ 辅诊科室原因　□ 管理原因	□ 无　　　□ 有,原因： □ 医疗原因　□ 患者原因 □ 并发症原因　□ 病情原因 □ 辅诊科室原因　□ 管理原因
护士签名		白班　小夜班　大夜班	白班　小夜班　大夜班	白班　小夜班　大夜班
医师签名				
时间		住院第 15 天 （术后第 9 天）	住院第 16 天 （术后第 10 天）	住院第 17～20 天 （术后第 11—14 天,出院日）
主要诊疗工作	制度落实	□ 注意病情变化 □ 注意观察体温、血压等生命体征 □ 经治医师每日 2 次巡视患者 □ 主管医师查房 □ 主诊医师查房指导医疗 □ 完成病历书写	□ 注意病情变化 □ 注意观察体温、血压等生命体征 □ 经治医师每日 2 次巡视患者 □ 主管医师查房 □ 主诊医师查房指导医疗 □ 完成病历书写 □ 通知患者明日出院	□ 主管医师查房 □ 主诊医师查房;进行手术及切口评估 □ 完成出院记录、出院证明书,填写首页 □ 向患者交代出院后的注意事项
	病情评估	□ 上级医师查房与术后评估	□ 上级医师查房与术后评估	□ 上级医师查房与病情、切口评估

主要诊疗工作	病历书写	□ 经治医师每日2次巡视患者 □ 主管医师每日查房1次 □ 主诊医师查房,指导医疗工作 □ 每天归档并评估各项检查结果,及时打印满页病历	□ 经治医师每日2次巡视患者 □ 主管医师每日查房1次 □ 主诊医师查房,指导医疗工作 □ 每天归档并评估各项检查结果,及时打印满页病历	□ 经治医师每日2次巡视患者 □ 主管医师每日查房1次 □ 主诊医师查房,指导医疗工作 □ 每天归档并评估各项检查结果,及时打印满页病历 □ 完成出院记录、出院证明书,填写首页 □ 向患者交代出院后的注意事项
	知情同意			□ 告知患者及其家属出院后注意事项(指导出院后锻炼,复诊的时间、地点,发生紧急情况时的处理等)
	手术治疗			
	其他	□ 经治医师检查整理病历资料	□ 经治医师检查整理病历资料	□ 酌情肿瘤综合治疗 □ 门诊随诊
重点医嘱	长期医嘱 护理医嘱	□ 二级护理 □ 气管切开术后护理	□ 二级护理 □ 气管切开术后护理	
	长期医嘱 处置医嘱			
	长期医嘱 膳食医嘱	□ 鼻饲	□ 鼻饲	
	长期医嘱 药物医嘱	□ 既往基础用药	□ 既往基础用药	
	临时医嘱 检查检验		□ 根据情况决定是否需要复查血常规、肝肾功能、电解质、血糖、甲状腺功能、血钙、血磷、甲状旁腺素	
	临时医嘱 药物医嘱	□ 雾化吸入 □ 调整液体出入量,适当减少静脉输液 □ 其他特殊药物	□ 雾化吸入 □ 其他特殊药物	□ 出院带药
	临时医嘱 手术医嘱			
	临时医嘱 处置医嘱	□ 局部换药,观察局部切口愈合情况	□ 局部换药	□ 出院

（续　表）

主要护理工作	健康宣教	□ 术后心理疏导 □ 指导术后注意事项	□ 术后心理疏导 □ 指导术后注意事项	□ 术后心理疏导 □ 指导术后注意事项		
	护理处置	□ 执行级别护理 □ 书写护理记录 □ 用药及相关治疗的指导 □ 指导术后患者功能锻炼	□ 执行级别护理 □ 书写护理记录 □ 用药及相关治疗的指导 □ 指导术后患者功能锻炼	□ 指导患者办理出院手续 □ 书写护理记录 □ 用药及相关治疗的指导 □ 指导术后患者功能锻炼		
	护理评估	□ 术后护理评估	□ 术后护理评估			
	专科护理	□ 观察患者病情变化 □ 用药及相关治疗的指导 □ 指导术后患者功能锻炼 □ 术后心理与生活护理	□ 观察患者病情变化 □ 用药及相关治疗的指导 □ 指导术后患者功能锻炼 □ 术后心理与生活护理			
	饮食指导	□ 协助进餐	□ 协助进餐			
	活动体位	□ 根据护理等级指导患者活动	□ 根据护理等级指导患者活动			
	洗浴要求	□ 协助患者洗澡、更换病号服	□ 协助患者晨、晚间护理			
病情变异记录		□ 无　　　　□ 有,原因: □ 医疗原因　　□ 患者原因 □ 并发症原因　□ 病情原因 □ 辅诊科室原因　□ 管理原因	□ 无　　　　□ 有,原因: □ 医疗原因　　□ 患者原因 □ 并发症原因　□ 病情原因 □ 辅诊科室原因　□ 管理原因	□ 无　　　　□ 有,原因: □ 医疗原因　　□ 患者原因 □ 并发症原因　□ 病情原因 □ 辅诊科室原因　□ 管理原因		
护士签名		白班　小夜班　大夜班	白班　小夜班　大夜班	白班　小夜班　大夜班		
医师签名						

第五节　会厌囊肿行支撑喉镜下会厌囊肿切除术临床路径

一、会厌囊肿行支撑喉镜下会厌囊肿切除术临床路径标准住院流程

(一)适用对象

第一诊断为会厌囊肿(ICD-10:J38.706)行支撑喉镜下会厌囊肿切除术(ICD-9-CM-3:30.0923/30.0924)。

(二)诊断依据

根据《实用耳鼻咽喉头颈外科学》(黄选兆,汪吉宝,孔维佳主编,人民卫生出版社),《临床诊疗指南-耳鼻咽喉科学分册》(中华医学会编著,人民卫生出版社),《临床技术操作规范·耳鼻喉科分册》(中华医学会编著,2013年,人民军医出版社)。

1. **症状**:一般无症状,少数大囊肿可有喉不适感,刺激性咳嗽,先天性会厌大囊肿可引起

新生儿或婴幼儿喉阻塞症状。

2. 体征:多为会厌舌面及舌根处灰白色半球形隆起。

3. 纤维鼻咽镜检查:提示会厌囊肿。

4. 可用粗长针头注射器抽吸出乳白色或褐色黏液亦可确定诊断。

(三)治疗方案的选择

根据《实用耳鼻咽喉头颈外科学》(黄选兆,汪吉宝,孔维佳主编,人民卫生出版社),《临床诊疗指南-耳鼻咽喉科学分册》(中华医学会编著,人民卫生出版社),《临床技术操作规范·耳鼻喉科分册》(中华医学会编著,2013年,人民军医出版社)。

手术治疗:支撑喉镜下会厌囊肿切除术。

(四)标准住院日为 5～7 天

(五)进入路径标准

1. 第一诊断必须符合会厌囊肿(ICD-10:J38.706),行支撑喉镜下会厌囊肿切除术(ICD-9-CM-3:30.0923/30.0924)。

2. 专科指征:间接喉镜或支撑喉镜下可见会厌囊性突起物,表面光滑,巨大会厌喉面囊肿伴有呼吸困难或候喘鸣,需要行气管切开手术患者不适宜入径。

3. 手术禁忌证:口服抗凝药物或者同时伴有高血压、糖尿病、心律失常等慢性病,内科评估为手术禁忌证不适宜入径。

(六)治疗准备(评估)

1. 诊疗评估(住院第 1—2 天)

(1)完成必需的检查检验项目:血常规、尿常规、肝肾功能、电解质、血糖、凝血功能、感染性疾病筛查(乙肝、丙肝、梅毒、艾滋病等)、胸部 X 线片、心电图、纤维喉镜检查等。

(2)根据患者情况可选择的检查检验项目:喉部 CT、超声心动图、动态心电图、冠脉 CT、肺功能、肺 CT、动脉血气分析等。

(3)疾病发展预计的并发症评估。

(4)营养评估:根据《解放军总医院新入院患者营养风险筛查表(NRS-2002)》为新入院患者进行营养评估,评分≥3 分者给予处置,必要时申请营养科医师会诊。

(5)心理评估:根据新入院患者情况申请心理科医师会诊。

(6)疼痛评估:根据《VAS 评分》实施疼痛评估,评分＞7 分者给予处置,必要时请疼痛科医师会诊。

(7)康复评估:根据《入院患者康复筛查和评估表》在患者入院后 24 小时内进行康复筛查和评估。任何一项结果为"是",则申请康复科医师会诊。

2. 术前准备(住院第 2—3 天)

(1)术前评估:术前 24 小时内完成病情评估、必要的检查,做出术前小结、术前讨论。

(2)术前谈话:术者应在术前 1 天与患者及其亲属谈话,告知手术方案、相关风险、用血计划、术后转归、置入材料、手术费用及患者和亲属权益,并履行书面知情同意手续。告知高值耗材的使用及费用。

(3)通知手术室:准备手术间、手术药品、手术物品及特殊耗材。

(4)护士做心理护理,交代注意事项:防压疮、防跌倒、指导患者戒烟等,并进行术前宣教。

(5)手术部位标识:术者、第一助手或经治医师在术前 1 天应对手术部位做体表标识,急诊手术由接诊医师或会诊外科医师标记,标记过程应由责任护士、患者及其亲属共同参与,并记入手术安排表。

(6)术前 1 天麻醉医师访视:制订麻醉计划、完成评估、确定麻醉方式,并记入《麻醉术前访视记录》,告知患者及其家属麻醉适应证、麻醉目的、风险、可能出现的情况及其处理原则、替代方案等,签署《麻醉知情同意书》并归入病历。

(七)药物选择与使用时机

抗菌药物:按照《抗菌药物临床应用指导原则(2015 年版)》(国卫办医发〔2015〕43 号)于手术前 30 分钟至术后 72 小时应用低级别抗菌药物,首选为头孢类抗生素。

(八)手术日(住院第 4 天)

1. 手术安全核对:患者入手术间后由手术医师、麻醉医师、巡回护士和患者本人共同核对患者身份、手术部位与标识、手术方式。手术医师、麻醉医师、巡回护士三方按《手术安全核对表》逐项核对,共同签名。

2. 手术方式、手术切除范围:支撑喉镜下会厌囊肿切除术。

3. 麻醉方式:全身麻醉。

4. 术中病理:标本送常规病理检查。

5. 经治医师或手术医师应即刻完成术后首次病程记录,观察术后患者病情变化。

(九)术后住院恢复(住院第 5-7 天)

1. 术后根据患者的情况确定复查的检查项目。

2. 术后应用抗菌药预防感染 1~3 天,酌情使用止血药,可用含漱液漱口,可行雾化吸入。

3. 注意饮食,观察呼吸、出血等。

(十)出院标准

1. 病情稳定:临床稳定 24 小时以上,生命体征平稳,咽异物症状明显改善,逐渐可进半流食。

2. 切口愈合良好,白膜形成良好,局部无感染征象。

3. 无与该病相关的其他并发症或合并症。

(十一)变异及原因分析

1. 医疗原因导致的变异 如改变诊疗方案、转科治疗、操作失误、误诊等。

2. 患者原因导致的变异 如不同意治疗方案、个人原因要求出(转)院、院外服用手术禁忌药、月经期、对诊疗计划不满要求出路径、相关检查检验院外(门诊)已做等。

3. 并发症原因导致的变异 如感染、瘘、出血、血肿、愈合不良等。

4. 病情原因导致的变异 如基础疾病复杂、病情恶化、病情平稳好转、抢救、会诊等。

5. 辅诊科室原因导致的变异 如检查、检验、手术、病理等检查(不及时、结果错报、操作部位/方式错误、标本不合格)、报告(不及时、结果错报、标本不合格)等原因延长住院天数、增加费用等。

6. 管理原因导致的变异 如系统暂不支持、系统瘫痪、需要修订流程、需要修订制度等。

二、会厌囊肿行支撑喉镜下会厌囊肿切除术临床路径表单

适用对象	第一诊断为会厌囊肿（ICD-10：J38.706）行支撑喉镜下会厌囊肿切除术（ICD-9-CM-3：30.0923/30.0924）	
患者基本信息	姓名：_____ 性别：____ 年龄：____ 门诊号：_____ 住院号：_____ 过敏史：_____ 住院日期：___年__月__日 出院日期：___年__月__日	标准住院日：5～7 天

时间		住院第1—3天 （术前准备/诊疗评估）	住院第4天 （手术日）	住院第5—7天 （恢复出院）
主要诊疗工作	制度落实	□ 入院2小时内经治医师或值班医师完成接诊 □ 入院24小时内主管医师完成检诊 □ 专科会诊（必要时） □ 完成术前准备 □ 组织术前讨论 □ 麻醉术前访视 □ 手术部位标识	□ 三级医师查房 □ 手术安全核查 □ 麻醉术后访视	□ 术者或上级医师查房
	病情评估	□ 经治医师询问病史与体格检查 □ 心理评估 □ 营养评估 □ 疼痛评估 □ 康复评估	□ 观察生命体征 □ 了解患者咽喉部状况 □ 注意病情变化	□ 上级医师进行治疗效果、预后和出院评估 □ 出院宣教
	病历书写	□ 入院8小时内完成首次病程记录 □ 入院24小时内完成入院记录 □ 入院48小时内完成主管医师查房记录 □ 主诊医师查房记录 □ 完成术前讨论、术前小结	□ 术后即刻完成术后首次病程记录 □ 术者或第一助手术后24小时内完成手术记录（术者签名）	□ 术后连续3天病程记录 □ 主管医师查房记录 □ 主诊医师查房记录 □ 特殊治疗、操作单独书写 □ 出院当天病程记录（由上级医师指示出院） □ 出院后24小时内完成出院记录 □ 出院后24小时内完成病案首页
	知情同意	□ 患者或其家属在入院记录单上签名 □ 术前谈话,告知患者及其家属病情和围术期注意事项并签署麻醉知情同意书、输血知情同意书、手术知情同意书、授权委托书（患者本人不能签字时）、自费用品协议书（必要时）、军人目录外耗材审批单（必要时）		□ 告知患者及其家属出院后注意事项（指导出院后功能锻炼,复诊的时间、地点,发生紧急情况时的处理等）

主要诊疗工作	手术治疗	□ 预约手术	□ 实施手术（手术安全核查记录、手术清点记录）	
	其他	□ 及时通知上级医师检诊 □ 经治医师检查整理病历资料		□ 通知出院 □ 开具出院介绍信 □ 开具诊断证明书 □ 出院带药 □ 预约门诊复诊时间
重点医嘱	长期医嘱 护理医嘱	□ 按耳鼻咽喉科护理常规 □ 三级护理	□ 按耳鼻咽喉科术后护理常规 □ 一/二级护理	□ 按耳鼻咽喉科术后护理常规 □ 二/三级护理
	处置医嘱	□ 静脉抽血	□ 雾化吸入	□ 雾化吸入
	膳食医嘱	□ 普食 □ 糖尿病饮食 □ 低盐、低脂饮食 □ 低盐、低脂、糖尿病饮食 □ 术晨禁食、禁水	□ 半流食 □ 糖尿病饮食 □ 低盐、低脂饮食 □ 低盐、低脂、糖尿病饮食	□ 半流食或普食 □ 糖尿病饮食 □ 低盐、低脂饮食 □ 低盐、低脂、糖尿病饮食
	药物医嘱	□ 既往基础用药（必要时）		□ 注射用头孢美唑钠（2.0g；静脉滴注；每日2次）或注射用头孢曲松钠（2.0g；静脉滴注；每日1次） □ 既往基础用药（必要时）
	临时医嘱 检查检验	□ 血常规（含 CRP＋IL-6） □ 尿常规 □ 粪常规 □ 血型 □ 凝血四项 □ 普通生化 □ 传染性疾病筛查（乙肝、丙肝、艾滋病、梅毒） □ 喉部 CT（必要时） □ 超声心动图（必要时） □ 动态心电图（必要时） □ 冠脉 CT（必要时） □ 肺功能（必要时） □ 肺 CT（必要时） □ 动脉血气分析（必要时）		

重点医嘱	临时医嘱	药物医嘱		□ 注射用头孢美唑钠（2.0g；静脉滴注；术前30分钟）或注射用头孢曲松钠（2.0g；静脉滴注；术前30分钟） □ 止血药物 □ 漱口液	□ 止血药物 □ 漱口液
		手术医嘱	□ 常规准备明日在全身麻醉下行支撑喉镜下会厌囊肿切除术		
		处置医嘱	□ 备口周皮肤		□ 出院
主要护理工作		健康宣教	□ 入院宣教（住院环境、规章制度） □ 进行护理安全指导 □ 进行等级护理、活动范围指导 □ 进行饮食指导 □ 进行关于疾病知识的宣教 □ 检查、检验项目的目的和意义	□ 术前宣教 □ 术后心理疏导 □ 指导术后康复训练 □ 指导术后注意事项	□ 出院宣教（康复训练方法，用药指导，换药时间及注意事项，复查时间等）
		护理处置	□ 患者身份核对 □ 佩戴腕带 □ 建立入院病历，通知医师 □ 入院介绍：介绍责任护士，病区环境、设施、规章制度、基础护理服务项目 □ 询问病史，填写护理记录单首页 □ 观察病情 □ 测量基本生命体征 □ 抽血、留取标本 □ 心理护理与生活护理 □ 根据评估结果采取相应的护理措施 □ 通知检查项目及注意事项	□ 测量基本生命体征 □ 心理护理与生活护理 □ 指导并监督患者治疗与康复训练 □ 遵医嘱用药 □ 根据评估结果采取相应的护理措施 □ 完成护理记录	□ 观察患者情况 □ 核对患者医疗费用 □ 协助患者办理出院手续 □ 指导并监督患者康复训练 □ 整理床单位

（续　表）

主要护理工作	护理评估	□ 一般评估：生命体征、神志、皮肤、药物过敏史等 □ 专科评估 □ 风险评估：评估有无跌倒、坠床、压疮、深静脉血栓等风险 □ 心理评估 □ 营养评估 □ 疼痛评估 □ 康复评估	□ 风险评估：评估有无跌倒、坠床、压疮、导管滑脱、液体外渗的风险	
	专科护理	□ 观察患耳情况	□ 心理护理与生活护理	
	饮食指导	□ 根据医嘱通知配餐员准备膳食		
	活动体位	□ 根据护理等级指导患者活动	□ 根据护理等级指导患者活动	
	洗浴要求	□ 协助患者洗澡、更换病号服	□ 协助患者晨、晚间护理 □ 备皮后协助患者清洁备皮部位，更换病号服 □ 告知患者切口处保护方法	
病情变异记录		□ 无　　　　□ 有，原因： □ 医疗原因　□ 患者原因 □ 并发症原因　□ 病情原因 □ 辅诊科室原因　□ 管理原因	□ 无　　　　□ 有，原因： □ 医疗原因　□ 患者原因 □ 并发症原因　□ 病情原因 □ 辅诊科室原因　□ 管理原因	□ 无　　　　□ 有，原因： □ 医疗原因　□ 患者原因 □ 并发症原因　□ 病情原因 □ 辅诊科室原因　□ 管理原因
护士签名		白班　小夜班　大夜班	白班　小夜班　大夜班	白班　小夜班　大夜班
医师签名				

第六节　声带息肉行支撑喉镜下声带息肉切除术临床路径

一、声带息肉行支撑喉镜下声带息肉切除术临床路径标准住院流程

（一）适用对象

第一诊断为声带息肉（ICD-10：J38.101）行支撑喉镜下声带息肉切除术（ICD-9-CM-3：30.0902）。

（二）诊断依据

根据《实用耳鼻咽喉头颈外科学》（黄选兆，汪吉宝，孔维佳主编，人民卫生出版社），《临床诊疗指南-耳鼻咽喉科学分册》（中华医学会编著，人民卫生出版社），《临床技术操作规范·耳

鼻喉科分册》(中华医学会编著,2013年,人民军医出版社)。

1. 症状　声音嘶哑。

2. 体征　单侧或双侧声带有蒂或广基的息肉样增生物。

3. 纤维鼻咽镜检查　提示单侧或双侧声带有蒂或广基的息肉样增生物。

(三)治疗方案的选择

根据《实用耳鼻咽喉头颈外科学》(黄选兆,汪吉宝,孔维佳主编,人民卫生出版社),《临床诊疗指南-耳鼻咽喉科学分册》(中华医学会编著,人民卫生出版社),《临床技术操作规范·耳鼻喉科分册》(中华医学会编著,2013年,人民军医出版社)。

手术治疗:支撑喉镜下声带息肉切除术。

(四)标准住院日为5~7天

(五)进入路径标准

1. 第一诊断必须符合声带息肉(ICD-10:J38.101)行支撑喉镜下声带息肉切除术(ICD-9-CM-3:30.0902)。

2. 专科指征:间接喉镜或纤维鼻咽镜示单侧或双侧声带有蒂或广基的息肉样增生物,息肉位置靠近前联合,患者属于困难气道,术中息肉无法完全暴露患者不适宜入径。

3. 手术禁忌证:口服抗凝药物或者同时伴有高血压、糖尿病、心律失常等慢性病,内科评估为手术禁忌证不适宜入径。

(六)治疗准备(评估)

1. 诊疗评估(住院第1—2天)

(1)完成必需的检查检验项目:血常规、尿常规、肝肾功能、电解质、血糖、凝血功能、感染性疾病筛查(乙肝、丙肝、梅毒、艾滋病等)、胸部X线片、心电图、纤维喉镜检查等。

(2)根据患者情况可选择的检查检验项目:喉部频谱检查、超声心动图、动态心电图、冠脉CT、肺功能、肺CT、动脉血气分析等。

(3)疾病发展预计的并发症评估。

(4)营养评估:根据《解放军总医院新入院患者营养风险筛查表(NRS-2002)》为新入院患者进行营养评估,评分≥3分者给予处置,必要时申请营养科医师会诊。

(5)心理评估:根据新入院患者情况申请心理科医师会诊。

(6)疼痛评估:根据《VAS评分》实施疼痛评估,评分>7分者给予处置,必要时请疼痛科医师会诊。

(7)康复评估:根据《入院患者康复筛查和评估表》在患者入院后24小时内进行康复筛查和评估。任何一项结果为"是",则申请康复科医师会诊。

2. 术前准备(住院第2—3天)

(1)术前评估:24小时内完成病情评估、必要的检查,做出术前小结、术前讨论。

(2)术前谈话:术者应在术前1天与患者及其亲属谈话,告知手术方案、相关风险、用血计划、术后转归、置入材料、手术费用及患者和亲属权益,并履行书面知情同意手续。告知高值耗材的使用及费用。

(3)通知手术室:准备手术间、手术药品、手术物品及特殊耗材。

(4)护士做心理护理,交代注意事项:防压疮、防跌倒、指导患者戒烟等,并进行术前宣教。

(5)手术部位标识:术者、第一助手或经治医师在术前1天应对手术部位做体表标识,急诊手术由接诊医师或会诊外科医师标记,标记过程应由责任护士、患者及其亲属共同参与,并记入手术安排表。

(6)术前1天麻醉医师访视:制订麻醉计划、完成评估、确定麻醉方式,并记入《麻醉术前访视记录》,告知患者及其家属麻醉适应证、麻醉目的、风险、可能出现的情况及其处理原则、替代方案等,签署《麻醉知情同意书》并归入病历。

(七)药物选择与使用时机

抗菌药物:按照《抗菌药物临床应用指导原则(2015年版)》(国卫办医发〔2015〕43号)于手术前30分钟至术后72小时应用低级别抗菌药物,首选为头孢类抗生素。

(八)手术日(住院第4天)

1. 手术安全核对:患者入手术间后由手术医师、麻醉医师、巡回护士和患者本人共同核对患者身份、手术部位与标识、手术方式。手术医师、麻醉医师、巡回护士三方按《手术安全核对表》逐项核对,共同签名。

2. 手术方式、手术切除范围:支撑喉镜下声带息肉切除术。

3. 麻醉方式:全身麻醉。

4. 术中病理:标本送常规病理检查。

5. 经治医师或手术医师应即刻完成术后首次病程记录,观察术后患者病情变化。

(九)术后住院恢复(住院第5-7天)

1. 术后根据患者的情况确定复查的检查项目。

2. 术后应用抗菌药预防感染1~3天,酌情使用止血药,可用含漱液漱口,可行雾化吸入。

3. 注意饮食,观察呼吸、出血等。

4. 休声2周、增加深呼吸运动。

(十)出院标准

1. 病情稳定:临床稳定24小时以上,生命体征平稳,声嘶症状改善。

2. 间接喉镜下示:切口愈合良好,局部无感染、无渗血征象。

3. 无与该病相关的其他并发症或合并症。

(十一)变异及原因分析

1. 医疗原因导致的变异 如改变诊疗方案、转科治疗、操作失误、误诊等。

2. 患者原因导致的变异 如不同意治疗方案、个人原因要求出(转)院、院外服用手术禁忌药、月经期、对诊疗计划不满要求出路径、相关检查检验院外(门诊)已做等。

3. 并发症原因导致的变异 如感染、瘘、出血、血肿、愈合不良等。

4. 病情原因导致的变异 如基础疾病复杂、病情恶化、病情平稳好转、抢救、会诊等。

5. 辅诊科室原因导致的变异 如检查、检验、手术、病理等检查(不及时、结果错报、操作部位/方式错误、标本不合格)、报告(不及时、结果错报、标本不合格)等原因延长住院天数、增加费用等。

6. 管理原因导致的变异 如系统暂不支持、系统瘫痪、需要修订流程、需要修订制度等。

二、声带息肉行支撑喉镜下声带息肉切除术临床路径表单

适用对象	第一诊断为声带息肉（ICD-10：J38.101）行支撑喉镜下声带息肉切除术（ICD-9-CM-3：30.0902）		
患者基本信息	姓名：_____ 性别：____ 年龄：____ 门诊号：_____ 住院号：_____ 过敏史：_____ 住院日期：____年__月__日 出院日期：____年__月__日		标准住院日：5～7 天
时间	住院第 1—3 天 （术前准备/诊疗评估）	住院第 4 天 （手术日）	住院第 5—7 天 （恢复出院）
主要诊疗工作 / 制度落实	□ 入院 2 小时内经治医师或值班医师完成接诊 □ 入院 24 小时内主管医师完成检诊 □ 专科会诊（必要时） □ 完成术前准备 □ 组织术前讨论 □ 麻醉术前访视 □ 手术部位标识	□ 三级医师查房 □ 手术安全核查 □ 麻醉术后访视	□ 术者或上级医师查房
主要诊疗工作 / 病情评估	□ 经治医师询问病史与体格检查 □ 心理评估 □ 营养评估 □ 疼痛评估 □ 康复评估	□ 观察生命体征 □ 了解患者咽喉部状况 □ 注意病情变化	□ 上级医师进行治疗效果、预后和出院评估 □ 出院宣教
主要诊疗工作 / 病历书写	□ 入院 8 小时内完成首次病程记录 □ 入院 24 小时内完成入院记录 □ 入院 48 小时内完成主管医师查房记录 □ 主诊医师查房记录 □ 完成术前讨论、术前小结	□ 术后即刻完成术后首次病程记录 □ 术者或第一助手术后 24 小时内完成手术记录（术者签名）	□ 术后连续 3 天病程记录 □ 主管医师查房记录 □ 主诊医师查房记录 □ 特殊治疗、操作单独书写 □ 出院当天病程记录（由上级医师指示出院） □ 出院后 24 小时内完成出院记录 □ 出院后 24 小时内完成病案首页
主要诊疗工作 / 知情同意	□ 患者或其家属在入院记录单上签名 □ 术前谈话，告知患者及其家属病情和围术期注意事项并签署麻醉知情同意书、输血知情同意书、手术知情同意书、授权委托书（患者本人不能签字时）、自费用品协议书（必要时）、军人目录外耗材审批单（必要时）		□ 告知患者及其家属出院后注意事项（指导出院后功能锻炼，复诊的时间、地点，发生紧急情况时的处理等）

（续 表）

主要诊疗工作	手术治疗	□ 预约手术	□ 实施手术（手术安全核查记录、手术清点记录）	
	其他	□ 及时通知上级医师检诊 □ 经治医师检查整理病历资料		□ 通知出院 □ 开具出院介绍信 □ 开具诊断证明书 □ 出院带药 □ 预约门诊复诊时间
重点医嘱	长期医嘱 护理医嘱	□ 按耳鼻咽喉科护理常规 □ 三级护理	□ 按耳鼻咽喉科术后护理常规 □ 一/二级护理	□ 按耳鼻咽喉科术后护理常规 □ 二/三级护理
	处置医嘱	□ 静脉抽血	□ 雾化吸入	□ 雾化吸入
	膳食医嘱	□ 普食 □ 糖尿病饮食 □ 低盐、低脂饮食 □ 低盐、低脂、糖尿病饮食 □ 术晨禁食、禁水	半流食 □ 糖尿病饮食 □ 低盐、低脂饮食 □ 低盐、低脂、糖尿病饮食	半流食或普食 □ 糖尿病饮食 □ 低盐、低脂饮食 □ 低盐、低脂、糖尿病饮食
	药物医嘱	□ 既往基础用药（必要时）		□ 注射用头孢美唑钠（2.0g；静脉滴注；每日2次）或注射用头孢曲松钠（2.0g；静脉滴注；每日1次） □ 既往基础用药（必要时）
	临时医嘱 检查检验	□ 血常规（含 CRP＋IL-6） □ 尿常规 □ 粪常规 □ 血型 □ 凝血四项 □ 普通生化 □ 传染性疾病筛查（乙肝、丙肝、艾滋病、梅毒） □ 喉部频谱检查（必要时） □ 超声心动图（必要时） □ 动态心电图（必要时） □ 冠脉 CT（必要时） □ 肺功能（必要时） □ 肺 CT（必要时） □ 动脉血气分析（必要时）		

（续　表）

重点医嘱	临时医嘱	药物医嘱		□ 注射用头孢美唑钠（2.0g；静脉滴注；术前30分钟）或注射用头孢曲松钠（2.0g；静脉滴注；术前30分钟） □ 止血药物 □ 漱口液	
		手术医嘱	□ 常规准备明日在全身麻醉下行支撑喉镜下声带息肉切除术		
		处置医嘱	□ 备口周皮肤		□ 出院
主要护理工作		健康宣教	□ 入院宣教（住院环境、规章制度） □ 进行护理安全指导 □ 进行等级护理、活动范围指导 □ 进行饮食指导 □ 进行关于疾病知识的宣教 □ 检查、检验项目的目的和意义	□ 术前宣教 □ 术后心理疏导 □ 指导术后康复训练 □ 指导术后注意事项	□ 出院宣教（康复训练方法，用药指导，换药时间及注意事项，复查时间等）
		护理处置	□ 患者身份核对 □ 佩戴腕带 □ 建立入院病历，通知医师 □ 入院介绍：介绍责任护士，病区环境、设施、规章制度、基础护理服务项目 □ 询问病史，填写护理记录单首页 □ 观察病情 □ 测量基本生命体征 □ 抽血、留取标本 □ 心理护理与生活护理 □ 根据评估结果采取相应的护理措施 □ 通知检查项目及注意事项	□ 测量基本生命体征 □ 心理护理与生活护理 □ 指导并监督患者治疗与康复训练 □ 遵医嘱用药 □ 根据评估结果采取相应的护理措施 □ 完成护理记录	□ 观察患者情况 □ 核对患者医疗费用 □ 协助患者办理出院手续 □ 指导并监督患者康复训练 □ 整理床单位

主要护理工作	护理评估	□ 一般评估:生命体征、神志、皮肤、药物过敏史等 □ 专科评估 □ 风险评估:评估有无跌倒、坠床、压疮、深静脉血栓等风险 □ 心理评估 □ 营养评估 □ 疼痛评估 □ 康复评估	□ 风险评估:评估有无跌倒、坠床、压疮、导管滑脱、液体外渗的风险	□
	专科护理	□ 观察患耳情况	□ 心理护理与生活护理	
	饮食指导	□ 根据医嘱通知配餐员准备膳食		
	活动体位	□ 根据护理等级指导患者活动	□ 根据护理等级指导患者活动	
	洗浴要求	□ 协助患者洗澡、更换病号服	□ 协助患者晨、晚间护理 □ 备皮后协助患者清洁备皮部位,更换病号服 □ 告知患者切口处保护方法	
病情变异记录		□ 无　　　□ 有,原因: □ 医疗原因　□ 患者原因 □ 并发症原因　□ 病情原因 □ 辅诊科室原因　□ 管理原因	□ 无　　　□ 有,原因: □ 医疗原因　□ 患者原因 □ 并发症原因　□ 病情原因 □ 辅诊科室原因　□ 管理原因	□ 无　　　□ 有,原因: □ 医疗原因　□ 患者原因 □ 并发症原因　□ 病情原因 □ 辅诊科室原因　□ 管理原因

护士签名	白班	小夜班	大夜班	白班	小夜班	大夜班	白班	小夜班	大夜班
医师签名									

第七节　喉乳头状瘤经支撑喉镜下喉乳头状瘤切除术临床路径

一、喉乳头状瘤经支撑喉镜下喉乳头状瘤切除术临床路径标准住院流程

(一)适用对象

喉乳头状瘤(ICD-10:D14.101,M80500/0)行支撑喉镜下喉乳头状瘤切除手术(ICD-9-CM-3:30.0912)。

（二）诊断依据

根据《实用耳鼻咽喉头颈外科学》（黄选兆，汪吉宝，孔维佳主编，人民卫生出版社），《临床诊疗指南-耳鼻咽喉科学分册》（中华医学会编著，人民卫生出版社），《临床技术操作规范·耳鼻喉科分册》（中华医学会编著，2013年，人民军医出版社）。

1. **症状**　进行性声音嘶哑，肿瘤大者甚至失声、咳嗽、喉喘鸣和呼吸困难。

2. **体征**　喉腔可见呈苍白、淡红色或暗红色，表面不平，乳头状增生物，可发生于声带、室带及声门下去，亦可蔓延到下咽及气管。

3. **纤维鼻咽镜检查**　提示肿瘤呈苍白、淡红色或暗红色，表面不平，乳头状增生。

（三）治疗方案的选择

根据《实用耳鼻咽喉头颈外科学》（黄选兆，汪吉宝，孔维佳主编，人民卫生出版社），《临床诊疗指南-耳鼻咽喉科学分册》（中华医学会编著，人民卫生出版社），《临床技术操作规范·耳鼻喉科分册》（中华医学会编著，2013年，人民军医出版社）。

手术治疗：支撑喉镜下喉乳头状瘤切除术（等离子刀）。

（四）标准住院日为 5～7 天

（五）进入路径标准

1. 第一诊断必须符合喉乳头状瘤（ICD-10：D14.101，M80500/0）经支撑喉镜下喉乳头状瘤切除术（ICD-9-CM-3：30.0912）。

2. 专科指征：间接喉镜或纤维喉镜示：肿瘤呈苍白、淡红色或暗红色，表面不平，乳头状增生。

3. 手术禁忌证：口服抗凝药物或者同时伴有高血压、糖尿病、心律失常等慢性病，内科评估为手术禁忌证不适宜入径。

（六）治疗准备（评估）

1. 诊疗评估（住院第 1—2 天）

（1）完成必需的检查检验项目：血常规、尿常规、肝肾功能、电解质、血糖、凝血功能、感染性疾病筛查（乙肝、丙肝、梅毒、艾滋病等）、胸部 X 线片、心电图、纤维喉镜检查等。

（2）根据患者情况可选择的检查检验项目：喉部 CT、颈部 MRI、超声心动图、动态心电图、冠脉 CT、肺功能、肺 CT、动脉血气分析等。

（3）疾病发展预计的并发症评估。

（4）营养评估：根据《解放军总医院新入院患者营养风险筛查表（NRS-2002）》为新入院患者进行营养评估，评分≥3 分者给予处置，必要时申请营养科医师会诊。

（5）心理评估：根据新入院患者情况申请心理科医师会诊。

（6）疼痛评估：根据《VAS 评分》实施疼痛评估，评分＞7 分者给予处置，必要时请疼痛科医师会诊。

（7）康复评估：根据《入院患者康复筛查和评估表》在患者入院后 24 小时内进行康复筛查和评估。任何一项结果为"是"，则申请康复科医师会诊。

2. 术前准备（住院第 2—3 天）

（1）术前评估：术前 24 小时内完成病情评估、完成必要的检查，做出术前讨论、术前小结。

（2）术前谈话：术者应在术前 1 天与患者及其亲属谈话，告知手术方案、相关风险、用血计划、术后转归、置入材料、手术费用及患者和亲属权益，并履行书面知情同意手续。告知高值耗材的使用及费用。

（3）通知手术室：准备手术间、手术药品、手术物品及特殊耗材。

（4）护士做心理护理，交代注意事项：防压疮、防跌倒、指导患者戒烟等，并进行术前宣教。

（5）手术部位标识：术者、第一助手或经治医师在术前1天应对手术部位做体表标识，急诊手术由接诊医师或会诊外科医师标记，标记过程应由责任护士、患者及其亲属共同参与，并记入手术安排表。

（6）术前1天麻醉医师访视：制订麻醉计划、完成评估、确定麻醉方式，并记入《麻醉术前访视记录》，告知患者及其家属麻醉适应证、麻醉目的、风险、可能出现的情况及其处理原则、替代方案等，签署《麻醉知情同意书》并归入病历。

（七）药物选择与使用时机

抗菌药物：按照《抗菌药物临床应用指导原则（2015年版）》（国卫办医发〔2015〕43号）于手术前30分钟至术后72小时应用低级别抗菌药物，首选为头孢类抗生素。

（八）手术日（住院第4天）

1. 手术安全核对：患者入手术间后由手术医师、麻醉医师、巡回护士和患者本人共同核对患者身份、手术部位与标识、手术方式。手术医师、麻醉医师、巡回护士三方按《手术安全核对表》逐项核对，共同签名。

2. 手术方式、手术切除范围：支撑喉镜下喉乳头状瘤切除术。

3. 麻醉方式：全身麻醉。

4. 术中病理：标本送常规病理检查。

5. 经治医师或手术医师应即刻完成术后首次病程记录，观察术后患者病情变化。

（九）术后住院恢复（住院第5—7天）

1. 术后根据患者的情况确定复查的检查项目。

2. 术后应用抗菌药预防感染1～3天，酌情使用止血药，可用含漱液漱口，可行雾化吸入。

3. 注意饮食，观察呼吸、出血等。

4. 休声2周、增加深呼吸运动。

5. 定期复查喉镜。

（十）出院标准

1. 病情稳定：临床稳定24小时以上，生命体征平稳，声嘶症状改善，呼吸困难症状好转，逐渐可进半流食。

2. 切口愈合良好，白膜形成良好，局部无感染、渗血征象。

3. 无与该病相关的其他并发症或合并症。

（十一）变异及原因分析

1. 医疗原因导致的变异　如改变诊疗方案、转科治疗、操作失误、误诊等。

2. 患者原因导致的变异　如不同意治疗方案、个人原因要求出（转）院、院外服用手术禁忌药、月经期、对诊疗计划不满要求出路径、相关检查检验院外（门诊）已做等。

3. 并发症原因导致的变异　如感染、瘘、出血、血肿、愈合不良等。

4. 病情原因导致的变异　如基础疾病复杂、病情恶化、病情平稳好转、抢救、会诊等。

5. 辅诊科室原因导致的变异　如检查、检验、手术、病理等检查（不及时、结果错报、操作部位/方式错误、标本不合格）、报告（不及时、结果错报、标本不合格）等原因延长住院天数、增加费用等。

6. 管理原因导致的变异　如系统暂不支持、系统瘫痪、需要修订流程、需要修订制度等。

二、喉乳头状瘤经支撑喉镜下喉乳头状瘤切除术临床路径表单

适用对象	第一诊断为喉乳头状瘤(ICD-10:D14.101,M80500/0)行支撑喉镜下手术(ICD-9-CM-3:30.0912)		
患者基本信息	姓名:_____ 性别:____ 年龄:____ 门诊号:_____ 住院号:_____ 过敏史:_____ 住院日期:____年__月__日 出院日期:____年__月__日		标准住院日:5～7 天
时间	住院第1－3天 (术前准备/诊疗评估)	住院第 4 天 (手术日)	住院第5－7天 (恢复出院)
主要诊疗工作 — 制度落实	□ 入院 2 小时内经治医师或值班医师完成接诊 □ 入院 24 小时内主管医师完成检诊 □ 专科会诊(必要时) □ 完成术前准备 □ 组织术前讨论 □ 麻醉术前访视 □ 手术部位标识	□ 三级医师查房 □ 手术安全核查 □ 麻醉术后访视	□ 术者或上级医师查房
病情评估	□ 经治医师询问病史与体格检查 □ 心理评估 □ 营养评估 □ 疼痛评估 □ 康复评估	□ 观察生命体征 □ 了解患者咽喉部状况 □ 了解切口状况,注意有无并发症如呼吸困难 □ 注意病情变化	□ 上级医师进行治疗效果、预后和出院评估 □ 出院宣教
病历书写	□ 入院 8 小时内完成首次病程记录 □ 入院 24 小时内完成入院记录 □ 入院 48 小时内完成主管医师查房记录 □ 主诊医师查房记录 □ 完成术前讨论、术前小结	□ 术后即刻完成术后首次病程记录 □ 术者或第一助手术后 24 小时内完成手术记录(术者签名)	□ 术后连续 3 天病程记录 □ 主管医师查房记录 □ 主诊医师查房记录 □ 特殊治疗、操作单独书写 □ 出院当天病程记录(由上级医师指示出院) □ 出院后 24 小时内完成出院记录 □ 出院后 24 小时内完成病案首页
知情同意	□ 患者或其家属在入院记录单上签名 □ 术前谈话,告知患者及其家属病情和围术期注意事项并签署麻醉知情同意书、输血知情同意书、手术知情同意书、授权委托书(患者本人不能签字时)、自费用品协议书(必要时)、军人目录外耗材审批单(必要时)		□ 告知患者及其家属出院后注意事项(指导出院后功能锻炼,复诊的时间、地点,发生紧急情况时的处理等)

（续　表）

主要诊疗工作	手术治疗	□ 预约手术	□ 实施手术（手术安全核查记录、手术清点记录）	
	其他	□ 及时通知上级医师检诊 □ 经治医师检查整理病历资料		□ 通知出院 □ 开具出院介绍信 □ 开具诊断证明书 □ 出院带药 □ 预约门诊复诊时间
重点医嘱	长期医嘱	护理医嘱	□ 按耳鼻咽喉科护理常规 □ 三级护理	□ 按耳鼻咽喉科术后护理常规 □ 一/二级护理	□ 按耳鼻咽喉科术后护理常规 □ 二/三级护理
		处置医嘱	□ 静脉抽血	□ 雾化吸入	□ 雾化吸入
		膳食医嘱	□ 普食 □ 糖尿病饮食 □ 低盐、低脂饮食 □ 低盐、低脂、糖尿病饮食 □ 术晨禁食、禁水	□ 半流食 □ 糖尿病饮食 □ 低盐、低脂饮食 □ 低盐、低脂、糖尿病饮食	□ 半流食或普食 □ 糖尿病饮食 □ 低盐、低脂饮食 □ 低盐、低脂、糖尿病饮食
		药物医嘱	□ 既往基础用药（必要时）		□ 注射用头孢美唑钠（2.0g；静脉滴注；每日2次）或注射用头孢曲松钠（2.0g；静脉滴注；每日1次） □ 既往基础用药（必要时）
	临时医嘱	检查检验	□ 血常规（含 CRP＋IL-6） □ 尿常规 □ 粪常规 □ 血型 □ 凝血四项 □ 普通生化 □ 传染性疾病筛查（乙肝、丙肝、艾滋病、梅毒） □ 喉部 CT（必要时） □ 颈部 MRI（必要时） □ 超声心动图（必要时） □ 动态心电图（必要时） □ 冠脉 CT（必要时） □ 肺功能（必要时） □ 肺 CT（必要时） □ 动脉血气分析（必要时）	□ 酌情吸氧	□ 定期复查纤维喉镜

（续　表）

重点医嘱	临时医嘱	药物医嘱		□ 注射用头孢美唑钠（2.0g；静脉滴注；术前30分钟）或注射用头孢曲松钠（2.0g；静脉滴注；术前30分钟） □ 止血药物	□ 止血药物
		手术医嘱	□ 常规准备明日在全身麻醉下行支撑喉镜下喉乳头状瘤切除术		
		处置医嘱	□ 备口周皮肤		□ 出院
主要护理工作		健康宣教	□ 入院宣教（住院环境、规章制度） □ 进行护理安全指导 □ 进行等级护理、活动范围指导 □ 进行饮食指导 □ 进行关于疾病知识的宣教 □ 检查、检验项目的目的和意义	□ 术前宣教 □ 术后心理疏导 □ 指导术后康复训练 □ 指导术后注意事项	□ 出院宣教（康复训练方法，用药指导，换药时间及注意事项，复查时间等）
		护理处置	□ 患者身份核对 □ 佩戴腕带 □ 建立入院病历，通知医师 □ 入院介绍：介绍责任护士、病区环境、设施、规章制度、基础护理服务项目 □ 询问病史，填写护理记录单首页 □ 观察病情 □ 测量基本生命体征 □ 抽血、留取标本 □ 心理护理与生活护理 □ 根据评估结果采取相应的护理措施 □ 通知检查项目及注意事项	□ 测量基本生命体征 □ 心理护理与生活护理 □ 指导并监督患者治疗与康复训练 □ 遵医嘱用药 □ 根据评估结果采取相应的护理措施 □ 完成护理记录	□ 观察患者情况 □ 核对患者医疗费用 □ 协助患者办理出院手续 □ 指导并监督患者康复训练 □ 整理床单位

（续　表）

主要护理工作	护理评估	☐ 一般评估:生命体征、神志、皮肤、药物过敏史等 ☐ 专科评估 ☐ 风险评估:评估有无跌倒、坠床、压疮、深静脉血栓等风险 ☐ 心理评估 ☐ 营养评估 ☐ 疼痛评估 ☐ 康复评估	☐ 风险评估:评估有无跌倒、坠床、压疮、导管滑脱、液体外渗的风险	
	专科护理	☐ 观察患耳情况	☐ 心理护理与生活护理	
	饮食指导	☐ 根据医嘱通知配餐员准备膳食		
	活动体位	☐ 根据护理等级指导患者活动	☐ 根据护理等级指导患者活动	
	洗浴要求	☐ 协助患者洗澡、更换病号服	☐ 协助患者晨、晚间护理 ☐ 备皮后协助患者清洁备皮部位,更换病号服 ☐ 告知患者切口处保护方法	

病情变异记录	☐ 无　　　　☐ 有,原因: ☐ 医疗原因　☐ 患者原因 ☐ 并发症原因　☐ 病情原因 ☐ 辅诊科室原因　☐ 管理原因		☐ 无　　　　☐ 有,原因: ☐ 医疗原因　☐ 患者原因 ☐ 并发症原因　☐ 病情原因 ☐ 辅诊科室原因　☐ 管理原因		☐ 无　　　　☐ 有,原因: ☐ 医疗原因　☐ 患者原因 ☐ 并发症原因　☐ 病情原因 ☐ 辅诊科室原因　☐ 管理原因	
护士签名	白班	小夜班	大夜班	白班	小夜班	大夜班	白班	小夜班	大夜班
医师签名									

第八节　双声带麻痹行杓状软骨切除、气管切开术临床路径

一、双声带麻痹行杓状软骨切除、气管切开术临床路径标准住院流程

(一)适用对象

第一诊断为双声带麻痹(ICD-10:J38.001)行杓状软骨切除,气管切开术(ICD-9-CM-3:30.2904/31.1)。

(二)诊断依据

根据《实用耳鼻咽喉头颈外科学》(黄选兆,汪吉宝,孔维佳主编,人民卫生出版社),《临床诊疗指南-耳鼻咽喉科学分册》(中华医学会编著,人民卫生出版社),《临床技术操作规范·耳鼻喉科分册》(中华医学会编著,2013年,人民军医出版社)。

1. 症状　吸气性呼吸困难,体力劳动后加重,严重时可伴有喉喘鸣,声音嘶哑或基本正常。

2. 体征　双侧声带不完全或完全麻痹、声带固定,声门裂变窄,吸气性呼吸困难Ⅱ度以上。

(三)治疗方案的选择

根据《实用耳鼻咽喉头颈外科学》(黄选兆,汪吉宝,孔维佳主编,人民卫生出版社),《临床诊疗指南-耳鼻咽喉科学分册》(中华医学会编著,人民卫生出版社),《临床技术操作规范·耳鼻喉科分册》(中华医学会编著,2013年,人民军医出版社)。

手术治疗:杓状软骨切除、气管切开术。

(四)标准住院日为 5～7 天

(五)进入路径标准

1. 第一诊断必须符合喉声带麻痹(ICD-10:J38.001)行杓状软骨切除、气管切开术(ICD-9-CM-3:30.2904/31.1)。

2. 专科指征:声带麻痹时间在半年以上。由于肿瘤压迫、中枢神经系统疾病等原发疾病未治愈和(或)未排除其他原因所致的呼吸困难不适宜入径,肺功能障碍所致呼吸困难患者不适宜入径。

3. 手术禁忌证:口服抗凝药物或者同时伴有高血压、糖尿病、心律失常等慢性病,内科评估为手术禁忌证不适宜入径。

(六)治疗准备(评估)

1. 诊疗评估(住院第 1—2 天)

(1)完成必需的检查检验项目:血常规、尿常规、肝肾功能、电解质、血糖、凝血功能、感染性疾病筛查(乙肝、丙肝、梅毒、艾滋病等)、胸部 X 线片、心电图、纤维喉镜检查等。

(2)根据患者情况可选择的检查检验项目:喉部 CT、颈部 MRI、超声心动图、动态心电图、冠脉 CT、肺功能、肺 CT、动脉血气分析等。

(3)疾病发展预计的并发症评估。

(4)营养评估:根据《解放军总医院新入院患者营养风险筛查表(NRS-2002)》为新入院患者进行营养评估,评分≥3 分者给予处置,必要时申请营养科医师会诊。

(5)心理评估:根据新入院患者情况申请心理科医师会诊。

(6)疼痛评估:根据《VAS 评分》实施疼痛评估,评分＞7 分者给予处置,必要时请疼痛科医师会诊。

(7)康复评估:根据《入院患者康复筛查和评估表》在患者入院后 24 小时内进行康复筛查和评估。任何一项结果为"是",则申请康复科医师会诊。

2. 术前准备(住院第 2—3 天)

(1)术前评估:术前 24 小时内完成病情评估、必要的检查,做出术前小结、术前讨论。

(2)术前谈话:术者应在术前 1 天与患者及其亲属谈话,告知手术方案、相关风险、用血计划、术后转归、置入材料、手术费用及患者和亲属权益,并履行书面知情同意手续。告知高值耗材的使用及费用。

(3)通知手术室:准备手术间、手术药品、手术物品及特殊耗材。

(4)护士做心理护理,交代注意事项:防压疮、防跌倒、指导患者戒烟等,并进行术前宣教。

(5)手术部位标识:术者、第一助手或经治医师在术前1天应对手术部位做体表标识,急诊手术由接诊医师或会诊外科医师标记,标记过程应由责任护士、患者及其亲属共同参与,并记入手术安排表。

(6)术前1天麻醉医师访视:制订麻醉计划、完成评估、确定麻醉方式,并记入《麻醉术前访视记录》,告知患者及其家属麻醉适应证、麻醉目的、风险、可能出现的情况及其处理原则、替代方案等,签署《麻醉知情同意书》并归入病历。

(七)药物选择与使用时机

抗菌药物:按照《抗菌药物临床应用指导原则(2015年版)》(国卫办医发〔2015〕43号)于手术前30分钟至术后72小时应用低级别抗菌药物,首选为头孢类抗生素。

(八)手术日(住院第4天)

1. 手术安全核对:患者入手术间后由手术医师、麻醉医师、巡回护士和患者本人共同核对患者身份、手术部位与标识、手术方式。手术医师、麻醉医师、巡回护士三方按《手术安全核对表》逐项核对,共同签名。

2. 手术方式、手术切除范围:杓状软骨切除、气管切开术。

3. 麻醉方式:全身麻醉。

4. 经治医师或手术医师应即刻完成术后首次病程记录,观察术后患者病情变化。

(九)术后住院恢复(住院第5-7天)

1. 术后气管切开术后护理,随时吸痰,套管气囊定时放气。

2. 术后应用抗菌药预防感染1~3天。

3. 雾化吸入,适量全身应用糖皮质激素。

4. 注意观察进食和饮水呛咳情况。

5. 术后1个月复查喉镜,根据声门裂扩大情况选择拔管时机。

(十)出院标准

1. 病情稳定:临床稳定24小时以上,生命体征平稳。

2. 切口愈合良好,局部无感染征象。

3. 无与该病相关的其他并发症或合并症。

(十一)变异及原因分析

1. 医疗原因导致的变异 如改变诊疗方案、转科治疗、操作失误、误诊等。

2. 患者原因导致的变异 如不同意治疗方案、个人原因要求出(转)院、院外服用手术禁忌药、月经期、对诊疗计划不满要求出路径、相关检查检验院外(门诊)已做等。

3. 并发症原因导致的变异 如感染、瘘、出血、血肿、愈合不良等。

4. 病情原因导致的变异 如基础疾病复杂、病情恶化、病情平稳好转、抢救、会诊等。

5. 辅诊科室原因导致的变异 如检查、检验、手术、病理等检查(不及时、结果错报、操作部位/方式错误、标本不合格)、报告(不及时、结果错报、标本不合格)等原因延长住院天数、增加费用等。

6. 管理原因导致的变异 如系统暂不支持、系统瘫痪、需要修订流程、需要修订制度等。

二、双声带麻痹行杓状软骨切除、气管切开术临床路径表单

适用对象	第一诊断为双声带麻痹（ICD-10：J38.001）行杓状软骨切除、气管切开术（ICD-9-CM-3：30.2904/31.1）		
患者基本信息	姓名：_____ 性别：____ 年龄：____ 门诊号：_____ 住院号：_____ 过敏史：_____ 住院日期：____年__月__日 出院日期：____年__月__日		标准住院日：5～7 天

	时间	住院第 1-3 天 （术前准备/诊疗评估）	住院第 4 天 （手术日）	住院第 5-7 天 （恢复出院）
主要诊疗工作	制度落实	□ 入院 2 小时内经治医师或值班医师完成接诊 □ 入院 24 小时内主管医师完成检诊 □ 专科会诊（必要时） □ 完成术前准备 □ 组织术前讨论 □ 麻醉术前访视 □ 手术部位标识	□ 三级医师查房 □ 手术安全核查 □ 麻醉术后访视	□ 术者或上级医师查房
	病情评估	□ 经治医师询问病史与体格检查 □ 心理评估 □ 营养评估 □ 疼痛评估 □ 康复评估	□ 观察生命体征 □ 了解患者咽喉部状况 □ 注意病情变化	□ 上级医师进行治疗效果、预后和出院评估 □ 出院宣教
	病历书写	□ 入院 8 小时内完成首次病程记录 □ 入院 24 小时内完成入院记录 □ 入院 48 小时内完成主管医师查房记录 □ 主诊医师查房记录 □ 完成术前讨论、术前小结	□ 术后即刻完成术后首次病程记录 □ 术者或第一助手术后 24 小时内完成手术记录（术者签名）	□ 术后连续 3 天病程记录 □ 主管医师查房记录 □ 主诊医师查房记录 □ 特殊治疗、操作单独书写 □ 出院当天病程记录（由上级医师指示出院） □ 出院后 24 小时内完成出院记录 □ 出院后 24 小时内完成病案首页
	知情同意	□ 患者或其家属在入院记录单上签名 □ 术前谈话，告知患者及其家属病情和围术期注意事项并签署麻醉知情同意书、输血知情同意书、手术知情同意书、授权委托书（患者本人不能签字时）、自费用品协议书（必要时）、军人目录外耗材审批单（必要时）		□ 告知患者及其家属出院后注意事项（指导出院后功能锻炼，复诊的时间、地点，发生紧急情况时的处理等）

（续　表）

主要诊疗工作	手术治疗	□ 预约手术	□ 实施手术（手术安全核查记录、手术清点记录）	
	其他	□ 及时通知上级医师检诊 □ 经治医师检查整理病历资料		□ 通知出院 □ 开具出院介绍信 □ 开具诊断证明书 □ 出院带药 □ 预约门诊复诊时间
重点医嘱	长期医嘱 护理医嘱	□ 按耳鼻咽喉科护理常规 □ 三级护理	□ 按耳鼻咽喉术后护理常规 □ 一级护理	□ 按耳鼻咽喉术后护理常规 □ 二级护理
	处置医嘱	□ 静脉抽血	□ 随时吸痰 □ 气囊定时放气 □ 雾化吸入	□ 随时吸痰 □ 气囊定时放气 □ 雾化吸入
	膳食医嘱	□ 普食 □ 糖尿病饮食 □ 低盐、低脂饮食 □ 低盐、低脂、糖尿病饮食 □ 术晨禁食、禁水	□ 半流食 □ 糖尿病饮食 □ 低盐、低脂饮食 □ 低盐、低脂、糖尿病饮食	□ 普食 □ 糖尿病饮食 □ 低盐、低脂饮食 □ 低盐、低脂、糖尿病饮食
	药物医嘱	□ 既往基础用药（必要时）		□ 注射用头孢美唑钠（2.0g；静脉滴注；每日2次）或注射用头孢曲松钠（2.0g；静脉滴注；每日1次） □ 既往基础用药（必要时）
	临时医嘱 检查检验	□ 血常规（含 CRP＋IL-6） □ 尿常规 □ 粪常规 □ 血型 □ 凝血四项 □ 普通生化 □ 传染性疾病筛查（乙肝、丙肝、艾滋病、梅毒） □ 喉部 CT（必要时） □ 颈部 MRI（必要时） □ 超声心动图（必要时） □ 动态心电图（必要时） □ 冠脉 CT（必要时） □ 肺功能（必要时） □ 肺 CT（必要时） □ 动脉血气分析（必要时）		

重点医嘱	临时医嘱	药物医嘱		□ 注射用头孢美唑钠（2.0g；静脉滴注；术前30分钟）或注射用头孢曲松钠（2.0g；静脉滴注；术前30分钟）	□
		手术医嘱	□ 常规准备明日在全身麻醉下行杓状软骨切除、气管切开术		
		处置医嘱	□ 备口周、颈部皮肤		□ 出院
主要护理工作		健康宣教	□ 入院宣教（住院环境、规章制度） □ 进行护理安全指导 □ 进行等级护理、活动范围指导 □ 进行饮食指导 □ 进行关于疾病知识的宣教 □ 检查、检验项目的目的和意义	□ 术前宣教 □ 术后心理疏导 □ 指导术后康复训练 □ 指导术后注意事项	□ 出院宣教（康复训练方法、用药指导、换药时间及注意事项，复查时间等）
		护理处置	□ 患者身份核对 □ 佩戴腕带 □ 建立入院病历，通知医师 □ 入院介绍：介绍责任护士、病区环境、设施、规章制度、基础护理服务项目 □ 询问病史，填写护理记录单首页 □ 观察病情 □ 测量基本生命体征 □ 抽血、留取标本 □ 心理护理与生活护理 □ 根据评估结果采取相应的护理措施 □ 通知检查项目及注意事项	□ 测量基本生命体征 □ 心理护理与生活护理 □ 指导并监督患者治疗与康复训练 □ 遵医嘱用药 □ 根据评估结果采取相应的护理措施 □ 完成护理记录	□ 观察患者情况 □ 核对患者医疗费用 □ 协助患者办理出院手续 □ 指导并监督患者康复训练 □ 整理床单位

（续　表）

主要护理工作	护理评估	□ 一般评估:生命体征、神志、皮肤、药物过敏史等 □ 专科评估 □ 风险评估:评估有无跌倒、坠床、压疮、深静脉血栓等风险 □ 心理评估 □ 营养评估 □ 疼痛评估 □ 康复评估	□ 风险评估:评估有无跌倒、坠床、压疮、导管滑脱、液体外渗的风险	
	专科护理	□ 观察患耳情况	□ 心理护理与生活护理	
	饮食指导	□ 根据医嘱通知配餐员准备膳食		
	活动体位	□ 根据护理等级指导患者活动	□ 根据护理等级指导患者活动	
	洗浴要求	□ 协助患者洗澡、更换病号服	□ 协助患者晨、晚间护理 □ 备皮后协助患者清洁备皮部位,更换病号服 □ 告知患者切口处保护方法	
病情变异记录		□ 无　　　　□ 有,原因: □ 医疗原因　　□ 患者原因 □ 并发症原因　□ 病情原因 □ 辅诊科室原因 □ 管理原因	□ 无　　　　□ 有,原因: □ 医疗原因　　□ 患者原因 □ 并发症原因　□ 病情原因 □ 辅诊科室原因 □ 管理原因	□ 无　　　　□ 有,原因: □ 医疗原因　　□ 患者原因 □ 并发症原因　□ 病情原因 □ 辅诊科室原因 □ 管理原因

护士签名	白班	小夜班	大夜班	白班	小夜班	大夜班	白班	小夜班	大夜班
医师签名									

第九节　甲状舌管囊肿/瘘管行甲状舌管囊肿/瘘管切除术临床路径

一、甲状舌管囊肿/瘘管行甲状舌管囊肿/瘘管切除术临床路径标准住院流程

(一)适用对象

第一诊断为甲状舌管囊肿/瘘管(ICD-10:Q89.203/Q89.201)行甲状舌管囊肿/瘘管切除术(ICD-9-CM-3:06.7 02/06.7 03)。

（二）诊断依据

根据《实用耳鼻咽喉头颈外科学》（黄选兆，汪吉宝，孔维佳主编，人民卫生出版社），《临床诊疗指南-耳鼻咽喉科学分册》（中华医学会编著，人民卫生出版社），《临床技术操作规范·耳鼻喉科分册》（中华医学会编著，2013年，人民军医出版社）。

1. 症状：发现颈前包块或肿物。

2. 体征：颈部正中可见近圆形肿物，常位于舌骨前下方和甲状舌骨膜前方，肿物表面光滑，界限清楚，并可随吞咽活动或伸舌运动上下活动。

3. B超及CT发现颈前部囊性肿块有助于诊断。

（三）治疗方案的选择

根据《实用耳鼻咽喉头颈外科学》（黄选兆，汪吉宝，孔维佳主编，人民卫生出版社），《临床诊疗指南-耳鼻咽喉科学分册》（中华医学会编著，人民卫生出版社），《临床技术操作规范·耳鼻喉科分册》（中华医学会编著，2013年，人民军医出版社）。

手术治疗：甲状舌管囊肿/瘘管切除手术。

（四）标准住院日为 8～11 天

（五）进入路径标准

1. 第一诊断必须符合甲状舌管囊肿/瘘管（ICD-10：Q89.203/Q89.201），行甲状舌管囊肿/瘘管切除术（ICD-9-CM-3：06.7 02/06.7 03）。

2. 专科指征：B超及CT发现颈前部囊性肿块，当患者甲状舌管囊肿/瘘管局部伴有感染，需先行局部抗炎换药治疗患者不宜入径。

3. 手术禁忌证：口服抗凝药物或者同时伴有高血压、糖尿病、心律失常等慢性病，内科评估为手术禁忌证不适宜入径。

（六）治疗准备（评估）

1. 诊疗评估（住院第1—3天）

（1）完成必需的检查检验项目：血常规、尿常规、肝肾功能、电解质、血糖、凝血功能、感染性疾病筛查（乙肝、丙肝、梅毒、艾滋病等）、胸部X线片、心电图、颈部包块超声、颈部CT检查等。

（2）根据患者情况可选择的检查检验项目：喉部CT、颈部MRI、纤维喉镜、超声心动图、动态心电图、冠脉CT、肺功能、肺CT、动脉血气分析等。

（3）疾病发展预计的并发症评估。

（4）营养评估：根据《解放军总医院新入院患者营养风险筛查表（NRS-2002）》为新入院患者进行营养评估，评分≥3分者给予处置，必要时申请营养科医师会诊。

（5）心理评估：根据新入院患者情况申请心理科医师会诊。

（6）疼痛评估：根据《VAS评分》实施疼痛评估，评分＞7分者给予处置，必要时请疼痛科医师会诊。

（7）康复评估：根据《入院患者康复筛查和评估表》在患者入院后24小时内进行康复筛查和评估。任何一项结果为"是"，则申请康复科医师会诊。

2. 术前准备（住院第2—5天）

（1）术前评估：术前24小时内完成病情评估、必要的检查，做出术前小结、术前讨论。

（2）术前谈话：术者应在术前1天与患者及其亲属谈话，告知手术方案、相关风险、用血计划、术后转归、置入材料、手术费用及患者和亲属权益，并履行书面知情同意手续。告知高值耗材的使用及费用。

（3）通知手术室：准备手术间、手术药品、手术物品及特殊耗材。

（4）护士做心理护理，交代注意事项：防压疮、防跌倒、指导患者戒烟等，并进行术前宣教。

（5）手术部位标识：术者、第一助手或经治医师在术前1天应对手术部位做体表标识，急诊手术由接诊医师或会诊外科医师标记，标记过程应由责任护士、患者及其亲属共同参与，并记入手术安排表。

（6）术前1天麻醉医师访视：制订麻醉计划、完成评估、确定麻醉方式，并记入《麻醉术前访视记录》，告知患者及其家属麻醉适应证、麻醉目的、风险、可能出现的情况及其处理原则、替代方案等，签署《麻醉知情同意书》并归入病历。

（七）药物选择与使用时机

抗菌药物：按照《抗菌药物临床应用指导原则（2015年版）》《国卫办医发〔2015〕43号）于手术前30分钟至术后72小时应用低级别抗菌药物，首选为头孢类抗生素。

（八）手术日（住院第6-7天）

1. 手术安全核对：患者入手术间后由手术医师、麻醉医师、巡回护士和患者本人共同核对患者身份、手术部位与标识、手术方式。手术医师、麻醉医师、巡回护士三方按《手术安全核对表》逐项核对，共同签名。

2. 手术方式、手术切除范围：甲状舌管囊肿/瘘管切除术。

3. 麻醉方式：全身麻醉。

4. 术中病理：标本送常规病理检查。

5. 经治医师或手术医师应即刻完成术后首次病程记录，观察术后患者病情变化。

（九）术后住院恢复（住院第7-11天）

1. 术后根据患者的情况确定复查的检查项目。

2. 术后应用抗菌药预防感染1～3天，酌情使用止血药，可行雾化吸入等对症治疗。

3. 注意饮食，观察呼吸、出血等。

4. 切口换药、拆线。

（十）出院标准

1. 病情稳定：临床稳定24小时以上，生命体征平稳，颈部引流管已拔出，伤口愈合良好，未见异常渗出液，已能正常进食。

2. 切口愈合良好，局部无感染征象。

3. 无与该病相关的其他并发症或合并症。

（十一）变异及原因分析

1. 医疗原因导致的变异　如改变诊疗方案、转科治疗、操作失误、误诊等。

2. 患者原因导致的变异　如不同意治疗方案、个人原因要求出（转）院、院外服用手术禁忌药、月经期、对诊疗计划不满要求出路径、相关检查检验院外（门诊）已做等。

3. 并发症原因导致的变异　如感染、瘘、出血、血肿、愈合不良等。

4. 病情原因导致的变异　如基础疾病复杂、病情恶化、病情平稳好转、抢救、会诊等。

5. 辅诊科室原因导致的变异　如检查、检验、手术、病理等检查（不及时、结果错报、操作部位/方式错误、标本不合格）、报告（不及时、结果错报、标本不合格）等原因延长住院天数、增加费用等。

6. 管理原因导致的变异　如系统暂不支持、系统瘫痪、需要修订流程、需要修订制度等。

二、甲状舌管囊肿/瘘管行甲状舌管囊肿/瘘管切除术临床路径表单

适用对象	第一诊断为甲状舌管囊肿/瘘管(ICD-10:Q89.203/Q89.201)行甲状舌管囊肿/瘘管切除术(ICD-9-CM-3:06.7 02/06.7 03)		
患者基本信息	姓名:_____ 性别:____ 年龄:____ 门诊号:_____ 住院号:_____ 过敏史:_____ 住院日期:____年__月__日 出院日期:____年__月__日		标准住院日:8~11 天
时间	住院第 1-5 天 (术前准备/诊疗评估)	住院第 6-7 天 (手术日)	住院第 7-11 天 (恢复出院)
主要诊疗工作 / 制度落实	□ 入院 2 小时内经治医师或值班医师完成接诊 □ 入院 24 小时内主管医师完成检诊 □ 专科会诊(必要时) □ 完成术前准备 □ 组织术前讨论 □ 麻醉术前访视 □ 手术部位标识	□ 三级医师查房 □ 手术安全核查 □ 麻醉术后访视	□ 术者或上级医师查房
病情评估	□ 经治医师询问病史与体格检查 □ 心理评估 □ 营养评估 □ 疼痛评估 □ 康复评估	□ 观察生命体征 □ 了解切口状况,注意有无并发症如呼吸困难 □ 注意病情变化	□ 上级医师进行治疗效果、预后和出院评估 □ 出院宣教
病历书写	□ 入院 8 小时内完成首次病程记录 □ 入院 24 小时内完成入院记录 □ 入院 48 小时内完成主管医师查房记录 □ 主诊医师查房记录 □ 完成术前讨论、术前小结	□ 术后即刻完成术后首次病程记录 □ 术者或第一助手术后 24 小时内完成手术记录(术者签名)	□ 术后连续 3 天病程记录 □ 主管医师查房记录 □ 主诊医师查房记录 □ 特殊治疗、操作单独书写 □ 出院当天病程记录(由上级医师指示出院) □ 出院后 24 小时内完成出院记录 □ 出院后 24 小时内完成病案首页
知情同意	□ 患者或其家属在入院记录单上签名 □ 术前谈话,告知患者及其家属病情和围术期注意事项并签署麻醉知情同意书、输血知情同意书、手术知情同意书、授权委托书(患者本人不能签字时)、自费用品协议书(必要时)、军人目录外耗材审批单(必要时)		□ 告知患者及其家属出院后注意事项(指导出院后功能锻炼,复诊的时间、地点,发生紧急情况时的处理等)

（续　表）

主要诊疗工作	手术治疗	□ 预约手术	□ 实施手术（手术安全核查记录、手术清点记录）	
	其他	□ 及时通知上级医师检诊 □ 经治医师检查整理病历资料		□ 通知出院 □ 开具出院介绍信 □ 开具诊断证明书 □ 出院带药 □ 预约门诊复诊时间
重点医嘱	长期医嘱 护理医嘱	□ 按耳鼻咽喉科护理常规 □ 三级护理	□ 按耳鼻咽喉科术后护理常规 □ 一/二级护理	□ 按耳鼻咽喉科术后护理常规 □ 二/三级护理
	处置医嘱	□ 静脉抽血	□ 雾化吸入	□ 雾化吸入
	膳食医嘱	□ 普食 □ 糖尿病饮食 □ 低盐、低脂饮食 □ 低盐、低脂、糖尿病饮食 □ 术晨禁食、禁水	□ 半流食 □ 糖尿病饮食 □ 低盐、低脂饮食 □ 低盐、低脂、糖尿病饮食	□ 半流食或普食 □ 糖尿病饮食 □ 低盐、低脂饮食 □ 低盐、低脂、糖尿病饮食
	药物医嘱	□ 既往基础用药（必要时）		□ 注射用头孢美唑钠（2.0g；静脉滴注；每日2次）或注射用头孢曲松钠（2.0g；静脉滴注；每日1次） □ 既往基础用药（必要时）
	临时医嘱 检查检验	□ 血常规（含 CRP＋IL-6） □ 尿常规 □ 粪常规 □ 血型 □ 凝血四项 □ 普通生化 □ 传染性疾病筛查（乙肝、丙肝、艾滋病、梅毒） □ 喉部 CT（必要时） □ 颈部 MRI（必要时） □ 纤维喉镜（必要时） □ 超声心动图（必要时） □ 动态心电图（必要时） □ 冠脉 CT（必要时） □ 肺功能（必要时） □ 肺 CT（必要时） □ 动脉血气分析（必要时）	□ 雾化吸入 □ 酌情吸氧	□ 雾化吸入 □ 局部换药

重点医嘱	临时医嘱	药物医嘱		□ 注射用头孢美唑钠（2.0g；静脉滴注；术前30分钟）或注射用头孢曲松钠（2.0g；静脉滴注；术前30分钟） □ 止血药物	□ 止血药物
		手术医嘱	□ 常规准备明日在全身麻醉下行甲状舌管囊肿/瘘管切除术		
		处置医嘱	□ 备口周皮肤		□ 出院
主要护理工作		健康宣教	□ 入院宣教（住院环境、规章制度） □ 进行护理安全指导 □ 进行等级护理、活动范围指导 □ 进行饮食指导 □ 进行关于疾病知识的宣教 □ 检查、检验项目的目的和意义	□ 术前宣教 □ 术后心理疏导 □ 指导术后康复训练 □ 指导术后注意事项	□ 出院宣教（康复训练方法，用药指导，换药时间及注意事项，复查时间等）
		护理处置	□ 患者身份核对 □ 佩戴腕带 □ 建立入院病历，通知医师 □ 入院介绍：介绍责任护士，病区环境、设施、规章制度、基础护理服务项目 □ 询问病史，填写护理记录单首页 □ 观察病情 □ 测量基本生命体征 □ 抽血、留取标本 □ 心理护理与生活护理 □ 根据评估结果采取相应的护理措施 □ 通知检查项目及注意事项	□ 测量基本生命体征 □ 心理护理与生活护理 □ 指导并监督患者治疗与康复训练 □ 遵医嘱用药 □ 根据评估结果采取相应的护理措施 □ 完成护理记录	□ 观察患者情况 □ 核对患者医疗费用 □ 协助患者办理出院手续 □ 指导并监督患者康复训练 □ 整理床单位

主要护理工作	护理评估	□ 一般评估:生命体征、神志、皮肤、药物过敏史等 □ 专科评估 □ 风险评估:评估有无跌倒、坠床、压疮、深静脉血栓等风险 □ 心理评估 □ 营养评估 □ 疼痛评估 □ 康复评估	□ 风险评估:评估有无跌倒、坠床、压疮、导管滑脱、液体外渗的风险	
	专科护理	□ 观察颈部包扎情况	□ 心理护理与生活护理	
	饮食指导	□ 根据医嘱通知配餐员准备膳食		
	活动体位	□ 根据护理等级指导患者活动	□ 根据护理等级指导患者活动	
	洗浴要求	□ 协助患者洗澡、更换病号服	□ 协助患者晨、晚间护理 □ 备皮后协助患者清洁备皮部位,更换病号服 □ 告知患者切口处保护方法	
病情变异记录		□无　　　　□有,原因: □ 医疗原因　□ 患者原因 □ 并发症原因　□ 病情原因 □ 辅诊科室原因　□ 管理原因	□无　　　　□有,原因: □ 医疗原因　□ 患者原因 □ 并发症原因　□ 病情原因 □ 辅诊科室原因　□ 管理原因	□无　　　　□有,原因: □ 医疗原因　□ 患者原因 □ 并发症原因　□ 病情原因 □ 辅诊科室原因　□ 管理原因
护士签名		白班 / 小夜班 / 大夜班	白班 / 小夜班 / 大夜班	白班 / 小夜班 / 大夜班
医师签名				

第十节　茎突过长行茎突截短术临床路径

一、茎突过长行茎突截短术标准住院流程

(一)适用对象

第一诊断为茎突过长综合征(ICD-10:M95.203)行茎突截短术(ICD-9-CM-3:01.2507)。

(二)诊断依据

根据《实用耳鼻咽喉头颈外科学》(黄选兆,汪吉宝,孔维佳主编,人民卫生出版社),《临床诊疗指南-耳鼻咽喉科学分册》(中华医学会编著,人民卫生出版社),《临床技术操作规范·耳鼻喉科分册》(中华医学会编著,2013年,人民军医出版社)。

1. 病史:咽部异物感,咽喉部疼痛。

2. 体征:单侧或双侧扁桃体窝可触及坚硬条索状硬物。

3. X线茎突位拍片,茎突三维CT重建。

(三)治疗方案的选择

根据《实用耳鼻咽喉头颈外科学》(黄选兆,汪吉宝,孔维佳主编,人民卫生出版社),《临床诊疗指南-耳鼻咽喉科学分册》(中华医学会编著,人民卫生出版社),《临床技术操作规范·耳鼻喉科分册》(中华医学会编著,2013年,人民军医出版社)。

手术治疗:茎突截短术。

(四)标准住院日为8~11天

(五)进入路径标准

1. 第一诊断必须符合茎突过长(ICD-10:M95.203)行茎突截断术(ICD-9-CM-3:01.2507)。

2. 专科指征:患者咽部异物感,咽喉部疼痛明显,影响日常生活,X线茎突位拍片、茎突三维CT重建示茎突过长(长度超过2.5cm)。当患者同时患有其他慢性疾病,不能耐受手术者不适宜纳入路径。

3. 手术禁忌证:口服抗凝药物或者同时伴有高血压、糖尿病、心律失常等慢性病内科评估为手术禁忌证不适宜入径。

(六)治疗准备(评估)

1. 诊疗评估(住院第1—3天)

(1)完成必需的检查检验项目:血常规、尿常规、肝肾功能、电解质、血糖、凝血功能、感染性疾病筛查(乙肝、丙肝、梅毒、艾滋病等)、胸部X线片、心电图、纤维喉镜、X线茎突位拍片、茎突三维CT重建检查等。

(2)根据患者情况可选择的检查检验项目:颈部CT、超声心动图、动态心电图、冠脉CT、肺功能、肺CT、动脉血气分析等。

(3)疾病发展预计的并发症评估。

(4)营养评估:根据《解放军总医院新入院患者营养风险筛查表(NRS-2002)》为新入院患者进行营养评估,评分≥3分者给予处置,必要时申请营养科医师会诊。

(5)心理评估:根据新入院患者情况申请心理科医师会诊。

(6)疼痛评估:根据《VAS评分》实施疼痛评估,评分>7分者给予处置,必要时请疼痛科医师会诊。

(7)康复评估:根据《入院患者康复筛查和评估表》在患者入院后24小时内进行康复筛查和评估。任何一项结果为"是",则申请康复科医师会诊。

2. 术前准备(住院第4—5天)

(1)术前评估:24小时内完成术前病情评估、必要的检查,做出术前讨论、术前小结。

(2)术前谈话:术者应在术前1天与患者及其亲属谈话,告知手术方案、相关风险、用血计划、术后转归、置入材料、手术费用及患者和亲属权益,并履行书面知情同意手续。告知高值耗材的使用及费用。

(3)通知手术室:准备手术间、手术药品、手术物品及特殊耗材。

(4)护士做心理护理,交代注意事项:防压疮、防跌倒、指导患者戒烟等,并进行术前宣教。

（5）手术部位标识：术者、第一助手或经治医师在术前1天应对手术部位做体表标识，急诊手术由接诊医师或会诊外科医师标记，标记过程应由责任护士、患者及其亲属共同参与，并记入手术安排表。

（6）术前1天麻醉医师访视：制订麻醉计划、完成评估、确定麻醉方式，并记入《麻醉术前访视记录》，告知患者及其家属麻醉适应证、麻醉目的、风险、可能出现的情况及其处理原则、替代方案等，签署《麻醉知情同意书》并归入病历。

（七）药物选择与使用时机

抗菌药物：按照《抗菌药物临床应用指导原则（2015年版）》（国卫办医发〔2015〕43号）于手术前30分钟至术后72小时应用低级别抗菌药物，首选为头孢类抗生素。

（八）手术日（住院第6－7天）

1. 手术安全核对：患者入手术间后由手术医师、麻醉医师、巡回护士和患者本人共同核对患者身份、手术部位与标识、手术方式。手术医师、麻醉医师、巡回护士三方按《手术安全核对表》逐项核对，共同签名。

2. 手术方式、手术切除范围：茎突截断术。

3. 麻醉方式：全身麻醉。

4. 术中病理：标本送常规病理检查。

5. 经治医师或手术医师应即刻完成术后首次病程记录，观察术后患者病情变化。

（九）术后住院恢复（住院第8－11天）

1. 术后根据患者的情况确定复查的检查项目。

2. 术后应用抗菌药预防感染1～3天，酌情使用止血药，可用含漱液漱口，可行雾化吸入，颈部冰敷，消肿药物。

3. 注意饮食，观察呼吸、出血等。

（十）出院标准

1. 病情稳定：临床稳定24小时以上，生命体征平稳，咽异物症状明显改善，逐渐可进半流食。

2. 切口愈合良好，白膜形成良好，局部无感染征象。

3. 无与该病相关的其他并发症或合并症。

（十一）变异及原因分析

1. 医疗原因导致的变异　如改变诊疗方案、转科治疗、操作失误、误诊等。

2. 患者原因导致的变异　如不同意治疗方案、个人原因要求出（转）院、院外服用手术禁忌药、月经期、对诊疗计划不满要求出路径、相关检查检验院外（门诊）已做等。

3. 并发症原因导致的变异　如感染、瘘、出血、血肿、愈合不良等。

4. 病情原因导致的变异　如基础疾病复杂、病情恶化、病情平稳好转、抢救、会诊等。

5. 辅诊科室原因导致的变异　如检查、检验、手术、病理等检查（不及时、结果错报、操作部位/方式错误、标本不合格）、报告（不及时、结果错报、标本不合格）等原因延长住院天数、增加费用等。

6. 管理原因导致的变异　如系统暂不支持、系统瘫痪、需要修订流程、需要修订制度等。

二、茎突过长行茎突截短术临床路径表单

适用对象	第一诊断为茎突过长综合征(ICD-10:M95.203)行茎突截短术(ICD-9-CM-3:01.2507)	
患者基本信息	姓名:_____ 性别:____ 年龄:____ 门诊号:_____ 住院号:_____ 过敏史:_____ 住院日期:____年__月__日 出院日期:____年__月__日	标准住院日:8～11天

时间		住院第1-5天 (术前准备/诊疗评估)	住院第6-7天 (手术日)	住院第8-11天 (恢复出院)
主要诊疗工作	制度落实	□ 入院2小时内经治医师或值班医师完成接诊 □ 入院24小时内主管医师完成检诊 □ 专科会诊(必要时) □ 完成术前准备 □ 组织术前讨论 □ 麻醉术前访视 □ 手术部位标识	□ 三级医师查房 □ 手术安全核查 □ 麻醉术后访视	□ 术者或上级医师查房
	病情评估	□ 经治医师询问病史与体格检查 □ 心理评估 □ 营养评估 □ 疼痛评估 □ 康复评估	□ 观察生命体征 □ 了解患者咽喉部状况 □ 注意病情变化	□ 上级医师进行治疗效果、预后和出院评估 □ 出院宣教
	病历书写	□ 入院8小时内完成首次病程记录 □ 入院24小时内完成入院记录 □ 入院48小时内完成主管医师查房记录 □ 主诊医师查房记录 □ 完成术前讨论、术前小结	□ 术后即刻完成术后首次病程记录 □ 术者或第一助手术后24小时内完成手术记录(术者签名)	□ 术后连续3天病程记录 □ 主管医师查房记录 □ 主诊医师查房记录 □ 特殊治疗、操作单独书写 □ 出院当天病程记录(由上级医师指示出院) □ 出院后24小时内完成出院记录 □ 出院后24小时内完成病案首页
	知情同意	□ 患者或其家属在入院记录单上签名 □ 术前谈话,告知患者及其家属病情和围术期注意事项并签署麻醉知情同意书、输血知情同意书、手术知情同意书、授权委托书(患者本人不能签字时)、自费用品协议书(必要时)、军人目录外耗材审批单(必要时)		□ 告知患者及其家属出院后注意事项(指导出院后功能锻炼,复诊的时间、地点,发生紧急情况时的处理等)

（续　表）

			□ 预约手术	□ 实施手术（手术安全核查记录、手术清点记录）	
主要诊疗工作	手术治疗		□ 预约手术	□ 实施手术（手术安全核查记录、手术清点记录）	
	其他		□ 及时通知上级医师检诊 □ 经治医师检查整理病历资料		□ 通知出院 □ 开具出院介绍信 □ 开具诊断证明书 □ 出院带药 □ 预约门诊复诊时间
重点医嘱	长期医嘱	护理医嘱	□ 按耳鼻咽喉科护理常规 □ 三级护理	□ 按耳鼻咽喉科术后护理常规 □ 一/二级护理	□ 按耳鼻咽喉科术后护理常规 □ 二/三级护理
		处置医嘱	□ 静脉抽血	□ 雾化吸入	□ 雾化吸入
		膳食医嘱	□ 普食 □ 糖尿病饮食 □ 低盐、低脂饮食 □ 低盐、低脂、糖尿病饮食 □ 术晨禁食、禁水	□ 扁桃体术后饮食	□ 扁桃体术后饮食
		药物医嘱	□ 既往基础用药（必要时）		□ 注射用头孢美唑钠（2.0g；静脉滴注；每日2次）或注射用头孢曲松钠（2.0g；静脉滴注；每日1次） □ 既往基础用药（必要时）
	临时医嘱	检查检验	□ 血常规（含CRP＋IL-6） □ 尿常规 □ 粪常规 □ 血型 □ 凝血四项 □ 普通生化 □ 传染性疾病筛查（乙肝、丙肝、艾滋病、梅毒） □ 纤维喉镜检查 □ X线茎突位拍片 □ 茎突三维CT重建 □ 颈部CT（必要时） □ 超声心动图（必要时） □ 动态心电图（必要时） □ 肺功能（必要时） □ 肺CT（必要时） □ 动脉血气分析（必要时）		

（续　表）

重点医嘱	临时医嘱	药物医嘱		□ 注射用头孢美唑钠（2.0g；静脉滴注；术前30分钟）或注射用头孢曲松钠（2.0g；静脉滴注；术前30分钟） □ 止血药物 □ 漱口液	□ 止血药物 □ 漱口液 □ 消肿药物
		手术医嘱	□ 常规准备明日在全身麻醉下行茎突截短术		
		处置医嘱	□ 备口周及颈部皮肤		□ 出院
主要护理工作	健康宣教		□ 入院宣教（住院环境、规章制度） □ 进行护理安全指导 □ 进行等级护理、活动范围指导 □ 进行饮食指导 □ 进行关于疾病知识的宣教 □ 检查、检验项目的目的和意义	□ 术前宣教 □ 术后心理疏导 □ 指导术后康复训练 □ 指导术后注意事项	□ 出院宣教（康复训练方法，用药指导，换药时间及注意事项，复查时间等）
	护理处置		□ 患者身份核对 □ 佩戴腕带 □ 建立入院病历，通知医师 □ 入院介绍：介绍责任护士，病区环境、设施、规章制度、基础护理服务项目 □ 询问病史，填写护理记录单首页 □ 观察病情 □ 测量基本生命体征 □ 抽血、留取标本 □ 心理护理与生活护理 □ 根据评估结果采取相应的护理措施 □ 通知检查项目及注意事项	□ 测量基本生命体征 □ 心理护理与生活护理 □ 指导并监督患者治疗与康复训练 □ 遵医嘱用药 □ 根据评估结果采取相应的护理措施 □ 完成护理记录	□ 观察患者情况 □ 核对患者医疗费用 □ 协助患者办理出院手续 □ 指导并监督患者康复训练 □ 整理床单位

（续　表）

主要护理工作	护理评估	□ 一般评估：生命体征、神志、皮肤、药物过敏史等 □ 专科评估 □ 风险评估：评估有无跌倒、坠床、压疮、深静脉血栓等风险 □ 心理评估 □ 营养评估 □ 疼痛评估 □ 康复评估	□ 风险评估：评估有无跌倒、坠床、压疮、导管滑脱、液体外渗的风险	
	专科护理	□ 观察咽腔出血情况	□ 心理护理与生活护理	
	饮食指导	□ 根据医嘱通知配餐员准备膳食		
	活动体位	□ 根据护理等级指导患者活动	□ 根据护理等级指导患者活动	
	洗浴要求	□ 协助患者洗澡、更换病号服	□ 协助患者晨、晚间护理 □ 备皮后协助患者清洁备皮部位，更换病号服 □ 告知患者切口处保护方法	
病情变异记录		□ 无　　　□ 有，原因： □ 医疗原因　□ 患者原因 □ 并发症原因　□ 病情原因 □ 辅诊科室原因　□ 管理原因	□ 无　　　□ 有，原因： □ 医疗原因　□ 患者原因 □ 并发症原因　□ 病情原因 □ 辅诊科室原因　□ 管理原因	□ 无　　　□ 有，原因： □ 医疗原因　□ 患者原因 □ 并发症原因　□ 病情原因 □ 辅诊科室原因　□ 管理原因
护士签名		白班　｜　小夜班　｜　大夜班	白班　｜　小夜班　｜　大夜班	白班　｜　小夜班　｜　大夜班
医师签名				

第十一节　阻塞性睡眠呼吸暂停低通气综合征行腭咽成形术临床路径

一、阻塞性睡眠呼吸暂停低通气综合征行腭咽成形术临床路径标准住院流程

(一)适用对象

第一诊断为阻塞性睡眠呼吸暂停低通气综合征(ICD-10：G47.302)行腭咽成形(ICD-9-CM-3：29.4 03/28.2)。

(二)诊断依据

根据《实用耳鼻咽喉头颈外科学》(黄选兆,汪吉宝,孔维佳主编,人民卫生出版社)、《临床

诊疗指南-耳鼻咽喉科学分册》(中华医学会编著,人民卫生出版社),《临床技术操作规范·耳鼻喉科分册》(中华医学会编著,2013年,人民军医出版社)。

1. 症状:睡眠打鼾,有反复呼吸停止现象,白天嗜睡,出现高血压,性功能减退,心绞痛等并发症。

2. 体征:肥胖,部分患者有上下颌骨发育不全;口咽腔狭窄、扁桃体肥大、软腭肥厚及悬雍垂过粗、舌根肥厚等,部分患者还有其他上气道狭窄的因素,如鼻中隔偏曲、鼻息肉等。

3. 多导睡眠呼吸监测。

4. 辅助检查:喉镜、CT 和(或)MRI 提示病变。

(三)治疗方案的选择

根据《实用耳鼻咽喉头颈外科学》(黄选兆,汪吉宝,孔维佳主编,人民卫生出版社),《临床诊疗指南-耳鼻咽喉科学分册》(中华医学会编著,人民卫生出版社),《临床技术操作规范·耳鼻喉科分册》(中华医学会编著,2013年,人民军医出版社)。

手术治疗:腭咽成形术。

(四)标准住院日为 9 天

(五)进入路径标准

1. 第一诊断必须符合阻塞性睡眠呼吸暂停低通气综合征(ICD-10:G47.302),行腭咽成形术(ICD-9-CM-3:29.4 03/28.2)。

2. 专科指征:伴有明显上下颌骨畸形、患者不适宜入径。

3. 手术禁忌证:同时伴有高血压、糖尿病、心律失常等慢性病,内科评估为手术禁忌证不适宜入径。

(六)治疗准备(评估)

1. 诊疗评估(住院第1—3天)

(1)完成必需的检查检验项目:血常规、尿常规、肝肾功能、电解质、血糖、凝血功能、感染性疾病筛查(乙肝、丙肝、梅毒、艾滋病等)、胸部 X 线片、心电图、睡眠呼吸监测(多导睡眠图)。纤维鼻咽喉镜检查辅以 Muller 试验。

(2)根据患者情况可选择的检查检验项目:颈部 B 超检查;上呼吸道 CT 及气道三维重建或 MRI 检查。

(3)疾病发展预计的并发症评估。

(4)营养评估:根据《解放军总医院新入院患者营养风险筛查表(NRS-2002)》为新入院患者进行营养评估,评分≥3 分者给予处置,必要时申请营养科医师会诊。

(5)心理评估:根据新入院患者情况申请心理科医师会诊。

(6)疼痛评估:根据《VAS 评分》实施疼痛评估,评分＞7 分者给予处置,必要时请疼痛科医师会诊。

(7)康复评估:根据《入院患者康复筛查和评估表》在患者入院后 24 小时内进行康复筛查和评估。任何一项结果为"是",则申请康复科医师会诊。

2. 术前准备(住院第2—3天)

(1)术前评估:术前 24 小时内完成病情评估、必要的检查,做出术前讨论、术前小结。

(2)术前谈话:术者应在术前 1 天与患者及其亲属谈话,告知手术方案、相关风险、用血计划、术后转归、置入材料、手术费用及患者和亲属权益,并履行书面知情同意手续。告知高值耗材的使用及费用。

（3）通知手术室：准备手术间、手术药品、手术物品及特殊耗材。

（4）护士做心理护理，交代注意事项：防压疮、防跌倒、指导患者戒烟等，并进行术前宣教。

（5）手术部位标识：术者、第一助手或经治医师在术前1天应对手术部位做体表标识，急诊手术由接诊医师或会诊外科医师标记，标记过程应由责任护士、患者及其亲属共同参与，并记入手术安排表。

（6）术前1天麻醉医师访视：制订麻醉计划、完成评估、确定麻醉方式，并记入《麻醉术前访视记录》，告知患者及其家属麻醉适应证、麻醉目的、风险、可能出现的情况及其处理原则、替代方案等，签署《麻醉知情同意书》并归入病历。

（七）药物选择与使用时机

抗菌药物：按照《抗菌药物临床应用指导原则（2015年版）》《国卫办医发〔2015〕43号）于手术前30分钟至术后72小时应用低级别抗菌药物，首选为头孢类抗生素。

（八）手术日（住院第4天）

1. 手术安全核对：患者入手术间后由手术医师、麻醉医师、巡回护士和患者本人共同核对患者身份、手术部位与标识、手术方式。手术医师、麻醉医师、巡回护士三方按《手术安全核对表》逐项核对，共同签名。

2. 手术方式、手术切除范围：腭咽成形术。

3. 麻醉方式：全身麻醉。

4. 术中病理：标本送常规病理检查。

5. 术中用药：麻醉常规用药，术中镇痛药、止血药、抗菌药物等。

6. 手术方式：低温等离子射频消融术切除。

7. 手术器械：低温等离子射频消融术器械，根据病变情况选择手术器械。

8. 输血：视术中情况而定。

9. 术后回病房指导患者漱口及进食。

10. 经治医师或手术医师应即刻完成术后首次病程记录，观察术后患者病情变化。

（九）术后住院恢复（住院第5－9天）

1. 术后根据患者的情况确定复查的检查项目。

2. 术后应用抗菌药预防感染1～3天，酌情使用止血药，可用含漱液漱口，可行雾化吸入，消肿、镇痛、鼻腔收缩剂及排痰药物等。

3. 注意饮食，观察呼吸、出血等。

4. 观察患者口腔创面情况、切口有无脓性分泌物，指导患者口腔清洁方法。

（十）出院标准

1. 病情稳定：临床稳定24小时以上，生命体征平稳，常规检验无明显异常。

2. 切口无异常。

3. 无与该病相关的其他并发症或合并症。

（十一）变异及原因分析

1. 医疗原因导致的变异　如改变诊疗方案、转科治疗、操作失误、误诊等。

2. 患者原因导致的变异　如不同意治疗方案、个人原因要求出（转）院、院外服用手术禁忌药、月经期、对诊疗计划不满要求出路径、相关检查检验院外（门诊）已做等。

3. 并发症原因导致的变异　如感染、瘘、出血、血肿、愈合不良等。

4. 病情原因导致的变异　如基础疾病复杂、病情恶化、病情平稳好转、抢救、会诊等。

5. 辅诊科室原因导致的变异　如检查、检验、手术、病理等检查(不及时、结果错报、操作部位/方式错误、标本不合格)、报告(不及时、结果错报、标本不合格)等原因延长住院天数、增加费用等。

6. 管理原因导致的变异　如系统暂不支持、系统瘫痪、需要修订流程、需要修订制度等。

二、阻塞性睡眠呼吸暂停低通气综合征行腭咽成形术临床路径表单

适用对象	第一诊断为阻塞性睡眠呼吸暂停低通气综合征(ICD-10:G47.302)行腭咽成形术(ICD-9-CM-3:29.4 03/28.2)		
患者基本信息	姓名:_____　性别:____　年龄:____ 门诊号:_____　住院号:_____　过敏史:_____ 住院日期:____年__月__日　出院日期:____年__月__日		标准住院日:9 天
时间	住院第 1-3 天 (术前准备/诊疗评估)	住院第 4 天 (手术日)	住院第 5-9 天 (恢复出院)
主要诊疗工作 / 制度落实	□ 入院 2 小时内经治医师或值班医师完成接诊 □ 入院 24 小时内主管医师完成检诊 □ 专科会诊(必要时) □ 完成术前准备 □ 组织术前讨论 □ 麻醉术前访视 □ 手术部位标识	□ 三级医师查房 □ 手术安全核查 □ 麻醉术后访视	□ 术者或上级医师查房
主要诊疗工作 / 病情评估	□ 经治医师询问病史与体格检查 □ 心理评估 □ 营养评估 □ 疼痛评估 □ 康复评估	□ 观察生命体征 □ 了解患者咽喉部状况 □ 注意病情变化	□ 上级医师进行治疗效果、预后和出院评估 □ 出院宣教
主要诊疗工作 / 病历书写	□ 入院 8 小时内完成首次病程记录 □ 入院 24 小时内完成入院记录 □ 入院 48 小时内完成主管医师查房记录 □ 主诊医师查房记录 □ 完成术前讨论、术前小结	□ 术后即刻完成术后首次病程记录 □ 术者或第一助手术后 24 小时内完成手术记录(术者签名)	□ 术后连续 3 天病程记录 □ 主管医师查房记录 □ 主诊医师查房记录 □ 特殊治疗、操作单独书写 □ 出院当天病程记录(由上级医师指示出院) □ 出院后 24 小时内完成出院记录 □ 出院后 24 小时内完成病案首页

（续　表）

主要诊疗工作	知情同意	☐ 患者或其家属在入院记录单上签名 ☐ 术前谈话,告知患者及其家属病情和围术期注意事项并签署麻醉知情同意书、输血知情同意书、手术知情同意书、授权委托书（患者本人不能签字时）、自费用品协议书（必要时）、军人目录外耗材审批单（必要时）			☐ 告知患者及其家属出院后注意事项（指导出院后功能锻炼,复诊的时间、地点,发生紧急情况时的处理等）
	手术治疗	☐ 预约手术		☐ 实施手术（手术安全核查记录、手术清点记录）	
	其他	☐ 及时通知上级医师检诊 ☐ 经治医师检查整理病历资料			☐ 通知出院 ☐ 开具出院介绍信 ☐ 开具诊断证明书 ☐ 出院带药 ☐ 预约门诊复诊时间
重点医嘱	长期医嘱 护理医嘱	☐ 按耳鼻咽喉科护理常规 ☐ 三级护理		☐ 按耳鼻咽喉科术后护理常规 ☐ 一/二级护理	☐ 按耳鼻咽喉科术后护理常规 ☐ 二/三级护理
	处置医嘱	☐ 静脉抽血		☐ 雾化吸入	☐ 雾化吸入
	膳食医嘱	☐ 普食 ☐ 糖尿病饮食 ☐ 低盐、低脂饮食 ☐ 低盐、低脂、糖尿病饮食 ☐ 术晨禁食、禁水		☐ 扁桃体术后饮食	☐ 扁桃体术后饮食
	药物医嘱	☐ 既往基础用药（必要时）			☐ 注射用头孢美唑钠（2.0g;静脉滴注;每日2次）或注射用头孢曲松钠（2.0g;静脉滴注;每日1次）;奥硝唑（0.5g;静脉滴注;每日1次） ☐ 既往基础用药（必要时）

重点医嘱	临时医嘱	检查检验	□ 血常规(含 CRP+IL-6) □ 尿常规 □ 粪常规 □ 血型 □ 凝血四项 □ 普通生化 □ 传染性疾病筛查(乙肝、丙肝、艾滋病、梅毒) □ 睡眠呼吸监测(多导睡眠图) □ 纤维鼻咽喉镜检查辅以 Muller 试验。 □ 酌情行上呼吸道 CT 及气道三维重建或 MRI 检查 □ 超声心动图(必要时) □ 动态心电图(必要时) □ 冠脉 CT(必要时) □ 肺功能(必要时) □ 肺 CT(必要时) □ 动脉血气分析(必要时)		
		药物医嘱		□ 注射用头孢美唑钠(2.0g;静脉滴注;术前 30 分钟)或注射用头孢曲松钠(2.0g;静脉滴注;术前 30 分钟) □ 止血药物 □ 漱口液 □ 生理氯化钠溶液 9000ml(术中) □ 盐酸肾上腺素注射液 3mg □ 消肿药物(必要时)	
		手术医嘱	□ 常规准备明日在全身麻醉下行腭咽成形术		
		处置医嘱	□ 备口周皮肤		□ 出院
主要护理工作		健康宣教	□ 入院宣教(住院环境、规章制度) □ 进行护理安全指导 □ 进行等级护理、活动范围指导 □ 进行饮食指导 □ 进行关于疾病知识的宣教 □ 检查、检验项目的目的和意义	□ 术前宣教 □ 术后心理疏导 □ 指导术后康复训练 □ 指导术后注意事项	□ 出院宣教(康复训练方法,用药指导,换药时间及注意事项,复查时间等)

（续　表）

主要护理工作	护理处置	□ 患者身份核对 □ 佩戴腕带 □ 建立入院病历,通知医师 □ 入院介绍:介绍责任护士,病区环境、设施、规章制度、基础护理服务项目 □ 询问病史,填写护理记录单首页 □ 观察病情 □ 测量基本生命体征 □ 抽血、留取标本 □ 心理护理与生活护理 □ 根据评估结果采取相应的护理措施 □ 通知检查项目及注意事项	□ 测量基本生命体征 □ 心理护理与生活护理 □ 指导并监督患者治疗与康复训练 □ 遵医嘱用药 □ 根据评估结果采取相应的护理措施 □ 完成护理记录	□ 观察患者情况 □ 核对患者医疗费用 □ 协助患者办理出院手续 □ 指导并监督患者康复训练 □ 整理床单位
	护理评估	□ 一般评估:生命体征、神志、皮肤、药物过敏史等 □ 专科评估 □ 风险评估:评估有无跌倒、坠床、压疮、深静脉血栓等风险 □ 心理评估 □ 营养评估 □ 疼痛评估 □ 康复评估	□ 风险评估:评估有无跌倒、坠床、压疮、导管滑脱、液体外渗的风险	
	专科护理	□ 观察患者咽腔情况	□ 心理护理与生活护理	
	饮食指导	□ 根据医嘱通知配餐员准备膳食		
	活动体位	□ 根据护理等级指导患者活动	□ 根据护理等级指导患者活动	
	洗浴要求	□ 协助患者洗澡、更换病号服	□ 协助患者晨、晚间护理 □ 备皮后协助患者清洁备皮部位,更换病号服 □ 告知患者切口处保护方法	
病情变异记录		□ 无　　　　□ 有,原因: □ 医疗原因　□ 患者原因 □ 并发症原因□ 病情原因 □ 辅诊科室原因□ 管理原因	□ 无　　　　□ 有,原因: □ 医疗原因　□ 患者原因 □ 并发症原因□ 病情原因 □ 辅诊科室原因□ 管理原因	□ 无　　　　□ 有,原因: □ 医疗原因　□ 患者原因 □ 并发症原因□ 病情原因 □ 辅诊科室原因□ 管理原因
护士签名		白班　小夜班　大夜班	白班　小夜班　大夜班	白班　小夜班　大夜班
医师签名				

第十二节 梨状窝良性肿瘤行梨状窝肿物切除术临床路径

一、梨状窝良性肿瘤行梨状窝肿物切除术临床路径标准住院流程

(一)适用对象

第一诊断为梨状窝良性肿瘤(ICD-10:D10,701)行梨状窝肿物切除术(ICD-9-CM-3:30.1-30.4)。

(二)诊断依据

根据《实用耳鼻咽喉头颈外科学》(黄选兆,汪吉宝,孔维佳主编,第 2 版,人民卫生出版社),《临床诊疗指南-耳鼻咽喉科学分册》(中华医学会编著,人民卫生出版社),《临床技术操作规范·耳鼻喉科分册》(中华医学会编著,2013 年,人民军医出版社)。

1. 症状:咽喉部不适,进食哽噎感、食管内异物感,吞咽食管内刺痛或隐痛。
2. 体征:消瘦、进食呛咳。
3. 辅助检查:食管钡餐/碘油造影,喉镜、CT 和(或)MRI 或 B 超提示病变。
4. 病理学明确诊断。

(三)治疗方案的选择及依据

根据《临床治疗指南·耳鼻喉科分册》(中华医学会编著,人民卫生出版社),《临床技术操作规范·耳鼻喉科分册》(中华医学会编著,2013 年,人民军医出版社)。

手术:直达/间接喉镜下肿物切除术:肿瘤病变局限。

(四)标准住院日为 10～12 天

(五)进入路径标准

1. 第一诊断必须符合梨状窝良性性肿瘤(ICD-10:D10,701)行梨状窝肿物切除术(ICD-9-CM-3:30.1-30.4)。
2. 专科指征:梨状窝良性肿瘤巨大伴呼吸困难需行气管切开或颈侧入路的患者不适宜入径。
3. 手术禁忌证:同时伴有高血压、糖尿病、心律失常等慢性病内科评估为手术禁忌证不适宜入径。

(六)治疗准备

1. 诊疗评估(住院第 1—2 天)

(1)必需的检查项目:血、尿常规;肝肾功能、电解质、血糖、凝血功能;感染性疾病筛查(乙肝、丙肝、梅毒、艾滋病等);X 线胸片、心电图;纤维喉镜;标本送病理学检查。

(2)根据患者病情,可选择检查项目:CT 或 MRI 或 B 超,下咽-食管造影,肺功能,输血准备等。

(3)疾病发展预计的并发症评估。

(4)营养评估:根据《解放军总医院新入院患者营养风险筛查表(NRS-2002)》为新入院患者进行营养评估,评分≥3 分者给予处置,必要时申请营养科医师会诊。

(5)心理评估:根据新入院患者情况申请心理科医师会诊。

(6)疼痛评估:根据《VAS 评分》实施疼痛评估,评分＞7 分者给予处置,必要时请疼痛科

医师会诊。

（7）康复评估：根据《入院患者康复筛查和评估表》在患者入院后 24 小时内进行康复筛查和评估。任何一项结果为"是"，则申请康复科医师会诊。

2. 术前准备（住院第 2—3 天）

（1）术前评估：24 小时内完成术前病情评估、必要的检查，做出术前讨论、术前小结。

（2）术前谈话：术者应在术前 1 天与患者及其亲属谈话，告知手术方案、相关风险、用血计划、术后转归、置入材料、手术费用及患者和亲属权益，并履行书面知情同意手续。告知高值耗材的使用及费用。

（3）通知手术室：准备手术间、手术药品、手术物品及特殊耗材。

（4）护士做心理护理，交代注意事项：防压疮、防跌倒、指导患者戒烟等，并进行术前宣教。

（5）手术部位标识：术者、第一助手或经治医师在术前 1 天应对手术部位做体表标识，急诊手术由接诊医师或会诊外科医师标记，标记过程应由责任护士、患者及其亲属共同参与，并记入手术安排表。

（6）术前 1 天麻醉医师访视：制订麻醉计划、完成评估、确定麻醉方式，并记入《麻醉术前访视记录》，告知患者及其家属麻醉适应证、麻醉目的、风险、可能出现的情况及其处理原则、替代方案等，签署《麻醉知情同意书》并归入病历。

（七）药品选择及使用时机

抗菌药物：按照《抗菌药物临床应用指导原则（2015 年版）》（国卫办医发〔2015〕43 号）合理选用抗菌药物。使用时机：手术前 30 分钟至术后 5 天。

（八）手术日为入院后第 4 天

1. 手术安全核对：患者入手术间后由手术医师、麻醉医师、巡回护士和患者本人共同核对患者身份、手术部位与标识、手术方式。手术医师、麻醉医师、巡回护士三方按《手术安全核对表》逐项核对，共同签名。

2. 麻醉方式：全身麻醉。

3. 术中用药：麻醉常规用药。

4. 手术内置物：切口引流管。

5. 输血：视术中情况而定。

6. 病理：病理学检查与诊断包括：①切片诊断（分类、分型、分期）；②免疫组化（必要时）；③分子生物学指标（必要时）。

7. 指导术后生活注意事项。

8. 经治医师或手术医师应即刻完成术后首次病程记录，观察术后患者病情变化。

（九）术后住院治疗为 6～8 天

1. 抗菌药物：按照《抗菌药物临床应用指导原则（2015 年版）》（国卫办医发〔2015〕43 号）合理选用抗菌药物。

2. 漱口。

3. 鼻饲。

4. 切口换药。

（十）出院标准

1. 一般情况良好。

2. 病情稳定:临床稳定 24 小时以上(国家标准)。

3. 没有需要住院处理的并发症。

(十一)变异及原因分析

变异原因可以分为医疗原因、患者原因、并发症原因、病情原因、辅诊科室原因和管理原因六个方面,具体如下:

1. 医疗原因导致的变异　如改变诊疗方案、转科治疗、操作失误、误诊等。

2. 患者原因导致的变异　如不同意治疗方案、个人原因要求出(转)院、院外服用手术禁忌药、月经期、对诊疗计划不满要求出路径、相关检查检验院外(门诊)已做等。

3. 并发症原因导致的变异　如感染、瘘、出血、血肿、愈合不良等。

4. 病情原因导致的变异　如基础疾病复杂、病情恶化、病情平稳好转、抢救、会诊等。

5. 辅诊科室原因导致的变异　如检查、检验、手术、病理等检查(不及时、结果错报、操作部位/方式错误、标本不合格)、报告(不及时、结果错报、标本不合格)等原因延长住院天数、增加费用等。

6. 管理原因导致的变异　如系统暂不支持、系统瘫痪、需要修订流程、需要修订制度等。

二、梨状窝良性肿瘤行梨状窝肿物切除术临床路径表单

适用对象	第一诊断为梨状窝良性肿瘤(ICD-10:D10.701)行梨状窝肿物切除术(ICD-9-CM-3:30.1-30.4)		
患者基本信息	姓名:_____　性别:____　年龄:____ 门诊号:_____　住院号:_____　过敏史:_____ 住院日期:____年__月__日　出院日期:____年__月__日		标准住院日:10～12 天
时间	住院第 1 天	住院第 2 天	住院第 3 日 (手术准备日)
主要诊疗工作 / 制度落实	□ 经治医师或值班医师在患者入院 2 小时内到床旁接诊,询问病史及体格检查 □ 8 小时完成首次病程记录 □ 24 小时内完成入院记录 □ 主管医师或二线值班医师在患者入院后 24 小时内完成检诊	□ 48 小时内完成家属入院记录签名 □ 经治医师每日 2 次巡视患者 □ 主管医师每日查房 1 次 □ 主诊医师在患者入院 48 小时内完成检诊 □ 上级医师查房与术前评估 □ 初步确定手术方式与日期	□ 完成术前小结和术前讨论术前准备 □ 完成必要的相关科室会诊 □ 签署手术知情同意书、自费用品协议书、麻醉同意书、特殊检查(特殊治疗)同意书、输血治疗知情同意书、手术室护士访视、麻醉术前访视记录 □ 每天归档并评估各项检查结果,满页病历及时打印
病情评估	□ 经治医师询问病史与体格检查	□ 上级医师查房与术前评估	□ 上级医师查房与术前评估

（续　表）

主要诊疗工作	病历书写	☐ 入院 8 小时内完成首次病程记录 ☐ 入院 24 小时内完成入院记录	☐ 完成主管医师查房记录 ☐ 完成主诊医师查房记录	☐ 完成日常病程记录、主管医师查房记录或主诊医师查房记录 ☐ 完成术前小结和术前讨论术前准备 ☐ 完成必要的相关科室会诊
	知情同意	☐ 患者或其家属在入院记录单上签名		☐ 签署手术知情同意书、自费用品协议书、麻醉同意书、特殊检查（特殊治疗）同意书、输血治疗知情同意书、手术室护士访视、麻醉术前访视记录
	手术治疗			☐ 预约手术
	其他	☐ 经治医师检查整理病历资料	☐ 及时通知上级医师检诊	☐ 经治医师检查整理病历资料
重点医嘱	长期医嘱 护理医嘱	☐ 按耳鼻咽喉科护理常规 ☐ 二级护理	☐ 按耳鼻咽喉科护理常规 ☐ 二级护理	☐ 按耳鼻咽喉科护理常规 ☐ 二级护理
	处置医嘱	☐ 静脉抽血		
	膳食医嘱	☐ 普食/鼻饲	☐ 普食/鼻饲	☐ 普食/鼻饲
	药物医嘱	☐ 既往基础用药	☐ 既往基础用药	☐ 既往基础用药
	临时医嘱 检查检验	☐ 血常规 ☐ 尿常规 ☐ 粪常规 ☐ 血型 ☐ 凝血四项 ☐ 普通生化 ☐ 血清术前八项 ☐ 胸部正位 X 线片 ☐ 心电图检查（多导）	☐ 纤维喉镜检查 ☐ 下咽-食管造影 ☐ 病理学检查 ☐ 酌情 CT 和（或）MRI 或食管超声, ☐ 肺功能,输血准备	
	药物医嘱	☐ 其他特殊药物	☐ 其他特殊药物	☐ 其他特殊药物
	手术医嘱			☐ 术前医嘱 ☐ 拟明日全身麻醉下行直达/间接喉镜下梨状窝肿物切除术

（续　表）

重点医嘱	临时医嘱	处置医嘱			□ 明晨禁食、禁水 □ 留置鼻饲管 □ 手术区域皮肤准备 □ 抗菌药物皮试,术前30分抗菌药物静脉滴注
主要护理工作		健康宣教	□ 入院宣教（住院环境、规章制度） □ 进行护理安全指导 □ 进行等级护理、活动范围指导 □ 进行饮食指导 □ 进行关于疾病知识的宣教 □ 检查、检验项目的目的和意义	□ 指导并协助患者到相关科室进行检查 □ 告知特殊检查的注意事项 □ 给予心理疏导	□ 手术前心理疏导及手术相关知识的指导 □ 告知患者注意事项
		护理处置	□ 患者身份核对 □ 佩戴腕带 □ 建立入院病历,通知医师 □ 入院介绍:介绍责任护士,病区环境、设施、规章制度、基础护理服务项目 □ 询问病史,填写护理记录单首页 □ 观察病情 □ 测量基本生命体征 □ 抽血、留取标本 □ 心理护理与生活护理 □ 根据评估结果采取相应的护理措施 □ 通知检查项目及注意事项	□ 晨起空腹留取检验 □ 实施相应级别护理	□ 手术前心理护理
		护理评估	□ 一般评估:生命体征、神志、皮肤、药物过敏史等 □ 心理评估 □ 营养评估 □ 疼痛评估 □ 康复评估	□ 术前护理评估	□ 术前护理评估
		专科护理			□ 指导患者掌握有效咳痰的方法
		饮食指导	□ 根据医嘱通知配餐员准备膳食 □ 协助进餐	□ 协助进餐	□ 协助进餐
		活动体位	□ 根据护理等级指导患者活动	□ 根据护理等级指导患者活动	□ 根据护理等级指导患者活动
		洗浴要求	□ 协助患者洗澡、更换病号服	□ 协助患者晨、晚间护理	□ 协助患者晨、晚间护理

（续　表）

病情变异记录	□ 无 □ 医疗原因 □ 并发症原因 □ 辅诊科室原因	□ 有,原因: □ 患者原因 □ 病情原因 □ 管理原因	□ 无 □ 医疗原因 □ 并发症原因 □ 辅诊科室原因	□ 有,原因: □ 患者原因 □ 病情原因 □ 管理原因	□ 无 □ 医疗原因 □ 并发症原因 □ 辅诊科室原因	□ 有,原因: □ 患者原因 □ 病情原因 □ 管理原因

护士签名	白班	小夜班	大夜班	白班	小夜班	大夜班	白班	小夜班	大夜班

医师签名	

	时间	住院第 4 天 （手术日）	住院第 5 天 （手术第 1 天）	住院第 6 天 （术后第 2 天）
主要诊疗工作	制度落实	□ 手术 □ 术者完成手术记录 □ 完成术后病程记录和上级医师查房记录 □ 确定有无手术并发症 □ 向患者及其家属交代术中情况及术后注意事项	□ 注意病情变化 □ 注意观察体温、血压等生命体征 □ 注意观察引流液的量、颜色、性状 □ 经治医师每日 2 次巡视患者 □ 主管医师查房 □ 主诊医师查房指导医疗 □ 完成病历书写	□ 注意病情变化 □ 注意观察体温、血压等生命体征 □ 注意观察引流液的量、颜色、性状 □ 经治医师每日 2 次巡视患者 □ 主管医师查房 □ 主诊医师查房指导医疗 □ 完成病历书写
	病情评估	□ 上级医师查房与术前评估	□ 上级医师查房与术后病情评估	□ 上级医师查房术后病情评估
	病历书写	□ 手术安全核查记录、手术 □ 清点记录、麻醉术后访视记录 □ 术者完成手术记录 □ 完成术后病程记录和上级医师查房记录 □ 每天归档并评估各项检查结果,满页病历及时打印	□ 经治医师每日 2 次巡视患者 □ 主管医师每日查房 1 次 □ 主诊医师查房,指导医疗工作 □ 每天归档并评估各项检查结果,满页病历及时打印	□ 经治医师每日 2 次巡视患者 □ 主管医师每日查房 1 次 □ 主诊医师查房,指导医疗工作 □ 每天归档并评估各项检查结果,满页病历及时打印
	知情同意	□ 向患者及其家属交代病情及术后注意事项		
	手术治疗	□ 手术		
	其他	□ 经治医师检查整理病历资料	□ 经治医师检查整理病历资料	□ 经治医师检查整理病历资料

（续　表）

重点医嘱	长期医嘱	护理医嘱	□ 全身麻醉术后常规护理 □ 行直达/间接喉镜下直达/间接喉镜下梨状窝肿物切除术后常规护理 □ 一级护理	□ 行直达/间接喉镜下梨状窝肿物切除术后常规护理 □ 一级护理	□ 行直达/间接喉镜下梨状窝肿物切除术后常规护理 □ 一级护理
		处置医嘱	□ 胃肠减压	□ 雾化吸入	□ 雾化吸入
		膳食医嘱	□ 禁食、禁水	□ 鼻饲	□ 鼻饲
		药物医嘱	□ 既往基础用药 □ 抗菌药物	□ 既往基础用药 □ 抗菌药物	□ 既往基础用药 □ 抗菌药物
	临时医嘱	检查检验	□ 标本送病理检查	□ 复查血常规,血电解质	
		药物医嘱	□ 其他特殊医嘱	□ 其他特殊医嘱	□ 其他特殊医嘱
		手术医嘱	□ 手术		
		处置医嘱	□ 术前禁食、禁水 □ 术前准备 □ 颈部备皮 □ 其他特殊医嘱 □ 酌情心电监护 □ 酌情吸氧	□ 酌情心电监护 □ 酌情吸氧	□ 停心电监护 □ 停吸氧
主要护理工作		健康宣教	□ 术前宣教 □ 术后心理疏导 □ 指导术后注意事项	□ 术后心理疏导 □ 指导术后注意事项	□ 术后心理疏导 □ 指导术后注意事项
		护理处置	□ 晨起完成术前常规准备 □ 全身麻醉复苏物品准备 □ 与医师进行术后患者的交接 □ 执行一级护理及麻醉术后护理常规,禁食、禁水 □ 观察患者病情变化,预防并发症的发生 □ 书写重症护理记录 □ 负压引流管的观察与护理	□ 执行级别护理 □ 半卧位 □ 观察患者病情变化,预防并发症的发生 □ 书写护理记录 □ 术后心理护理和生活护理 □ 指导术后患者功能锻炼	□ 执行级别护理 □ 饮食指导 □ 观察患者病情变化,预防并发症的发生 □ 书写护理记录 □ 鼓励患者早期下床活动 □ 用药及相关治疗的指导 □ 指导术后患者功能锻炼

（续　表）

主要护理工作	护理评估	☐ 术后护理评估 ☐ 评估切口疼痛情况 ☐ 观察切口敷料有无渗出并报告医师 ☐ 风险评估：评估有无跌倒、坠床、压疮、导管滑脱、液体外渗的风险	☐ 术后护理评估 ☐ 评估切口疼痛情况 ☐ 观察切口敷料有无渗出并报告医师 ☐ 风险评估：评估有无跌倒、坠床、压疮、导管滑脱、液体外渗的风险	☐ 术后护理评估 ☐ 评估切口疼痛情况 ☐ 观察切口敷料有无渗出并报告医师 ☐ 风险评估：评估有无跌倒、坠床、压疮、导管滑脱、液体外渗的风险
	专科护理	☐ 负压引流管的观察与护理	☐ 负压引流管的观察与护理 ☐ 术后心理与生活护理	☐ 负压引流管的观察与护理 ☐ 术后心理与生活护理
	饮食指导	☐ 协助进餐	☐ 协助进餐	☐ 协助进餐
	活动体位	☐ 根据护理等级指导患者活动	☐ 根据护理等级指导患者活动	☐ 根据护理等级指导患者活动
	洗浴要求	☐ 协助患者洗澡、更换病号服	☐ 协助患者晨、晚间护理	☐ 协助患者晨、晚间护理

病情变异记录	☐ 无　　☐ 有,原因： ☐ 医疗原因　☐ 患者原因 ☐ 并发症原因　☐ 病情原因 ☐ 辅诊科室原因　☐ 管理原因			☐ 无　　☐ 有,原因： ☐ 医疗原因　☐ 患者原因 ☐ 并发症原因　☐ 病情原因 ☐ 辅诊科室原因　☐ 管理原因			☐ 无　　☐ 有,原因： ☐ 医疗原因　☐ 患者原因 ☐ 并发症原因　☐ 病情原因 ☐ 辅诊科室原因　☐ 管理原因			

护士签名	白班	小夜班	大夜班	白班	小夜班	大夜班	白班	小夜班	大夜班

医师签名			

时间	住院第 7 天 （术后第 3 天）	住院第 8 天 （术后第 4 天）	住院第 9 天 （术后第 5 天）
主要诊疗工作　制度落实	☐ 注意病情变化 ☐ 注意观察体温、血压等生命体征 ☐ 注意观察引流液的量、颜色、性状 ☐ 经治医师每日 2 次巡视患者 ☐ 主管医师查房 ☐ 主诊医师查房指导医疗 ☐ 完成病历书写	☐ 注意病情变化 ☐ 注意观察体温、血压等生命体征 ☐ 注意观察引流液的量、颜色、性状 ☐ 经治医师每日 2 次巡视患者 ☐ 主管医师查房 ☐ 主诊医师查房指导医疗 ☐ 完成病历书写	☐ 注意病情变化 ☐ 注意观察体温、血压等生命体征 ☐ 注意观察引流液的量、颜色、性状,根据情况拔除引流管 ☐ 经治医师每日 2 次巡视患者 ☐ 主管医师查房 ☐ 主诊医师查房指导医疗 ☐ 完成病历书写
病情评估	☐ 上级医师查房与术后评估	☐ 上级医师查房与术后评估	☐ 上级医师查房与术后评估

（续　表）

主要诊疗工作	病历书写	□ 经治医师每日2次巡视患者 □ 主管医师每日查房1次 □ 主诊医师查房,指导医疗工作 □ 每天归档并评估各项检查结果,满页病历及时打印	□ 经治医师每日2次巡视患者 □ 主管医师每日查房1次 □ 主诊医师查房,指导医疗工作 □ 每天归档并评估各项检查结果,满页病历及时打印	□ 经治医师每日2次巡视患者 □ 主管医师每日查房1次 □ 主诊医师查房,指导医疗工作 □ 每天归档并评估各项检查结果,满页病历及时打印
	知情同意			
	手术治疗			
	其他	□ 经治医师检查整理病历资料	□ 经治医师检查整理病历资料	□ 经治医师检查整理病历资料
重点医嘱	长期医嘱 护理医嘱	□ 一级护理	□ 一级护理	□ 一级护理
	处置医嘱	□ 雾化吸入	□ 雾化吸入	□ 雾化吸入
	膳食医嘱	□ 鼻饲	□ 鼻饲	□ 鼻饲
	药物医嘱	□ 既往基础用药 □ 抗菌药物	□ 既往基础用药 □ 抗菌药物	□ 既往基础用药 □ 抗菌药物
	临时医嘱 检查检验	□ 复查血常规、电解质	□ 复查血常规、电解质	□ 复查血常规、电解质
	药物医嘱		□ 停止血药	□ 调整补液量
	手术医嘱			
	处置医嘱		□ 局部换药	□ 局部换药
主要护理工作	健康宣教	□ 术后心理疏导 □ 指导术后注意事项	□ 术后心理疏导 □ 指导术后注意事项	□ 术后心理疏导 □ 指导术后注意事项
	护理处置	□ 执行级别护理 □ 饮食指导 □ 观察患者病情变化,预防并发症的发生 □ 书写护理记录 □ 鼓励患者早期下床活动 □ 负压引流管的观察与护理 □ 用药及相关治疗的指导 □ 指导术后患者功能锻炼	□ 执行级别护理 □ 观察患者病情变化,预防并发症的发生 □ 书写护理记录 □ 负压引流管的观察与护理 □ 术后心理护理和生活护理 □ 指导术后患者功能锻炼	□ 执行级别护理 □ 观察患者病情变化,预防并发症的发生 □ 书写护理记录 □ 用药及相关治疗的指导 □ 指导术后患者功能锻炼
	护理评估	□ 术后护理评估	□ 术后护理评估	□ 术后护理评估

（续 表）

主要护理工作	专科护理	□ 观察患者病情变化 □ 负压引流管的观察与护理 □ 用药及相关治疗的指导 □ 指导术后患者功能锻炼 □ 术后心理与生活护理	□ 观察患者病情变化 □ 负压引流管的观察与护理 □ 用药及相关治疗的指导 □ 指导术后患者功能锻炼 □ 术后心理与生活护理	□ 观察患者病情变化 □ 负压引流管的观察与护理 □ 用药及相关治疗的指导 □ 指导术后患者功能锻炼 □ 术后心理与生活护理
	饮食指导	□ 协助进餐	□ 协助进餐	□ 协助进餐
	活动体位	□ 根据护理等级指导患者活动	□ 根据护理等级指导患者活动	□ 根据护理等级指导患者活动
	洗浴要求	□ 协助患者洗澡、更换病号服	□ 协助患者晨、晚间护理	□ 协助患者晨、晚间护理
病情变异记录		□无 □有,原因: □医疗原因 □患者原因 □并发症原因 □病情原因 □辅诊科室原因 □管理原因	□无 □有,原因: □医疗原因 □患者原因 □并发症原因 □病情原因 □辅诊科室原因 □管理原因	□无 □有,原因: □医疗原因 □患者原因 □并发症原因 □病情原因 □辅诊科室原因 □管理原因
护士签名		白班 小夜班 大夜班	白班 小夜班 大夜班	白班 小夜班 大夜班
医师签名				
时间		住院第 10 天 （术后第 6 天）	住院第 11 天 （术后第 7 天）	住院第 12 日（出院日） （术后第 8 天）
主要诊疗工作	制度落实	□ 注意病情变化 □ 注意观察体温、血压等生命体征 □ 经治医师每日 2 次巡视患者 □ 主管医师查房 □ 主诊医师查房指导医疗 □ 完成病历书写	□ 注意病情变化 □ 注意观察体温、血压等生命体征 □ 经治医师每日 2 次巡视患者 □ 主管医师查房 □ 主诊医师查房指导医疗 □ 完成病历书写	□ 注意病情变化 □ 注意观察体温、血压等生命体征 □ 经治医师每日 2 次巡视患者 □ 主管医师查房 □ 主诊医师查房指导医疗 □ 完成病历书写
	病情评估	□ 上级医师查房与术后评估	□ 上级医师查房与术后评估	□ 上级医师查房与术后评估
	病历书写	□ 经治医师每日 2 次巡视患者 □ 主管医师每日查房 1 次 □ 主诊医师查房,指导医疗工作 □ 每天归档并评估各项检查结果,满页病历及时打印	□ 经治医师每日 2 次巡视患者 □ 主管医师每日查房 1 次 □ 主诊医师查房,指导医疗工作 □ 每天归档并评估各项检查结果,满页病历及时打印	□ 经治医师每日 2 次巡视患者 □ 主管医师每日查房 1 次 □ 主诊医师查房,指导医疗工作 □ 每天归档并评估各项检查结果,满页病历及时打印
	知情同意			
	手术治疗			
	其他	□ 经治医师检查整理病历资料	□ 经治医师检查整理病历资料	□ 经治医师检查整理病历资料

（续　表）

重点医嘱	长期医嘱	护理医嘱	□ 一级护理	□ 一级护理	
		处置医嘱			
		膳食医嘱	□ 鼻饲	□ 鼻饲	
		药物医嘱	□ 既往基础用药	□ 既往基础用药	
	临时医嘱	检查检验			
		药物医嘱	□ 其他特殊药物	□ 其他特殊药物	□ 出院带药
		手术医嘱			
		处置医嘱	□ 局部换药,观察局部切口愈合情况	□ 局部换药	□ 出院 □ 局部换药 □ 酌情肿瘤综合治疗 □ 门诊换药,颈部间断拆线,随诊
主要护理工作		健康宣教	□ 术后心理疏导 □ 指导术后注意事项	□ 术后心理疏导 □ 指导术后注意事项	
		护理处置	□ 执行级别护理 □ 书写护理记录 □ 用药及相关治疗的指导 □ 指导术后患者功能锻炼	□ 执行级别护理 □ 书写护理记录 □ 用药及相关治疗的指导 □ 指导术后患者功能锻炼	
		护理评估	□ 术后护理评估	□ 术后护理评估	
		专科护理	□ 观察患者病情变化 □ 用药及相关治疗的指导 □ 指导术后患者功能锻炼 □ 术后心理与生活护理	□ 观察患者病情变化 □ 用药及相关治疗的指导 □ 指导术后患者功能锻炼 □ 术后心理与生活护理	
		饮食指导	□ 协助进餐	□ 协助进餐	
		活动体位	□ 根据护理等级指导患者活动	□ 根据护理等级指导患者活动	
		洗浴要求	□ 协助患者洗澡、更换病号服	□ 协助患者晨、晚间护理	

（续　表）

病情变异记录	□ 无	□ 有,原因:	□ 无	□ 有,原因:	□ 无	□ 有,原因:
	□ 医疗原因	□ 患者原因	□ 医疗原因	□ 患者原因	□ 医疗原因	□ 患者原因
	□ 并发症原因	□ 病情原因	□ 并发症原因	□ 病情原因	□ 并发症原因	□ 病情原因
	□ 辅诊科室原因	□ 管理原因	□ 辅诊科室原因	□ 管理原因	□ 辅诊科室原因	□ 管理原因
护士签名	白班	小夜班	大夜班	白班	小夜班	大夜班	白班	小夜班	大夜班
医师签名						

第十三节　下咽癌行部分下咽、部分下咽部分喉、部分下咽全喉术或全喉全下咽切除术临床路径

一、下咽癌行部分下咽、部分下咽部分喉、部分下咽全喉术或全喉全下咽切除术临床路径标准住院流程

(一)适用对象

第一诊断为下咽癌(ICD-10:C12/C13),包括梨状窝癌(ICD-10:C12 01)、下咽后壁癌(ICD-10:C13.201)、环后区癌(ICD-10:C13.001),拟行部分下咽切除术、部分下咽部分喉、部分下咽全喉术或全喉全下咽切除术(ICD-9-CM-3:29.3/30.1—30.4)。

(二)诊断依据

根据《实用耳鼻咽喉头颈外科学》(黄选兆,汪吉宝,孔维佳主编,第 2 版,人民卫生出版社),《临床诊疗指南·耳鼻咽喉科学分册》(中华医学会编著,人民卫生出版社),《临床技术操作规范·耳鼻喉科分册》(中华医学会编著,2013 年,人民军医出版社)。

1. 症状:吞咽困难或疼痛、咽喉异物感、声嘶、呛咳等。

2. 体征:下咽部有新生物。

3. 辅助检查:下咽-食管造影、喉镜、CT 和(或)MRI 提示下咽肿物。

4. 病理学明确诊断。

(三)治疗方案的选择及依据

根据《实用耳鼻咽喉头颈外科学》(黄选兆,汪吉宝,孔维佳主编,第 2 版,人民卫生出版社),《临床诊疗指南·耳鼻咽喉科学分册》(中华医学会编著,人民卫生出版社),《临床技术操作规范·耳鼻喉科分册》(中华医学会编著,2013 年,人民军医出版社)。

手术:

1. 梨状窝癌切除术:肿瘤局限于梨状窝内,尤适于梨状窝外侧壁癌、梨状窝尖,食管入口及环后区均未被癌肿累及;肿瘤侵犯梨状窝内侧壁,但声门上区及声门旁间隙未有明显受累。肿瘤侵犯环后区、甲状软骨、声门旁间隙、会厌前间隙时,应行全喉切除术。

2. 保留喉功能时,应根据肿瘤切除范围及具体缺损情况,采取适当手段进行咽、喉修复,以有效减轻术后误吸和改善发音功能。

3. 下咽后壁癌切除术:肿瘤位于下咽后壁或一侧下咽侧后壁,对侧下咽侧壁正常者;颈椎及椎前筋膜均无明显受累迹象。较小下咽后壁缺损可直接将黏膜断缘钉缝于椎前筋膜,周围黏膜上皮会逐渐移行覆盖缺损。明显偏于一侧的下咽侧后壁缺损也可用颈部带蒂皮瓣或肌皮瓣进行修复。

4. 环后癌切除术:环后区癌,食管入口未受累者。环后区癌侵犯食管入口时,应同时行食管剥脱。喉前部未受肿瘤累及时可制作成喉瓣修复重建下咽前壁。

5. 酌情行颈淋巴结清扫术。

(四)标准住院日

1. 单纯梨状窝切除 12～14 天。

2. 部分下咽部分喉、部分下咽全喉、全下咽全喉 18～21 天。

(五)进入路径标准

1. 第一诊断必须符合下咽癌(ICD-10:C12/C13)行部分下咽切除术、部分下咽部分喉、部分下咽全喉术或全喉全下咽切除术(ICD-9-CM-3:29.3/30.1－30.4)。

2. 专科指征:合并颈部巨大淋巴结转移、食管受累、颈部大血管受侵的患者不适宜入径。

3. 手术禁忌证:同时伴有高血压、糖尿病、心律失常等慢性病,内科评估为手术禁忌证不适宜入径。

(六)治疗准备

1. 诊疗评估(住院第 1－2 天)

(1)必需的检查项目:血、尿常规;肝肾功能、电解质、血糖、凝血功能;感染性疾病筛查(乙肝、丙肝、梅毒、艾滋病等);X 线胸片、心电图;纤维喉镜;颈部 CT 或 MRI,下咽-食管造影,颈部 B 超,标本送病理学检查。

(2)根据患者病情,可选择检查项目:肺功能,输血准备等。

(3)疾病发展预计的并发症评估。

(4)营养评估:根据《解放军总医院新入院患者营养风险筛查表(NRS-2002)》为新入院患者进行营养评估,评分≥3 分者给予处置,必要时申请营养科医师会诊。

(5)心理评估:根据新入院患者情况申请心理科医师会诊。

(6)疼痛评估:根据《VAS 评分》实施疼痛评估,评分＞7 分者给予处置,必要时请疼痛科医师会诊。

(7)康复评估:根据《入院患者康复筛查和评估表》在患者入院后 24 小时内进行康复筛查和评估。任何一项结果为"是",则申请康复科医师会诊。

2. 术前准备(住院第 3－4 天)

(1)术前评估:术前 24 小时内完成病情评估、必要的检查,做出术前小结、术前讨论。

(2)术前谈话:术者应在术前 1 天与患者及其亲属谈话,告知手术方案、相关风险、用血计划、术后转归、置入材料、手术费用及患者和亲属权益,并履行书面知情同意手续。告知高值耗材的使用及费用。

(3)通知手术室:准备手术间、手术药品、手术物品及特殊耗材。

(4)护士做心理护理,交代注意事项:防压疮、防跌倒、指导患者戒烟等,并进行术前宣教。

(5)手术部位标识:术者、第一助手或经治医师在术前 1 天应对手术部位做体表标识,急诊手术由接诊医师或会诊外科医师标记,标记过程应由责任护士、患者及其亲属共同参与,并记入手术安排表。

(6)术前 1 天麻醉医师访视：制订麻醉计划、完成评估、确定麻醉方式，并记入《麻醉术前访视记录》，告知患者及其家属麻醉适应证、麻醉目的、风险、可能出现的情况及其处理原则、替代方案等，签署《麻醉知情同意书》并归入病历。

(七)药品选择及使用时机

抗菌药物：按照《抗菌药物临床应用指导原则(2015 年版)》(国卫办医发〔2015〕43 号)合理选用抗菌药物。使用时机：手术前 30 分钟至术后 7 天。

(八)手术日为入院后第 5 天

1. 手术安全核对：患者入手术间后由手术医师、麻醉医师、巡回护士和患者本人共同核对患者身份、手术部位与标识、手术方式。手术医师、麻醉医师、巡回护士三方按《手术安全核对表》逐项核对，共同签名。

2. 麻醉方式：全身麻醉。

3. 术中用药：麻醉常规用药、止血药、抗菌药。

4. 输血：视术中情况而定。

5. 标本送快速病理(冷冻病理)检查。

6. 指导术后生活注意事项。

7. 经治医师或手术医师应即刻完成术后首次病程记录，观察术后患者病情变化。

(九)术后住院治疗为 13～16 天

1. 抗菌药物：按照《抗菌药物临床应用指导原则(2015 年版)》(国卫办医发〔2015〕43 号)合理选用抗菌药物。

2. 漱口。

3. 鼻饲。

4. 切口换药。

(十)出院标准

1. 一般情况良好。

2. 没有需要住院处理的并发症。

3. 无与该病相关的其他并发症或合并症。

(十一)变异及原因分析

1. 医疗原因导致的变异　如改变诊疗方案、转科治疗、操作失误、误诊等。

2. 患者原因导致的变异　如不同意治疗方案、个人原因要求出(转)院、院外服用手术禁忌药、月经期、对诊疗计划不满要求出路径、相关检查检验院外(门诊)已做等。

3. 并发症原因导致的变异　如感染、瘘、出血、血肿、愈合不良等。

4. 病情原因导致的变异　如基础疾病复杂、病情恶化、病情平稳好转、抢救、会诊等。

5. 辅诊科室原因导致的变异　如检查、检验、手术、病理等检查(不及时、结果错报、操作部位/方式错误、标本不合格)、报告(不及时、结果错报、标本不合格)等原因延长住院天数、增加费用等。

6. 管理原因导致的变异　如系统暂不支持、系统瘫痪、需要修订流程、需要修订制度等。

二、下咽癌行部分下咽、部分下咽部分喉、
部分下咽全喉术或全喉全下咽切除术临床路径表单

适用对象	第一诊断为下咽癌(ICD-10:C12/C13)行部分下咽切除术、部分下咽部分喉、部分下咽全喉术或全喉全下咽切除术 ICD-9-CM-3:29.3/30.1—30.4	
患者基本信息	姓名:_____ 性别:____ 年龄:____ 门诊号:_____ 住院号:_____ 过敏史:_____ 住院日期:____年__月__日 出院日期:____年__月__日	标准住院日:18~21天

时间		住院第1天	住院第2—3天	住院第4天 (手术准备日)
主要诊疗工作	制度落实	□ 经治医师或值班医师在患者入院2小时内到床旁接诊,询问病史及体格检查 □ 8小时完成首次病程记录 □ 24小时内完成入院记录 □ 主管医师或二线值班医师在患者入院后24小时内完成检诊	□ 48小时内完成家属入院记录签名 □ 经治医师每日2次巡视患者 □ 主管医师每日查房1次 □ 主诊医师在患者入院48小时内完成检诊 □ 上级医师查房与术前评估 □ 初步确定手术方式与日期	□ 完成术前小结和术前讨论术前准备 □ 完成必要的相关科室会诊 □ 签署手术知情同意书、自费用品协议书、麻醉同意书、特殊检查(特殊治疗)同意书、输血治疗知情同意书、手术室护士访视、麻醉术前访视记录 □ 每天归档并评估各项检查结果,满页病历及时打印
	病情评估	□ 经治医师询问病史与体格检查	□ 上级医师查房与术前评估	□ 上级医师查房与术前评估
	病历书写	□ 入院8小时内完成首次病程记录 □ 入院24小时内完成入院记录	□ 完成主管医师查房记录 □ 完成主诊医师查房记录	□ 完成日常病程记录、主管医师查房记录或主诊医师查房记录 □ 完成术前小结和术前讨论术前准备 □ 完成必要的相关科室会诊
	知情同意	□ 患者或其家属在入院记录单上签名		□ 签署手术知情同意书、自费用品协议书、麻醉同意书、特殊检查(特殊治疗)同意书、输血治疗知情同意书、手术室护士访视、麻醉术前访视记录
	手术治疗			□ 预约手术
	其他	□ 经治医师检查整理病历资料	□ 及时通知上级医师检诊	□ 经治医师检查整理病历资料

（续　表）

重点医嘱	长期医嘱	护理医嘱	□ 按耳鼻咽喉科护理常规 □ 二级护理	□ 按耳鼻咽喉科护理常规 □ 二级护理	□ 按耳鼻咽喉科护理常规 □ 二级护理
		处置医嘱	□ 静脉抽血		
		膳食医嘱	□ 普食	□ 普食	□ 普食
		药物医嘱	□ 既往基础用药	□ 既往基础用药	□ 既往基础用药
	临时医嘱	检查检验	□ 血常规 □ 尿常规 □ 粪常规 □ 血型 □ 凝血四项 □ 普通生化 □ 血清术前八项 □ 胸部正位 X 线片 □ 心电图检查(多导)	□ 纤维喉镜检查 □ 下咽-食管造影 □ 病理学检查 □ 颈部 CT 和(或)MRI □ 颈部 B 超 □ 肺功能,输血准备(必要时)	
		药物医嘱	□ 其他特殊药物	□ 其他特殊药物	□ 其他特殊药物
		手术医嘱			□ 术前医嘱 □ 拟明日全身麻醉下行部分下咽切除术、部分下咽部分喉、部分下咽全喉术、全喉全下咽切除术
		处置医嘱			□ 术前禁食、禁水 □ 留置鼻饲管(术前或术中,激光手术除外) □ 手术区域皮肤准备 □ 抗菌药物皮试,术前 30 分钟抗菌药物静脉滴注
主要护理工作		健康宣教	□ 入院宣教(住院环境、规章制度) □ 进行护理安全指导 □ 进行等级护理、活动范围指导 □ 进行饮食指导 □ 进行关于疾病知识的宣教 □ 检查、检验项目的目的和意义	□ 指导并协助患者到相关科室进行检查 □ 告知特殊检查的注意事项 □ 给予心理疏导	□ 手术前心理疏导及手术相关知识的指导 □ 告知患者注意事项

（续　表）

主要护理工作	护理处置	□ 患者身份核对 □ 佩戴腕带 □ 建立入院病历,通知医师 □ 入院介绍:介绍责任护士,病区环境、设施、规章制度、基础护理服务项目 □ 询问病史,填写护理记录单首页 □ 观察病情 □ 测量基本生命体征 □ 抽血、留取标本 □ 心理护理与生活护理 □ 根据评估结果采取相应的护理措施 □ 通知检查项目及注意事项	□ 晨起空腹留取检验 □ 实施相应级别护理	□ 手术前心理护理
	护理评估	□ 一般评估:生命体征、神志、皮肤、药物过敏史等 □ 心理评估 □ 营养评估 □ 疼痛评估 □ 康复评估	□ 术前护理评估	□ 术前护理评估
	专科护理			
	饮食指导	□ 根据医嘱通知配餐员准备膳食 □ 协助进餐	□ 协助进餐	□ 协助进餐
	活动体位	□ 根据护理等级指导患者活动	□ 根据护理等级指导患者活动	□ 根据护理等级指导患者活动
	洗浴要求	□ 协助患者洗澡、更换病号服	□ 协助患者晨、晚间护理	□ 协助患者晨、晚间护理
病情变异记录		□ 无　　　　□ 有,原因: □ 医疗原因　　□ 患者原因 □ 并发症原因　□ 病情原因 □ 辅诊科室原因　□ 管理原因	□ 无　　　　□ 有,原因: □ 医疗原因　　□ 患者原因 □ 并发症原因　□ 病情原因 □ 辅诊科室原因　□ 管理原因	□ 无　　　　□ 有,原因: □ 医疗原因　　□ 患者原因 □ 并发症原因　□ 病情原因 □ 辅诊科室原因　□ 管理原因
护士签名		白班　小夜班　大夜班	白班　小夜班　大夜班	白班　小夜班　大夜班
医师签名				

	时间	住院第 5 天 （手术日）	住院第 6 天 （手术第 1 天）	住院第 7 天 （术后第 2 天）
主要诊疗工作	制度落实	□ 手术 □ 术者完成手术记录 □ 完成术后病程记录和上级医师查房记录 □ 确定有无手术并发症 □ 向患者及其家属交代术中情况及术后注意事项	□ 注意病情变化 □ 注意观察体温、血压等生命体征 □ 注意观察引流液的量、颜色、性状 □ 经治医师每日 2 次巡视患者 □ 主管医师查房 □ 主诊医师查房指导医疗 □ 完成病历书写	□ 注意病情变化 □ 注意观察体温、血压等生命体征 □ 注意观察引流液的量、颜色、性状 □ 经治医师每日 2 次巡视患者 □ 主管医师查房 □ 主诊医师查房指导医疗 □ 完成病历书写
	病情评估	□ 上级医师查房与术前评估	□ 上级医师查房与术后病情评估	□ 上级医师查房术后病情评估
	病历书写	□ 手术安全核查记录、手术清点记录、麻醉术后访视记录 □ 术者完成手术记录 □ 完成术后病程记录和上级医师查房记录 □ 每天归档并评估各项检查结果,满页病历及时打印	□ 经治医师每日 2 次巡视患者 □ 主管医师每日查房 1 次 □ 主诊医师查房,指导医疗工作 □ 每天归档并评估各项检查结果,满页病历及时打印	□ 经治医师每日 2 次巡视患者 □ 主管医师每日查房 1 次 □ 主诊医师查房,指导医疗工作 □ 每天归档并评估各项检查结果,满页病历及时打印
	知情同意	□ 向患者及其家属交代病情及术后注意事项		
	手术治疗	□ 手术		
	其他	□ 经治医师检查整理病历资料	□ 经治医师检查整理病历资料	□ 经治医师检查整理病历资料
重点医嘱	长期医嘱　护理医嘱	□ 全身麻醉术后常规护理 □ 行部分下咽切除术、部分下咽部分喉、部分下咽全喉术、全喉全下咽切除术后常规护理 □ 气管切开术后常规护理 □ 一级护理	□ 气管切开术后常规护理 □ 一级护理	□ 气管切开术后常规护理 □ 一级护理
	处置医嘱	□ 胃肠减压	□ 雾化吸入	□ 雾化吸入
	膳食医嘱	□ 禁食、禁水	□ 鼻饲	□ 鼻饲
	药物医嘱	□ 既往基础用药 □ 抗菌药物	□ 既往基础用药 □ 抗菌药物	□ 既往基础用药 □ 抗菌药物

(续 表)

重点医嘱	临时医嘱	检查检验	□ 标本送病理检查	□ 复查血常规、电解质	
		药物医嘱	□ 其他特殊医嘱	□ 其他特殊医嘱	□ 其他特殊医嘱
		手术医嘱	□ 手术		
		处置医嘱	□ 其他特殊医嘱 □ 酌情心电监护 □ 酌情吸氧	□ 酌情心电监护 □ 酌情吸氧	□ 停心电监护 □ 停吸氧
主要护理工作		健康宣教	□ 术前宣教 □ 术后心理疏导 □ 指导术后注意事项	□ 术后心理疏导 □ 指导术后注意事项	□ 术后心理疏导 □ 指导术后注意事项
		护理处置	□ 晨起完成术前常规准备 □ 全身麻醉复苏物品准备 □ 与医师进行术后患者的交接 □ 执行一级护理及麻醉术后护理常规，禁食、禁水 □ 观察患者病情变化，预防并发症的发生 □ 书写重症护理记录 □ 负压引流管的观察与护理	□ 执行级别护理 □ 半卧位 □ 观察患者病情变化，预防并发症的发生 □ 书写护理记录 □ 术后心理护理和生活护理 □ 指导术后患者功能锻炼	□ 执行级别护理 □ 饮食指导 □ 观察患者病情变化，预防并发症的发生 □ 书写护理记录 □ 鼓励患者早期下床活动 □ 用药及相关治疗的指导 □ 指导术后患者功能锻炼
		护理评估	□ 术后护理评估 □ 评估切口疼痛情况 □ 观察切口敷料有无渗出并报告医师 □ 风险评估：评估有无跌倒、坠床、压疮、导管滑脱、液体外渗的风险	□ 术后护理评估 □ 评估切口疼痛情况 □ 观察切口敷料有无渗出并报告医师 □ 风险评估：评估有无跌倒、坠床、压疮、导管滑脱、液体外渗的风险	□ 术后护理评估 □ 评估切口疼痛情况 □ 观察切口敷料有无渗出并报告医师 □ 风险评估：评估有无跌倒、坠床、压疮、导管滑脱、液体外渗的风险
		专科护理	□ 负压引流管的观察与护理	□ 负压引流管的观察与护理 □ 术后心理与生活护理	□ 负压引流管的观察与护理 □ 术后心理与生活护理
		饮食指导	□ 协助进餐	□ 协助进餐	□ 协助进餐
		活动体位	□ 根据护理等级指导患者活动	□ 根据护理等级指导患者活动	□ 根据护理等级指导患者活动
		洗浴要求	□ 协助患者洗澡、更换病号服	□ 协助患者晨、晚间护理	□ 协助患者晨、晚间护理

（续　表）

病情变异记录	□ 无 □ 医疗原因 □ 并发症原因 □ 辅诊科室原因	□ 有,原因: □ 患者原因 □ 病情原因 □ 管理原因	□ 无 □ 医疗原因 □ 并发症原因 □ 辅诊科室原因	□ 有,原因: □ 患者原因 □ 病情原因 □ 管理原因	□ 无 □ 医疗原因 □ 并发症原因 □ 辅诊科室原因	□ 有,原因: □ 患者原因 □ 病情原因 □ 管理原因

护士签名	白班	小夜班	大夜班	白班	小夜班	大夜班	白班	小夜班	大夜班

医师签名	

	时间	住院第 8 天 （术后第 3 天）	住院第 9 天 （术后第 4 天）	住院第 10 天 （术后第 5 天）
主要诊疗工作	制度落实	□ 注意病情变化 □ 注意观察体温、血压等生命体征 □ 注意观察引流液的量、颜色、性状,明确是否拔除引流管 □ 经治医师每日 2 次巡视患者 □ 主管医师查房 □ 主诊医师查房指导医疗,防止术后并发症出现 □ 完成病历书写	□ 注意病情变化 □ 注意观察体温、血压等生命体征 □ 经治医师每日 2 次巡视患者 □ 主管医师查房 □ 主诊医师查房指导医疗 □ 完成病历书写	□ 注意病情变化 □ 注意观察体温、血压等生命体征 □ 经治医师每日 2 次巡视患者 □ 主管医师查房 □ 主诊医师查房指导医疗 □ 完成病历书写
	病情评估	□ 上级医师查房与术后评估	□ 上级医师查房与术后评估	□ 上级医师查房与术后评估
	病历书写	□ 经治医师每日 2 次巡视患者 □ 主管医师每日查房 1 次 □ 主诊医师查房,指导医疗工作 □ 每天归档并评估各项检查结果,满页病历及时打印	□ 经治医师每日 2 次巡视患者 □ 主管医师每日查房 1 次 □ 主诊医师查房,指导医疗工作 □ 每天归档并评估各项检查结果,满页病历及时打印	□ 经治医师每日 2 次巡视患者 □ 主管医师每日查房 1 次 □ 主诊医师查房,指导医疗工作 □ 每天归档并评估各项检查结果,满页病历及时打印
	知情同意			
	手术治疗			
	其他	□ 经治医师检查整理病历资料	□ 经治医师检查整理病历资料	□ 经治医师检查整理病历资料

(续　表)

重点医嘱	**长期医嘱**	护理医嘱	□ 一级护理 □ 气管切开术后护理	□ 二级护理 □ 气管切开术后护理	□ 二级护理 □ 气管切开术后护理
		处置医嘱	□ 雾化吸入	□ 雾化吸入	□ 雾化吸入
		膳食医嘱	□ 鼻饲	□ 鼻饲	□ 鼻饲
		药物医嘱	□ 既往基础用药 □ 抗菌药物	□ 既往基础用药 □ 抗菌药物	□ 既往基础用药 □ 抗菌药物
	临时医嘱	检查检验		□ 复查血常规、电解质	
		药物医嘱	□ 其他特殊药物 □ 停用止血药	□ 调整液体出入量,适当减少静脉输液 □ 其他特殊药物	□ 其他特殊药物
		手术医嘱			
		处置医嘱	□ 局部换药		□ 局部换药
主要护理工作		健康宣教	□ 术后心理疏导 □ 指导术后注意事项	□ 术后心理疏导 □ 指导术后注意事项	□ 术后心理疏导 □ 指导术后注意事项
		护理处置	□ 执行级别护理 □ 饮食指导 □ 观察患者病情变化,预防并发症的发生 □ 书写护理记录 □ 鼓励患者早期下床活动 □ 负压引流管的观察与护理 □ 用药及相关治疗的指导 □ 指导术后患者功能锻炼	□ 执行级别护理 □ 观察患者病情变化,预防并发症的发生 □ 书写护理记录 □ 负压引流管的观察与护理 □ 术后心理护理和生活护理 □ 指导术后患者功能锻炼	□ 执行级别护理 □ 观察患者病情变化,预防并发症的发生 □ 书写护理记录 □ 用药及相关治疗的指导 □ 指导术后患者功能锻炼
		护理评估	□ 术后护理评估	□ 术后护理评估	□ 术后护理评估
		专科护理	□ 观察患者病情变化 □ 负压引流管的观察与护理 □ 用药及相关治疗的指导 □ 指导术后患者功能锻炼 □ 术后心理与生活护理	□ 观察患者病情变化 □ 负压引流管的观察与护理 □ 用药及相关治疗的指导 □ 指导术后患者功能锻炼 □ 术后心理与生活护理	□ 观察患者病情变化 □ 用药及相关治疗的指导 □ 指导术后患者功能锻炼 □ 术后心理与生活护理
		饮食指导	□ 协助进餐	□ 协助进餐	□ 协助进餐
		活动体位	□ 根据护理等级指导患者活动	□ 根据护理等级指导患者活动	□ 根据护理等级指导患者活动
		洗浴要求	□ 协助患者洗澡、更换病号服	□ 协助患者晨、晚间护理	□ 协助患者晨、晚间护理

（续　表）

病情变异记录	□ 无　　　　　□ 有,原因: □ 医疗原因　　□ 患者原因 □ 并发症原因　□ 病情原因 □ 辅诊科室原因　□ 管理原因		□ 无　　　　　□ 有,原因: □ 医疗原因　　□ 患者原因 □ 并发症原因　□ 病情原因 □ 辅诊科室原因　□ 管理原因		□ 无　　　　　□ 有,原因: □ 医疗原因　　□ 患者原因 □ 并发症原因　□ 病情原因 □ 辅诊科室原因　□ 管理原因	
护士签名	白班　　小夜班　　大夜班		白班　　小夜班　　大夜班		白班　　小夜班　　大夜班	
医师签名						
时间	住院第 11 天 （术后第 6 天）		住院第 12 天 （术后第 7 天）		住院第 13 天 （术后第 8 天）	

主要诊疗工作	制度落实	□ 注意病情变化 □ 注意观察体温、血压等生命体征 □ 经治医师每日 2 次巡视患者 □ 主管医师查房 □ 主诊医师查房指导医疗 □ 完成病历书写	□ 注意病情变化 □ 注意观察体温、血压等生命体征 □ 经治医师每日 2 次巡视患者 □ 主管医师查房 □ 主诊医师查房指导医疗 □ 完成病历书写	□ 注意病情变化 □ 注意观察体温、血压等生命体征 □ 经治医师每日 2 次巡视患者 □ 主管医师查房 □ 主诊医师查房指导医疗 □ 完成病历书写
	病情评估	□ 上级医师查房与术后评估	□ 上级医师查房与术后评估	□ 上级医师查房与术后评估
	病历书写	□ 经治医师每日 2 次巡视患者 □ 主管医师每日查房 1 次 □ 主诊医师查房,指导医疗工作 □ 每天归档并评估各项检查结果,满页病历及时打印	□ 经治医师每日 2 次巡视患者 □ 主管医师每日查房 1 次 □ 主诊医师查房,指导医疗工作 □ 每天归档并评估各项检查结果,满页病历及时打印	□ 经治医师每日 2 次巡视患者 □ 主管医师每日查房 1 次 □ 主诊医师查房,指导医疗工作 □ 每天归档并评估各项检查结果,满页病历及时打印
	知情同意			
	手术治疗			
	其他	□ 经治医师检查整理病历资料	□ 经治医师检查整理病历资料	□ 经治医师检查整理病历资料

(续　表)

重点医嘱	长期医嘱	护理医嘱	□ 二级护理 □ 气管切开术后护理	□ 二级护理 □ 气管切开术后护理	□ 二级护理 □ 气管切开术后护理
		处置医嘱	□ 雾化吸入	□ 雾化吸入	□ 雾化吸入
		膳食医嘱	□ 鼻饲	□ 鼻饲	□ 鼻饲
		药物医嘱	□ 既往基础用药 □ 抗菌药物	□ 既往基础用药 □ 抗菌药物	□ 既往基础用药
	临时医嘱	检查检验	□ 复查血常规、电解质		
		药物医嘱	□ 其他特殊药物 □ 调整液体出入量,适当减少静脉输液	□ 其他特殊药物	□ 其他特殊药物
		手术医嘱			
		处置医嘱		□ 局部换药	□ 局部换药,颈部间断拆线
主要护理工作		健康宣教	□ 术后心理疏导 □ 指导术后注意事项	□ 术后心理疏导 □ 指导术后注意事项	□ 术后心理疏导 □ 指导术后注意事项
		护理处置	□ 执行级别护理 □ 书写护理记录 □ 用药及相关治疗的指导 □ 指导术后患者功能锻炼	□ 执行级别护理 □ 书写护理记录 □ 用药及相关治疗的指导 □ 指导术后患者功能锻炼	□ 执行级别护理 □ 书写护理记录 □ 用药及相关治疗的指导 □ 指导术后患者功能锻炼
		护理评估	□ 术后护理评估	□ 术后护理评估	□ 术后护理评估
		专科护理	□ 观察患者病情变化 □ 用药及相关治疗的指导 □ 指导术后患者功能锻炼 □ 术后心理与生活护理	□ 观察患者病情变化 □ 用药及相关治疗的指导 □ 指导术后患者功能锻炼 □ 术后心理与生活护理	□ 观察患者病情变化 □ 用药及相关治疗的指导 □ 指导术后患者功能锻炼 □ 术后心理与生活护理
		饮食指导	□ 协助进餐	□ 协助进餐	□ 协助进餐
		活动体位	□ 根据护理等级指导患者活动	□ 根据护理等级指导患者活动	□ 根据护理等级指导患者活动
		洗浴要求	□ 协助患者洗澡、更换病号服	□ 协助患者晨、晚间护理	□ 协助患者晨、晚间护理

（续　表）

病情变异记录	□ 无 □ 医疗原因 □ 并发症原因 □ 辅诊科室原因	□ 有,原因: □ 患者原因 □ 病情原因 □ 管理原因	□ 无 □ 医疗原因 □ 并发症原因 □ 辅诊科室原因	□ 有,原因: □ 患者原因 □ 病情原因 □ 管理原因	□ 无 □ 医疗原因 □ 并发症原因 □ 辅诊科室原因	□ 有,原因: □ 患者原因 □ 病情原因 □ 管理原因

护士签名	白班	小夜班	大夜班	白班	小夜班	大夜班	白班	小夜班	大夜班
医师签名									

	时间		住院第 14 天 （术后第 9 天）	住院第 15 天 （术后第 10 天）	住院第 16 天 （术后第 11 天）
主要诊疗工作		制度落实	□ 注意病情变化 □ 注意观察体温、血压等生命体征 □ 经治医师每日 2 次巡视患者 □ 主管医师查房 □ 主诊医师查房指导医疗 □ 完成病历书写	□ 注意病情变化 □ 经治医师每日 2 次巡视患者 □ 主管医师查房 □ 主诊医师查房 □ 经口试进水,以观察有无咽瘘及呛咳发生	□ 主管医师查房 □ 注意病情变化 □ 经治医师每日 2 次巡视患者 □ 主诊医师查房
		病情评估	□ 上级医师查房与术后评估	□ 上级医师查房与术后评估	□ 上级医师查房与术后评估
		病历书写	□ 经治医师每日 2 次巡视患者 □ 主管医师每日查房 1 次 □ 主诊医师查房,指导医疗工作 □ 每天归档并评估各项检查结果,满页病历及时打印	□ 经治医师每日 2 次巡视患者 □ 主管医师每日查房 1 次 □ 主诊医师查房,指导医疗工作 □ 每天归档并评估各项检查结果,满页病历及时打印	□ 经治医师每日 2 次巡视患者 □ 主管医师每日查房 1 次 □ 主诊医师查房,指导医疗工作 □ 每天归档并评估各项检查结果,满页病历及时打印
		知情同意			
		手术治疗			
		其他	□ 经治医师检查整理病历资料	□ 经治医师检查整理病历资料	□ 经治医师检查整理病历资料
重点医嘱	长期医嘱	护理医嘱	□ 二级护理 □ 气管切开术后护理	□ 二级护理 □ 气管切开术后护理	□ 二级护理 □ 气管切开术后护理
		处置医嘱	□ 雾化吸入	□ 雾化吸入	□ 雾化吸入
		膳食医嘱	□ 鼻饲	□ 鼻饲	□ 鼻饲
		药物医嘱	□ 既往基础用药	□ 既往基础用药	□ 既往基础用药

（续　表）

重点医嘱	临时医嘱	检查检验	□ 复查血常规、电解质		
		药物医嘱	□ 其他特殊药物 □ 调整液体出入量,适当减少静脉输液	□ 其他特殊药物	□ 其他特殊药物 □ 调整液体出入量,适当减少静脉输液
		手术医嘱			
		处置医嘱	□ 局部换药,颈部拆线	□ 局部换药,观察局部愈合情况	□ 局部换药,气管造瘘口处间断拆线
主要护理工作		健康宣教	□ 术后心理疏导 □ 指导术后注意事项	□ 术后心理疏导 □ 指导术后注意事项	□ 术后心理疏导 □ 指导术后注意事项
		护理处置	□ 执行级别护理 □ 书写护理记录 □ 用药及相关治疗的指导 □ 指导术后患者功能锻炼	□ 执行级别护理 □ 书写护理记录 □ 用药及相关治疗的指导 □ 指导术后患者功能锻炼	□ 执行级别护理 □ 书写护理记录 □ 用药及相关治疗的指导 □ 指导术后患者功能锻炼
		护理评估	□ 术后护理评估	□ 术后护理评估	□ 术后护理评估
		专科护理	□ 观察患者病情变化 □ 用药及相关治疗的指导 □ 指导术后患者功能锻炼 □ 术后心理与生活护理	□ 观察患者病情变化 □ 用药及相关治疗的指导 □ 指导术后患者功能锻炼 □ 术后心理与生活护理	□ 观察患者病情变化 □ 用药及相关治疗的指导 □ 指导术后患者功能锻炼 □ 术后心理与生活护理
		饮食指导	□ 协助进餐	□ 协助进餐	□ 协助进餐
		活动体位	□ 根据护理等级指导患者活动	□ 根据护理等级指导患者活动	□ 根据护理等级指导患者活动
		洗浴要求	□ 协助患者洗澡、更换病号服	□ 协助患者晨、晚间护理	□ 协助患者晨、晚间护理
病情变异记录			□ 无　　　□ 有,原因: □ 医疗原因　□ 患者原因 □ 并发症原因　□ 病情原因 □ 辅诊科室原因　□ 管理原因	□ 无　　　□ 有,原因: □ 医疗原因　□ 患者原因 □ 并发症原因　□ 病情原因 □ 辅诊科室原因　□ 管理原因	□ 无　　　□ 有,原因: □ 医疗原因　□ 患者原因 □ 并发症原因　□ 病情原因 □ 辅诊科室原因　□ 管理原因
护士签名			白班　小夜班　大夜班	白班　小夜班　大夜班	白班　小夜班　大夜班
医师签名					

（续　表）

时间		住院第 17 天 （术后第 12 天）	住院第 18 天 （术后第 13 天）	住院第 19—21 天 （术后第 14—16 天）
主要诊疗工作	制度落实	□ 注意病情变化 □ 注意观察体温、血压等生命体征 □ 经治医师每日 2 次巡视患者 □ 主管医师查房 □ 主诊医师查房指导医疗 □ 完成病历书写	□ 注意病情变化 □ 注意观察体温、血压等生命体征 □ 经治医师每日 2 次巡视患者 □ 如无咽瘘发生,可试经口进流食 □ 主管医师查房 □ 主诊医师查房指导医疗 □ 完成病历书写 □ 通知患者明日出院	□ 主管医师查房 □ 主诊医师查房;进行手术及切口评估 □ 完成出院记录、出院证明书,填写首页 □ 向患者交代出院后的注意事项
	病情评估	□ 上级医师查房与术后评估	□ 上级医师查房与术后评估	□ 上级医师查房与术后评估
	病历书写	□ 经治医师每日 2 次巡视患者 □ 主管医师每日查房 1 次 □ 主诊医师查房,指导医疗工作 □ 每天归档并评估各项检查结果,满页病历及时打印	□ 经治医师每日 2 次巡视患者 □ 主管医师每日查房 1 次 □ 主诊医师查房,指导医疗工作 □ 每天归档并评估各项检查结果,满页病历及时打印	□ 完成出院记录、出院证明书,填写首页 □ 归档并评估各项检查结果,满页病历及时打印
	知情同意			□ 出院
	手术治疗			
	其他	□ 经治医师检查整理病历资料	□ 经治医师检查整理病历资料	□ 经治医师检查整理病历资料
重点医嘱	长期医嘱	护理医嘱	□ 二级护理 □ 气管切开术后护理	□ 二级护理 □ 气管切开术后护理	
		处置医嘱	□ 雾化吸入	□ 雾化吸入	
		膳食医嘱	□ 鼻饲	□ 流质	
		药物医嘱	□ 既往基础用药	□ 既往基础用药	

重点医嘱	长期医嘱	检查检验		□ 复查血常规、电解质	
		药物医嘱	□ 其他特殊药物 □ 调整液体出入量,适当减少静脉输液	□ 其他特殊药物	□ 出院带药
		手术医嘱			
		处置医嘱	□ 局部换药,气管造瘘口处间断拆线	□ 局部换药,气管造瘘口出完全拆线	□ 根据肿瘤情况决定是否综合治疗 □ 出院 □ 门诊随诊
主要护理工作		健康宣教	□ 术后心理疏导 □ 指导术后注意事项	□ 术后心理疏导 □ 指导术后注意事项	
		护理处置	□ 执行级别护理 □ 书写护理记录 □ 用药及相关治疗的指导 □ 指导术后患者功能锻炼	□ 执行级别护理 □ 书写护理记录 □ 用药及相关治疗的指导 □ 指导术后患者功能锻炼	□ 指导患者办理出院手续
		护理评估	□ 术后护理评估	□ 术后护理评估	
		专科护理	□ 观察患者病情变化 □ 用药及相关治疗的指导 □ 指导术后患者功能锻炼 □ 术后心理与生活护理	□ 观察患者病情变化 □ 用药及相关治疗的指导 □ 指导术后患者功能锻炼 □ 术后心理与生活护理	□ 指导术后气管套管护理 □ 指导术后随访时间 □ 指导术后发音功能锻炼
		饮食指导	□ 协助进餐	□ 协助进餐	
		活动体位	□ 根据护理等级指导患者活动	□ 根据护理等级指导患者活动	
		洗浴要求	□ 协助患者洗澡、更换病号服	□ 协助患者晨、晚间护理	
病情变异记录			□ 无　　　　□ 有,原因: □ 医疗原因　□ 患者原因 □ 并发症原因　□ 病情原因 □ 辅诊科室原因　□ 管理原因	□ 无　　　　□ 有,原因: □ 医疗原因　□ 患者原因 □ 并发症原因　□ 病情原因 □ 辅诊科室原因　□ 管理原因	□ 无　　　　□ 有,原因: □ 医疗原因　□ 患者原因 □ 并发症原因　□ 病情原因 □ 辅诊科室原因　□ 管理原因
护士签名			白班　小夜班　大夜班	白班　小夜班　大夜班	白班　小夜班　大夜班
医师签名					

第十四节 气管良性肿瘤行气管肿瘤切除、气管端-端吻合术临床路径

一、气管良性肿瘤行气管肿瘤切除、气管端-端吻合术临床路径标准住院流程

(一)适用对象

第一诊断为气管良性肿瘤(ICD-10:D14.201)行气管肿瘤切除＋气管端-端吻合术(ICD-9-CM-3:31.5)。

(二)诊断依据

根据《实用耳鼻咽喉头颈外科学》(黄选兆,汪吉宝,孔维佳主编,第 2 版,人民卫生出版社),《临床诊疗指南·耳鼻咽喉科学分册》(中华医学会编著,人民卫生出版社),《临床技术操作规范·耳鼻喉科分册》(中华医学会编著,2013 年,人民军医出版社)。

1. 症状:上呼吸道阻塞症状,如喘鸣,呼吸困难,甚至窒息;黏膜刺激出血症状,如刺激性咳嗽,咳白色黏痰。

2. 体征:气管旁触及新生物。

3. 辅助检查:支气管镜、CT 和(或)MRI 提示气管内肿物。

4. 病理学明确诊断。

(三)治疗方案的选择及依据

根据《实用耳鼻咽喉头颈外科学》(黄选兆,汪吉宝,孔维佳主编,第 2 版,人民卫生出版社),《临床诊疗指南·耳鼻咽喉科学分册》(中华医学会编著,人民卫生出版社),《临床技术操作规范·耳鼻喉科分册》(中华医学会编著,2013 年,人民军医出版社)。

手术:

1. 气管肿瘤切除并气管端-端吻合术:肿瘤范围限于 2～3cm,相当于 4 个气管环。

2. 酌情行缺损修复。

人工通气管维持呼吸道通畅:"T"形硅胶管气管内置入:气管肿瘤浸润非常广泛,气管切除后不能通过端-端吻合重建气管。

(四)标准住院日

气管切除并气管端-端吻合术 12～15 天。

(五)进入路径标准

1. 第一诊断必须符合气管良性肿瘤(ICD-10:D14.201)行气管肿瘤切除＋气管端-端吻合术(ICD-9-CM-3:31.5)。

2. 专科指征:气管肿物范围大不能行气管端端吻合的患者不适宜入径。

3. 手术禁忌证:同时伴有高血压、糖尿病、心律失常等慢性病,内科评估为手术禁忌证不适宜入径。

(六)治疗准备

1. 诊疗评估(住院第 1—2 天)

(1)必需的检查项目:血、尿常规;肝肾功能、电解质、血糖、凝血功能;感染性疾病筛查(乙

肝、丙肝、梅毒、艾滋病等）；X 线胸片、心电图；纤维喉镜；颈部 B 超，支气管镜，标本送病理学检查。

（2）根据患者病情，可选择检查项目：下咽-食管造影，颈部 CT 或 MRI，肺 CT，肺功能，输血准备等。

（3）疾病发展预计的并发症评估。

（4）营养评估：根据《解放军总医院新入院患者营养风险筛查表（NRS-2002）》为新入院患者进行营养评估，评分≥3 分者给予处置，必要时申请营养科医师会诊。

（5）心理评估：根据新入院患者情况申请心理科医师会诊。

（6）疼痛评估：根据《VAS 评分》实施疼痛评估，评分＞7 分者给予处置，必要时请疼痛科医师会诊。

（7）康复评估：根据《入院患者康复筛查和评估表》在患者入院后 24 小时内进行康复筛查和评估。任何一项结果为"是"，则申请康复科医师会诊。

2. 术前准备（住院第 3－4 天）

（1）术前评估：术前 24 小时内完成病情评估、必要的检查，做出术前小结、术前讨论。

（2）术前谈话：术者应在术前 1 天与患者及其亲属谈话，告知手术方案、相关风险、用血计划、术后转归、置入材料、手术费用及患者和亲属权益，并履行书面知情同意手续。告知高值耗材的使用及费用。

（3）通知手术室：准备手术间、手术药品、手术物品及特殊耗材。

（4）护士做心理护理，交代注意事项：防压疮、防跌倒、指导患者戒烟等，并进行术前宣教。

（5）手术部位标识：术者、第一助手或经治医师在术前 1 天应对手术部位做体表标识，急诊手术由接诊医师或会诊外科医师标记，标记过程应由责任护士、患者及其亲属共同参与，并记入手术安排表。

（6）术前 1 天麻醉医师访视：制订麻醉计划、完成评估、确定麻醉方式，并记入《麻醉术前访视记录》，告知患者及其家属麻醉适应证、麻醉目的、风险、可能出现的情况及其处理原则、替代方案等，签署《麻醉知情同意书》并归入病历。

（七）药品选择及使用时机

抗菌药物：按照《抗菌药物临床应用指导原则（2015 年版）》（国卫办医发〔2015〕43 号）合理选用抗菌药物。使用时机：手术前 30 分钟至术后 7 天。

（八）手术日为入院后第 5 天

1. 手术安全核对：患者入手术间后由手术医师、麻醉医师、巡回护士和患者本人共同核对患者身份、手术部位与标识、手术方式。手术医师、麻醉医师、巡回护士三方按《手术安全核对表》逐项核对，共同签名。

2. 麻醉方式：全身麻醉。

3. 术中用药：麻醉常规用药、止血药、抗菌药。

4. 输血：视术中情况而定。

5. 标本送快速病理（冷冻病理）检查。

6. 指导术后生活注意事项。

7. 经治医师或手术医师应即刻完成术后首次病程记录，观察术后患者病情变化。

(九)术后住院治疗为 7～10 天

1. 抗菌药物:按照《抗菌药物临床应用指导原则(2015 年版)》(国卫办医发〔2015〕43 号)合理选用抗菌药物。

2. 漱口。

3. 鼻饲。

4. 切口换药。

(十)出院标准

1. 一般情况良好。

2. 没有需要住院处理的并发症。

3. 无与该病相关的其他并发症或合并症。

(十一)变异及原因分析

1. 医疗原因导致的变异　如改变诊疗方案、转科治疗、操作失误、误诊等。

2. 患者原因导致的变异　如不同意治疗方案、个人原因要求出(转)院、院外服用手术禁忌药、月经期、对诊疗计划不满要求出路径、相关检查检验院外(门诊)已做等。

3. 并发症原因导致的变异　如感染、瘘、出血、血肿、愈合不良等。

4. 病情原因导致的变异　如基础疾病复杂、病情恶化、病情平稳好转、抢救、会诊等。

5. 辅诊科室原因导致的变异　如检查、检验、手术、病理等检查(不及时、结果错报、操作部位/方式错误、标本不合格)、报告(不及时、结果错报、标本不合格)等原因延长住院天数、增加费用等。

6. 管理原因导致的变异　如系统暂不支持、系统瘫痪、需要修订流程、需要修订制度等。

二、气管良性肿瘤行气管肿瘤切除、气管端-端吻合术临床路径表单

适用对象	第一诊断为气管良性肿瘤(ICD-10:D14.201)行气管肿瘤切除、气管端-端吻合术(ICD-9-CM-3:31.5)		
患者基本信息	姓名:_____　性别:____　年龄:____ 门诊号:_____　住院号:_____　过敏史:_____ 住院日期:____年__月__日　出院日期:____年__月__日		标准住院日:12～15 天
时间	住院第 1 天	住院第 2～3 天	住院第 4 天(手术准备日)
主要诊疗工作 / 制度落实	□ 经治医师或值班医师在患者入院 2 小时内到床旁接诊,询问病史及体格检查 □ 8 小时完成首次病程记录 □ 24 小时内完成入院记录 □ 主管医师或二线值班医师在患者入院后 24 小时内完成检诊	□ 48 小时内完成家属入院记录签名 □ 经治医师每日 2 次巡视患者 □ 主管医师每日查房 1 次 □ 主诊医师在患者入院 48 小时内完成检诊 □ 上级医师查房与术前评估 □ 初步确定手术方式与日期	□ 完成术前小结和术前讨论术前准备 □ 完成必要的相关科室会诊 □ 签署手术知情同意书、自费用品协议书、麻醉同意书、特殊检查(特殊治疗)同意书、输血治疗知情同意书、手术室护士访视、麻醉术前访视记录 □ 每天归档并评估各项检查结果,满页病历及时打印

主要诊疗工作	病情评估	□ 经治医师询问病史与体格检查	□ 上级医师查房与术前评估	□ 上级医师查房与术前评估
	病历书写	□ 入院 8 小时内完成首次病程记录 □ 入院 24 小时内完成入院记录	□ 完成主管医师查房记录 □ 完成主诊医师查房记录	□ 完成日常病程记录、主管医师查房记录或主诊医师查房记录 □ 完成术前小结和术前讨论术前准备 □ 完成必要的相关科室会诊
	知情同意	□ 患者或其家属在入院记录单上签名		□ 签署手术知情同意书、自费用品协议书、麻醉同意书、特殊检查（特殊治疗）同意书、输血治疗知情同意书、手术室护士访视、麻醉术前访视记录
	手术治疗			□ 预约手术
	其他	□ 经治医师检查整理病历资料	□ 及时通知上级医师检诊	□ 经治医师检查整理病历资料
重点医嘱	长期医嘱 护理医嘱	□ 按耳鼻咽喉科护理常规 □ 二级护理	□ 按耳鼻咽喉科护理常规 □ 二级护理	□ 按耳鼻咽喉科护理常规 □ 二级护理
	处置医嘱	□ 静脉抽血		
	膳食医嘱	□ 普食	□ 普食	□ 普食
	药物医嘱	□ 既往基础用药	□ 既往基础用药	□ 既往基础用药
	临时医嘱 检查检验	□ 血常规 □ 尿常规 □ 粪常规 □ 血型 □ 凝血四项 □ 普通生化 □ 血清术前八项 □ 胸部正位 X 线片 □ 心电图检查（多导）	□ 喉镜检查/支气管镜检查 □ 下咽-食管造影（必要时） □ 病理学检查 □ 颈部 CT 和（或）MRI（必要时） □ 颈部超声（必要时） □ 肺功能，输血准备（必要时）	
	药物医嘱	□ 其他特殊药物	□ 其他特殊药物	□ 其他特殊药物

重点医嘱	临时医嘱	手术医嘱			□ 术前医嘱 □ 拟明日全身麻醉下行气管肿瘤切除并气管端-端吻合术
		处置医嘱			□ 术前禁食、禁水 □ 留置鼻饲管 □ 手术区域皮肤准备 □ 抗菌药物皮试,术前30分抗菌药物静脉滴注
主要护理工作		健康宣教	□ 入院宣教（住院环境、规章制度） □ 进行护理安全指导 □ 进行等级护理、活动范围指导 □ 进行饮食指导 □ 进行关于疾病知识的宣教 □ 检查、检验项目的目的和意义	□ 指导并协助患者到相关科室进行检查 □ 告知特殊检查的注意事项 □ 给予心理疏导	□ 手术前心理疏导及手术相关知识的指导 □ 告知患者注意事项
		护理处置	□ 患者身份核对 □ 佩戴腕带 □ 建立入院病历,通知医师 □ 入院介绍:介绍责任护士,病区环境、设施、规章制度、基础护理服务项目 □ 询问病史,填写护理记录单首页 □ 观察病情 □ 测量基本生命体征 □ 抽血、留取标本 □ 心理护理与生活护理 □ 根据评估结果采取相应的护理措施 □ 通知检查项目及注意事项	□ 晨起空腹留取检验 □ 实施相应级别护理	□ 手术前心理护理
		护理评估	□ 一般评估:生命体征、神志、皮肤、药物过敏史等 □ 心理评估 □ 营养评估 □ 疼痛评估 □ 康复评估	□ 术前护理评估	□ 术前护理评估

（续　表）

主要护理工作	专科护理			
	饮食指导	□ 根据医嘱通知配餐员准备膳食 □ 协助进餐	□ 协助进餐	□ 协助进餐
	活动体位	□ 根据护理等级指导患者活动	□ 根据护理等级指导患者活动	□ 根据护理等级指导患者活动
	洗浴要求	□ 协助患者洗澡、更换病号服	□ 协助患者晨、晚间护理	□ 协助患者晨、晚间护理
病情变异记录		□ 无　　　　□ 有,原因: □ 医疗原因　□ 患者原因 □ 并发症原因　□ 病情原因 □ 辅诊科室原因　□ 管理原因	□ 无　　　　□ 有,原因: □ 医疗原因　□ 患者原因 □ 并发症原因　□ 病情原因 □ 辅诊科室原因　□ 管理原因	□ 无　　　　□ 有,原因: □ 医疗原因　□ 患者原因 □ 并发症原因　□ 病情原因 □ 辅诊科室原因　□ 管理原因

护士签名	白班	小夜班	大夜班	白班	小夜班	大夜班	白班	小夜班	大夜班

医师签名			

时间		住院第5天 (手术日)	住院第6天 (手术第1天)	住院第7天 (术后第2天)
主要诊疗工作	制度落实	□ 手术 □ 术者完成手术记录 □ 完成术后病程记录和上级医师查房记录 □ 确定有无手术并发症 □ 向患者及其家属交代术中情况及术后注意事项	□ 注意病情变化 □ 注意观察体温、血压等生命体征 □ 注意观察引流液的量、颜色、性状 □ 经治医师每日2次巡视患者 □ 主管医师查房 □ 主诊医师查房指导医疗 □ 完成病历书写	□ 注意病情变化 □ 注意观察体温、血压等生命体征 □ 注意观察引流液的量、颜色、性状 □ 经治医师每日2次巡视患者 □ 主管医师查房 □ 主诊医师查房指导医疗 □ 完成病历书写
	病情评估	□ 上级医师查房与术前评估	□ 上级医师查房与术后病情评估	□ 上级医师查房术后病情评估
	病历书写	□ 手术安全核查记录、手术清点记录、麻醉术后访视记录 □ 术者完成手术记录 □ 完成术后病程记录和上级医师查房记录 □ 每天归档并评估各项检查结果,满页病历及时打印	□ 经治医师每日2次巡视患者 □ 主管医师每日查房1次 □ 主诊医师查房,指导医疗工作 □ 每天归档并评估各项检查结果,满页病历及时打印	□ 经治医师每日2次巡视患者 □ 主管医师每日查房1次 □ 主诊医师查房,指导医疗工作 □ 每天归档并评估各项检查结果,满页病历及时打印

（续　表）

主要诊疗工作	知情同意	☐ 向患者及其家属交代病情及术后注意事项		
	手术治疗	☐ 手术		
	其他	☐ 经治医师检查整理病历资料	☐ 经治医师检查整理病历资料	☐ 经治医师检查整理病历资料
重点医嘱	长期医嘱 护理医嘱	☐ 全身麻醉术后常规护理 ☐ 明日全身麻醉下行气管肿瘤切除并气管端-端吻合术 ☐ 气管切开术后常规护理 ☐ 一级护理	☐ 气管切开术后常规护理 ☐ 一级护理	☐ 气管切开术后常规护理 ☐ 一级护理
	处置医嘱	☐ 胃肠减压	☐ 雾化吸入	☐ 雾化吸入
	膳食医嘱	☐ 禁食、禁水	☐ 鼻饲	☐ 鼻饲
	药物医嘱	☐ 既往基础用药 ☐ 抗菌药物	☐ 既往基础用药 ☐ 抗菌药物	☐ 既往基础用药 ☐ 抗菌药物
	临时医嘱 检查检验	☐ 标本送病理检查	☐ 复查血常规,电解质	
	药物医嘱	☐ 其他特殊医嘱	☐ 其他特殊医嘱	☐ 其他特殊医嘱
	手术医嘱	☐ 手术		
	处置医嘱	☐ 其他特殊医嘱 ☐ 酌情心电监护 ☐ 酌情吸氧	☐ 酌情心电监护 ☐ 酌情吸氧 ☐ 其他特殊医嘱	☐ 停心电监护 ☐ 停吸氧
主要护理工作	健康宣教	☐ 术前宣教 ☐ 术后心理疏导 ☐ 指导术后注意事项	☐ 术后心理疏导 ☐ 指导术后注意事项	☐ 术后心理疏导 ☐ 指导术后注意事项
	护理处置	☐ 晨起完成术前常规准备 ☐ 全身麻醉复苏物品准备 ☐ 与医师进行术后患者的交接 ☐ 执行一级护理及麻醉术后护理常规,禁食、禁水 ☐ 观察患者病情变化,预防并发症的发生 ☐ 书写重症护理记录 ☐ 负压引流管的观察与护理	☐ 执行级别护理 ☐ 半卧位 ☐ 观察患者病情变化,预防并发症的发生 ☐ 书写护理记录 ☐ 术后心理护理和生活护理 ☐ 指导术后患者功能锻炼	☐ 执行级别护理 ☐ 饮食指导 ☐ 观察患者病情变化,预防并发症的发生 ☐ 书写护理记录 ☐ 鼓励患者早期下床活动 ☐ 用药及相关治疗的指导 ☐ 指导术后患者功能锻炼

（续　表）

主要护理工作	护理评估	□ 术后护理评估 □ 评估切口疼痛情况 □ 观察切口敷料有无渗出并报告医师 □ 风险评估：评估有无跌倒、坠床、压疮、导管滑脱、液体外渗的风险	□ 术后护理评估 □ 评估切口疼痛情况 □ 观察切口敷料有无渗出并报告医师 □ 风险评估：评估有无跌倒、坠床、压疮、导管滑脱、液体外渗的风险	□ 术后护理评估 □ 评估切口疼痛情况 □ 观察切口敷料有无渗出并报告医师 □ 风险评估：评估有无跌倒、坠床、压疮、导管滑脱、液体外渗的风险
	专科护理	□ 负压引流管的观察与护理	□ 负压引流管的观察与护理 □ 术后心理与生活护理	□ 负压引流管的观察与护理 □ 术后心理与生活护理
	饮食指导	□ 协助进餐	□ 协助进餐	□ 协助进餐
	活动体位	□ 根据护理等级指导患者活动	□ 根据护理等级指导患者活动	□ 根据护理等级指导患者活动
	洗浴要求	□ 协助患者洗澡、更换病号服	□ 协助患者晨、晚间护理	□ 协助患者晨、晚间护理
病情变异记录		□ 无　　□ 有,原因： □ 医疗原因　□ 患者原因 □ 并发症原因　□ 病情原因 □ 辅诊科室原因　□ 管理原因	□ 无　　□ 有,原因： □ 医疗原因　□ 患者原因 □ 并发症原因　□ 病情原因 □ 辅诊科室原因　□ 管理原因	□ 无　　□ 有,原因： □ 医疗原因　□ 患者原因 □ 并发症原因　□ 病情原因 □ 辅诊科室原因　□ 管理原因
护士签名		白班　小夜班　大夜班	白班　小夜班　大夜班	白班　小夜班　大夜班
医师签名				
时间		住院第 8 天 （术后第 3 天）	住院第 9 天 （术后第 4 天）	住院第 10 天 （术后第 5 天）
主要诊疗工作	制度落实	□ 注意病情变化 □ 注意观察体温、血压等生命体征 □ 注意观察引流液的量、颜色、性状,明确是否拔除引流管 □ 经治医师每日 2 次巡视患者 □ 主管医师查房 □ 主诊医师查房指导医疗,防止术后并发症出现 □ 完成病历书写	□ 注意病情变化 □ 注意观察体温、血压等生命体征 □ 经治医师每日 2 次巡视患者 □ 主管医师查房 □ 主诊医师查房指导医疗 □ 完成病历书写	□ 注意病情变化 □ 注意观察体温、血压等生命体征 □ 经治医师每日 2 次巡视患者 □ 主管医师查房 □ 主诊医师查房指导医疗 □ 完成病历书写
	病情评估	□ 上级医师查房与术后评估	□ 上级医师查房与术后评估	□ 上级医师查房与术后评估

主要诊疗工作	病历书写	□ 经治医师每日2次巡视患者 □ 主管医师每日查房1次 □ 主诊医师查房,指导医疗工作 □ 每天归档并评估各项检查结果,满页病历及时打印	□ 经治医师每日2次巡视患者 □ 主管医师每日查房1次 □ 主诊医师查房,指导医疗工作 □ 每天归档并评估各项检查结果,满页病历及时打印	□ 经治医师每日2次巡视患者 □ 主管医师每日查房1次 □ 主诊医师查房,指导医疗工作 □ 每天归档并评估各项检查结果,满页病历及时打印
	知情同意				
	手术治疗				
	其他	□ 经治医师检查整理病历资料	□ 经治医师检查整理病历资料	□ 经治医师检查整理病历资料	
重点医嘱	长期医嘱	护理医嘱	□ 一级护理 □ 气管切开术后护理	□ 二级护理 □ 气管切开术后护理	□ 二级护理 □ 气管切开术后护理
		处置医嘱	□ 雾化吸入	□ 雾化吸入	□ 雾化吸入
		膳食医嘱	□ 鼻饲	□ 鼻饲	□ 鼻饲
		药物医嘱	□ 既往基础用药 □ 抗菌药物	□ 既往基础用药 □ 抗菌药物	□ 既往基础用药 □ 抗菌药物
	临时医嘱	检查检验		□ 复查血常规、电解质	
		药物医嘱	□ 其他特殊药物 □ 停用止血药	□ 调整液体出入量,适当减少静脉输液 □ 其他特殊药物	□ 其他特殊药物
		手术医嘱			
		处置医嘱	□ 局部换药		□ 局部换药
主要护理工作	健康宣教		□ 术后心理疏导 □ 指导术后注意事项	□ 术后心理疏导 □ 指导术后注意事项	□ 术后心理疏导 □ 指导术后注意事项
	护理处置		□ 执行级别护理 □ 饮食指导 □ 观察患者病情变化,预防并发症的发生 □ 书写护理记录 □ 鼓励患者早期下床活动 □ 负压引流管的观察与护理 □ 用药及相关治疗的指导 □ 指导术后患者功能锻炼	□ 执行级别护理 □ 观察患者病情变化,预防并发症的发生 □ 书写护理记录 □ 负压引流管的观察与护理 □ 术后心理护理和生活护理 □ 指导术后患者功能锻炼	□ 执行级别护理 □ 观察患者病情变化,预防并发症的发生 □ 书写护理记录 □ 用药及相关治疗的指导 □ 指导术后患者功能锻炼

（续　表）

主要护理工作	护理评估	☐ 术后护理评估	☐ 术后护理评估	☐ 术后护理评估
	专科护理	☐ 观察患者病情变化 ☐ 负压引流管的观察与护理 ☐ 用药及相关治疗的指导 ☐ 指导术后患者功能锻炼 ☐ 术后心理与生活护理	☐ 观察患者病情变化 ☐ 负压引流管的观察与护理 ☐ 用药及相关治疗的指导 ☐ 指导术后患者功能锻炼 ☐ 术后心理与生活护理	☐ 观察患者病情变化 ☐ 用药及相关治疗的指导 ☐ 指导术后患者功能锻炼 ☐ 术后心理与生活护理
	饮食指导	☐ 协助进餐	☐ 协助进餐	☐ 协助进餐
	活动体位	☐ 根据护理等级指导患者活动	☐ 根据护理等级指导患者活动	☐ 根据护理等级指导患者活动
	洗浴要求	☐ 协助患者洗澡、更换病号服	☐ 协助患者晨、晚间护理	☐ 协助患者晨、晚间护理
病情变异记录		☐ 无　　☐ 有,原因: ☐ 医疗原因　☐ 患者原因 ☐ 并发症原因　☐ 病情原因 ☐ 辅诊科室原因　☐ 管理原因	☐ 无　　☐ 有,原因: ☐ 医疗原因　☐ 患者原因 ☐ 并发症原因　☐ 病情原因 ☐ 辅诊科室原因　☐ 管理原因	☐ 无　　☐ 有,原因: ☐ 医疗原因　☐ 患者原因 ☐ 并发症原因　☐ 病情原因 ☐ 辅诊科室原因　☐ 管理原因
护士签名		白班　小夜班　大夜班	白班　小夜班　大夜班	白班　小夜班　大夜班
医师签名				
时间		住院第 11 天（术后第 6 天）	住院第 12 天（术后第 7 天）	住院第 13 天（术后第 8 天）
主要诊疗工作	制度落实	☐ 注意病情变化 ☐ 注意观察体温、血压等生命体征 ☐ 经治医师每日 2 次巡视患者 ☐ 主管医师查房 ☐ 主诊医师查房指导医疗 ☐ 完成病历书写	☐ 注意病情变化 ☐ 注意观察体温、血压等生命体征 ☐ 经治医师每日 2 次巡视患者 ☐ 主管医师查房 ☐ 主诊医师查房指导医疗 ☐ 完成病历书写	☐ 注意病情变化 ☐ 注意观察体温、血压等生命体征 ☐ 经治医师每日 2 次巡视患者 ☐ 主管医师查房 ☐ 主诊医师查房指导医疗 ☐ 完成病历书写
	病情评估	☐ 上级医师查房与术后评估	☐ 上级医师查房与术后评估	☐ 上级医师查房与术后评估
	病历书写	☐ 经治医师每日 2 次巡视患者 ☐ 主管医师每日查房 1 次 ☐ 主诊医师查房,指导医疗工作 ☐ 每天归档并评估各项检查结果,满页病历及时打印	☐ 经治医师每日 2 次巡视患者 ☐ 主管医师每日查房 1 次 ☐ 主诊医师查房,指导医疗工作 ☐ 每天归档并评估各项检查结果,满页病历及时打印	☐ 经治医师每日 2 次巡视患者 ☐ 主管医师每日查房 1 次 ☐ 主诊医师查房,指导医疗工作 ☐ 每天归档并评估各项检查结果,满页病历及时打印
	知情同意			
	手术治疗			
	其他	☐ 经治医师检查整理病历资料	☐ 经治医师检查整理病历资料	☐ 经治医师检查整理病历资料

重点医嘱	长期医嘱	护理医嘱	□ 二级护理 □ 气管切开术后护理	□ 二级护理 □ 气管切开术后护理	□ 二级护理 □ 气管切开术后护理
		处置医嘱	□ 雾化吸入	□ 雾化吸入	□ 雾化吸入
		膳食医嘱	□ 鼻饲	□ 经口试进食流质饮食	□ 拔除胃管、流质饮食
		药物医嘱	□ 既往基础用药 □ 抗菌药物	□ 既往基础用药 □ 抗菌药物	□ 既往基础用药 □ 抗菌药物
	临时医嘱	检查检验	□ 复查血常规、电解质		□ 复查血常规、电解质 □ 复查纤维喉镜
		药物医嘱	□ 其他特殊药物 □ 调整液体出入量,适当减少静脉输液	□ 其他特殊药物	□ 其他特殊药物
		手术医嘱			
		处置医嘱		□ 局部换药,颈部间断拆线 □ 其他特殊医嘱	□ 局部换药,颈部间断拆线 □ 其他特殊医嘱
主要护理工作		健康宣教	□ 术后心理疏导 □ 指导术后注意事项	□ 术后心理疏导 □ 指导术后注意事项	□ 术后心理疏导 □ 指导术后注意事项
		护理处置	□ 执行级别护理 □ 书写护理记录 □ 用药及相关治疗的指导 □ 指导术后患者功能锻炼	□ 执行级别护理 □ 书写护理记录 □ 用药及相关治疗的指导 □ 指导术后患者功能锻炼	□ 执行级别护理 □ 书写护理记录 □ 用药及相关治疗的指导 □ 指导术后患者功能锻炼
		护理评估	□ 术后护理评估	□ 术后护理评估	□ 术后护理评估
		专科护理	□ 观察患者病情变化 □ 用药及相关治疗的指导 □ 指导术后患者功能锻炼 □ 术后心理与生活护理	□ 观察患者病情变化 □ 用药及相关治疗的指导 □ 指导术后患者功能锻炼 □ 术后心理与生活护理	□ 观察患者病情变化 □ 用药及相关治疗的指导 □ 指导术后患者功能锻炼 □ 术后心理与生活护理
		饮食指导	□ 协助进餐	□ 协助进餐	□ 协助进餐
		活动体位	□ 根据护理等级指导患者活动	□ 根据护理等级指导患者活动	□ 根据护理等级指导患者活动
		洗浴要求	□ 协助患者洗澡、更换病号服	□ 协助患者晨、晚间护理	□ 协助患者晨、晚间护理

（续　表）

病情变异记录	□ 无 □ 医疗原因 □ 并发症原因 □ 辅诊科室原因	□ 有,原因: □ 患者原因 □ 病情原因 □ 管理原因	□ 无 □ 医疗原因 □ 并发症原因 □ 辅诊科室原因	□ 有,原因: □ 患者原因 □ 病情原因 □ 管理原因	□ 无 □ 医疗原因 □ 并发症原因 □ 辅诊科室原因	□ 有,原因: □ 患者原因 □ 病情原因 □ 管理原因
护士签名	白班	小夜班	大夜班	白班	小夜班	大夜班	白班	小夜班	大夜班
医师签名						

时间		住院第 14－15 天（术后第 9－10 天,出院日）
主要诊疗工作	制度落实	□ 主管医师查房 □ 主诊医师查房;进行手术及切口评估 □ 完成出院记录、出院证明书,填写首页 □ 向患者交代出院后的注意事项
	病情评估	□ 上级医师查房与术后评估
	病历书写	□ 完成出院记录、出院证明书,填写首页 □ 归档并评估各项检查结果,满页病历及时打印
	知情同意	□ 出院
	手术治疗	
	其他	□ 经治医师检查整理病历资料
重点医嘱	长期医嘱	护理医嘱	
		处置医嘱	
		膳食医嘱	
		药物医嘱	
	临时医嘱	检查检验	
		药物医嘱	□ 出院带药
		手术医嘱	
		处置医嘱	□ 根据肿瘤情况决定是否综合治疗 □ 出院 □ 门诊随诊

（续　表）

主要护理工作	健康宣教	
	护理处置	□ 指导患者办理出院手续
	护理评估	
	专科护理	□ 指导术后气管套管护理 □ 指导术后随访时间 □ 指导术后发音功能锻炼
	饮食指导	
	活动体位	
	洗浴要求	

病情变异记录	□ 无　　　　　□ 有,原因: □ 医疗原因　　□ 患者原因 □ 并发症原因　□ 病情原因 □ 辅诊科室原因　□ 管理原因		
护士签名	白班	小夜班	大夜班
医师签名			

第十五节　瘢痕性喉狭窄行 T 管置入手术、气管端-端吻合术临床路径

一、瘢痕性喉狭窄行 T 管置入手术、气管端-端吻合术临床路径标准住院流程

(一)适用对象

第一诊断为瘢痕性喉狭窄(ICD-10:J38.6)行 T 管置入手术、气管端-端吻合术(ICD-9-CM-3:96.0501)。

(二)诊断依据

根据《实用耳鼻咽喉头颈外科学》(黄选兆,汪吉宝,孔维佳主编,第 2 版,人民卫生出版社),《临床诊疗指南·耳鼻咽喉科学分册》(中华医学会编著,人民卫生出版社),《临床技术操作规范·耳鼻喉科分册》(中华医学会编著,人民军医出版社)。

1. 病史　一般为后天性各种致伤因素,如创伤等导致喉气管开放或闭合性创伤。

2. 体征　声嘶或失声,呼吸困难。

(三)治疗方案的选择及依据

根据《实用耳鼻咽喉头颈外科学》(黄选兆,汪吉宝,孔维佳主编,第 2 版,人民卫生出版社),《临床诊疗指南·耳鼻咽喉科学分册》(中华医学会编著,人民卫生出版社),《临床技术操

作规范·耳鼻喉科分册》(中华医学会编著,2013 年,人民军医出版社)。

手术:

(1)可行气管端-端吻合术,喉气管腔成形整复术。

(2)可行 T 管置入术。

(四)标准住院日为 8～10 天

(五)进入路径标准

1. 第一诊断必须符合瘢痕性喉气管狭窄(ICD-10:J38.6)行 T 管置入手术、气管端-端吻合术(ICD-9-CM-3:96.0501)。

2. 专科指征:瘢痕性喉狭窄范围大需转移皮瓣修复喉气管腔的患者不适宜入径。

3. 手术禁忌证:同时伴有高血压、糖尿病、心律失常等慢性病,内科评估为手术禁忌证不适宜入径。

(六)治疗准备(评估)

1. 诊疗评估(住院第 1—2 天)

(1)完成必需的检查检验项目:血常规、尿常规、肝肾功能、电解质、血糖、凝血功能、感染性疾病筛查(乙肝、丙肝、梅毒、艾滋病等)、X 线胸片、心电图等。

(2)根据患者情况可选择的检查检验项目:喉、气管三维重建,肺功能,肺 CT,动脉血气分析等。

(3)疾病发展预计的并发症评估。

(4)营养评估:根据《解放军总医院新入院患者营养风险筛查表(NRS-2002)》为新入院患者进行营养评估,评分≥3 分者给予处置,必要时申请营养科医师会诊。

(5)心理评估:根据新入院患者情况申请心理科会诊。

(6)疼痛评估:根据《VAS 评分》实施疼痛评估,评分＞7 分者给予处置,必要时请疼痛科医师会诊。

(7)康复评估:根据《入院患者康复筛查和评估表》在患者入院后 24 小时内进行康复筛查和评估。任何一项结果为"是",则申请康复科医师会诊。

2. 术前准备(住院第 2—3 天)

(1)术前评估:术前 24 小时内完成病情评估、必要的检查,做出术前小结、术前讨论。

(2)术前谈话:术者应在术前 1 天与患者及其亲属谈话,告知手术方案、相关风险、用血计划、术后转归、置入材料、手术费用及患者和亲属权益,并履行书面知情同意手续。告知高值耗材的使用及费用。

(3)通知手术室:准备手术间、手术药品、手术物品及特殊耗材。

(4)护士做心理护理,交代注意事项:防压疮、防跌倒、指导患者戒烟等,并进行术前宣教。

(5)手术部位标识:术者、第一助手或经治医师在术前 1 天应对手术部位做体表标识,急诊手术由接诊医师或会诊外科医师标记,标记过程应由责任护士、患者及其亲属共同参与,并记入手术安排表。

(6)术前 1 天麻醉医师访视:制订麻醉计划、完成评估、确定麻醉方式,并记入《麻醉术前访视记录》,告知患者及其家属麻醉适应证、麻醉目的、风险、可能出现的情况及其处理原则、替代方案等,签署《麻醉知情同意书》并归入病历。

(七)药品选择及使用时机

抗菌药物:按照《抗菌药物临床应用指导原则(2015 年版》(国卫办医发〔2015〕43 号)合理选用抗菌药物。使用时机:手术前 30 分钟至术后 4~6 天。

(八)手术日为入院后第 4 天

1. 手术安全核对:患者入手术间后由手术医师、麻醉医师、巡回护士和患者本人共同核对患者身份、手术部位与标识、手术方式。手术医师、麻醉医师、巡回护士三方按《手术安全核对表》逐项核对,共同签名。

2. 麻醉方式:全身麻醉。

3. 术中用药:麻醉常规用药。

4. 标本送快速病理(冷冻病理)检查。

5. 指导术后生活注意事项。

6. 经治医师或手术医师应即刻完成术后首次病程记录,观察术后患者病情变化。

(九)术后住院治疗为 4~6 天

1. 根据患者情况确定复查的检查项目。

2. 术后用药:按照《抗菌药物临床应用指导原则》(卫医发〔2004〕285 号)合理选用抗菌药物;止血药物;可行雾化吸入。

3. T 管带半年以上,定期随访,及时处理肉芽等并发症。

(十)出院标准

1. 一般情况良好,咽喉部无明显感染征象,无呼吸困难。

2. 没有需要住院处理的并发症。

3. 无与该病相关的其他并发症或合并症。

(十一)变异及原因分析

1. 医疗原因导致的变异　如改变诊疗方案、转科治疗、操作失误、误诊等。

2. 患者原因导致的变异　如不同意治疗方案、个人原因要求出(转)院、院外服用手术禁忌药、月经期、对诊疗计划不满要求出路径、相关检查检验院外(门诊)已做等。

3. 并发症原因导致的变异　如感染、瘘、出血、血肿、愈合不良等。

4. 病情原因导致的变异　如基础疾病复杂、病情恶化、病情平稳好转、抢救、会诊等。

5. 辅诊科室原因导致的变异　如检查、检验、手术、病理等检查(不及时、结果错报、操作部位/方式错误、标本不合格)、报告(不及时、结果错报、标本不合格)等原因延长住院天数、增加费用等。

6. 管理原因导致的变异　如系统暂不支持、系统瘫痪、需要修订流程、需要修订制度等。

二、瘢痕性喉狭窄行 T 管置入手术、气管端端吻合术临床路径表单

适用对象	第一诊断为瘢痕性喉狭窄（ICD-10：J38.6）行气管端-端吻合或 T 管置入手术（ICD-9-CM-3：96.0501）	
患者基本信息	姓名：_____ 性别：____ 年龄：____ 门诊号：_____ 住院号：_____ 过敏史：_____ 住院日期：____年__月__日 出院日期：____年__月__日	标准住院日：8～10 天

	时间	住院第 1 天	住院第 2－3 天（术前日）	住院第 4 天（手术日）
主要诊疗工作	制度落实	□ 经治医师或值班医师在患者入院 2 小时内到床旁接诊，询问病史及体格检查 □ 8 小时完成首次病程记录 □ 24 小时内完成入院记录 □ 主管医师或二线值班医师在患者入院后 24 小时内完成检诊 □ 初步确定手术方式和日期	□ 48 小时内完成家属入院记录签名 □ 经治医师每日 2 次巡视患者 □ 主管医师每日查房 1 次 □ 主诊医师在患者入院 48 小时内完成检诊 □ 上级医师查房与术前评估 □ 完成术前小结和术前讨论术前准备 □ 完成必要的相关科室会诊 □ 签署手术知情同意书、自费用品协议书、麻醉同意书、特殊检查(特殊治疗)同意书、输血治疗知情同意书、手术室护士访视、麻醉术前访视记录 □ 每天归档并评估各项检查结果，满页病历及时打印	□ 手术 □ 手术安全核查记录、手术清点记录、麻醉术后访视记录 □ 术者完成手术记录 □ 住院医师完成术后病程 □ 上级医师查房 □ 向患者及其家属交代病情及术后注意事项
	病情评估	□ 经治医师询问病史与体格检查	□ 上级医师查房与术前评估	□ 上级医师查房与术前评估
	病历书写	□ 入院 8 小时内完成首次病程记录 □ 入院 24 小时内完成入院记录	□ 完成主管医师查房记录 □ 完成主诊医师查房记录 □ 完成术前小结和术前讨论术前准备 □ 完成必要的相关科室会诊	□ 完成日常病程记录、主管医师查房记录或主诊医师查房记录 □ 手术安全核查记录、手术清点记录、麻醉术后访视记录 □ 术者完成手术记录 □ 住院医师完成术后病程
	知情同意	□ 患者或其家属在入院记录单上签名	□ 签署手术知情同意书、自费用品协议书、麻醉同意书、特殊检查(特殊治疗)同意书、输血治疗知情同意书、手术室护士访视、麻醉术前访视记录	□ 向患者及其家属交代病情及术后注意事项
	手术治疗		□ 预约手术	□ 手术
	其他	□ 经治医师检查整理病历资料	□ 及时通知上级医师检诊	□ 经治医师检查整理病历资料

（续　表）

重点医嘱	长期医嘱	护理医嘱	□ 按耳鼻咽喉科护理常规 □ 二级护理	□ 按耳鼻咽喉科护理常规 □ 二级护理	□ 全身麻醉术后护理常规 □ T 管置入术后护理常规 □ 一级护理
		处置医嘱	□ 静脉抽血		□ 雾化吸入 □ 适当休声
		膳食医嘱	□ 普食	□ 普食	□ 半流饮食
		药物医嘱	□ 既往基础用药	□ 既往基础用药	□ 既往基础用药 □ 抗菌药物
	临时医嘱	检查检验	□ 血常规 □ 尿常规 □ 粪常规 □ 血型 □ 凝血四项 □ 普通生化 □ 血清术前八项 □ 胸部正位 X 线片 □ 心电图检查（多导）	□ 喉镜、支气管镜检查 □ 下咽-食管造影（必要时） □ 喉、气管三维重建（必要时） □ 肺功能，输血准备（必要时） □ 动脉血气分析（必要时）	□ 标本送病理检查
		药物医嘱	□ 其他特殊药物	□ 其他特殊药物	□ 其他特殊药物 □ 漱口液
		手术医嘱			
		处置医嘱		□ 术前医嘱：明日全身麻醉下 T 管置入＋气管端-端吻合术 □ 术前禁食、禁水 □ 术前抗菌药物 □ 术前准备 □ 其他特殊医嘱	□ 酌情心电监护 □ 酌情吸氧
主要护理工作		健康宣教	□ 入院宣教（住院环境、规章制度） □ 进行护理安全指导 □ 进行等级护理、活动范围指导 □ 进行饮食指导 □ 进行关于疾病知识的宣教 □ 检查、检验项目的目的和意义	□ 手术前心理疏导及手术相关知识的指导 □ 告知患者注意事项 □ 提醒患者明晨禁食、禁水	□ 观察患者病情变化 □ 术后心理与生活护理

主要护理工作	护理处置	□ 患者身份核对 □ 佩戴腕带 □ 建立入院病历,通知医师 □ 入院介绍:介绍责任护士,病区环境、设施、规章制度、基础护理服务项目 □ 询问病史,填写护理记录单首页 □ 观察病情 □ 测量基本生命体征 □ 抽血、留取标本 □ 心理护理与生活护理 □ 根据评估结果采取相应的护理措施 □ 通知检查项目及注意事项	□ 晨起空腹留取检验 □ 实施相应级别护理 □ 手术前心理护理	□ 观察患者病情变化 □ 术后心理与生活护理
	护理评估	□ 一般评估:生命体征、神志、皮肤、药物过敏史等 □ 心理评估 □ 营养评估 □ 疼痛评估 □ 康复评估	□ 术前护理评估	□ 术后护理评估
	专科护理			
	饮食指导	□ 根据医嘱通知配餐员准备膳食 □ 协助进餐	□ 协助进餐	□ 协助进餐
	活动体位	□ 根据护理等级指导患者活动	□ 根据护理等级指导患者活动	□ 根据护理等级指导患者活动
	洗浴要求	□ 协助患者洗澡、更换病号服	□ 协助患者晨、晚间护理	□ 协助患者晨、晚间护理
病情变异记录		□ 无　　　　□ 有,原因: □ 医疗原因　□ 患者原因 □ 并发症原因　□ 病情原因 □ 辅诊科室原因　□ 管理原因	□ 无　　　　□ 有,原因: □ 医疗原因　□ 患者原因 □ 并发症原因　□ 病情原因 □ 辅诊科室原因　□ 管理原因	□ 无　　　　□ 有,原因: □ 医疗原因　□ 患者原因 □ 并发症原因　□ 病情原因 □ 辅诊科室原因　□ 管理原因
护士签名		白班　小夜班　大夜班	白班　小夜班　大夜班	白班　小夜班　大夜班
医师签名				

（续　表）

			住院第 5 天 （术后第 1 天）	住院第 6 天 （手术第 2 天）
	时间			
主要诊疗工作	制度落实		□ 经治医师每日 2 次巡视患者 □ 主管医师每日查房 1 次 □ 主诊医师查房 □ 每天归档并评估各项检查结果,满页病历及时打印 □ 注意病情变化 □ 注意观察生命体征 □ 了解患者咽喉及气管部状况	□ 注意病情变化 □ 注意观察生命体征 □ 注意引流量 □ 经治医师每日 2 次巡视患者 □ 主管医师查房
	病情评估		□ 上级医师查房与术前评估	□ 上级医师查房与术后病情评估
	病历书写		□ 经治医师每日 2 次巡视患者 □ 主管医师查房 □ 主诊医师查房 □ 每天归档并评估各项检查结果,满页病历及时打印	□ 经治医师每日 2 次巡视患者 □ 主管医师查房 □ 主诊医师查房 □ 每天归档并评估各项检查结果,满页病历及时打印
	知情同意			
	手术治疗			
	其他		□ 经治医师检查整理病历资料	□ 经治医师检查整理病历资料
重点医嘱	长期医嘱	护理医嘱	□ 一级护理 □ 气管切开术后护理	□ 二级护理 □ 气管切开术后护理
		处置医嘱	□ 雾化吸入	□ 雾化吸入
		膳食医嘱	□ 半流食或普食	□ 半流食或普食
		药物医嘱	□ 既往基础用药 □ 抗菌药物	□ 既往基础用药 □ 抗菌药物
	临时医嘱	检查检验		
		药物医嘱	□ 其他特殊医嘱	□ 其他特殊药物
		手术医嘱		
		处置医嘱	□ 其他特殊医嘱 □ 酌情心电监护 □ 酌情吸氧	□ 停心电监护 □ 停吸氧
主要护理工作	健康宣教		□ 术后心理疏导 □ 指导术后注意事项	□ 术后心理疏导 □ 指导术后注意事项
	护理处置		□ 观察患者情况 □ 术后心理与生活护理	□ 观察患者病情变化 □ 术后心理与生活护理
	护理评估		□ 术后护理评估 □ 风险评估:评估有无跌倒、坠床、压疮、导管滑脱、液体外渗的风险	□ 术后护理评估 □ 风险评估:评估有无跌倒、坠床、压疮、导管滑脱、液体外渗的风险

（续　表）

主要护理工作	专科护理	□ 指导术后患者嗓音保健	□ 指导术后患者嗓音保健
	饮食指导	□ 协助进餐	□ 协助进餐
	活动体位	□ 根据护理等级指导患者活动	□ 根据护理等级指导患者活动
	洗浴要求	□ 协助患者洗澡、更换病号服	□ 协助患者洗澡、更换病号服
病情变异记录		□ 无　　　　　　□ 有,原因: □ 患者原因　　　□ 疾病原因 □ 医疗原因　　　□ 并发症原因 □ 辅诊科室原因　□ 管理原因	□ 无　　　　　　□ 有,原因: □ 患者原因　　　□ 疾病原因 □ 医疗原因　　　□ 并发症原因 □ 辅诊科室原因　□ 管理原因

护士签名	白班	小夜班	大夜班	白班	小夜班	大夜班

医师签名		

	时间	住院第 7 天 （术后第 3 天）	住院第 8 天 （术后第 4 天）	住院第 9 天 （术后第 5 天）
主要诊疗工作	制度落实	□ 注意病情变化 □ 注意观察体温、血压等生命体征 □ 注意观察引流液的量、颜色、性状,明确是否拔除引流管 □ 经治医师每日 2 次巡视患者 □ 主管医师查房 □ 主诊医师查房指导医疗,防止术后并发症出现 □ 完成病历书写	□ 注意病情变化 □ 注意观察体温、血压等生命体征 □ 经治医师每日 2 次巡视患者 □ 注意观察引流液的量、颜色、性状,明确是否拔除引流管 □ 主管医师查房 □ 主诊医师查房指导医疗 □ 完成病历书写	□ 注意病情变化 □ 注意观察体温、血压等生命体征 □ 经治医师每日 2 次巡视患者 □ 主管医师查房 □ 主诊医师查房指导医疗 □ 完成病历书写
	病情评估	□ 上级医师查房与术后评估	□ 上级医师查房与术后评估	□ 上级医师查房与术后评估
	病历书写	□ 经治医师每日 2 次巡视患者 □ 主管医师每日查房 1 次 □ 主诊医师查房,指导医疗工作 □ 每天归档并评估各项检查结果,满页病历及时打印	□ 经治医师每日 2 次巡视患者 □ 主管医师每日查房 1 次 □ 主诊医师查房,指导医疗工作 □ 每天归档并评估各项检查结果,满页病历及时打印	□ 经治医师每日 2 次巡视患者 □ 主管医师每日查房 1 次 □ 主诊医师查房,指导医疗工作 □ 每天归档并评估各项检查结果,满页病历及时打印
	知情同意			
	手术治疗			
	其他	□ 经治医师检查整理病历资料	□ 经治医师检查整理病历资料	□ 经治医师检查整理病历资料

（续　表）

重点医嘱	长期医嘱	护理医嘱	□ 二级护理 □ 气管切开术后护理	□ 二级护理 □ 气管切开术后护理	□ 二级护理 □ 气管切开术后护理
		处置医嘱	□ 雾化吸入	□ 雾化吸入	□ 雾化吸入
		膳食医嘱	□ 半流饮食	□ 半流饮食	□ 半流饮食
		药物医嘱	□ 既往基础用药 □ 抗菌药物	□ 既往基础用药 □ 抗菌药物	□ 既往基础用药 □ 抗菌药物
	临时医嘱	检查检验		□ 复查血常规、电解质	
		药物医嘱	□ 其他特殊药物	□ 其他特殊药物	□ 其他特殊药物
		手术医嘱			
		处置医嘱	□ 局部换药		□ 局部换药
主要护理工作	健康宣教		□ 术后心理疏导 □ 指导术后注意事项	□ 术后心理疏导 □ 指导术后注意事项	□ 术后心理疏导 □ 指导术后注意事项
	护理处置		□ 执行级别护理 □ 饮食指导 □ 观察患者病情变化，预防并发症的发生 □ 书写护理记录 □ 鼓励患者早期下床活动 □ 负压引流管的观察与护理 □ 用药及相关治疗的指导 □ 指导术后患者功能锻炼	□ 执行级别护理 □ 观察患者病情变化，预防并发症的发生 □ 书写护理记录 □ 负压引流管的观察与护理 □ 术后心理护理和生活护理 □ 指导术后患者功能锻炼	□ 执行级别护理 □ 观察患者病情变化，预防并发症的发生 □ 书写护理记录 □ 用药及相关治疗的指导 □ 指导术后患者功能锻炼
	护理评估		□ 术后护理评估	□ 术后护理评估	□ 术后护理评估
	专科护理		□ 观察患者病情变化 □ 负压引流管的观察与护理 □ 用药及相关治疗的指导 □ 指导术后患者功能锻炼 □ 术后心理与生活护理	□ 观察患者病情变化 □ 负压引流管的观察与护理 □ 用药及相关治疗的指导 □ 指导术后患者功能锻炼 □ 术后心理与生活护理	□ 观察患者病情变化 □ 用药及相关治疗的指导 □ 指导术后患者功能锻炼 □ 术后心理与生活护理
	饮食指导		□ 协助进餐	□ 协助进餐	□ 协助进餐
	活动体位		□ 根据护理等级指导患者活动	□ 根据护理等级指导患者活动	□ 根据护理等级指导患者活动
	洗浴要求		□ 协助患者洗澡、更换病号服	□ 协助患者晨、晚间护理	□ 协助患者晨、晚间护理

（续　表）

病情变异记录	□ 无　　　　　□ 有,原因: □ 医疗原因　　□ 患者原因 □ 并发症原因　□ 病情原因 □ 辅诊科室原因□ 管理原因		□ 无　　　　　□ 有,原因: □ 医疗原因　　□ 患者原因 □ 并发症原因　□ 病情原因 □ 辅诊科室原因□ 管理原因		□ 无　　　　　□ 有,原因: □ 医疗原因　　□ 患者原因 □ 并发症原因　□ 病情原因 □ 辅诊科室原因□ 管理原因	
护士签名	白班	小夜班	大夜班	白班	小夜班	大夜班	白班	小夜班	大夜班
医师签名									

时间		住院第 10 天 （手术第 6 天,出院日）
主要诊疗工作	制度落实	□ 上级医师查房,进行手术及切口评估 □ 出院前 1 天通知患者出院 □ 完成出院记录、出院证明书,填写首页 □ 向患者交代出院后的注意事项
	病情评估	□ 上级医师查房与术后病情评估
	病历书写	□ 经治医师每日 2 次巡视患者 □ 完成出院记录、出院证明书,填写首页 □ 每天归档并评估各项检查结果,满页病历及时打印
	知情同意	□ 向患者交代出院后的注意事项
	手术治疗	
	其他	□ 经治医师检查整理病历资料
重点医嘱	长期医嘱　护理医嘱	
	长期医嘱　处置医嘱	
	长期医嘱　膳食医嘱	
	长期医嘱　药物医嘱	□ 既往基础用药
	临时医嘱　检查检验	
	临时医嘱　药物医嘱	□ 出院带药
	临时医嘱　手术医嘱	
	临时医嘱　处置医嘱	□ 出院 □ 门诊随诊

（续　表）

主要护理工作	健康宣教	□ 术后心理疏导 □ 指导术后注意事项
	护理处置	□ 指导患者办理出院手续
	护理评估	
	专科护理	
	饮食指导	
	活动体位	
	洗浴要求	

病情变异记录	□ 无　　　　　　　□ 有,原因： □ 医疗原因　　　　□ 患者原因 □ 并发症原因　　　□ 病情原因 □ 辅诊科室原因　　□ 管理原因		
护士签名	白班	小夜班	大夜班
医师签名			

第十六节　食管上段恶性肿瘤行食管肿瘤切除并食管重建术临床路径

一、食管上段恶性肿瘤行食管肿瘤切除并食管重建术临床路径标准住院流程

（一）适用对象

第一诊断为食管上段恶性肿瘤（ICD-10：C15，301）行食管肿瘤切除并食管重建术（ICD-9-CM-3：42.3-42.5）。

（二）诊断依据

根据《实用耳鼻咽喉头颈外科学》（黄选兆，汪吉宝，孔维佳主编，人民卫生出版社），《临床诊疗指南·耳鼻咽喉科学分册》（中华医学会编著，人民卫生出版社），《临床技术操作规范·耳鼻喉科分册》（中华医学会编著，2013 年，人民军医出版社）。

1. 症状：进食哽噎感、食管内异物感，吞咽试管内刺痛或隐痛，胸骨后闷胀、隐痛烧灼感。

2. 体征：消瘦、进食呛咳。

3. 辅助检查：食管钡/碘油餐造影，喉镜、CT 和（或）MRI 或食管超声提示病变。

4. 病理学明确诊断。

（三）治疗方案的选择及依据

根据《实用耳鼻咽喉头颈外科学》（黄选兆，汪吉宝，孔维佳主编，人民卫生出版社），《临床诊疗指南·耳鼻咽喉科学分册》（中华医学会编著，人民卫生出版社），《临床技术操作规范·耳

鼻喉科分册》(中华医学会编著,2013 年,人民军医出版社)。

手术:

1. 食管切除并食管重建术:肿瘤侵犯范围较小,病变局限,或某些情况下被迫姑息手术。

2. 酌情行缺损修复。

3. 酌情行颈淋巴结清扫术。

放射疗法:

1. 与手术疗法综合应用:术前照射能使癌肿及转移淋巴结缩小,癌肿周围小血管和淋巴管鼻塞,以提高切除率,减少术中播散机会。

2. 单纯放射疗法:用于禁忌手术而癌肿局限,无季度吞咽困难及一般情况尚好患者。

3. 化学疗法:使晚期患者症状缓解。

(四)标准住院日

食管切除并食管重建术 18～21 天。

(五)进入路径标准

1. 第一诊断必须符合食管上端恶性肿瘤(ICD-10:C15,301)行食管肿瘤切除并食管重建术(ICD-9-CM-3:42.3-42.5)。

2. 专科指征:合并颈部巨大淋巴结转移、喉返神经及气管受累、颈部大血管受侵的患者不适宜入径。

3. 手术禁忌证:同时伴有高血压、糖尿病、心律失常等慢性病,内科评估为手术禁忌证不适宜入径。

(六)治疗准备(评估)

1. 诊疗评估(住院第 1—2 天)

(1)完成必需的检查检验项目:血常规、尿常规、肝肾功能、电解质、血糖、凝血功能、感染性疾病筛查(乙肝、丙肝、梅毒、艾滋病等)、胸部 X 线片、心电图、颈部超声,下咽-食管造影,病理学检查等。

(2)根据患者病情可选择:食管 CT 或 MRI,食管超声,食管镜,肺功能,输血准备等。

(3)疾病发展预计的并发症评估。

(4)营养评估:根据《解放军总医院新入院患者营养风险筛查表(NRS-2002)》为新入院患者进行营养评估,评分≥3 分者给予处置,必要时申请营养科医师会诊。

(5)心理评估:根据新入院患者情况申请心理科医师会诊。

(6)疼痛评估:根据《VAS 评分》实施疼痛评估,评分＞7 分者给予处置,必要时请疼痛科医师会诊。

(7)康复评估:根据《入院患者康复筛查和评估表》在患者入院后 24 小时内进行康复筛查和评估。任何一项结果为"是",则申请康复科医师会诊。

2. 术前准备(住院第 2—3 天)

(1)术前评估:术前 24 小时内完成病情评估、必要的检查,做出术前小结、术前讨论。

(2)术前谈话:术者应在术前 1 天与患者及其亲属谈话,告知手术方案、相关风险、用血计划、术后转归、置入材料、手术费用及患者和其亲属权益,并履行书面知情同意手续。告知高值耗材的使用及费用。

(3)通知手术室:准备手术间、手术药品、手术物品及特殊耗材。

(4)护士做心理护理,交代注意事项:防压疮、防跌倒、指导患者戒烟等,并进行术前宣教。

(5)手术部位标识:术者、第一助手或经治医师在术前1天应对手术部位做体表标识,急诊手术由接诊医师或会诊外科医师标记,标记过程应由责任护士、患者及其亲属共同参与,并记入手术安排表。

(6)术前1天麻醉医师访视:制订麻醉计划、完成评估、确定麻醉方式,并记入《麻醉术前访视记录》,告知患者及其家属麻醉适应证、麻醉目的、风险、可能出现的情况及其处理原则、替代方案等,签署《麻醉知情同意书》并归入病历。

(七)药品选择及使用时机

抗菌药物:按照《抗菌药物临床应用指导原则(2015年版)》(国卫办医发〔2015〕43号)合理选用抗菌药物。使用时机:手术前30分钟至术后10天。

(八)手术日为入院后第4天

1. 手术安全核对:患者入手术间后由手术医师、麻醉医师、巡回护士和患者本人共同核对患者身份、手术部位与标识、手术方式。手术医师、麻醉医师、巡回护士三方按《手术安全核对表》逐项核对,共同签名。

2. 麻醉方式:全身麻醉。

3. 术中用药:麻醉常规用药、止血药、抗菌药。

4. 输血:视术中情况而定。

5. 标本送快速病理(冷冻病理)检查。

6. 指导术后生活注意事项。

7. 经治医师或手术医师应即刻完成术后首次病程记录,观察术后患者病情变化。

(九)术后住院治疗为14~17天

1. 抗菌药物:按照《抗菌药物临床应用指导原则》(卫医发〔2015〕)合理选用抗菌药物。

2. 漱口。

3. 鼻饲/胃造瘘。

4. 切口换药。

(十)出院标准

1. 一般情况良好。

2. 没有需要住院处理的并发症。

3. 无与该病相关的其他并发症或合并症。

(十一)变异及原因分析

1. 医疗原因导致的变异　如改变诊疗方案、转科治疗、操作失误、误诊等。

2. 患者原因导致的变异　如不同意治疗方案、个人原因要求出(转)院、院外服用手术禁忌药、月经期、对诊疗计划不满要求出路径、相关检查检验院外(门诊)已做等。

3. 并发症原因导致的变异　如感染、瘘、出血、血肿、愈合不良等。

4. 病情原因导致的变异　如基础疾病复杂、病情恶化、病情平稳好转、抢救、会诊等。

5. 辅诊科室原因导致的变异　如检查、检验、手术、病理等检查(不及时、结果错报、操作部位/方式错误、标本不合格)、报告(不及时、结果错报、标本不合格)等原因延长住院天数、增加费用等。

6. 管理原因导致的变异　如系统暂不支持、系统瘫痪、需要修订流程、需要修订制度等。

二、食管上段恶性肿瘤行食管肿瘤切除并食管重建术临床路径表单

适用对象	第一诊断为食管上段恶性肿瘤(ICD-10:C15.301)行食管肿瘤切除并食管重建术(ICD-9-CM-3:42.3-42.5)		
患者基本信息	姓名:_____ 性别:____ 年龄:____ 门诊号:_____ 住院号:_____ 过敏史:_____ 住院日期:____年__月__日 出院日期:____年__月__日		标准住院日:18~21天

	时间	住院第1天	住院第2天	住院第3天 (手术准备日)
主要诊疗工作	制度落实	□ 经治医师或值班医师在患者入院2小时内到床旁接诊,询问病史及体格检查 □ 8小时完成首次病程记录 □ 24小时内完成入院记录 □ 主管医师或二线值班医师在患者入院后24小时内完成检诊	□ 48小时内完成家属入院记录签名 □ 经治医师每日2次巡视患者 □ 主管医师每日查房1次 □ 主诊医师在患者入院48小时内完成检诊 □ 上级医师查房与术前评估 □ 初步确定手术方式与日期	□ 完成术前小结和术前讨论术前准备 □ 完成必要的相关科室会诊 □ 签署手术知情同意书、自费用品协议书、麻醉同意书、特殊检查(特殊治疗)同意书、输血治疗知情同意书、手术室护士访视、麻醉术前访视记录 □ 每天归档并评估各项检查结果,满页病历及时打印
	病情评估	□ 经治医师询问病史与体格检查	□ 上级医师查房与术前评估	□ 上级医师查房与术前评估
	病历书写	□ 入院8小时内完成首次病程记录 □ 入院24小时内完成入院记录	□ 完成主管医师查房记录 □ 完成主诊医师查房记录	□ 完成日常病程记录、主管医师查房记录或主诊医师查房记录 □ 完成术前小结和术前讨论术前准备 □ 完成必要的相关科室会诊
	知情同意	□ 患者或其家属在入院记录单上签名		□ 签署手术知情同意书、自费用品协议书、麻醉同意书、特殊检查(特殊治疗)同意书、输血治疗知情同意书、手术室护士访视、麻醉术前访视记录
	手术治疗			□ 预约手术
	其他	□ 经治医师检查整理病历资料	□ 及时通知上级医师检诊	□ 经治医师检查整理病历资料

（续　表）

重点医嘱	长期医嘱	护理医嘱	□ 按耳鼻咽喉科护理常规 □ 二级护理	□ 按耳鼻咽喉科护理常规 □ 二级护理	□ 按耳鼻咽喉科护理常规 □ 二级护理
		处置医嘱	□ 静脉抽血		
		膳食医嘱	□ 普食/鼻饲/胃造瘘	□ 普食/鼻饲/胃造瘘	□ 普食/鼻饲/胃造瘘
		药物医嘱	□ 既往基础用药	□ 既往基础用药	□ 既往基础用药
	临时医嘱	检查检验	□ 血常规 □ 尿常规 □ 粪常规 □ 血型 □ 凝血四项 □ 普通生化 □ 血清术前八项 □ 胸部正位 X 线片 □ 心电图检查（多导） □ 颈部超声	□ 下咽-食管造影 □ 病理学检查 □ 食管 CT 或 MRI □ 食管镜 □ 肺功能,输血准备（必要时）	
		药物医嘱	□ 其他特殊药物	□ 其他特殊药物	□ 其他特殊药物
		手术医嘱			□ 术前医嘱 □ 拟明日全身麻醉下行食管肿瘤切除并食管重建术
		处置医嘱			□ 术前禁食、禁水 □ 留置鼻饲管 □ 手术区域皮肤准备 □ 抗菌药物皮试,术前 30 分抗菌药物静脉滴注
主要护理工作		健康宣教	□ 入院宣教（住院环境、规章制度） □ 进行护理安全指导 □ 进行等级护理、活动范围指导 □ 进行饮食指导 □ 进行关于疾病知识的宣教 □ 检查、检验项目的目的和意义	□ 指导并协助患者到相关科室进行检查 □ 告知特殊检查的注意事项 □ 给予心理疏导	□ 手术前心理疏导及手术相关知识的指导 □ 告知患者注意事项

(续 表)

主要护理工作	护理处置	☐ 患者身份核对 ☐ 佩戴腕带 ☐ 建立入院病历,通知医师 ☐ 入院介绍:介绍责任护士,病区环境、设施、规章制度、基础护理服务项目 ☐ 询问病史,填写护理记录单首页 ☐ 观察病情 ☐ 测量基本生命体征 ☐ 抽血、留取标本 ☐ 心理护理与生活护理 ☐ 根据评估结果采取相应的护理措施 ☐ 通知检查项目及注意事项	☐ 晨起空腹留取检验 ☐ 实施相应级别护理	☐ 手术前心理护理
	护理评估	☐ 一般评估:生命体征、神志、皮肤、药物过敏史等 ☐ 心理评估 ☐ 营养评估 ☐ 疼痛评估 ☐ 康复评估	☐ 术前护理评估	☐ 术前护理评估
	专科护理			
	饮食指导	☐ 根据医嘱通知配餐员准备膳食 ☐ 协助进餐	☐ 协助进餐	☐ 协助进餐
	活动体位	☐ 根据护理等级指导患者活动	☐ 根据护理等级指导患者活动	☐ 根据护理等级指导患者活动
	洗浴要求	☐ 协助患者洗澡、更换病号服	☐ 协助患者晨、晚间护理	☐ 协助患者晨、晚间护理
病情变异记录		☐ 无　　　　☐ 有,原因: ☐ 医疗原因　☐ 患者原因 ☐ 并发症原因☐ 病情原因 ☐ 辅诊科室原因☐ 管理原因	☐ 无　　　　☐ 有,原因: ☐ 医疗原因　☐ 患者原因 ☐ 并发症原因☐ 病情原因 ☐ 辅诊科室原因☐ 管理原因	☐ 无　　　　☐ 有,原因: ☐ 医疗原因　☐ 患者原因 ☐ 并发症原因☐ 病情原因 ☐ 辅诊科室原因☐ 管理原因

护士签名	白班	小夜班	大夜班	白班	小夜班	大夜班	白班	小夜班	大夜班

医师签名			

（续　表）

时间		住院第 4 天（手术日）	住院第 5 天（手术第 1 天）	住院第 6 天（术后第 2 天）
主要诊疗工作	制度落实	□ 手术 □ 术者完成手术记录 □ 完成术后病程记录和上级医师查房记录 □ 确定有无手术并发症 □ 向患者及其家属交代术中情况及术后注意事项	□ 注意病情变化 □ 注意观察体温、血压等生命体征 □ 注意观察引流液的量、颜色、性状 □ 经治医师每日 2 次巡视患者 □ 主管医师查房 □ 主诊医师查房指导医疗 □ 完成病历书写	□ 注意病情变化 □ 注意观察体温、血压等生命体征 □ 注意观察引流液的量、颜色、性状 □ 经治医师每日 2 次巡视患者 □ 主管医师查房 □ 主诊医师查房指导医疗 □ 完成病历书写
	病情评估	□ 上级医师查房与术前评估	□ 上级医师查房与术后病情评估	□ 上级医师查房与术后病情评估
	病历书写	□ 手术安全核查记录、手术清点记录、麻醉术后访视记录 □ 术者完成手术记录 □ 完成术后病程记录和上级医师查房记录 □ 每天归档并评估各项检查结果，满页病历及时打印	□ 经治医师每日 2 次巡视患者 □ 主管医师每日查房 1 次 □ 主诊医师查房，指导医疗工作 □ 每天归档并评估各项检查结果，满页病历及时打印	□ 经治医师每日 2 次巡视患者 □ 主管医师每日查房 1 次 □ 主诊医师查房，指导医疗工作 □ 每天归档并评估各项检查结果，满页病历及时打印
	知情同意	□ 向患者及其家属交代病情及术后注意事项		
	手术治疗	□ 手术		
	其他	□ 经治医师检查整理病历资料	□ 经治医师检查整理病历资料	□ 经治医师检查整理病历资料
重点医嘱	长期医嘱 护理医嘱	□ 全身麻醉术后常规护理 □ 食管肿瘤切除并食管重建术后常规护理 □ 一级护理	□ 一级护理	□ 一级护理
	长期医嘱 处置医嘱	□ 胃肠减压	□ 雾化吸入	□ 雾化吸入
	长期医嘱 膳食医嘱	□ 禁食、禁水	□ 鼻饲/胃造瘘	□ 鼻饲/胃造瘘
	长期医嘱 药物医嘱	□ 既往基础用药 □ 抗菌药物	□ 既往基础用药 □ 抗菌药物	□ 既往基础用药 □ 抗菌药物

(续 表)

重点医嘱	临时医嘱	检查检验	□ 标本送病理检查	□ 复查血常规,电解质	
		药物医嘱	□ 其他特殊医嘱	□ 其他特殊医嘱	□ 其他特殊医嘱
		手术医嘱	□ 手术		
		处置医嘱	□ 其他特殊医嘱 □ 酌情心电监护 □ 酌情吸氧	□ 酌情心电监护 □ 酌情吸氧 □ 其他特殊医嘱	□ 停心电监护 □ 停吸氧
主要护理工作		健康宣教	□ 术前宣教 □ 术后心理疏导 □ 指导术后注意事项	□ 术后心理疏导 □ 指导术后注意事项	□ 术后心理疏导 □ 指导术后注意事项
		护理处置	□ 晨起完成术前常规准备 □ 全身麻醉复苏物品准备 □ 与医师进行术后患者的交接 □ 执行一级护理及麻醉术后护理常规,禁食、禁水 □ 观察患者病情变化,预防并发症的发生 □ 书写重症护理记录 □ 负压引流管的观察与护理	□ 执行级别护理 □ 半卧位 □ 观察患者病情变化,预防并发症的发生 □ 书写护理记录 □ 术后心理护理和生活护理 □ 指导术后患者功能锻炼	□ 执行级别护理 □ 饮食指导 □ 观察患者病情变化,预防并发症的发生 □ 书写护理记录 □ 鼓励患者早期下床活动 □ 用药及相关治疗的指导 □ 指导术后患者功能锻炼
		护理评估	□ 术后护理评估 □ 评估切口疼痛情况 □ 观察切口敷料有无渗出并报告医师 □ 风险评估:评估有无跌倒、坠床、压疮、导管滑脱、液体外渗的风险	□ 术后护理评估 □ 评估切口疼痛情况 □ 观察切口敷料有无渗出并报告医师 □ 风险评估:评估有无跌倒、坠床、压疮、导管滑脱、液体外渗的风险	□ 术后护理评估 □ 评估切口疼痛情况 □ 观察切口敷料有无渗出并报告医师 □ 风险评估:评估有无跌倒、坠床、压疮、导管滑脱、液体外渗的风险
		专科护理	□ 负压引流管的观察与护理	□ 负压引流管的观察与护理 □ 术后心理与生活护理	□ 负压引流管的观察与护理 □ 术后心理与生活护理
		饮食指导	□ 协助进餐	□ 协助进餐	□ 协助进餐
		活动体位	□ 根据护理等级指导患者活动	□ 根据护理等级指导患者活动	□ 根据护理等级指导患者活动
		洗浴要求	□ 协助患者洗澡、更换病号服	□ 协助患者晨、晚间护理	□ 协助患者晨、晚间护理

（续　表）

病情变异记录	□ 无　　　　□ 有,原因: □ 医疗原因　□ 患者原因 □ 并发症原因　□ 病情原因 □ 辅诊科室原因　□ 管理原因		□ 无　　　　□ 有,原因: □ 医疗原因　□ 患者原因 □ 并发症原因　□ 病情原因 □ 辅诊科室原因　□ 管理原因		□ 无　　　　□ 有,原因: □ 医疗原因　□ 患者原因 □ 并发症原因　□ 病情原因 □ 辅诊科室原因　□ 管理原因	
护士签名	白班　小夜班　大夜班		白班　小夜班　大夜班		白班　小夜班　大夜班	
医师签名						

	时间	住院第 7 天 （术后第 3 天）	住院第 8 天 （术后第 4 天）	住院第 9 天 （术后第 5 天）
主要诊疗工作	制度落实	□ 注意病情变化 □ 注意观察体温、血压等生命体征 □ 注意观察引流液的量、颜色、性状,明确是否拔除引流管 □ 经治医师每日 2 次巡视患者 □ 主管医师查房 □ 主诊医师查房指导医疗,防止术后并发症出现 □ 完成病历书写	□ 注意病情变化 □ 注意观察体温、血压等生命体征 □ 经治医师每日 2 次巡视患者 □ 主管医师查房 □ 主诊医师查房指导医疗 □ 完成病历书写	□ 注意病情变化 □ 注意观察体温、血压等生命体征 □ 经治医师每日 2 次巡视患者 □ 主管医师查房 □ 主诊医师查房指导医疗 □ 完成病历书写
	病情评估	□ 上级医师查房与术后评估	□ 上级医师查房与术后评估	□ 上级医师查房与术后评估
	病历书写	□ 经治医师每日 2 次巡视患者 □ 主管医师每日查房 1 次 □ 主诊医师查房,指导医疗工作 □ 每天归档并评估各项检查结果,满页病历及时打印	□ 经治医师每日 2 次巡视患者 □ 主管医师每日查房 1 次 □ 主诊医师查房,指导医疗工作 □ 每天归档并评估各项检查结果,满页病历及时打印	□ 经治医师每日 2 次巡视患者 □ 主管医师每日查房 1 次 □ 主诊医师查房,指导医疗工作 □ 每天归档并评估各项检查结果,满页病历及时打印
	知情同意			
	手术治疗			
	其他	□ 经治医师检查整理病历资料	□ 经治医师检查整理病历资料	□ 经治医师检查整理病历资料

重点医嘱	**长期医嘱**	护理医嘱	☐ 一级护理	☐ 二级护理	☐ 二级护理
		处置医嘱	☐ 雾化吸入	☐ 雾化吸入	☐ 雾化吸入
		膳食医嘱	☐ 鼻饲/胃造瘘	☐ 鼻饲/胃造瘘	☐ 鼻饲/胃造瘘
		药物医嘱	☐ 既往基础用药 ☐ 抗菌药物	☐ 既往基础用药 ☐ 抗菌药物	☐ 既往基础用药 ☐ 抗菌药物
	临时医嘱	检查检验		☐ 复查血常规、电解质	
		药物医嘱	☐ 其他特殊药物 ☐ 停用止血药	☐ 调整液体出入量,适当减少静脉输液 ☐ 其他特殊药物	☐ 其他特殊药物
		手术医嘱			
		处置医嘱	☐ 局部换药		☐ 局部换药
主要护理工作		健康宣教	☐ 术后心理疏导 ☐ 指导术后注意事项	☐ 术后心理疏导 ☐ 指导术后注意事项	☐ 术后心理疏导 ☐ 指导术后注意事项
		护理处置	☐ 执行级别护理 ☐ 饮食指导 ☐ 观察患者病情变化,预防并发症的发生 ☐ 书写护理记录 ☐ 鼓励患者早期下床活动 ☐ 负压引流管的观察与护理 ☐ 用药及相关治疗的指导 ☐ 指导术后患者功能锻炼	☐ 执行级别护理 ☐ 观察患者病情变化,预防并发症的发生 ☐ 书写护理记录 ☐ 负压引流管的观察与护理 ☐ 术后心理护理和生活护理 ☐ 指导术后患者功能锻炼	☐ 执行级别护理 ☐ 观察患者病情变化,预防并发症的发生 ☐ 书写护理记录 ☐ 用药及相关治疗的指导 ☐ 指导术后患者功能锻炼
		护理评估	☐ 术后护理评估	☐ 术后护理评估	☐ 术后护理评估
		专科护理	☐ 观察患者病情变化 ☐ 负压引流管的观察与护理 ☐ 用药及相关治疗的指导 ☐ 指导术后患者功能锻炼 ☐ 术后心理与生活护理	☐ 观察患者病情变化 ☐ 负压引流管的观察与护理 ☐ 用药及相关治疗的指导 ☐ 指导术后患者功能锻炼 ☐ 术后心理与生活护理	☐ 观察患者病情变化 ☐ 用药及相关治疗的指导 ☐ 指导术后患者功能锻炼 ☐ 术后心理与生活护理
		饮食指导	☐ 协助进餐	☐ 协助进餐	☐ 协助进餐
		活动体位	☐ 根据护理等级指导患者活动	☐ 根据护理等级指导患者活动	☐ 根据护理等级指导患者活动
		洗浴要求	☐ 协助患者洗澡、更换病号服	☐ 协助患者晨、晚间护理	☐ 协助患者晨、晚间护理

（续 表）

病情变异记录	□ 无　　　　　　□ 有,原因： □ 医疗原因　　　□ 患者原因 □ 并发症原因　　□ 病情原因 □ 辅诊科室原因　□ 管理原因		□ 无　　　　　　□ 有,原因： □ 医疗原因　　　□ 患者原因 □ 并发症原因　　□ 病情原因 □ 辅诊科室原因　□ 管理原因		□ 无　　　　　　□ 有,原因： □ 医疗原因　　　□ 患者原因 □ 并发症原因　　□ 病情原因 □ 辅诊科室原因　□ 管理原因	
护士签名	白班	小夜班	大夜班	白班	小夜班	大夜班
医师签名						

	时间	住院第 10 天 （术后第 6 天）	住院第 11 天 （术后第 7 天）	住院第 12 天 （术后第 8 天）
主要诊疗工作	制度落实	□ 注意病情变化 □ 注意观察体温、血压等生命体征 □ 经治医师每日 2 次巡视患者 □ 主管医师查房 □ 主诊医师查房指导医疗 □ 完成病历书写	□ 注意病情变化 □ 注意观察体温、血压等生命体征 □ 经治医师每日 2 次巡视患者 □ 主管医师查房 □ 主诊医师查房指导医疗 □ 完成病历书写	□ 注意病情变化 □ 注意观察体温、血压等生命体征 □ 经治医师每日 2 次巡视患者 □ 主管医师查房 □ 主诊医师查房指导医疗 □ 完成病历书写
	病情评估	□ 上级医师查房与术后评估	□ 上级医师查房与术后评估	□ 上级医师查房与术后评估
	病历书写	□ 经治医师每日 2 次巡视患者 □ 主管医师每日查房 1 次 □ 主诊医师查房,指导医疗工作 □ 每天归档并评估各项检查结果,满页病历及时打印	□ 经治医师每日 2 次巡视患者 □ 主管医师每日查房 1 次 □ 主诊医师查房,指导医疗工作 □ 每天归档并评估各项检查结果,满页病历及时打印	□ 经治医师每日 2 次巡视患者 □ 主管医师每日查房 1 次 □ 主诊医师查房,指导医疗工作 □ 每天归档并评估各项检查结果,满页病历及时打印
	知情同意			
	手术治疗			
	其他	□ 经治医师检查整理病历资料	□ 经治医师检查整理病历资料	□ 经治医师检查整理病历资料
重点医嘱	长期医嘱　护理医嘱	□ 二级护理	□ 二级护理	□ 二级护理
	处置医嘱	□ 雾化吸入	□ 雾化吸入	□ 雾化吸入
	膳食医嘱	□ 鼻饲/胃造瘘	□ 鼻饲/胃造瘘	□ 鼻饲/胃造瘘
	药物医嘱	□ 既往基础用药 □ 抗菌药物	□ 既往基础用药 □ 抗菌药物	□ 既往基础用药 □ 抗菌药物

重点医嘱	临时医嘱	检查检验	□ 复查血常规、电解质		
		药物医嘱	□ 其他特殊药物 □ 调整液体出入量,适当减少静脉输液	□ 其他特殊药物	□ 其他特殊药物
		手术医嘱			
		处置医嘱		□ 局部换药 □ 其他特殊医嘱	□ 局部换药,颈部间断拆线 □ 其他特殊医嘱
主要护理工作		健康宣教	□ 术后心理疏导 □ 指导术后注意事项	□ 术后心理疏导 □ 指导术后注意事项	□ 术后心理疏导 □ 指导术后注意事项
		护理处置	□ 执行级别护理 □ 书写护理记录 □ 用药及相关治疗的指导 □ 指导术后患者功能锻炼	□ 执行级别护理 □ 书写护理记录 □ 用药及相关治疗的指导 □ 指导术后患者功能锻炼	□ 执行级别护理 □ 书写护理记录 □ 用药及相关治疗的指导 □ 指导术后患者功能锻炼
		护理评估	□ 术后护理评估	□ 术后护理评估	□ 术后护理评估
		专科护理	□ 观察患者病情变化 □ 用药及相关治疗的指导 □ 指导术后患者功能锻炼 □ 术后心理与生活护理	□ 观察患者病情变化 □ 用药及相关治疗的指导 □ 指导术后患者功能锻炼 □ 术后心理与生活护理	□ 观察患者病情变化 □ 用药及相关治疗的指导 □ 指导术后患者功能锻炼 □ 术后心理与生活护理
		饮食指导	□ 协助进餐	□ 协助进餐	□ 协助进餐
		活动体位	□ 根据护理等级指导患者活动	□ 根据护理等级指导患者活动	□ 根据护理等级指导患者活动
		洗浴要求	□ 协助患者洗澡、更换病号服	□ 协助患者晨、晚间护理	□ 协助患者晨、晚间护理
病情变异记录			□ 无　　　　□ 有,原因: □ 医疗原因　□ 患者原因 □ 并发症原因　□ 病情原因 □ 辅诊科室原因　□ 管理原因	□ 无　　　　□ 有,原因: □ 医疗原因　□ 患者原因 □ 并发症原因　□ 病情原因 □ 辅诊科室原因　□ 管理原因	□ 无　　　　□ 有,原因: □ 医疗原因　□ 患者原因 □ 并发症原因　□ 病情原因 □ 辅诊科室原因　□ 管理原因
护士签名			白班　小夜班　大夜班	白班　小夜班　大夜班	白班　小夜班　大夜班
医师签名					

（续　表）

时间		住院第 13 天（术后第 9 天）	住院第 14 天（术后第 10 天）	住院第 15—17 天（术后第 11—13 天）
主要诊疗工作	制度落实	□ 注意病情变化 □ 注意观察体温、血压等生命体征 □ 经治医师每日 2 次巡视患者 □ 主管医师查房 □ 主诊医师查房指导医疗 □ 完成病历书写	□ 注意病情变化 □ 注意观察体温、血压等生命体征 □ 经治医师每日 2 次巡视患者 □ 主管医师查房 □ 主诊医师查房指导医疗 □ 完成病历书写	□ 主管医师查房 □ 主诊医师查房；进行手术及切口评估 □ 完成出院记录、出院证明书，填写首页 □ 向患者交代出院后的注意事项
	病情评估	□ 上级医师查房与术后评估	□ 上级医师查房与术后评估	□ 上级医师查房与术后评估
	病历书写	□ 经治医师每日 2 次巡视患者 □ 主管医师每日查房 1 次 □ 主诊医师查房，指导医疗工作 □ 每天归档并评估各项检查结果，满页病历及时打印	□ 经治医师每日 2 次巡视患者 □ 主管医师每日查房 1 次 □ 主诊医师查房，指导医疗工作 □ 每天归档并评估各项检查结果，满页病历及时打印	□ 完成出院记录、出院证明书，填写首页 □ 归档并评估各项检查结果，满页病历及时打印
	知情同意			
	手术治疗			
	其他	□ 经治医师检查整理病历资料	□ 经治医师检查整理病历资料	□ 经治医师检查整理病历资料
重点医嘱	长期医嘱　护理医嘱	□ 二级护理	□ 二级护理	
	处置医嘱	□ 雾化吸入	□ 雾化吸入	
	膳食医嘱	□ 鼻饲/胃造瘘	□ 鼻饲/胃造瘘	
	药物医嘱	□ 既往基础用药 □ 抗菌药物	□ 既往基础用药 □ 抗菌药物	
	临时医嘱　检查检验	□ 复查血常规、电解质		
	药物医嘱	□ 其他特殊药物 □ 调整液体出入量,适当减少静脉输液	□ 其他特殊药物	□ 出院带药

重点医嘱	临时医嘱	手术医嘱			
		处置医嘱	□ 局部换药,颈部拆线	□ 局部换药,观察局部愈合情况 □ 其他特殊医嘱	□ 出院 □ 局部换药,颈部间断拆线 □ 根据食管缺损和修复方法的不同决定经口进食流质时间和拔除胃管时机 □ 门诊随诊
主要护理工作	健康宣教		□ 术后心理疏导 □ 指导术后注意事项	□ 术后心理疏导 □ 指导术后注意事项	
	护理处置		□ 执行级别护理 □ 书写护理记录 □ 用药及相关治疗的指导 □ 指导术后患者功能锻炼	□ 执行级别护理 □ 书写护理记录 □ 用药及相关治疗的指导 □ 指导术后患者功能锻炼	□ 指导患者办理出院手续
	护理评估		□ 术后护理评估	□ 术后护理评估	
	专科护理		□ 观察患者病情变化 □ 用药及相关治疗的指导 □ 指导术后患者功能锻炼 □ 术后心理与生活护理	□ 观察患者病情变化 □ 用药及相关治疗的指导 □ 指导术后患者功能锻炼 □ 术后心理与生活护理	□ 指导术后气管套管护理 □ 指导术后随访时间
	饮食指导		□ 协助进餐	□ 协助进餐	
	活动体位		□ 根据护理等级指导患者活动	□ 根据护理等级指导患者活动	
	洗浴要求		□ 协助患者洗澡、更换病号服	□ 协助患者晨、晚间护理	
病情变异记录			□ 无　　　　□ 有,原因: □ 医疗原因　　□ 患者原因 □ 并发症原因　□ 病情原因 □ 辅诊科室原因　□ 管理原因	□ 无　　　　□ 有,原因: □ 医疗原因　　□ 患者原因 □ 并发症原因　□ 病情原因 □ 辅诊科室原因　□ 管理原因	□ 无　　　　□ 有,原因: □ 医疗原因　　□ 患者原因 □ 并发症原因　□ 病情原因 □ 辅诊科室原因　□ 管理原因
护士签名		白班　小夜班　大夜班		白班　小夜班　大夜班	白班　小夜班　大夜班
医师签名					

第十七节　先天性鳃裂瘘管（囊肿）行先天性鳃裂瘘管（囊肿）切除术临床路径

一、先天性鳃裂瘘管（囊肿）行先天性鳃裂瘘管（囊肿）切除术临床路径标准住院流程

（一）适用对象

第一诊断为先天性鳃裂瘘管（囊肿）（ICD-10：Q18.002/Q18.001）行先天性鳃裂瘘管（囊肿）切除术（ICD-9-CM-3：29.5201/29.2 02）。

（二）诊断依据

根据《实用耳鼻咽喉头颈外科学》（黄选兆，汪吉宝，孔维佳主编，第 2 版，人民卫生出版社），《临床诊疗指南·耳鼻咽喉科学分册》（中华医学会编著，人民卫生出版社），《临床技术操作规范·耳鼻喉科分册》（中华医学会编著，2013 年，人民军医出版社）。

1. 症状：颈部囊性肿物，可有窦道或瘘口，可有感染史。

2. 体征：颈侧囊肿，有窦道或瘘口。

3. 辅助检查：B 超、CT 和（或）MRI 提示病变。瘘管造影。

4. 术中所见和病理学共同明确诊断。

（三）治疗方案的选择及依据

根据《临床治疗指南·耳鼻喉科分册》（中华医学会编著，人民卫生出版社），《临床技术操作规范·耳鼻喉科分册》（中华医学会编著，2013 年，人民军医出版社）。

手术：

(1)脓肿切开引流术：适用于先天性鳃裂瘘管（囊肿）感染，脓肿形成。

(2)先天性鳃裂瘘管（囊肿）切除术：适用于局部没有明显感染的先天性鳃裂瘘管（囊肿）患者。

(3)下咽缺损修复术：适用于反复手术后复发，发现下咽壁存在缺损患者。

（四）标准住院日

1. 脓肿切开引流手术 5～7 天。

2. 先天性鳃裂瘘管（囊肿）切除术 11～13 天。

3. 下咽缺损修复术 25～30 天。

（五）进入路径标准

1. 第一诊断必须符合先天性鳃裂瘘管（囊肿）（ICD-10：Q18.002/Q18.001）行先天性鳃裂瘘管（囊肿）切除术（ICD-9-CM-3：29.5201/29.2 02）。

2. 专科指征：瘘管或囊肿巨大导致呼吸困难需行气管切开的患者不适宜入径。

3. 手术禁忌证：同时伴有高血压、糖尿病、心律失常等慢性病，内科评估为手术禁忌证不适宜入径。

（六）治疗准备（评估）

1. 诊疗评估（住院第 1—2 天）

(1)完成必需的检查检验项目：血常规、尿常规、肝肾功能、电解质、血糖、凝血功能、感染性

疾病筛查（乙肝、丙肝、梅毒、艾滋病等）、颈部包块超声、X线胸片、心电图等。

（2）根据患者情况可选择的检查检验项目：瘘管或窦道 X 线造影检查、超声心动图、动态心电图、肺功能、下咽-食管造影、肺 CT、动脉血气分析等。

（3）疾病发展预计的并发症评估。

（4）营养评估：根据《解放军总医院新入院患者营养风险筛查表（NRS-2002）》为新入院患者进行营养评估，评分≥3 分者给予处置，必要时申请营养科医师会诊。

（5）心理评估：根据新入院患者情况申请心理科医师会诊。

（6）疼痛评估：根据《VAS 评分》实施疼痛评估，评分＞7 分者给予处置，必要时请疼痛科医师会诊。

（7）康复评估：根据《入院患者康复筛查和评估表》在患者入院后 24 小时内进行康复筛查和评估。任何一项结果为"是"，则申请康复科医师会诊。

2. 术前准备（住院第 2—3 天）

（1）术前评估：术前 24 小时内完成病情评估，必要的检查，做出术前小结、术前讨论。

（2）术前谈话：术者应在术前 1 天与患者及其亲属谈话，告知手术方案、相关风险、用血计划、术后转归、置入材料、手术费用及患者和亲属权益，并履行书面知情同意手续。告知高值耗材的使用及费用。

（3）通知手术室：准备手术间、手术药品、手术物品及特殊耗材。

（4）护士做心理护理，交代注意事项：防压疮、防跌倒、指导患者戒烟等，并进行术前宣教。

（5）手术部位标识：术者、第一助手或经治医师在术前 1 天应对手术部位做体表标识，急诊手术由接诊医师或会诊外科医师标记，标记过程应由责任护士、患者及其亲属共同参与，并记入手术安排表。

（6）术前 1 天麻醉医师访视：制订麻醉计划、完成评估、确定麻醉方式，并记入《麻醉术前访视记录》，告知患者及其家属麻醉适应证、麻醉目的、风险、可能出现的情况及其处理原则、替代方案等，签署《麻醉知情同意书》并归入病历。

（七）药品选择及使用时机

抗菌药物：按照《抗菌药物临床应用指导原则（2015 年版）》（国卫办医发〔2015〕43 号）合理选用抗菌药物。使用时机：手术前 30 分钟至术后 48 小时。

（八）手术日为入院后第 4 天

1. 手术安全核对：患者入手术间后由手术医师、麻醉医师、巡回护士和患者本人共同核对患者身份、手术部位与标识、手术方式。手术医师、麻醉医师、巡回护士三方按《手术安全核对表》逐项核对，共同签名。

2. 麻醉方式：脓肿切开引流可酌情采用局部麻醉、局部麻醉＋基础麻醉，其他均需要全身麻醉。

3. 术中用药：麻醉常规用药、止血药、抗菌药。

4. 输血：视术中情况而定。

5. 指导术后生活注意事项。

6. 经治医师或手术医师应即刻完成术后首次病程记录，观察术后患者病情变化。

（九）术后住院治疗为 7~9 天

1. 抗菌药物：按照《抗菌药物临床应用指导原则（2015 年版）》（国卫办医发〔2015〕43 号）合理选用抗菌药物。

2. 漱口。

3. 半流食。

4. 切口换药。

(十)出院标准

1. 一般情况良好。

2. 没有需要住院处理的并发症。

3. 无与该病相关的其他并发症或合并症。

(十一)变异及原因分析

1. 医疗原因导致的变异　如改变诊疗方案、转科治疗、操作失误、误诊等。

2. 患者原因导致的变异　如不同意治疗方案、个人原因要求出(转)院、院外服用手术禁忌药、月经期、对诊疗计划不满要求出路径、相关检查检验院外(门诊)已做等。

3. 并发症原因导致的变异　如感染、瘘、出血、血肿、愈合不良等。

4. 病情原因导致的变异　如基础疾病复杂、病情恶化、病情平稳好转、抢救、会诊等。

5. 辅诊科室原因导致的变异　如检查、检验、手术、病理等检查(不及时、结果错报、操作部位/方式错误、标本不合格)、报告(不及时、结果错报、标本不合格)等原因延长住院天数、增加费用等。

6. 管理原因导致的变异　如系统暂不支持、系统瘫痪、需要修订流程、需要修订制度等。

二、先天性鳃裂瘘管(囊肿)行先天性鳃裂瘘管(囊肿)切除术临床路径表单

适用对象	第一诊断为先天性鳃裂瘘管(囊肿)(ICD-10:Q18.002/Q18.001)行先天性鳃裂瘘管(囊肿)切除术(ICD-9-CM-3:29.5201/29.2 02)		
患者基本信息	姓名:_____　性别:____　年龄:____ 门诊号:_____　住院号:_____　过敏史:_____ 住院日期:____年__月__日　出院日期:____年__月__日		标准住院日:11～13天
时间	住院第1天	住院第2天	住院第3天 (手术准备日)
主要诊疗工作 制度落实	□ 经治医师或值班医师在患者入院2小时内到床旁接诊,询问病史及体格检查 □ 8小时完成首次病程记录 □ 24小时内完成入院记录 □ 主管医师或二线值班医师在患者入院后24小时内完成检诊	□ 48小时内完成家属入院记录签名 □ 经治医师每天2次巡视患者 □ 主管医师每天查房1次 □ 主诊医师在患者入院48小时内完成检诊 □ 上级医师查房与术前评估 □ 初步确定手术方式与日期	□ 完成术前小结和术前讨论术前准备 □ 完成必要的相关科室会诊 □ 签署手术知情同意书、自费用品协议书、麻醉同意书、特殊检查(特殊治疗)同意书、输血治疗知情同意书、手术室护士访视、麻醉术前访视记录 □ 每天归档并评估各项检查结果,满页病历及时打印

（续　表）

主要诊疗工作	病情评估	☐ 经治医师询问病史与体格检查	☐ 上级医师查房与术前评估	☐ 上级医师查房与术前评估
	病历书写	☐ 入院 8 小时内完成首次病程记录 ☐ 入院 24 小时内完成入院记录	☐ 完成主管医师查房记录 ☐ 完成主诊医师查房记录	☐ 完成日常病程记录、主管医师查房记录或主诊医师查房记录 ☐ 完成术前小结和术前讨论术前准备 ☐ 完成必要的相关科室会诊
	知情同意	☐ 患者或其家属在入院记录单上签名		☐ 签署手术知情同意书、自费用品协议书、麻醉同意书、特殊检查（特殊治疗）同意书、输血治疗知情同意书、手术室护士访视、麻醉术前访视记录
	手术治疗			☐ 预约手术
	其他	☐ 经治医师检查整理病历资料	☐ 及时通知上级医师检诊	经治医师检查整理病历资料
重点医嘱	长期医嘱 · 护理医嘱	☐ 按耳鼻咽喉科护理常规 ☐ 二级护理	☐ 按耳鼻咽喉科护理常规 ☐ 二级护理	☐ 按耳鼻咽喉科护理常规 ☐ 二级护理
	长期医嘱 · 处置医嘱	☐ 静脉抽血		
	长期医嘱 · 膳食医嘱	☐ 普食	☐ 普食	☐ 普食
	药物医嘱	☐ 既往基础用药	☐ 既往基础用药	☐ 既往基础用药
	临时医嘱 · 检查检验	☐ 血常规 ☐ 尿常规 ☐ 粪常规 ☐ 血型 ☐ 凝血四项 ☐ 普通生化 ☐ 血清术前八项 ☐ 胸部正位 X 线片 ☐ 心电图检查（多导） ☐ 颈部包块超声	☐ 瘘管或窦道 X 线造影检查（必要时） ☐ 肺功能，输血准备（必要时） ☐ 超声心动图（必要时） ☐ 动态心电图（必要时） ☐ 下咽-食管造影（必要时） ☐ 动脉血气分析（必要时） ☐ 喉镜检查	☐

（续　表）

重点医嘱	临时医嘱	药物医嘱	□ 其他特殊药物	□ 其他特殊药物	□ 其他特殊药物
		手术医嘱			□ 术前医嘱 □ 拟明日全身麻醉鳃裂囊肿（瘘管）切除术
		处置医嘱			□ 术前禁食、禁水 □ 留置鼻饲管 □ 手术区域皮肤准备 □ 抗菌药物皮试,术前30分抗菌药物静脉滴注
主要护理工作	健康宣教		□ 入院宣教（住院环境、规章制度） □ 进行护理安全指导 □ 进行等级护理、活动范围指导 □ 进行饮食指导 □ 进行关于疾病知识的宣教 □ 检查、检验项目的目的和意义	□ 指导并协助患者到相关科室进行检查 □ 告知特殊检查的注意事项 □ 给予心理疏导	□ 手术前心理疏导及手术相关知识的指导 □ 告知患者注意事项
	护理处置		□ 患者身份核对 □ 佩戴腕带 □ 建立入院病历,通知医师 □ 入院介绍:介绍责任护士,病区环境、设施、规章制度、基础护理服务项目 □ 询问病史,填写护理记录单首页 □ 观察病情 □ 测量基本生命体征 □ 抽血、留取标本 □ 心理护理与生活护理 □ 根据评估结果采取相应的护理措施 □ 通知检查项目及注意事项	□ 晨起空腹留取检验 □ 实施相应级别护理	□ 手术前心理护理
	护理评估		□ 一般评估:生命体征、神志、皮肤、药物过敏史等 □ 心理评估 □ 营养评估 □ 疼痛评估 □ 康复评估	□ 术前护理评估	□ 术前护理评估

（续　表）

主要护理工作	专科护理			
	饮食指导	□ 根据医嘱通知配餐员准备膳食 □ 协助进餐	□ 协助进餐	□ 协助进餐
	活动体位	□ 根据护理等级指导患者活动	□ 根据护理等级指导患者活动	□ 根据护理等级指导患者活动
	洗浴要求	□ 协助患者洗澡、更换病号服	□ 协助患者晨、晚间护理	□ 协助患者晨、晚间护理
病情变异记录		□ 无　　　　□ 有,原因: □ 医疗原因　□ 患者原因 □ 并发症原因　□ 病情原因 □ 辅诊科室原因　□ 管理原因	□ 无　　　　□ 有,原因: □ 医疗原因　□ 患者原因 □ 并发症原因　□ 病情原因 □ 辅诊科室原因　□ 管理原因	□ 无　　　　□ 有,原因: □ 医疗原因　□ 患者原因 □ 并发症原因　□ 病情原因 □ 辅诊科室原因　□ 管理原因

护士签名	白班	小夜班	大夜班	白班	小夜班	大夜班	白班	小夜班	大夜班

医师签名			

时间		住院第 4 天 （手术日）	住院第 5 天 （手术第 1 日）	住院第 6 天 （术后第 2 天）
主要诊疗工作	制度落实	□ 手术 □ 术者完成手术记录 □ 完成术后病程记录和上级医师查房记录 □ 确定有无手术并发症 □ 向患者及其家属交代术中情况及术后注意事项	□ 注意病情变化 □ 注意观察体温、血压等生命体征 □ 注意观察引流液的量、颜色、性状 □ 注意面瘫、声嘶等情况的发生情况 □ 经治医师每日 2 次巡视患者 □ 主管医师查房 □ 主诊医师查房指导医疗 □ 完成病历书写	□ 注意病情变化 □ 注意观察体温、血压等生命体征 □ 注意观察引流液的量、颜色、性状 □ 经治医师每日 2 次巡视患者 □ 主管医师查房 □ 主诊医师查房指导医疗 □ 完成病历书写 □ 注意面瘫、声嘶等情况的发生情况
	病情评估	□ 上级医师查房与术前评估	□ 上级医师查房与术后病情评估	□ 上级医师查房与术后病情评估
	病历书写	□ 手术安全核查记录、手术清点记录、麻醉术后访视记录 □ 术者完成手术记录 □ 完成术后病程记录和上级医师查房记录 □ 每天归档并评估各项检查结果,满页病历及时打印	□ 经治医师每日 2 次巡视患者 □ 主管医师每日查房 1 次 □ 主诊医师查房,指导医疗工作 □ 每天归档并评估各项检查结果,满页病历及时打印	□ 经治医师每日 2 次巡视患者 □ 主管医师每日查房 1 次 □ 主诊医师查房,指导医疗工作 □ 每天归档并评估各项检查结果,满页病历及时打印

（续　表）

主要诊疗工作	知情同意	☐ 向患者及其家属交代病情及术后注意事项		
	手术治疗	☐ 手术		
	其他	☐ 经治医师检查整理病历资料	☐ 经治医师检查整理病历资料	☐ 经治医师检查整理病历资料
重点医嘱	长期医嘱			
	├ 护理医嘱	☐ 全身麻醉术后常规护理 ☐ 按鳃裂囊肿（瘘管）切除术后常规护理 ☐ 一级护理	☐ 一级护理	☐ 二级护理
	├ 处置医嘱		☐ 雾化吸入	☐ 雾化吸入
	├ 膳食医嘱	☐ 禁食、禁水	☐ 半流饮食	☐ 半流饮食
	└ 药物医嘱	☐ 既往基础用药 ☐ 抗菌药物	☐ 既往基础用药 ☐ 抗菌药物	☐ 既往基础用药
	短期医嘱			
	├ 检查检验	☐ 标本送病理检查	☐ 复查血常规、电解质	
	├ 药物医嘱	☐ 其他特殊医嘱	☐ 其他特殊医嘱	☐ 其他特殊医嘱
	├ 手术医嘱	☐ 手术		
	└ 处置医嘱	☐ 其他特殊医嘱 ☐ 酌情心电监护 ☐ 酌情吸氧	☐ 酌情心电监护 ☐ 酌情吸氧 ☐ 其他特殊医嘱	☐ 停心电监护 ☐ 停吸氧
主要护理工作	健康宣教	☐ 术前宣教 ☐ 术后心理疏导 ☐ 指导术后注意事项	☐ 术后心理疏导 ☐ 指导术后注意事项	☐ 术后心理疏导 ☐ 指导术后注意事项
	护理处置	☐ 晨起完成术前常规准备 ☐ 全身麻醉复苏物品准备 ☐ 与医师进行术后患者的交接 ☐ 执行一级护理及麻醉术后护理常规,禁食、禁水 ☐ 观察患者病情变化,预防并发症的发生 ☐ 书写重症护理记录 ☐ 负压引流管的观察与护理	☐ 执行级别护理 ☐ 半卧位 ☐ 观察患者病情变化,预防并发症的发生 ☐ 书写护理记录 ☐ 术后心理护理和生活护理 ☐ 指导术后患者功能锻炼	☐ 执行级别护理 ☐ 饮食指导 ☐ 观察患者病情变化,预防并发症的发生 ☐ 书写护理记录 ☐ 鼓励患者早期下床活动 ☐ 用药及相关治疗的指导 ☐ 指导术后患者功能锻炼

（续　表）

主要护理工作	护理评估	☐ 术后护理评估 ☐ 评估切口疼痛情况 ☐ 观察切口敷料有无渗出并报告医生 ☐ 风险评估：评估有无跌倒、坠床、压疮、导管滑脱、液体外渗的风险	☐ 术后护理评估 ☐ 评估切口疼痛情况 ☐ 观察切口敷料有无渗出并报告医生 ☐ 风险评估：评估有无跌倒、坠床、压疮、导管滑脱、液体外渗的风险	☐ 术后护理评估 ☐ 评估切口疼痛情况 ☐ 观察切口敷料有无渗出并报告医生 ☐ 风险评估：评估有无跌倒、坠床、压疮、导管滑脱、液体外渗的风险
	专科护理	☐ 负压引流管的观察与护理	☐ 负压引流管的观察与护理 ☐ 术后心理与生活护理	☐ 负压引流管的观察与护理 ☐ 术后心理与生活护理
	饮食指导	☐ 协助进餐	☐ 协助进餐	☐ 协助进餐
	活动体位	☐ 根据护理等级指导患者活动	☐ 根据护理等级指导患者活动	☐ 根据护理等级指导患者活动
	洗浴要求	☐ 协助患者洗澡、更换病号服	☐ 协助患者晨、晚间护理	☐ 协助患者晨、晚间护理
病情变异记录		☐ 无　　　☐ 有,原因: ☐ 医疗原因　☐ 患者原因 ☐ 并发症原因☐ 病情原因 ☐ 辅诊科室原因☐ 管理原因	☐ 无　　　☐ 有,原因: ☐ 医疗原因　☐ 患者原因 ☐ 并发症原因☐ 病情原因 ☐ 辅诊科室原因☐ 管理原因	☐ 无　　　☐ 有,原因: ☐ 医疗原因　☐ 患者原因 ☐ 并发症原因☐ 病情原因 ☐ 辅诊科室原因☐ 管理原因

护士签名	白班	小夜班	大夜班	白班	小夜班	大夜班	白班	小夜班	大夜班

医师签名			

时间	住院第 7 天 （术后第 3 天）	住院第 8 天 （术后第 4 天）	住院第 9 天 （术后第 5 天）
主要诊疗工作 制度落实	☐ 注意病情变化 ☐ 注意观察体温、血压等生命体征 ☐ 注意观察引流液的量、颜色、性状,明确是否拔除引流管 ☐ 注意面瘫、声嘶等情况的发生 ☐ 经治医师每日 2 次巡视患者 ☐ 主管医师查房 ☐ 主诊医师查房指导医疗,防止术后并发症出现 ☐ 完成病历书写	☐ 注意病情变化 ☐ 注意观察体温、血压等生命体征 ☐ 经治医师每日 2 次巡视患者 ☐ 注意面瘫、声嘶等情况的发生 ☐ 主管医师查房 ☐ 主诊医师查房指导医疗 ☐ 完成病历书写	☐ 注意病情变化 ☐ 注意观察体温、血压等生命体征 ☐ 经治医师每日 2 次巡视患者 ☐ 注意面瘫、声嘶等情况的发生情况 ☐ 主管医师查房 ☐ 主诊医师查房指导医疗 ☐ 完成病历书写

主要诊疗工作	病情评估	□ 上级医师查房与术后评估	□ 上级医师查房与术后评估	□ 上级医师查房与术后评估
	病历书写	□ 经治医师每日2次巡视患者 □ 主管医师每日查房1次 □ 主诊医师查房，指导医疗工作 □ 每天归档并评估各项检查结果，满页病历及时打印	□ 经治医师每日2次巡视患者 □ 主管医师每日查房1次 □ 主诊医师查房，指导医疗工作 □ 每天归档并评估各项检查结果，满页病历及时打印	□ 经治医师每日2次巡视患者 □ 主管医师每日查房1次 □ 主诊医师查房，指导医疗工作 □ 每天归档并评估各项检查结果，满页病历及时打印
	知情同意			
	手术治疗			
	其他	□ 经治医师检查整理病历资料	□ 经治医师检查整理病历资料	□ 经治医师检查整理病历资料
重点医嘱	长期医嘱 护理医嘱	□ 二级护理	□ 二级护理或三级护理	□ 二级护理或三级护理
	处置医嘱	□ 雾化吸入	□ 雾化吸入	□ 雾化吸入
	膳食医嘱	□ 半流饮食	□ 半流饮食	□ 半流饮食
	药物医嘱	□ 既往基础用药	□ 既往基础用药	□ 既往基础用药
	临时医嘱 检查检验		□ 复查血常规、电解质	
	药物医嘱	□ 其他特殊药物	□ 调整液体出入量，适当减少静脉输液 □ 其他特殊药物	□ 其他特殊药物
	手术医嘱			
	处置医嘱	□ 局部换药		□ 局部换药
主要护理工作	健康宣教	□ 术后心理疏导 □ 指导术后注意事项	□ 术后心理疏导 □ 指导术后注意事项	□ 术后心理疏导 □ 指导术后注意事项
	护理处置	□ 执行级别护理 □ 饮食指导 □ 观察患者病情变化，预防并发症的发生 □ 书写护理记录 □ 鼓励患者早期下床活动 □ 负压引流管的观察与护理 □ 用药及相关治疗的指导 □ 指导术后患者功能锻炼	□ 执行级别护理 □ 观察患者病情变化，预防并发症的发生 □ 书写护理记录 □ 负压引流管的观察与护理 □ 术后心理护理和生活护理 □ 指导术后患者功能锻炼	□ 执行级别护理 □ 观察患者病情变化，预防并发症的发生 □ 书写护理记录 □ 用药及相关治疗的指导 □ 指导术后患者功能锻炼

（续　表）

主要护理工作	护理评估	□ 术后护理评估	□ 术后护理评估	□ 术后护理评估
	专科护理	□ 观察患者病情变化 □ 负压引流管的观察与护理 □ 用药及相关治疗的指导 □ 指导术后患者功能锻炼 □ 术后心理与生活护理	□ 观察患者病情变化 □ 负压引流管的观察与护理 □ 用药及相关治疗的指导 □ 指导术后患者功能锻炼 □ 术后心理与生活护理	□ 观察患者病情变化 □ 用药及相关治疗的指导 □ 指导术后患者功能锻炼 □ 术后心理与生活护理
	饮食指导	□ 协助进餐	□ 协助进餐	□ 协助进餐
	活动体位	□ 根据护理等级指导患者活动	□ 根据护理等级指导患者活动	□ 根据护理等级指导患者活动
	洗浴要求	□ 协助患者洗澡、更换病号服	□ 协助患者晨、晚间护理	□ 协助患者晨、晚间护理
病情变异记录		□ 无　　　□ 有,原因: □ 医疗原因　□ 患者原因 □ 并发症原因　□ 病情原因 □ 辅诊科室原因　□ 管理原因	□ 无　　　□ 有,原因: □ 医疗原因　□ 患者原因 □ 并发症原因　□ 病情原因 □ 辅诊科室原因　□ 管理原因	□ 无　　　□ 有,原因: □ 医疗原因　□ 患者原因 □ 并发症原因　□ 病情原因 □ 辅诊科室原因　□ 管理原因
护士签名		白班　小夜班　大夜班	白班　小夜班　大夜班	白班　小夜班　大夜班
医师签名				
时间		住院第10天 （术后第6天）	住院第11天 （术后第7天）	住院第12天 （术后第8天）
主要诊疗工作	制度落实	□ 注意病情变化 □ 注意观察体温、血压等生命体征 □ 注意面瘫、声嘶等情况的发生情况 □ 经治医师每日2次巡视患者 □ 主管医师查房 □ 主诊医师查房指导医疗 □ 完成病历书写	□ 注意病情变化 □ 注意观察体温、血压等生命体征 □ 注意面瘫、声嘶等情况的发生情况 □ 经治医师每日2次巡视患者 □ 主管医师查房 □ 主诊医师查房指导医疗 □ 完成病历书写	□ 注意病情变化 □ 注意观察体温、血压等生命体征 □ 注意面瘫、声嘶等情况的发生情况 □ 经治医师每日2次巡视患者 □ 主管医师查房 □ 主诊医师查房指导医疗 □ 完成病历书写 □ 通知患者明日出院
	病情评估	□ 上级医师查房与术后评估	□ 上级医师查房与术后评估	□ 上级医师查房与术后评估

（续　表）

主要诊疗工作	病历书写	☐ 经治医师每日 2 次巡视患者 ☐ 主管医师每日查房 1 次 ☐ 主诊医师查房,指导医疗工作 ☐ 每天归档并评估各项检查结果,满页病历及时打印	☐ 经治医师每日 2 次巡视患者 ☐ 主管医师每日查房 1 次 ☐ 主诊医师查房,指导医疗工作 ☐ 每天归档并评估各项检查结果,满页病历及时打印	☐ 经治医师每日 2 次巡视患者 ☐ 主管医师每日查房 1 次 ☐ 主诊医师查房,指导医疗工作 ☐ 每天归档并评估各项检查结果,满页病历及时打印
	知情同意			
	手术治疗			
	其他	☐ 经治医师检查整理病历资料	☐ 经治医师检查整理病历资料	☐ 经治医师检查整理病历资料
重点医嘱	长期医嘱 护理医嘱	☐ 二级护理或三级护理	☐ 二级护理或三级护理	☐ 二级护理或三级护理
	长期医嘱 处置医嘱	☐ 雾化吸入	☐ 雾化吸入	☐ 雾化吸入
	长期医嘱 膳食医嘱	☐ 半流饮食	☐ 半流饮食	☐ 半流饮食
	长期医嘱 药物医嘱	☐ 既往基础用药	☐ 既往基础用药	☐ 既往基础用药
	临时医嘱 检查检验	☐ 复查血常规、电解质		
	临时医嘱 药物医嘱	☐ 其他特殊药物 ☐ 调整液体出入量,适当减少静脉输液	☐ 其他特殊药物	☐ 其他特殊药物
	临时医嘱 手术医嘱			
	临时医嘱 处置医嘱		☐ 局部换药,切口局部间断拆线 ☐ 其他特殊医嘱	☐ 局部换药,颈部完全拆线 ☐ 其他特殊医嘱
主要护理工作	健康宣教	☐ 术后心理疏导 ☐ 指导术后注意事项	☐ 术后心理疏导 ☐ 指导术后注意事项	☐ 术后心理疏导 ☐ 指导术后注意事项
	护理处置	☐ 执行级别护理 ☐ 书写护理记录 ☐ 用药及相关治疗的指导 ☐ 指导术后患者功能锻炼	☐ 执行级别护理 ☐ 书写护理记录 ☐ 用药及相关治疗的指导 ☐ 指导术后患者功能锻炼	☐ 执行级别护理 ☐ 书写护理记录 ☐ 用药及相关治疗的指导 ☐ 指导术后患者功能锻炼
	护理评估	☐ 术后护理评估	☐ 术后护理评估	☐ 术后护理评估

（续　表）

主要护理工作	专科护理	□ 观察患者病情变化 □ 用药及相关治疗的指导 □ 指导术后患者功能锻炼 □ 术后心理与生活护理		□ 观察患者病情变化 □ 用药及相关治疗的指导 □ 指导术后患者功能锻炼 □ 术后心理与生活护理		□ 观察患者病情变化 □ 用药及相关治疗的指导 □ 指导术后患者功能锻炼 □ 术后心理与生活护理	
	饮食指导	□ 协助进餐		□ 协助进餐		□ 协助进餐	
	活动体位	□ 根据护理等级指导患者活动		□ 根据护理等级指导患者活动		□ 根据护理等级指导患者活动	
	洗浴要求	□ 协助患者洗澡、更换病号服		□ 协助患者晨、晚间护理		□ 协助患者晨、晚间护理	
病情变异记录		□ 无　　□ 有,原因: □ 医疗原因　□ 患者原因 □ 并发症原因　□ 病情原因 □ 辅诊科室原因　□ 管理原因		□ 无　　□ 有,原因: □ 医疗原因　□ 患者原因 □ 并发症原因　□ 病情原因 □ 辅诊科室原因　□ 管理原因		□ 无　　□ 有,原因: □ 医疗原因　□ 患者原因 □ 并发症原因　□ 病情原因 □ 辅诊科室原因　□ 管理原因	
护士签名		白班	小夜班	大夜班	白班	小夜班	大夜班	白班	小夜班	大夜班
医师签名										

时间			住院 13 天(术后第 9 天,出院日)
主要诊疗工作	制度落实		□ 主管医师查房 □ 主诊医师查房;进行手术及切口评估 □ 完成出院记录、出院证明书,填写首页 □ 向患者交代出院后的注意事项
	病情评估		□ 上级医师查房与术后评估
	病历书写		□ 完成出院记录、出院证明书,填写首页 □ 归档并评估各项检查结果,满页病历及时打印
	知情同意		
	手术治疗		
	其他		□ 经治医师检查整理病历资料
重点医嘱	长期医嘱	护理医嘱	
		处置医嘱	
		膳食医嘱	
		药物医嘱	
	临时医嘱	检查检验	
		药物医嘱	□ 出院带药
		手术医嘱	
		处置医嘱	□ 出院 □ 门诊随诊

（续　表）

主要护理工作	健康宣教	
	护理处置	□ 指导患者办理出院手续
	护理评估	
	专科护理	
	饮食指导	
	活动体位	
	洗浴要求	

病情变异记录	□ 无　　　　　　　□ 有,原因: □ 医疗原因　　　　□ 患者原因 □ 并发症原因　　　□ 病情原因 □ 辅诊科室原因　　□ 管理原因		

护士签名	白班	小夜班	大夜班

医师签名	

第十八节　甲状腺癌行腺叶及峡部切除或全甲状腺切除术临床路径

一、甲状腺癌行腺叶及峡部切除或全甲状腺切除术临床路径标准住院流程

(一)适用对象

第一诊断为甲状腺癌(ICD-10:C73 01)行腺叶及峡部切除或全甲状腺切除术,同期颈淋巴结清除术(ICD-9-CM-3:06.2-06.5/40.2901)。

(二)诊断依据

根据《UICC 甲状腺癌诊疗规范 2008 年版》,《AJCC 甲状腺癌诊疗规范 2008 年版》,《NC-CN 甲状腺癌临床实践指南》(中国版)。

1. 症状及体征　声音嘶哑,体格检查有甲状腺结节,有或无颈部肿大淋巴结。

2. 影像学　主要依靠彩超诊断,其他如 CT、MRI 及 SPECT 等可提供参考。

3. 病理　组织病理诊断或术中冷冻活检诊断,有条件者提倡针吸细胞学检查(滤泡癌除外)。

(三)治疗方案的选择及依据

根据《UICC 甲状腺癌诊疗规范 2008 年版》,《AJCC 甲状腺癌诊疗规范 2008 年版》,《NC-CN 甲状腺癌临床实践指南》(中国版)。

甲状腺癌可以分为乳头状癌(PTC)、滤泡癌(FTC)、髓样癌(MTC)和未分化癌(ATC),根

据不同类型实施治疗方案。

1. 原发灶处理

(1)一侧腺叶及峡部切除,以及同侧Ⅵ区探查,清扫转移淋巴结。

(2)全甲状腺切除及双侧Ⅵ区清扫(双侧有癌灶,或高危病例)。

2. 颈部淋巴结处理:颈淋巴结证实有转移者行同侧或双侧颈淋巴结清扫(Ⅱ~Ⅵ区),N₀者可以观察。

3. 姑息性手术和(或)气管造瘘术:适用于肿瘤晚期无法彻底切除者。

4. 其他术式:如具备手术条件,对累及周围组织、器官的患者,行扩大切除及修复术。

5. 其他治疗

(1)^{131}I治疗:适用于全甲状腺或近全甲状腺切除后的 PTC 及 FTC,大多用于已有肺转移及骨转移者。

(2)TSH 抑制治疗:TSH 应控制在 0.11 U/L 以下。

(3)骨转移者可用:双磷酸盐。

(四)标准住院日为 12~15 天

(五)进入路径标准

1. 第一诊断必须符合甲状腺癌(ICD-10:C73 01)拟行腺叶及峡部切除或全甲状腺切除术,同期颈淋巴结清除术(ICD-9-CM-3:06.2-06.5/40.2901)。

2. 专科指征:甲状腺癌肿物巨大致呼吸困难需行气管切开或甲状腺癌侵犯食管、喉部或表面皮肤的患者不适宜入径。

3. 手术禁忌证:同时伴有高血压、糖尿病、心律失常等慢性病,内科评估为手术禁忌证不适宜入径。

(六)治疗准备(评估)

1. 诊疗评估(住院第 1-2 天)

(1)完成必需的检查检验项目:血常规、尿常规、肝肾功能、电解质、血糖、凝血功能、感染性疾病筛查(乙肝、丙肝、梅毒、艾滋病等)、胸部 X 线片、心电图、纤维鼻咽喉镜检查、甲状腺超声、颈部超声、针吸病理或会诊病理等。

(2)根据患者病情可选择:甲状腺和颈部 CT 或 MRI,胸部 CT,PET-CT,上消化道造影,肺功能,超声心动图、输血准备等。

(3)疾病发展预计的并发症评估。

(4)营养评估:根据《解放军总医院新入院患者营养风险筛查表(NRS-2002)》为新入院患者进行营养评估,评分≥3 分者给予处置,必要时申请营养科医师会诊。

(5)心理评估:根据新入院患者情况申请心理科医师会诊。

(6)疼痛评估:根据《VAS 评分》实施疼痛评估,评分>7 分者给予处置,必要时请疼痛科医师会诊。

(7)康复评估:根据《入院患者康复筛查和评估表》在患者入院后 24 小时内进行康复筛查和评估。任何一项结果为“是”,则申请康复科医师会诊。

2. 术前准备(住院第 2-3 天)

(1)术前评估:术前 24 小时内完成病情评估、必要的检查,做出术前小结、术前讨论。

(2)术前谈话:术者应在术前 1 天与患者及其亲属谈话,告知手术方案、相关风险、用血计

划、术后转归、置入材料、手术费用及患者和亲属权益,并履行书面知情同意手续。告知高值耗材的使用及费用。

(3)通知手术室:准备手术间、手术药品、手术物品及特殊耗材。

(4)护士做心理护理,交代注意事项:防压疮、防跌倒、指导患者戒烟等,并进行术前宣教。

(5)手术部位标识:术者、第一助手或经治医师在术前1天应对手术部位做体表标识,急诊手术由接诊医师或会诊外科医师标记,标记过程应由责任护士、患者及其亲属共同参与,并记入手术安排表。

(6)术前1天麻醉医师访视:制订麻醉计划、完成评估、确定麻醉方式,并记入《麻醉术前访视记录》,告知患者及其家属麻醉适应证、麻醉目的、风险、可能出现的情况及其处理原则、替代方案等,签署《麻醉知情同意书》并归入病历。

(七)药品选择及使用时机

按照《抗菌药物临床应用指导原则(2015年版)》(国卫办医发〔2015〕43号)执行,术前30分至术后48小时预防应用抗生素。

(八)手术日为入院后第4天

1. 手术安全核对:患者入手术间后由手术医师、麻醉医师、巡回护士和患者本人共同核对患者身份、手术部位与标识、手术方式。手术医师、麻醉医师、巡回护士三方按《手术安全核对表》逐项核对,共同签名。

2. 麻醉方式:全身麻醉。

3. 术中用药:麻醉常规用药。

4. 手术内置物:切口引流。

5. 输血:视术中情况而定。

6. 病理:病理学检查与诊断包括:①切片诊断(分类、分型、分期);②免疫组化(必要时);③分子生物学指标(必要时)。

7. 指导术后生活注意事项。

8. 经治医师或手术医师应即刻完成术后首次病程记录,观察术后患者病情变化。

(九)术后住院治疗为8~11天

1. 必须复查的检查项目:血常规、甲状腺功能。

2. 根据需要可复查颈部彩超及CT、X线胸片。

3. 术后用药:按照《抗菌药物临床应用指导原则(2015年版)》(国卫办医发〔2015〕43号)执行,并结合患者的病情决定抗菌药物的选择与使用时间。

(十)出院标准

1. 切口愈合好。

2. 没有需要住院处理的并发症。

3. 无与该病相关的其他并发症或合并症。

(十一)变异及原因分析

1. **医疗原因导致的变异**　如改变诊疗方案、转科治疗、操作失误、误诊等。

2. **患者原因导致的变异**　如不同意治疗方案、个人原因要求出(转)院、院外服用手术禁忌药、月经期、对诊疗计划不满要求出路径、相关检查检验院外(门诊)已做等。

3. **并发症原因导致的变异**　如感染、瘘、出血、血肿、愈合不良等。

4. 病情原因导致的变异 如基础疾病复杂、病情恶化、病情平稳好转、抢救、会诊等。

5. 辅诊科室原因导致的变异 如检查、检验、手术、病理等检查(不及时、结果错报、操作部位/方式错误、标本不合格)、报告(不及时、结果错报、标本不合格)等原因延长住院天数、增加费用等。

6. 管理原因导致的变异 如系统暂不支持、系统瘫痪、需要修订流程、需要修订制度等。

二、甲状腺癌行腺叶及峡部切除或全甲状腺切除术临床路径表单

适用对象	第一诊断为甲状腺癌(ICD-10:C73 01)拟行部分腺体及峡叶切除或全甲状腺切除术,同期淋巴结清除术(ICD-9-CM-3:06.2-06.5/40.2901)		
患者基本信息	姓名:_____ 性别:____ 年龄:____ 门诊号:_____ 住院号:_____ 过敏史:_____ 住院日期:____年__月__日 出院日期:____年__月__日		标准住院日:12~15 天
时间	住院第 1 天	住院第 2 天	住院第 3 天 (手术准备日)
主要诊疗工作 / 制度落实	□ 经治医师或值班医师在患者入院 2 小时内到床旁接诊,询问病史及体格检查 □ 8 小时完成首次病程记录 □ 24 小时内完成入院记录 □ 主管医师或二线值班医师在患者入院后 24 小时内完成检诊	□ 48 小时内完成家属入院记录签名 □ 经治医师每日 2 次巡视患者 □ 主管医师每日查房 1 次 □ 主诊医师在患者入院 48 小时内完成检诊 □ 上级医师查房与术前评估 □ 初步确定手术方式与日期	□ 完成术前小结和术前讨论术前准备 □ 完成必要的相关科室会诊 □ 签署手术知情同意书、自费用品协议书、麻醉同意书、特殊检查(特殊治疗)同意书、输血治疗知情同意书、手术室护士访视、麻醉术前访视记录 □ 每天归档并评估各项检查结果,满页病历及时打印
主要诊疗工作 / 病情评估	□ 经治医师询问病史与体格检查	□ 上级医师查房与术前评估	□ 上级医师查房与术前评估
主要诊疗工作 / 病历书写	□ 入院 8 小时内完成首次病程记录 □ 入院 24 小时内完成入院记录	□ 完成主管医师查房记录 □ 完成主诊医师查房记录	□ 完成日常病程记录、主管医师查房记录或主诊医师查房记录 □ 完成术前小结和术前讨论术前准备 □ 完成必要的相关科室会诊

（续　表）

主要诊疗工作	知情同意	□ 患者或其家属在入院记录单上签名		□ 签署手术知情同意书、自费用品协议书、麻醉同意书、特殊检查（特殊治疗）同意书、输血治疗知情同意书、手术室护士访视、麻醉术前访视记录
	手术治疗			□ 预约手术
	其他	□ 经治医师检查整理病历资料	□ 及时通知上级医师检诊	□ 经治医师检查整理病历资料
重点医嘱	长期医嘱 护理医嘱	□ 按耳鼻咽喉科护理常规 □ 二级护理	□ 按耳鼻咽喉科护理常规 □ 二级护理	□ 按耳鼻咽喉科护理常规 □ 二级护理
	处置医嘱	□ 静脉抽血		
	膳食医嘱	□ 普食	□ 普食	□ 普食
	药物医嘱	□ 既往基础用药	□ 既往基础用药	□ 既往基础用药
	临时医嘱 检查检验	□ 血常规 □ 尿常规 □ 粪常规 □ 血型 □ 凝血四项 □ 普通生化 □ 血清术前八项 □ 甲状腺功能 □ 胸部正位 X 线片 □ 心电图检查（多导）	□ 甲状腺、颈部彩超 □ 纤维鼻咽喉镜检查 □ 针吸病理或会诊病理 □ 甲状腺和颈部 CT 或 MRI □ 胸部 CT（必要时） □ 上消化道钡剂（必要时） □ 肺功能（必要时） □ 超声心动图等（必要时） □ PET-CT 检查（必要时） □ 其他特殊医嘱	
	药物医嘱	□ 其他特殊药物	□ 其他特殊药物	□ 其他特殊药物
	手术医嘱			□ 术前医嘱 □ 拟明日在全身麻醉下行甲状腺叶加峡部切除或全甲状腺切除,淋巴结清除术
	处置医嘱			□ 明晨禁食、禁水 □ 明晨留置尿管 □ 手术区域皮肤准备 □ 抗菌药物皮试,术前30分抗菌药物静脉滴注 □ 备血（必要时）

主要护理工作	健康宣教	□ 入院宣教（住院环境、规章制度） □ 进行护理安全指导 □ 进行等级护理、活动范围指导 □ 进行饮食指导 □ 进行关于疾病知识的宣教 □ 检查、检验项目的目的和意义	□ 指导并协助患者到相关科室进行检查 □ 告知特殊检查的注意事项 □ 给予心理疏导	□ 手术前心理疏导及手术相关知识的指导 □ 告知患者注意事项
	护理处置	□ 患者身份核对 □ 佩戴腕带 □ 建立入院病历，通知医师 □ 入院介绍：介绍责任护士、病区环境、设施、规章制度、基础护理服务项目 □ 询问病史，填写护理记录单首页 □ 观察病情 □ 测量基本生命体征 □ 抽血、留取标本 □ 心理护理与生活护理 □ 根据评估结果采取相应的护理措施 □ 通知检查项目及注意事项	□ 晨起空腹留取检验 □ 实施相应级别护理	□ 手术前心理护理
	护理评估	□ 一般评估：生命体征、神志、皮肤、药物过敏史等 □ 心理评估 □ 营养评估 □ 疼痛评估 □ 康复评估	□ 术前护理评估	□ 术前护理评估
	专科护理			□ 指导患者掌握有效咳痰的方法
	饮食指导	□ 根据医嘱通知配餐员准备膳食 □ 协助进餐	□ 协助进餐	□ 协助进餐
	活动体位	□ 根据护理等级指导患者活动	□ 根据护理等级指导患者活动	□ 根据护理等级指导患者活动
	洗浴要求	□ 协助患者洗澡、更换病号服	□ 协助患者晨、晚间护理	□ 协助患者晨、晚间护理

(续 表)

病情变异记录	□ 无　　　　　□ 有,原因: □ 医疗原因　　□ 患者原因 □ 并发症原因　□ 病情原因 □ 辅诊科室原因　□ 管理原因		□ 无　　　　　□ 有,原因: □ 医疗原因　　□ 患者原因 □ 并发症原因　□ 病情原因 □ 辅诊科室原因　□ 管理原因		□ 无　　　　　□ 有,原因: □ 医疗原因　　□ 患者原因 □ 并发症原因　□ 病情原因 □ 辅诊科室原因　□ 管理原因	
护士签名	白班　小夜班　大夜班		白班　小夜班　大夜班		白班　小夜班　大夜班	
医师签名						

		时间	住院第 4 天 (手术日)	住院第 5 天 (手术第 1 天)	住院第 6 天 (术后第 2 天)
主要诊疗工作		制度落实	□ 手术 □ 术者完成手术记录 □ 完成术后病程记录和上级医师查房记录 □ 确定有无手术并发症 □ 向患者及其家属交代术中情况及术后注意事项	□ 注意病情变化 □ 注意观察体温、血压等生命体征 □ 注意观察引流液的量、颜色、性状 □ 经治医师每日 2 次巡视患者 □ 主管医师查房 □ 主诊医师查房指导医疗 □ 完成病历书写	□ 注意病情变化 □ 注意观察体温、血压等生命体征 □ 注意观察引流液的量、颜色、性状 □ 经治医师每日 2 次巡视患者 □ 主管医师查房 □ 主诊医师查房指导医疗 □ 完成病历书写
		病情评估	□ 上级医师查房与术前评估	□ 上级医师查房与术后病情评估	□ 上级医师查房与术后病情评估
		病历书写	□ 手术安全核查记录、手术清点记录、麻醉术后访视记录 □ 术者完成手术记录 □ 完成术后病程记录和上级医师查房记录 □ 每天归档并评估各项检查结果,满页病历及时打印	□ 经治医师每日 2 次巡视患者 □ 主管医师每日查房 1 次 □ 主诊医师查房,指导医疗工作 □ 每天归档并评估各项检查结果,满页病历及时打印	□ 经治医师每日 2 次巡视患者 □ 主管医师每日查房 1 次 □ 主诊医师查房,指导医疗工作 □ 每天归档并评估各项检查结果,满页病历及时打印
		知情同意	□ 向患者及其家属交代病情及术后注意事项		
		手术治疗	□ 手术		
		其他	□ 经治医师检查整理病历资料	□ 经治医师检查整理病历资料	□ 经治医师检查整理病历资料

（续　表）

重点医嘱	长期医嘱	护理医嘱	□ 全身麻醉术后常规护理 □ 一级护理	□ 外科全身麻醉术后护理常规 □ 一级护理	□ 外科全身麻醉术后护理常规 □ 一级护理
		处置医嘱	□ 颈部持续负压引流 □ 尿管接袋记量 □ 记出入量	□ 颈部持续负压引流	□ 颈部持续负压引流
		膳食医嘱	□ 禁食、禁水	□ 半流质饮食	□ 半流质饮食
		药物医嘱	□ 既往基础用药	□ 既往基础用药	□ 既往基础用药
	临时医嘱	检查检验	□ 标本送病理检查	□ 根据情况决定是否需要复查血常规、肝肾功能、电解质、血糖、甲状腺功能、血钙、血磷、甲状旁腺素	□ 根据情况决定是否需要复查血常规、肝肾功能、电解质、血糖、甲状腺功能、血钙、血磷、甲状旁腺素
		药物医嘱	□ 抗菌药物（手术时间超过2小时者，术中追加使用1次） □ 补液 □ 其他特殊药物，如镇痛药（必要时）	□ 抗菌药物 □ 镇痛药（必要时） □ 补液 □ 补钙（必要时）	□ 抗菌药物 □ 镇痛药（必要时） □ 补液 □ 补钙（必要时）
		手术医嘱	□ 手术		
		处置医嘱	□ 术前禁食、禁水 □ 术前准备 □ 颈部备皮 □ 其他特殊医嘱	□ 酌情心电监护 □ 酌情吸氧 □ 拔尿管、停记出入量	□ 酌情心电监护
主要护理工作		健康宣教	□ 术前宣教 □ 术后心理疏导 □ 指导术后注意事项	□ 术后心理疏导 □ 指导术后注意事项	□ 术后心理疏导 □ 指导术后注意事项
		护理处置	□ 晨起完成术前常规准备 □ 全身麻醉复苏物品准备 □ 与医师进行术后患者的交接 □ 执行一级护理及麻醉术后护理常规，禁食、禁水 □ 观察患者病情变化，预防并发症的发生 □ 书写重症护理记录 □ 负压引流管的观察与护理	□ 执行级别护理 □ 半卧位 □ 观察患者病情变化，预防并发症的发生 □ 书写护理记录 □ 负压引流管的观察与护理 □ 术后心理护理和生活护理 □ 指导术后患者功能锻炼	□ 执行级别护理 □ 饮食指导 □ 观察患者病情变化，预防并发症的发生 □ 书写护理记录 □ 鼓励患者早期下床活动 □ 负压引流管的观察与护理 □ 用药及相关治疗的指导 □ 指导术后患者功能锻炼

主要护理工作	护理评估	□ 术后护理评估 □ 评估切口疼痛情况 □ 观察切口敷料有无渗出并报告医师 □ 风险评估:评估有无跌倒、坠床、压疮、导管滑脱、液体外渗的风险	□ 术后护理评估 □ 评估切口疼痛情况 □ 观察切口敷料有无渗出并报告医师 □ 风险评估:评估有无跌倒、坠床、压疮、导管滑脱、液体外渗的风险	□ 术后护理评估 □ 评估切口疼痛情况 □ 观察切口敷料有无渗出并报告医师 □ 风险评估:评估有无跌倒、坠床、压疮、导管滑脱、液体外渗的风险
	专科护理	□ 负压引流管的观察与护理	□ 负压引流管的观察与护理 □ 术后心理与生活护理	□ 负压引流管的观察与护理 □ 术后心理与生活护理
	饮食指导	□ 协助进餐	□ 协助进餐	□ 协助进餐
	活动体位	□ 根据护理等级指导患者活动	□ 根据护理等级指导患者活动	□ 根据护理等级指导患者活动
	洗浴要求	□ 协助患者洗澡、更换病号服	□ 协助患者晨、晚间护理	□ 协助患者晨、晚间护理
病情变异记录		□ 无 　　　　□ 有,原因: □ 医疗原因 　□ 患者原因 □ 并发症原因 □ 病情原因 □ 辅诊科室原因 □ 管理原因	□ 无 　　　　□ 有,原因: □ 医疗原因 　□ 患者原因 □ 并发症原因 □ 病情原因 □ 辅诊科室原因 □ 管理原因	□ 无 　　　　□ 有,原因: □ 医疗原因 　□ 患者原因 □ 并发症原因 □ 病情原因 □ 辅诊科室原因 □ 管理原因
护士签名		白班　小夜班　大夜班	白班　小夜班　大夜班	白班　小夜班　大夜班
医师签名				
时间		住院第 7 天 （术后第 3 天）	住院第 8 天 （术后第 4 天）	住院第 9 天 （术后第 5 天）
主要诊疗工作	制度落实	□ 注意病情变化 □ 注意观察体温、血压等生命体征 □ 注意观察引流液的量、颜色、性状 □ 经治医师每日 2 次巡视患者 □ 主管医师查房 □ 主诊医师查房指导医疗 □ 完成病历书写	□ 注意病情变化 □ 注意观察体温、血压等生命体征 □ 注意观察引流液的量、颜色、性状 □ 经治医师每日 2 次巡视患者 □ 主管医师查房 □ 主诊医师查房指导医疗 □ 完成病历书写	□ 注意病情变化 □ 注意观察体温、血压等生命体征 □ 注意观察引流液的量、颜色、性状,根据情况拔除引流管 □ 经治医师每日 2 次巡视患者 □ 主管医师查房 □ 主诊医师查房指导医疗 □ 完成病历书写
	病情评估	□ 上级医师查房与术后评估	□ 上级医师查房与术后评估	□ 上级医师查房与术后评估

主要诊疗工作	病历书写	□ 经治医师每日 2 次巡视患者 □ 主管医师每日查房 1 次 □ 主诊医师查房,指导医疗工作 □ 每天归档并评估各项检查结果,满页病历及时打印	□ 经治医师每日 2 次巡视患者 □ 主管医师每日查房 1 次 □ 主诊医师查房,指导医疗工作 □ 每天归档并评估各项检查结果,满页病历及时打印	□ 经治医师每日 2 次巡视患者 □ 主管医师每日查房 1 次 □ 主诊医师查房,指导医疗工作 □ 每天归档并评估各项检查结果,满页病历及时打印
	知情同意			
	手术治疗			
	其他	□ 经治医师检查整理病历资料	□ 经治医师检查整理病历资料	□ 经治医师检查整理病历资料
重点医嘱	长期医嘱 护理医嘱	□ 一级护理	□ 二级护理	□ 二级护理
	长期医嘱 处置医嘱	□ 颈部引流接袋记量	□ 颈部引流接袋记量	
	长期医嘱 膳食医嘱	□ 半流质饮食	□ 半流质饮食	□ 半流质饮食
	长期医嘱 药物医嘱	□ 既往基础用药	□ 既往基础用药	□ 既往基础用药
	临时医嘱 检查检验	□ 根据情况决定是否需要复查血常规、肝肾功能、电解质、血糖、甲状腺功能、血钙、血磷、甲状旁腺素	□ 根据情况决定是否需要复查血常规、肝肾功能、电解质、血糖、甲状腺功能、血钙、血磷、甲状旁腺素	□ 根据情况决定是否需要复查血常规、肝肾功能、电解质、血糖、甲状腺功能、血钙、血磷、甲状旁腺素
	临时医嘱 药物医嘱	□ 镇痛药(必要时) □ 补液 □ 补钙(必要时) □ 其他特殊药物	□ 调整补液量 □ 补钙(必要时) □ 其他特殊药物	□ 调整补液量 □ 补钙(必要时) □ 其他特殊药物
	临时医嘱 手术医嘱			
	临时医嘱 处置医嘱	□ 心电监护(必要时)	□ 停心电监护(必要时) □ 局部换药	□ 局部换药 □ 根据引流量决定引流管的拔除

（续　表）

主要护理工作	健康宣教	□ 术后心理疏导 □ 指导术后注意事项	□ 术后心理疏导 □ 指导术后注意事项	□ 术后心理疏导 □ 指导术后注意事项
	护理处置	□ 执行级别护理 □ 饮食指导 □ 观察患者病情变化,预防并发症的发生 □ 书写护理记录 □ 鼓励患者早期下床活动 □ 负压引流管的观察与护理 □ 用药及相关治疗的指导 □ 指导术后患者功能锻炼	□ 执行级别护理 □ 观察患者病情变化,预防并发症的发生 □ 书写护理记录 □ 负压引流管的观察与护理 □ 术后心理护理和生活护理 □ 指导术后患者功能锻炼	□ 执行级别护理 □ 观察患者病情变化,预防并发症的发生 □ 书写护理记录 □ 用药及相关治疗的指导 □ 指导术后患者功能锻炼
	护理评估	□ 术后护理评估	□ 术后护理评估	□ 术后护理评估
	专科护理	□ 观察患者病情变化 □ 负压引流管的观察与护理 □ 用药及相关治疗的指导 □ 指导术后患者功能锻炼 □ 术后心理与生活护理	□ 观察患者病情变化 □ 负压引流管的观察与护理 □ 用药及相关治疗的指导 □ 指导术后患者功能锻炼 □ 术后心理与生活护理	□ 观察患者病情变化 □ 负压引流管的观察与护理 □ 用药及相关治疗的指导 □ 指导术后患者功能锻炼 □ 术后心理与生活护理
	饮食指导	□ 协助进餐	□ 协助进餐	□ 协助进餐
	活动体位	□ 根据护理等级指导患者活动	□ 根据护理等级指导患者活动	□ 根据护理等级指导患者活动
	洗浴要求	□ 协助患者洗澡、更换病号服	□ 协助患者晨、晚间护理	□ 协助患者晨、晚间护理
病情变异记录		□ 无　　　□ 有,原因: □ 医疗原因　□ 患者原因 □ 并发症原因　□ 病情原因 □ 辅诊科室原因　□ 管理原因	□ 无　　　□ 有,原因: □ 医疗原因　□ 患者原因 □ 并发症原因　□ 病情原因 □ 辅诊科室原因　□ 管理原因	□ 无　　　□ 有,原因: □ 医疗原因　□ 患者原因 □ 并发症原因　□ 病情原因 □ 辅诊科室原因　□ 管理原因
护士签名		白班　小夜班　大夜班	白班　小夜班　大夜班	白班　小夜班　大夜班
医师签名				
时间		住院第 10 天 (术后第 6 天)	住院第 11 天 (术后第 7 天)	住院第 12 天 (术后第 8 天)
主要诊疗工作	制度落实	□ 注意病情变化 □ 注意观察体温、血压等生命体征 □ 经治医师每日 2 次巡视患者 □ 主管医师查房 □ 主诊医师查房指导医疗 □ 完成病历书写	□ 注意病情变化 □ 注意观察体温、血压等生命体征 □ 经治医师每日 2 次巡视患者 □ 主管医师查房 □ 主诊医师查房指导医疗 □ 完成病历书写	□ 注意病情变化 □ 注意观察体温、血压等生命体征 □ 经治医师每日 2 次巡视患者 □ 主管医师查房 □ 主诊医师查房指导医疗 □ 完成病历书写

（续　表）

主要诊疗工作	病情评估	□ 上级医师查房与术后评估	□ 上级医师查房与术后评估	□ 上级医师查房与术后评估
	病历书写	□ 经治医师每日 2 次巡视患者 □ 主管医师每日查房 1 次 □ 主诊医师查房,指导医疗工作 □ 每天归档并评估各项检查结果,满页病历及时打印	□ 经治医师每日 2 次巡视患者 □ 主管医师每日查房 1 次 □ 主诊医师查房,指导医疗工作 □ 每天归档并评估各项检查结果,满页病历及时打印	□ 经治医师每日 2 次巡视患者 □ 主管医师每日查房 1 次 □ 主诊医师查房,指导医疗工作 □ 每天归档并评估各项检查结果,满页病历及时打印
	知情同意			
	手术治疗			
	其他	□ 经治医师检查整理病历资料	□ 经治医师检查整理病历资料	□ 经治医师检查整理病历资料
重点医嘱	长期医嘱 护理医嘱	□ 二级护理	□ 二级护理	□ 二级护理
	长期医嘱 处置医嘱			
	长期医嘱 膳食医嘱	□ 半流质饮食	□ 半流质饮食	□ 半流质饮食
	长期医嘱 药物医嘱	□ 既往基础用药	□ 既往基础用药	□ 既往基础用药
	临时医嘱 检查检验			□ 根据情况决定是否需要复查血常规、肝肾功能、电解质、血糖、甲状腺功能、血钙、血磷、甲状旁腺素
	临时医嘱 药物医嘱	□ 补钙(必要时) □ 其他特殊药物	□ 调整补液量 □ 补钙(必要时) □ 其他特殊药物	□ 调整补液量 □ 补钙(必要时) □ 其他特殊药物
	临时医嘱 手术医嘱			
	临时医嘱 处置医嘱	□ 局部换药,观察局部切口愈合情况	□ 局部换药、间断拆线	□ 局部换药,颈部拆线

主要护理工作	健康宣教	□ 术后心理疏导 □ 指导术后注意事项	□ 术后心理疏导 □ 指导术后注意事项	□ 术后心理疏导 □ 指导术后注意事项
	护理处置	□ 执行级别护理 □ 书写护理记录 □ 用药及相关治疗的指导 □ 指导术后患者功能锻炼	□ 执行级别护理 □ 书写护理记录 □ 用药及相关治疗的指导 □ 指导术后患者功能锻炼	□ 执行级别护理 □ 书写护理记录 □ 用药及相关治疗的指导 □ 指导术后患者功能锻炼
	护理评估	□ 术后护理评估	□ 术后护理评估	□ 术后护理评估
	专科护理	□ 观察患者病情变化 □ 用药及相关治疗的指导 □ 指导术后患者功能锻炼 □ 术后心理与生活护理	□ 观察患者病情变化 □ 用药及相关治疗的指导 □ 指导术后患者功能锻炼 □ 术后心理与生活护理	□ 观察患者病情变化 □ 用药及相关治疗的指导 □ 指导术后患者功能锻炼 □ 术后心理与生活护理
	饮食指导	□ 协助进餐	□ 协助进餐	□ 协助进餐
	活动体位	□ 根据护理等级指导患者活动	□ 根据护理等级指导患者活动	□ 根据护理等级指导患者活动
	洗浴要求	□ 协助患者洗澡、更换病号服	□ 协助患者晨、晚间护理	□ 协助患者晨、晚间护理
病情变异记录		□ 无　　　□ 有,原因： □ 医疗原因　□ 患者原因 □ 并发症原因　□ 病情原因 □ 辅诊科室原因　□ 管理原因	□ 无　　　□ 有,原因： □ 医疗原因　□ 患者原因 □ 并发症原因　□ 病情原因 □ 辅诊科室原因　□ 管理原因	□ 无　　　□ 有,原因： □ 医疗原因　□ 患者原因 □ 并发症原因　□ 病情原因 □ 辅诊科室原因　□ 管理原因
护士签名		白班　小夜班　大夜班	白班　小夜班　大夜班	白班　小夜班　大夜班
医师签名				
时间		住院第 13 天 （术后第 9 天）	住院第 14 天 （术后第 10 天）	住院第 15 天 （术后第 11 天,出院日）
主要诊疗工作	制度落实	□ 注意病情变化 □ 注意观察体温、血压等生命体征 □ 经治医师每日 2 次巡视患者 □ 主管医师查房 □ 主诊医师查房指导医疗 □ 完成病历书写	□ 注意病情变化 □ 注意观察体温、血压等生命体征 □ 经治医师每日 2 次巡视患者 □ 主管医师查房 □ 主诊医师查房指导医疗 □ 完成病历书写 □ 通知患者明日出院	□ 主管医师查房 □ 主诊医师查房;进行手术及切口评估 □ 完成出院记录、出院证明书,填写首页 □ 向患者交代出院后的注意事项
	病情评估	□ 上级医师查房与术后评估	□ 上级医师查房与术后评估	□ 上级医师查房与病情、切口评估

（续　表）

主要诊疗工作	病历书写	□ 经治医师每日 2 次巡视患者 □ 主管医师每日查房 1 次 □ 主诊医师查房,指导医疗工作 □ 每天归档并评估各项检查结果,满页病历及时打印	□ 经治医师每日 2 次巡视患者 □ 主管医师每日查房 1 次 □ 主诊医师查房,指导医疗工作 □ 每天归档并评估各项检查结果,满页病历及时打印	□ 经治医师每日 2 次巡视患者 □ 主管医师每日查房 1 次 □ 主诊医师查房,指导医疗工作 □ 每天归档并评估各项检查结果,满页病历及时打印 □ 完成出院记录、出院证明书,填写首页 □ 向患者交代出院后的注意事项
	知情同意			□ 告知患者及其家属出院后注意事项（指导出院后锻炼,复诊的时间、地点,发生紧急情况时的处理等）
	手术治疗			
	其他	□ 经治医师检查整理病历资料	□ 经治医师检查整理病历资料	□ 酌情肿瘤综合治疗 □ 门诊随诊
重点医嘱	长期医嘱 · 护理医嘱	□ 二级护理	□ 二级护理	
	长期医嘱 · 处置医嘱			
	长期医嘱 · 膳食医嘱	□ 半流质饮食	□ 半流质饮食	
	长期医嘱 · 药物医嘱	□ 既往基础用药	□ 既往基础用药	
	临时医嘱 · 检查检验		□ 根据情况决定是否需要复查血常规、肝肾功能、电解质、血糖、甲状腺功能、血钙、血磷、甲状旁腺素	
	临时医嘱 · 药物医嘱	□ 雾化吸入 □ 调整液体出入量,适当减少静脉输液 □ 其他特殊药物	□ 雾化吸入 □ 其他特殊药物	□ 出院带药
	临时医嘱 · 手术医嘱			
	临时医嘱 · 处置医嘱	□ 局部换药,观察局部切口愈合情况	□ 局部换药	□ 出院

（续　表）

主要护理工作	健康宣教	□ 术后心理疏导 □ 指导术后注意事项	□ 术后心理疏导 □ 指导术后注意事项	□ 术后心理疏导 □ 指导术后注意事项
	护理处置	□ 执行级别护理 □ 书写护理记录 □ 用药及相关治疗的指导 □ 指导术后患者功能锻炼	□ 执行级别护理 □ 书写护理记录 □ 用药及相关治疗的指导 □ 指导术后患者功能锻炼	□ 指导患者办理出院手续 □ 书写护理记录 □ 用药及相关治疗的指导 □ 指导术后患者功能锻炼
	护理评估	□ 术后护理评估	□ 术后护理评估	
	专科护理	□ 观察患者病情变化 □ 用药及相关治疗的指导 □ 指导术后患者功能锻炼 □ 术后心理与生活护理	□ 观察患者病情变化 □ 用药及相关治疗的指导 □ 指导术后患者功能锻炼 □ 术后心理与生活护理	
	饮食指导	□ 协助进餐	□ 协助进餐	
	活动体位	□ 根据护理等级指导患者活动	□ 根据护理等级指导患者活动	
	洗浴要求	□ 协助患者洗澡、更换病号服	□ 协助患者晨、晚间护理	
病情变异记录		□ 无　　　□ 有,原因: □ 医疗原因　□ 患者原因 □ 并发症原因　□ 病情原因 □ 辅诊科室原因　□ 管理原因	□ 无　　　□ 有,原因: □ 医疗原因　□ 患者原因 □ 并发症原因　□ 病情原因 □ 辅诊科室原因　□ 管理原因	□ 无　　　□ 有,原因: □ 医疗原因　□ 患者原因 □ 并发症原因　□ 病情原因 □ 辅诊科室原因　□ 管理原因
护士签名		白班　小夜班　大夜班	白班　小夜班　大夜班	白班　小夜班　大夜班
医师签名				

第十九节　结节性甲状腺肿行甲状腺部分或腺叶切除术临床路径

一、结节性甲状腺肿行甲状腺部分或腺叶切除术临床路径标准住院流程

(一)适用对象

适用对象:第一诊断为结节性甲状腺肿（ICD-10:E04.903)行甲状腺部分或腺叶切除术(ICD-9-CM-3:06.2-06.5)。

(二)诊断依据

根据《临床诊疗指南-外科学分册》(中华医学会编著,人民卫生出版社)。

(三)治疗方案的选择及依据

根据《临床技术操作规范-普通外科分册》(中华医学会编著,人民军医出版社)。

1. 肿物的分布和数量。

2. 肿物的性质。

3. 患者的全身情况。

4. 征得患者及其家属同意。

(四)标准住院日为 5~7 天

(五)进入路径标准

1. 第一诊断必须符合结节性甲状腺肿(ICD-10:E04.903)行甲状腺部分或腺叶切除术(ICD-9-CM-3:06.2-06.5)。

2. 年龄 ≤ 60 岁。

3. 无明显合并症:高血压、心脏病、糖尿病、肝肾疾病等。

4. 临床无甲状腺癌证据。

5. 无明显气管压迫症状。

6. 排除甲状腺功能亢进。

7. 排除胸骨后甲状腺肿。

8. 需要进行手术治疗。

9. 甲状腺肿物范围大进入胸骨后、伴气管壁软化或引起呼吸困难需行气管切开的患者不宜进入路径。

(六)治疗准备(评估)

1. 诊疗评估(住院第 1—2 天)

(1)完成必需的检查检验项目:血常规、尿常规、肝肾功能、电解质、血糖、凝血功能、感染性疾病筛查(乙肝、丙肝、梅毒、艾滋病等)、甲功七项、胸部 X 线片、心电图、纤维鼻咽喉镜检查、甲状腺超声等。

(2)根据患者情况可选择的检查检验项目:颈部 CT、腹部超声、输血准备等。

(3)疾病发展预计的并发症评估。

(4)营养评估:根据《解放军总医院新入院患者营养风险筛查表(NRS-2002)》为新入院患者进行营养评估,评分≥3 分者给予处置,必要时申请营养科医师会诊。

(5)心理评估:根据新入院患者情况申请心理科医师会诊。

(6)疼痛评估:根据《VAS 评分》实施疼痛评估,评分>7 分者给予处置,必要时请疼痛科医师会诊。

(7)康复评估:根据《入院患者康复筛查和评估表》在患者入院后 24 小时内进行康复筛查和评估。任何一项结果为"是",则申请康复科医师会诊。

2. 术前准备(住院第 2 天)

(1)术前评估:术前 24 小时内完成病情评估、必要的检查,做出术前小结、术前讨论。

(2)术前谈话:术者应在术前 1 天与患者及其亲属谈话,告知手术方案、相关风险、用血计划、术后转归、置入材料、手术费用及患者和亲属权益,并履行书面知情同意手续。告知高值耗材的使用及费用。

(3)通知手术室:准备手术间、手术药品、手术物品及特殊耗材。

(4)护士做心理护理,交代注意事项:防压疮、防跌倒、指导患者戒烟等,并进行术前宣教。

(5)手术部位标识:术者、第一助手或经治医师在术前 1 天应对手术部位做体表标识,急诊手术由接诊医师或会诊外科医师标记,标记过程应由责任护士、患者及其亲属共同参与,并记入手术安排表。

(6)术前 1 天麻醉医师访视:制订麻醉计划、完成评估、确定麻醉方式,并记入《麻醉术前访视记录》,告知患者及其家属麻醉适应证、麻醉目的、风险、可能出现的情况及其处理原则、替代方案等,签署《麻醉知情同意书》并归入病历。

(七)药品选择及使用时机

抗菌药物:按照《抗菌药物临床应用指导原则(2015 年版)》(国卫办医发〔2015〕43 号)合理选用抗菌药物。使用时机:原则上不应用抗菌药物。

(八)手术日为入院后第 3 天

1.手术安全核对:患者入手术间后由手术医师、麻醉医师、巡回护士和患者本人共同核对患者身份、手术部位与标识、手术方式。手术医师、麻醉医师、巡回护士三方按《手术安全核对表》逐项核对,共同签名。

2.麻醉方式:颈丛阻滞麻醉或全身麻醉。

3.术中用药:麻醉用药。

4.手术内置物:切口引流。

5.输血:视术中情况而定。

6.病理:根据术中情况所见。

7.指导术后生活注意事项。

8.经治医师或手术医师应即刻完成术后首次病程记录,观察术后患者病情变化。

(九)术后住院治疗为 2～4 天

1.必须复查的检查项目。

2.术后用药:酌情应用止血药物。

(十)出院标准

1.一般情况良好。

2.无引流管或引流管拔除。

3.无手术并发症。

4.患者同意。

5.无与该病相关的其他并发症或合并症。

(十一)变异及原因分析

1.医疗原因导致的变异 如改变诊疗方案、转科治疗、操作失误、误诊等。

2.患者原因导致的变异 如不同意治疗方案、个人原因要求出(转)院、院外服用手术禁忌药、月经期、对诊疗计划不满要求出路径、相关检查检验院外(门诊)已做等。

3.并发症原因导致的变异 如感染、瘘、出血、血肿、愈合不良等。

4.病情原因导致的变异 如基础疾病复杂、病情恶化、病情平稳好转、抢救、会诊等。

5.辅诊科室原因导致的变异 如检查、检验、手术、病理等检查(不及时、结果错报、操作部位/方式错误、标本不合格)、报告(不及时、结果错报、标本不合格)等原因延长住院天数、增加费用等。

6.管理原因导致的变异 如系统暂不支持、系统瘫痪、需要修订流程、需要修订制度等。

二、结节性甲状腺肿行甲状腺部分或腺叶切除术临床路径表单

适用对象	第一诊断为结节性甲状腺肿（ICD-10：E04.903），拟行甲状腺部分或腺叶切除术（ICD-9-CM-3：06.2-06.5）		
患者基本信息	姓名：_____　性别：____　年龄：____ 门诊号：_____　住院号：_____　过敏史：_____ 住院日期：____年__月__日　出院日期：____年__月__日		标准住院日：5～7 天
时间	住院第 1 天	住院第 2 天 （手术前 1 天）	住院第 3 天 （手术日）
主要诊疗工作 · 制度落实	□ 经治医师或值班医师在患者入院 2 小时内到床旁接诊，询问病史及体格检查 □ 8 小时完成首次病程记录 □ 24 小时内完成入院记录 □ 主管医师或二线值班医师在患者入院后 24 小时内完成检诊	□ 48 小时内完成家属入院记录签名 □ 经治医师每日 2 次巡视患者 □ 主管医师每日查房 1 次 □ 主诊医师在患者入院 48 小时内完成检诊 □ 上级医师查房与术前评估 □ 完成术前小结和术前讨论术前准备 □ 签署手术知情同意书、自费用品协议书、麻醉同意书、特殊检查（特殊治疗）同意书、输血治疗知情同意书、手术室护士访视、麻醉术前访视记录 □ 每天归档并评估各项检查结果，满页病历及时打印	□ 手术 □ 术者完成手术记录 □ 完成术后病程记录和上级医师查房记录 □ 确定有无手术并发症 □ 向患者及其家属交代术中情况及术后注意事项
主要诊疗工作 · 病情评估	□ 经治医师询问病史与体格检查	□ 上级医师查房与术前评估	□ 上级医师查房与术前评估
主要诊疗工作 · 病历书写	□ 入院 8 小时内完成首次病程记录 □ 入院 24 小时内完成入院记录	□ 完成主管医师查房记录 □ 完成主诊医师查房记录 □ 完成术前小结和术前讨论术前准备 □ 完成必要的相关科室会诊 □ 每天归档并评估各项检查结果，满页病历及时打印	□ 完成日常病程记录、主管医师查房记录或主诊医师查房记录
主要诊疗工作 · 知情同意	□ 患者或其家属在入院记录单上签名	□ 签署手术知情同意书、自费用品协议书、麻醉同意书、特殊检查（特殊治疗）同意书、输血治疗知情同意书、手术室护士访视、麻醉术前访视记录	□ 手术安全核查记录、手术清点记录、麻醉术后访视记录 □ 术者完成手术记录 □ 住院医师完成术后首次病程记录
主要诊疗工作 · 手术治疗			□ 手术
主要诊疗工作 · 其他	□ 经治医师检查整理病历资料	□ 经治医师检查整理病历资料	□ 经治医师检查整理病历资料

（续　表）

重点医嘱	长期医嘱	护理医嘱	☐ 按耳鼻咽喉科护理常规 ☐ 二级护理	☐ 按耳鼻咽喉科护理常规 ☐ 二级护理	☐ 按耳鼻咽喉科全麻术后护理常规 ☐ 一级护理
		处置医嘱	☐ 静脉抽血		☐ 颈部负压引流接袋记量 ☐ 尿管接袋记量
		膳食医嘱	☐ 普食	☐ 普食	☐ 禁食、禁水
		药物医嘱	☐ 既往基础用药	☐ 既往基础用药	☐ 既往基础用药
	临时医嘱	检查检验	☐ 血常规 ☐ 尿常规 ☐ 粪常规 ☐ 血型 ☐ 凝血四项 ☐ 普通生化 ☐ 血清术前八项 ☐ 胸部正位 X 线片 ☐ 心电图检查（多导） ☐ 纤维喉镜检查 ☐ 甲状腺超声 ☐ 甲状腺功能七项	☐ 颈部 CT（必要时） ☐ 腹部超声（必要时） ☐ 输血准备（必要时）	
		药物医嘱	☐ 其他特殊药物	☐ 其他特殊药物	☐ 其他特殊药物 ☐ 镇痛药（必要时） ☐ 补液 ☐ 止血药物
		手术医嘱		☐ 术前医嘱：明日全身麻醉下行甲状腺部分或腺叶切除术	
		处置医嘱		☐ 术前禁食、禁水 ☐ 术前准备 ☐ 颈部备皮	☐ 术后 6 小时后半卧位 ☐ 心电监护 ☐ 吸氧
主要护理工作		健康宣教	☐ 入院宣教（住院环境、规章制度） ☐ 进行护理安全指导 ☐ 进行等级护理、活动范围指导 ☐ 进行饮食指导 ☐ 进行关于疾病知识的宣教 ☐ 检查、检验项目的目的和意义	☐ 术前宣教 ☐ 提醒患者明晨禁食、禁水	☐ 术前宣教 ☐ 术后心理疏导 ☐ 指导术后注意事项

主要护理工作	护理处置	□ 患者身份核对 □ 佩戴腕带 □ 建立入院病历,通知医师 □ 入院介绍:介绍责任护士,病区环境、设施、规章制度、基础护理服务项目 □ 询问病史,填写护理记录单首页 □ 观察病情 □ 测量基本生命体征 □ 抽血、留取标本 □ 心理护理与生活护理 □ 根据评估结果采取相应的护理措施 □ 通知检查项目及注意事项	□ 手术前心理护理	□ 晨起完成术前常规准备 □ 全身麻醉复苏物品准备 □ 与医师进行术后患者的交接 □ 执行一级护理及麻醉术后护理常规,禁食、禁水
	护理评估	□ 一般评估:生命体征、神志、皮肤、药物过敏史等 □ 心理评估 □ 营养评估 □ 疼痛评估 □ 康复评估	□ 术前护理评估	□ 术后护理评估
	专科护理			□ 观察患者病情变化,预防并发症的发生 □ 书写重症护理记录 □ 负压引流管的观察与护理
	饮食指导	□ 根据医嘱通知配餐员准备膳食 □ 协助进餐	□ 协助进餐	□ 协助进餐
	活动体位	□ 根据护理等级指导患者活动	□ 根据护理等级指导患者活动	□ 根据护理等级指导患者活动
	洗浴要求	□ 协助患者洗澡、更换病号服	□ 协助患者晨、晚间护理	□ 协助患者晨、晚间护理
病情变异记录		□ 无　　　□ 有,原因: □ 医疗原因　□ 患者原因 □ 并发症原因　□ 病情原因 □ 辅诊科室原因　□ 管理原因	□ 无　　　□ 有,原因: □ 医疗原因　□ 患者原因 □ 并发症原因　□ 病情原因 □ 辅诊科室原因　□ 管理原因	□ 无　　　□ 有,原因: □ 医疗原因　□ 患者原因 □ 并发症原因　□ 病情原因 □ 辅诊科室原因　□ 管理原因
护士签名		白班　小夜班　大夜班	白班　小夜班　大夜班	白班　小夜班　大夜班
医师签名				

（续　表）

时间			住院第 4 天（术后第 1 天）	住院第 5—7 天（术后第 2—4 天）
主要诊疗工作	制度落实		□ 注意病情变化 □ 注意观察体温、血压等生命体征 □ 注意观察引流液的量、颜色、性状 □ 经治医师每日 2 次巡视患者 □ 主管医师查房 □ 主诊医师查房指导医疗 □ 完成病历书写	□ 主管医师查房 □ 主诊医师查房；进行手术及切口评估 □ 切口敷料更换 □ 完成出院记录、出院证明书，填写首页 □ 向患者交代出院后的注意事项 □ 根据引流量决定拔除引流管时间
	病情评估		□ 上级医师查房与术后病情评估	□ 上级医师查房与术后评估
	病历书写		□ 经治医师每日 2 次巡视患者 □ 主管医师每日查房 1 次 □ 主诊医师查房，指导医疗工作 □ 每天归档并评估各项检查结果，满页病历及时打印	□ 经治医师每日 2 次巡视患者 □ 主管医师每日查房 1 次 □ 主诊医师查房，指导医疗工作 □ 每天归档并评估各项检查结果，满页病历及时打印 □ 出院当天病程记录（由上级医师指示出院） □ 出院后 24 小时内完成出院记录 □ 出院后 24 小时内完成病案首页
	知情同意		□ 告知患者及其家属手术情况及术后注意事项	□ 告知患者及其家属出院后注意事项（指导出院后功能锻炼、复诊的时间、地点，发生紧急情况时的处理等）
	手术治疗			
	其他		□ 经治医师检查整理病历资料	□ 经治医师检查整理病历资料 □ 通知出院 □ 开具出院介绍信 □ 开具诊断证明书 □ 出院带药 □ 预约门诊复诊时间
重点医嘱	长期医嘱	护理医嘱	□ 按耳鼻咽喉科全身麻醉术后护理常规 □ 一级护理	
		处置医嘱	□ 颈部负压引流接袋记量	
		膳食医嘱	□ 半流质	
		药物医嘱	□ 既往基础用药	
	临时医嘱	检查检验		
		药物医嘱	□ 止血药物 □ 其他特殊药物	□ 其他特殊药物 □ 出院带药
		手术医嘱		
		处置医嘱	□ 拔尿管、停记出入量 □ 根据情况决定是否需要复查血常规、肝肾功能、电解质、血糖、甲状腺功能、血钙、血磷、甲状旁腺素	□ 出院 □ 酌情肿瘤综合治疗

主要护理工作	健康宣教		
	护理处置	□ 执行级别护理 □ 半卧位 □ 观察患者病情变化,预防并发症的发生 □ 书写护理记录 □ 负压引流管的观察与护理 □ 术后心理护理和生活护理 □ 指导术后患者功能锻炼	□ 指导患者办理出院手续 □ 指导术后随访时间 □ 指导术后功能锻炼
	护理评估	□ 术后护理评估	
	专科护理	□ 观察患者病情变化,预防并发症的发生 □ 书写重症护理记录 □ 负压引流管的观察与护理	
	饮食指导	□ 协助进餐	
	活动体位	□ 根据护理等级指导患者活动	
	洗浴要求	□ 协助患者洗澡、更换病号服	
病情变异记录		□ 无　　　　　□ 有,原因: □ 患者原因　　 □ 疾病原因 □ 医疗原因　　 □ 并发症原因 □ 辅诊科室原因　□ 管理原因	□ 无　　　　　□ 有,原因: □ 患者原因　　 □ 疾病原因 □ 医疗原因　　 □ 并发症原因 □ 辅诊科室原因　□ 管理原因

护士签名	白班	小夜班	大夜班	白班	小夜班	大夜班
医师签名						

第二十节　颈动脉体瘤行颈动脉体瘤切除术临床路径

一、颈动脉体瘤行颈动脉体瘤切除术临床路径标准住院流程

(一)适用对象

第一诊断为颈动脉体瘤（ICD-10：D44.601，M86920/1）拟行颈动脉体瘤切除术（ICD-9-CM-3：38.6201）。

(二)诊断依据

根据《实用耳鼻咽喉头颈外科学》(黄选兆,汪吉宝,孔维佳主编,第 2 版,人民卫生出版社),《临床诊疗指南·耳鼻咽喉科学分册》(中华医学会编著,人民卫生出版社),《临床技术操作规范·耳鼻喉科分册》(中华医学会编著,2013 年,人民军医出版社)。

1. 症状:颈部无痛性肿块,生长缓慢,位于颈动脉三角区,发生恶变者,短期内可有迅速生长,可有声嘶、吞咽困难、舌肌萎缩,伸舌偏斜,呼吸困难及 Horner 综合征。

2. 体征：颈动脉三角区圆形肿物，生长缓慢，质地较硬，边界清楚，可左右活动，上下活动受限，肿块浅表可扪及血管搏动，有时可闻及血管杂音。

3. 辅助检查：颈部 B 超可见颈动脉分叉处肿块将颈内、外动脉分开，间距增宽；DSA 显示肿瘤位于颈动脉后方，并将颈总动脉分叉推向前方，颈动脉分叉增宽，肿瘤富含血管。

4. 病理学明确诊断。

（三）治疗方案的选择及依据

根据《实用耳鼻咽喉头颈外科学》（黄选兆，汪吉宝，孔维佳主编，人民卫生出版社），《临床诊疗指南·耳鼻咽喉科学分册》（中华医学会编著，人民卫生出版社），《临床技术操作规范·耳鼻喉科分册》（中华医学会编著，2013 年，人民军医出版社）。

1. 符合颈动脉体瘤诊断。

2. 全身状况允许手术。

3. 征得患者及其家属的同意。

4. 手术

（1）颈动脉外膜下肿瘤切除术。

（2）肿瘤与颈动脉、静脉、神经紧密相邻，范围广，位置高，直接切除有伤及颈内动脉引起颅内并发症的风险，而 DSA 显示大脑前后交通支发育良好者，可行病变侧颈内静脉结扎，劲外动脉及其分支结扎，颈总动脉宫藤夹置入术（Ⅰ期），术后如无不适，说明健侧颈内动脉供应可为病变侧代偿，可于Ⅰ期手术 1 周后行宫藤夹取出、病变侧颈总动脉及颈动脉体瘤切除术（Ⅱ期）。

（四）标准住院日为 16～18 天

颈动脉外膜下肿瘤切除术 16～18 天。

（五）进入路径标准

1. 第一诊断必须符合颈动脉体瘤（ICD-10：D44.601，M86920/1）行颈动脉体瘤切除术（ICD-9-CM-3：38.6201）。

2. 专科指征：颈动脉体瘤巨大需行人工血管置入、自体血管移植的患者不适宜入径。

3. 手术禁忌证：同时伴有高血压、糖尿病、心律失常等慢性病，内科评估为手术禁忌证不适宜入径。

（六）治疗准备（评估）

1. 诊疗评估（住院第 3～5 天）

（1）完成必需的检查检验项目：血常规、尿常规、肝肾功能、电解质、血糖、凝血功能、感染性疾病筛查（乙肝、丙肝、梅毒、艾滋病等）、胸部 X 线片、心电图、纤维鼻咽喉镜检查、颈部超声、颈部及全脑 DSA＋栓塞（必要时）；夹闭动脉后（必要时）等。

（2）根据患者情况可选择的检查检验项目：颈部 MRI、颈动脉体瘤三维重建、肺功能、动脉血气分析等。

（3）疾病发展预计的并发症评估。

（4）营养评估：根据《解放军总医院新入院患者营养风险筛查表（NRS-2002）》为新入院患者进行营养评估，评分≥3 分者给予处置，必要时申请营养科医师会诊。

（5）心理评估：根据新入院患者情况申请心理科会诊。

（6）疼痛评估：根据《VAS 评分》实施疼痛评估，评分＞7 分者给予处置，必要时请疼痛科医师会诊。

(7)康复评估:根据《入院患者康复筛查和评估表》在患者入院后 24 小时内进行康复筛查和评估。任何一项结果为"是",则申请康复科医师会诊。

2. 术前准备(住院第 5—6 天)

(1)术前评估:术前 24 小时内完成病情评估、必要的检查,做出术前小结、术前讨论。

(2)术前谈话:术者应在术前 1 天与患者及其亲属谈话,告知手术方案、相关风险、用血计划、术后转归、置入材料、手术费用及患者和其亲属权益,并履行书面知情同意手续。告知高值耗材的使用及费用。

(3)通知手术室:准备手术间、手术药品、手术物品及特殊耗材。

(4)护士做心理护理,交代注意事项:防压疮、防跌倒、指导患者戒烟等,并进行术前宣教。

(5)手术部位标识:术者、第一助手或经治医师在术前 1 天应对手术部位做体表标识,急诊手术由接诊医师或会诊外科医师标记,标记过程应由责任护士、患者及其亲属共同参与,并记入手术安排表。

(6)术前 1 天麻醉医师访视:制订麻醉计划、完成评估、确定麻醉方式,并记入《麻醉术前访视记录》,告知患者及其家属麻醉适应证、麻醉目的、风险、可能出现的情况及其处理原则、替代方案等,签署《麻醉知情同意书》并归入病历。

(七)药品选择及使用时机

抗菌药物:按照《抗菌药物临床应用指导原则(2015 年版》(国卫办医发〔2015〕43 号)合理选用抗菌药物。使用时机:手术前 30 分钟至术后 48 小时。

(八)手术日为入院后第 7 天

1. 手术安全核对:患者入手术间后由手术医师、麻醉医师、巡回护士和患者本人共同核对患者身份、手术部位与标识、手术方式。手术医师、麻醉医师、巡回护士三方按《手术安全核对表》逐项核对,共同签名。

2. 麻醉方式:全身麻醉。

3. 术中用药:止血药、抗菌药物。

4. 手术方式:见治疗方案的选择。

5. 输血:视术中情况而定。

6. 标本送快速病理(冷冻病理)检查。

7. 指导术后生活注意事项。

8. 经治医师或手术医师应即刻完成术后首次病程记录,观察术后患者病情变化。

(九)术后住院治疗 9~11 天

1. 抗菌药物:按照《抗菌药物临床应用指导原则(2015 年版)》(国卫办医发〔2015〕43 号)合理选用抗菌药物。

2. 切口换药。

(十)出院标准

1. 一般情况良好。

2. 没有需要住院处理的并发症。

3. 无与该病相关的其他并发症或合并症。

(十一)变异及原因分析

1. 医疗原因导致的变异　如改变诊疗方案、转科治疗、操作失误、误诊等。

2. 患者原因导致的变异　如不同意治疗方案、个人原因要求出（转）院、院外服用手术禁忌药、月经期、对诊疗计划不满要求出路径、相关检查检验院外（门诊）已做等。

3. 并发症原因导致的变异　如感染、瘘、出血、血肿、愈合不良等。

4. 病情原因导致的变异　如基础疾病复杂、病情恶化、病情平稳好转、抢救、会诊等。

5. 辅诊科室原因导致的变异　如检查、检验、手术、病理等检查（不及时、结果错报、操作部位/方式错误、标本不合格）、报告（不及时、结果错报、标本不合格）等原因延长住院天数、增加费用等。

6. 管理原因导致的变异　如系统暂不支持、系统瘫痪、需要修订流程、需要修订制度等。

二、颈动脉体瘤行颈动脉体瘤切除术临床路径表单

适用对象	第一诊断为颈动脉体瘤（ICD-10：D44.601，M86920/1）行颈动脉体瘤切除术（ICD-9-CM-3：38.6201）		
患者基本信息	姓名：＿＿＿＿　性别：＿＿＿　年龄：＿＿＿ 门诊号：＿＿＿＿　住院号：＿＿＿＿　过敏史：＿＿＿＿ 住院日期：＿＿年＿月＿日　出院日期：＿＿年＿月＿日		标准住院日：16～18天
时间	住院第1天	住院第2~4天	住院第5天
主要诊疗工作　制度落实	□ 经治医师或值班医师在患者入院2小时内到床旁接诊，询问病史及体格检查 □ 8小时完成首次病程记录 □ 24小时内完成入院记录 □ 主管医师或二线值班医师在患者入院后24小时内完成检诊	□ 48小时内完成家属入院记录签名 □ 经治医师每日2次巡视患者 □ 主管医师每日查房1次 □ 主诊医师在患者入院48小时内完成检诊 □ 上级医师查房与术前评估	□ 经治医师每日2次巡视患者 □ 主管医师每日查房1次 □ 主诊医师查房与术前评估 □ 初步确定血管造影及栓塞时间
病情评估	□ 经治医师询问病史与体格检查	□ 上级医师查房与术前评估	□ 上级医师查房与术前评估
病历书写	□ 入院8小时内完成首次病程记录 □ 入院24小时内完成入院记录	□ 完成主管医师查房记录 □ 完成主诊医师查房记录	□ 完成日常病程记录、主管医师查房记录或主诊医师查房记录
知情同意	□ 患者或其家属在入院记录单上签名		
手术治疗			
其他	□ 经治医师检查整理病历资料	□ 及时通知上级医师检诊	□ 及时通知上级医师检诊

重点医嘱	长期医嘱	护理医嘱	□ 按耳鼻咽喉科护理常规 □ 二级护理	□ 按耳鼻咽喉科护理常规 □ 二级护理	□ 按耳鼻咽喉科护理常规 □ 二级护理
		处置医嘱	□ 静脉抽血		
		膳食医嘱	□ 普食	□ 普食	□ 普食
		药物医嘱	□ 既往基础用药	□ 既往基础用药	□ 既往基础用药
	临时医嘱	检查检验	□ 血常规 □ 尿常规 □ 粪常规 □ 血型 □ 凝血四项 □ 普通生化 □ 血清术前八项 □ 胸部正位 X 线片 □ 心电图检查(多导) □ 纤维鼻咽喉镜检查	□ 颈部超声 □ 颈部 MRI(必要时) □ 颈动脉体瘤三维重建 □ 肺功能(必要时) □ 动脉血气分析(必要时) □ 颈部及全脑 DSA＋栓塞(必要时) □ 夹闭动脉后查看大脑交通支(必要时)	□ 预约 DSA □ 病理学检查 □ 输血准备(必要时)
		药物医嘱	□ 其他特殊药物	□ 其他特殊药物	□ 其他特殊药物
		手术医嘱			
		处置医嘱			
主要护理工作		健康宣教	□ 入院宣教(住院环境、规章制度) □ 进行护理安全指导 □ 进行等级护理、活动范围指导 □ 进行饮食指导 □ 进行关于疾病知识的宣教 □ 检查、检验项目的目的和意义		
		护理处置	□ 患者身份核对 □ 佩戴腕带 □ 建立入院病历,通知医师 □ 入院介绍:介绍责任护士,病区环境、设施、规章制度、基础护理服务项目 □ 询问病史,填写护理记录单首页 □ 观察病情 □ 测量基本生命体征 □ 抽血、留取标本 □ 心理护理与生活护理 □ 根据评估结果采取相应的护理措施 □ 通知检查项目及注意事项	□ 手术前心理护理	□ 手术前心理护理

（续　表）

主要护理工作	护理评估	□ 一般评估:生命体征、神志、皮肤、药物过敏史等 □ 心理评估 □ 营养评估 □ 疼痛评估 □ 康复评估	□ 术前护理评估	□ 术前护理评估
	专科护理			
	饮食指导	□ 根据医嘱通知配餐员准备膳食 □ 协助进餐	□ 协助进餐	□ 协助进餐
	活动体位	□ 根据护理等级指导患者活动	□ 根据护理等级指导患者活动	□ 根据护理等级指导患者活动
	洗浴要求	□ 协助患者洗澡、更换病号服	□ 协助患者晨、晚间护理	□ 协助患者晨、晚间护理

病情变异记录	□ 无　　　□ 有,原因: □ 医疗原因　□ 患者原因 □ 并发症原因　□ 病情原因 □ 辅诊科室原因　□ 管理原因			□ 无　　　□ 有,原因: □ 医疗原因　□ 患者原因 □ 并发症原因　□ 病情原因 □ 辅诊科室原因　□ 管理原因			□ 无　　　□ 有,原因: □ 医疗原因　□ 患者原因 □ 并发症原因　□ 病情原因 □ 辅诊科室原因　□ 管理原因	
护士签名	白班	小夜班	大夜班	白班	小夜班	大夜班	白班	小夜班	大夜班
医师签名								

	时间	住院第 6 天 （术前日）	住院第 7 天 （手术日）	住院第 8 天 （术后第 1 天）
主要诊疗工作	制度落实	□ 上级医师查房与术前评估 □ 初步确定手术方式和日期 □ 完成术前小结和术前讨论术前准备 □ 完成必要的相关科室会诊 □ 签署手术知情同意书、自费用品协议书、麻醉同意书、特殊检查（特殊治疗）同意书、输血治疗知情同意书、手术室护士访视、麻醉术前访视记录 □ 每天归档并评估各项检查结果,满页病历及时打印	□ 手术 □ 手术安全核查记录、手术清点记录、麻醉术后访视记录 □ 术者完成手术记录 □ 住院医师完成术后病程 □ 上级医师查房 □ 向患者及其家属交代病情及术后注意事项	□ 经治医师每日 2 次巡视患者 □ 主管医师每日查房 1 次 □ 主诊医师查房,指导医疗工作 □ 每天归档并评估各项检查结果,满页病历及时打印 □ 注意病情变化 □ 注意观察生命体征 □ 注意引流量
	病情评估	□ 上级医师查房与术前评估	□ 上级医师查房与术前、术后评估	□ 上级医师查房与术后病情评估

主要诊疗工作	病历书写	□ 完成术前小结和术前讨论术前准备 □ 完成必要的相关科室会诊 □ 每天归档并评估各项检查结果，满页病历及时打印	□ 手术安全核查记录、手术清点记录、麻醉术后访视记录 □ 术者完成手术记录 □ 住院医师完成术后首次病程记录	□ 经治医师每日 2 次巡视患者 □ 主管医师每日查房 1 次 □ 主诊医师查房，指导医疗工作 □ 每天归档并评估各项检查结果，满页病历及时打印
	知情同意	□ 签署手术知情同意书、自费用品协议书、麻醉同意书、特殊检查（特殊治疗）同意书、输血治疗知情同意书、手术室护士访视、麻醉术前访视记录	□ 向患者及其家属交代病情及术后注意事项	
	手术治疗		□ 手术	
	其他	□ 经治医师检查整理病历资料	□ 经治医师检查整理病历资料	□ 经治医师检查整理病历资料
重点医嘱	长期医嘱 护理医嘱	□ 按耳鼻咽喉科护理常规 □ 二级护理	□ 全身麻醉术后常规护理 □ 行颈动脉体瘤切除术后 □ 常规护理 □ 一级护理	□ 按耳鼻咽喉科护理常规 □ 一级护理
	处置医嘱		□ 观察意识及肢体运动	□ 观察意识及肢体运动
	膳食医嘱	□ 普食	□ 流食或者鼻饲饮食	□ 流食或者鼻饲饮食
	药物医嘱	□ 既往基础用药	□ 抗菌药物 □ 既往基础用药	□ 抗菌药物 □ 既往基础用药
	临时医嘱 检查检验		□ 标本送病理检查	
	药物医嘱	□ 术前抗菌药物 □ 其他特殊药物	□ 其他特殊药物	□ 其他特殊药物
	手术医嘱	□ 术前医嘱：明日全身麻醉下行颈动脉体瘤切除术		
	处置医嘱	□ 术前禁食、禁水 □ 术前准备 □ 颈部备皮 □ 其他特殊医嘱	□ 酌情心电监护 □ 酌情吸氧 □ 其他特殊医嘱	□ 酌情心电监护 □ 酌情吸氧 □ 其他特殊医嘱

（续　表）

<table>
<tr>
<td rowspan="9">主要护理工作</td>
<td>健康宣教</td>
<td>□ 术前宣教
□ 提醒患者明晨禁食、水</td>
<td>□ 术前宣教
□ 术后心理疏导
□ 指导术后注意事项</td>
<td>□ 术后心理疏导
□ 指导术后注意事项</td>
</tr>
<tr>
<td>护理处置</td>
<td>□ 宣教、备皮等术前准备
□ 手术前物品准备
□ 手术前心理护理</td>
<td>□ 术前患者准备（手术前沐浴、更衣、备皮）
□ 检查术前物品准备
□ 与手术室护士交接
□ 术后观察病情
□ 测量基本生命体征
□ 心理护理与生活护理
□ 指导并监督患者治疗与康复训练
□ 遵医嘱用药
□ 根据评估结果采取相应的护理措施
□ 完成护理记录</td>
<td>□ 观察患者术后病情变化
□ 术后心理与生活护理</td>
</tr>
<tr>
<td>护理评估</td>
<td>□ 一般评估:生命体征、神志、皮肤、药物过敏史等
□ 心理评估
□ 营养评估
□ 疼痛评估
□ 康复评估</td>
<td>□ 评估术后肢体运动、患者意识等情况,并采取相应的护理措施
□ 评估切口疼痛情况
□ 观察切口敷料有无渗出并报告医师
□ 风险评估:评估有无跌倒、坠床、压疮、导管滑脱、液体外渗的风险</td>
<td>□ 评估术后肢体运动、患者意识等情况,并采取相应的护理措施
□ 评估切口疼痛情况
□ 观察切口敷料有无渗出并报告医师
□ 风险评估:评估有无跌倒、坠床、压疮、导管滑脱、液体外渗的风险</td>
</tr>
<tr>
<td>专科护理</td>
<td></td>
<td>□ 观察患者病情变化
□ 术后心理与生活护理</td>
<td>□ 观察患者病情变化
□ 术后心理与生活护理</td>
</tr>
<tr>
<td>饮食指导</td>
<td>□ 根据医嘱通知配餐员准备膳食
□ 协助进餐</td>
<td>□ 协助进餐</td>
<td>□ 协助进餐</td>
</tr>
<tr>
<td>活动体位</td>
<td>□ 根据护理等级指导患者活动</td>
<td>□ 根据护理等级指导患者活动</td>
<td>□ 根据护理等级指导患者活动</td>
</tr>
<tr>
<td>洗浴要求</td>
<td>□ 协助患者洗澡、更换病号服</td>
<td>□ 协助患者晨、晚间护理</td>
<td>□ 协助患者晨、晚间护理</td>
</tr>
</table>

<table>
<tr>
<td rowspan="2">病情变异记录</td>
<td>□无　　　□有,原因:
□医疗原因　　□患者原因
□并发症原因　□病情原因
□辅诊科室原因 □管理原因</td>
<td>□无　　　□有,原因:
□医疗原因　　□患者原因
□并发症原因　□病情原因
□辅诊科室原因 □管理原因</td>
<td>□无　　　□有,原因:
□医疗原因　　□患者原因
□并发症原因　□病情原因
□辅诊科室原因 □管理原因</td>
</tr>
</table>

<table>
<tr>
<td rowspan="2">护士签名</td>
<td>白班</td>
<td>小夜班</td>
<td>大夜班</td>
<td>白班</td>
<td>小夜班</td>
<td>大夜班</td>
<td>白班</td>
<td>小夜班</td>
<td>大夜班</td>
</tr>
<tr>
<td></td>
<td></td>
<td></td>
<td></td>
<td></td>
<td></td>
<td></td>
<td></td>
<td></td>
</tr>
<tr>
<td>医师签名</td>
<td colspan="3"></td>
<td colspan="3"></td>
<td colspan="3"></td>
</tr>
</table>

（续　表）

时间		住院第9天 （术后第2天）	住院第10—12天 （术后第3—5天）	住院第13天 （术后第6天）
主要诊疗工作	制度落实	□ 注意病情变化 □ 注意观察生命体征 □ 注意引流量，根据引流情况明确是否拔除引流管 □ 经治医师每日2次巡视患者 □ 主管医师查房 □ 主诊医师查房指导医疗工作，防止术后并发症出现	□ 注意病情变化 □ 注意观察生命体征 □ 注意引流量，根据引流情况明确是否拔除引流管 □ 经治医师每日2次巡视患者 □ 主管医师查房 □ 主诊医师查房指导医疗工作，防止术后并发症出现	□ 经治医师每日2次巡视患者 □ 主管医师每日查房1次 □ 主诊医师查房，指导医疗工作 □ 每天归档并评估各项检查结果，满页病历及时打印 □ 注意病情变化 □ 注意观察生命体征
	病情评估	□ 上级医师查房与术后评估	□ 上级医师查房与术后评估	□ 上级医师查房与术后评估
	病历书写	□ 经治医师每日2次巡视患者 □ 主管医师每日查房1次 □ 主诊医师查房，指导医疗工作 □ 每天归档并评估各项检查结果，满页病历及时打印	□ 经治医师每日2次巡视患者 □ 主管医师每日查房1次 □ 主诊医师查房，指导医疗工作 □ 每天归档并评估各项检查结果，满页病历及时打印	□ 经治医师每日2次巡视患者 □ 主管医师每日查房1次 □ 主诊医师查房，指导医疗工作 □ 每天归档并评估各项检查结果，满页病历及时打印
	知情同意			
	手术治疗			
	其他	□ 经治医师检查整理病历资料	□ 经治医师检查整理病历资料	□ 经治医师检查整理病历资料
重点医嘱	长期医嘱 护理医嘱	□ 二级护理	□ 二级护理	□ 二级护理
	长期医嘱 处置医嘱	□ 观察意识及肢体运动	□ 观察意识及肢体运动	□ 观察意识及肢体运动
	长期医嘱 膳食医嘱	□ 半流或鼻饲饮食	□ 流食或者鼻饲饮食	□ 流食或者鼻饲饮食
	长期医嘱 药物医嘱	□ 既往基础用药	□ 既往基础用药	□ 既往基础用药
	临时医嘱 检查检验		□ 标本送病理检查	
	临时医嘱 药物医嘱	□ 停止止血药 □ 其他特殊药物	□ 调整液体出入量，适当减少静脉输液 □ 其他特殊药物	□ 其他特殊药物
	临时医嘱 手术医嘱			
	临时医嘱 处置医嘱	□ 局部换药		□ 局部换药

（续 表）

主要护理工作	健康宣教	□ 术后心理疏导 □ 指导术后注意事项	□ 术后心理疏导 □ 指导术后注意事项	□ 术后心理疏导 □ 指导术后注意事项
	护理处置	□ 观察患者术后病情变化 □ 术后心理与生活护理	□ 观察患者术后病情变化 □ 术后心理与生活护理	□ 观察患者术后病情变化 □ 术后心理与生活护理
	护理评估			
	专科护理	□ 观察患者病情变化 □ 术后心理与生活护理	□ 观察患者病情变化 □ 术后心理与生活护理	□ 观察患者病情变化 □ 术后心理与生活护理
	饮食指导	□ 协助进餐	□ 协助进餐	□ 协助进餐
	活动体位	□ 根据护理等级指导患者活动	□ 根据护理等级指导患者活动	□ 根据护理等级指导患者活动
	洗浴要求	□ 协助患者洗澡、更换病号服	□ 协助患者晨、晚间护理	□ 协助患者晨晚间护理

病情变异记录	□ 无　　　　□ 有,原因: □ 医疗原因　　□ 患者原因 □ 并发症原因　□ 病情原因 □ 辅诊科室原因　□ 管理原因	□ 无　　　　□ 有,原因: □ 医疗原因　　□ 患者原因 □ 并发症原因　□ 病情原因 □ 辅诊科室原因　□ 管理原因	□ 无　　　　□ 有,原因: □ 医疗原因　　□ 患者原因 □ 并发症原因　□ 病情原因 □ 辅诊科室原因　□ 管理原因

护士签名	白班	小夜班	大夜班	白班	小夜班	大夜班	白班	小夜班	大夜班

医师签名			

时间	住院第 14—17 天（术后第 7—10 天）	住院第 18 天（术后第 11 天）
主要诊疗工作 制度落实	□ 经治医师每日 2 次巡视患者 □ 主管医师每日查房 1 次 □ 主诊医师查房,指导医疗工作 □ 每天归档并评估各项检查结果,满页病历及时打印 □ 上级医师查房,进行手术及伤口评估 □ 出院前 1 天通知患者出院	□ 经治医师每日 2 次巡视患者 □ 主管医师每日查房 1 次 □ 主诊医师查房,指导医疗工作 □ 每天归档并评估各项检查结果,满页病历及时打印 □ 完成出院记录、出院证明书,填写首页 □ 向患者交代出院后的注意事项
病情评估	□ 上级医师查房与病情评估	□ 上级医师查房与病情评估
病历书写	□ 经治医师每日 2 次巡视患者 □ 主管医师每日查房 1 次 □ 主诊医师查房,指导医疗工作 □ 每天归档并评估各项检查结果,满页病历及时打印	□ 经治医师每日 2 次巡视患者 □ 主管医师每日查房 1 次 □ 主诊医师查房,指导医疗工作 □ 每天归档并评估各项检查结果,满页病历及时打印 □ 完成出院记录、出院证明书,填写首页
知情同意		□ 告知患者及其家属出院后注意事项（指导出院后锻炼、复诊的时间、地点,发生紧急情况时的处理等）
手术治疗		
其他	□ 经治医师检查整理病历资料	□ 经治医师检查整理病历资料

重点医嘱	长期医嘱	护理医嘱	□ 二级护理	
		处置医嘱	□ 观察意识及肢体运动	
		膳食医嘱	□ 半流或鼻饲饮食	
		药物医嘱	□ 既往基础用药	
	临时医嘱	检查检验		
		药物医嘱	□ 其他特殊药物	□ 出院带药
		手术医嘱		
		处置医嘱	□ 局部换药、切口处间断拆线	□ 出院
主要护理工作	健康宣教		□ 术后心理疏导 □ 指导术后注意事项	□ 术后心理疏导 □ 指导术后注意事项 □ 门诊随诊
	护理处置		□ 观察患者术后病情变化 □ 术后心理与生活护理	
	护理评估			
	专科护理		□ 观察患者病情变化 □ 术后心理与生活护理	□ 指导患者办理出院手续 □ 指导术后气管套管护理 □ 指导术后随访时间 □ 指导术后发音功能锻炼
	饮食指导		□ 协助进餐	
	活动体位		□ 根据护理等级指导患者活动	
	洗浴要求		□ 协助患者洗澡、更换病号服	
病情变异记录			□ 无　　　　　□ 有,原因: □ 患者原因　　□ 病情原因 □ 医疗原因　　□ 并发症原因 □ 辅诊科室原因　□ 管理原因	□ 无　　　　　□ 有,原因: □ 患者原因　　□ 病情原因 □ 医疗原因　　□ 并发症原因 □ 辅诊科室原因　□ 管理原因

护士签名	白班	小夜班	大夜班	白班	小夜班	大夜班

医师签名		

第四章 耳鼻咽喉内科疾病

第一节 贝尔面瘫内科治疗的临床路径

一、贝尔面瘫内科治疗的临床路径标准住院流程

(一)适用对象

第一诊断为贝尔面瘫(ICD-10:G51.002)。

(二)诊断依据

根据《实用耳鼻咽喉头颈外科学》(黄选兆,汪吉宝,孔维佳主编,第 2 版,人民卫生出版社),《神经耳科及侧颅底外科学》(韩东一,科学出版社)和《临床诊疗指南·耳鼻咽喉科学分册》(中华医学会编著,人民卫生出版社)。

1. 突然发生的,迅速加重,一侧的周围性完全或是不完全面瘫。

2. 可有受冷风吹的病史,部分患者有病毒感染前驱症状。

3. 诊断的建立需要排除引起周围性面瘫的其他疾病。

4. 神经系统检查和影像学检查排除占位性病变。

还需要完善的检查包括:

(1)血常规、尿常规、粪常规。

(2)血生化、血清四项筛查、凝血四项、病毒抗体指标。

(3)听力学检查:纯音测听、声导抗、言语识别率、耳声发射、听性脑干反应潜伏期、耳蜗电图。

(4)前庭功能检查。

(5)胸部 X 线片、心电图。

(6)面肌电图,面神经电图。

(7)颞骨 CT,颅脑 MRI。

(三)治疗方案的选择及依据

根据《实用耳鼻咽喉头颈外科学》(黄选兆,汪吉宝,孔维佳主编,第 2 版,人民卫生出版社),《神经耳科及侧颅底外科学》(韩东一,科学出版社)和《临床诊疗指南·耳鼻咽喉科学分册》(中华医学会编著,人民卫生出版社)。

(四)临床路径标准住院日为 12 天

(五)进入路径标准

1. 第一诊断必须符合贝尔面瘫(ICD-10:G51.002)。

2. 突然发生的,迅速加重,一侧的周围性完全或是不完全面瘫。

3. 可有受冷风吹的病史,部分患者有病毒感染前驱症状。

4. 诊断的建立需要排除引起周围性面瘫的其他疾病。

5. 神经系统检查和影像学检查排除占位性病变。

6. 当患者同时患有其他疾病诊断,但在住院期间不需要特殊处理,也不影响第一诊断的临床路径流程实施时,可以进入路径。

(六)药物选择及使用时机

1. 糖皮质激素药物　泼尼松,每日晨起顿服,1mg/kg,渐减量,用药时间约 10 天。地塞米松,静脉给药,每日 1 次,用药 1～3 天每天 10mg,4～6 天每天 5mg。

2. 血管扩张药类药物　甲磺酸倍他司汀,6～12mg,口服,每日 3 次,连用 14 天。盐酸氟桂利嗪,5mg,口服,每日 3 次,连用 14 天。银杏叶提取物注射液,105mg,静脉滴注,每日 1 次,连用 10 天。

3. 抗病毒治疗　利巴韦林注射液静脉滴注,(10～15)mg/kg,每日 1 次,连用 10 天。

4. 营养神经类药物　注射用鼠神经生长因子,30μg,肌内注射,每日 1 次,连用 14 天。注射用腺苷钴胺,3mg,肌内注射,每日 1 次,连用 14 天。

5. 手术治疗　面神经减压。

(七)出院标准

经过药物治疗后面瘫好转或恢复。

(八)变异及原因分析

1. 住院治疗期间疗效不佳未达到出院标准者,需要延长住院时间。

2. 出现并发症,需进一步诊断和治疗,导致住院时间延长,治疗费用增加。

二、贝尔面瘫内科治疗临床路径表单

适用对象	第一诊断为贝尔面瘫(ICD-10:G51.002)行内科治疗		
患者基本信息	姓名:_____　性别:____　年龄:____ 门诊号:_____　住院号:_____　过敏史:_____ 住院日期:____年__月__日　出院日期:____年__月__日		标准住院日:12 天
时间		住院第 1 天	住院第 2 天	住院第 3 天
主要诊疗工作	制度落实	□ 询问病史及体格检查 □ 初步确定诊断 □ 签署自费用品协议书	□ 上级医师查房 □ 主诊医师在患者入院 48 小时内完成检诊 □ 48 小时内完成家属入院记录签名 □ 继续对症治疗	□ 上级医师查房
	病情评估	□ 主管医师或二线值班医师在患者入院后 24 小时内完成检诊	□ 根据体检、听力及前庭功能检查结果和既往资料,进行鉴别诊断和初步确定诊断	□ 观察面瘫、听力、耳鸣及眩晕变化 □ 根据诊断标准确定诊断 □ 根据其他检查结果进行鉴别诊断及是否合并其他疾病

（续　表）

主要诊疗工作	病历书写	□ 经治医师或值班医师在患者入院 2 小时内到床旁接诊 □ 8 小时完成首次病程记录 □ 24 小时内完成入院记录	□ 住院医师完成查房记录等病历书写	□ 完成病历书写	
	知情同意	□ 签署自费用品协议书 □ 初步向患者及其家属交代病情，履行知情同意	□ 向患者及其家属交代病情及其注意事项	□ 向患者及其家属交代病情及其注意事项	
重点医嘱	长期医嘱	护理医嘱	□ 三级护理	□ 三级护理	□ 三级护理
		处置医嘱	□ 静脉抽血		
		膳食医嘱	□ 低盐饮食	□ 低盐饮食	□ 低盐饮食
		药物医嘱		□ 甲磺酸倍他斯汀 12mg 口服，每日 3 次 □ 圣约翰草提取物片 300mg 口服，每日 3 次 □ 氯硝西泮 1mg，口服，每日 1 次	□ 既往基础用药 □ 口服或静脉滴注抗病毒药物 □ 银杏叶提取物注射液 105mg，静脉滴注，每日 1 次 □ 地塞米松 10mg，壶入，每日 1 次 □ 鼠神经生长因子 30μg，肌内注射，每日 1 次 □ 腺苷钴胺 3mg，肌内注射，每日 1 次 □ 其他扩血管、降低血液黏稠度等药物治疗
	临时医嘱	检查检验	□ 血常规、尿常规、粪常规 □ 血生化、血清四项筛查、凝血四项、病毒抗体指标 □ 听力学检查:纯音测听、声导抗、言语识别率、耳声发射、听性脑干反应、耳蜗电图 □ 前庭功能检查 □ 胸部 X 线片、心电图 □ 面肌电图，面神经电图 □ 颞骨 CT，颅脑 MRI		
		药物医嘱			
		处置医嘱	□ 静脉抽血		

（续　表）

主要护理工作	健康宣教	□ 介绍病房环境、设施和设备 □ 入院护理评估 □ 宣教	□ 随时观察患者病情变化	
	护理处置			
	护理评估	□ 一般评估：生命体征、神志、皮肤、药物过敏史等 □ 专科评估：生活自理能力 □ 风险评估：评估有无跌倒、坠床、压疮风险 □ 心理评估 □ 营养评估 □ 疼痛评估 □ 康复评估		
	专科护理			
	饮食指导	□ 根据医嘱通知配餐员准备膳食	□ 根据医嘱通知配餐员准备膳食	□ 根据医嘱通知配餐员准备膳食
	活动体位	□ 根据护理等级指导患者活动	□ 根据护理等级指导患者活动	□ 根据护理等级指导患者活动
	洗浴要求			
病情变异记录		□ 无　　　□ 有,原因： □ 医疗原因　□ 患者原因 □ 并发症原因　□ 病情原因 □ 辅诊科室原因　□ 管理原因	□ 无　　　□ 有,原因： □ 医疗原因　□ 患者原因 □ 并发症原因　□ 病情原因 □ 辅诊科室原因　□ 管理原因	□ 无　　　□ 有,原因： □ 医疗原因　□ 患者原因 □ 并发症原因　□ 病情原因 □ 辅诊科室原因　□ 管理原因
护士签名		白班　小夜班　大夜班	白班　小夜班　大夜班	白班　小夜班　大夜班
医师签名				
时间		住院第4天	住院第5天	住院第6天
主要诊疗工作	制度落实	□ 上级医师查房 □ 继续对症治疗	□ 上级医师查房 □ 继续对症治疗	□ 上级医师查房
	病情评估	□ 上级医师查房 □ 观察听力、眩晕及耳鸣变化 □ 初步判断疗效	□ 初步判断疗效	□ 观察面瘫、听力、耳鸣及眩晕变化
	病历书写	□ 完成病历书写	□ 完成病历书写	□ 住院医师完成上级医师查房记录等病历书写
	知情同意	□ 向患者及其家属交代病情及其注意事项	□ 向患者及其家属交代病情及其注意事项	□ 向患者及其家属交代病情及其注意事项

（续　表）

重点医嘱	**长期医嘱**	护理医嘱	□ 三级护理	□ 三级护理	□ 三级护理
		处置医嘱			
		膳食医嘱	□ 低盐饮食	□ 低盐饮食	□ 低盐饮食
		药物医嘱	□ 既往基础用药 □ 口服或静脉滴注抗病毒药物 □ 银杏叶提取物注射液105mg,静脉滴注,每日1次 □ 地塞米松 10mg,壶入,每日1次 □ 鼠神经生长因子30μg,肌内注射,每日1次 □ 腺苷钴胺 3mg,肌内注射,每日1次	□ 既往基础用药 □ 口服或静脉滴注抗病毒药物 □ 银杏叶提取物注射液105mg,静脉滴注,每日1次 □ 地塞米松 10mg,壶入,每日1次 □ 鼠神经生长因子30ug,肌内注射,每日1次 □ 腺苷钴胺 3mg,肌内注射,每日1次	□ 既往基础用药 □ 口服或静脉滴注抗病毒药物 □ 银杏叶提取物注射液105mg,静脉滴注,每日1次 □ 地塞米松 10mg,壶入,每日1次 □ 鼠神经生长因子30μg,肌内注射,每日1次 □ 腺苷钴胺 3mg,肌内注射,每日1次
	临时医嘱	检查检验			
		药物医嘱			
		处置医嘱			
主要护理工作		健康宣教			
		护理处置	□ 随时观察患者病情变化	□ 随时观察患者病情变化	□ 随时观察患者病情变化
		护理评估			
		专科护理			
		饮食指导	□ 根据医嘱通知配餐员准备膳食	□ 根据医嘱通知配餐员准备膳食	□ 根据医嘱通知配餐员准备膳食
		活动体位	□ 根据护理等级指导患者活动	□ 根据护理等级指导患者活动	□ 根据护理等级指导患者活动
		洗浴要求			
病情变异记录			□ 无　　　　　□ 有,原因: □ 医疗原因　　□ 患者原因 □ 并发症原因　□ 病情原因 □ 辅诊科室原因 □ 管理原因	□ 无　　　　　□ 有,原因: □ 医疗原因　　□ 患者原因 □ 并发症原因　□ 病情原因 □ 辅诊科室原因 □ 管理原因	□ 无　　　　　□ 有,原因: □ 医疗原因　　□ 患者原因 □ 并发症原因　□ 病情原因 □ 辅诊科室原因 □ 管理原因

护士签名	白班	小夜班	大夜班	白班	小夜班	大夜班	白班	小夜班	大夜班

医师签名									

（续　表）

时间		住院第 7 天	住院第 8 天	住院第 9 天
主要诊疗工作	制度落实	□ 上级医师查房	□ 上级医师查房	□ 上级医师查房
	病情评估	□ 观察面瘫、听力、眩晕及耳鸣变化 □ 初步判断疗效	□ 观察面瘫、听力、眩晕及耳鸣变化 □ 初步判断疗效	□ 观察面瘫、听力、眩晕及耳鸣变化
	病历书写	□ 完成病历书写	□ 完成查房记录等病历书写	□ 住院医师完成上级医师查房记录等病历书写
	知情同意	□ 向患者及其家属交代病情及其注意事项	□ 向患者及其家属交代病情及其注意事项	□ 向患者及其家属交代病情及其注意事项
重点医嘱	长期医嘱 护理医嘱	□ 三级护理	□ 三级护理	□ 三级护理
	长期医嘱 处置医嘱			
	长期医嘱 膳食医嘱	□ 低盐饮食	□ 低盐饮食	□ 低盐饮食
	长期医嘱 药物医嘱	□ 既往基础用药 □ 口服或静脉滴注抗病毒药物 □ 银杏叶提取物注射液 105mg，静脉滴注，每日 1 次 □ 鼠神经生长因子 30μg，肌内注射，每日 1 次 □ 腺苷钴胺 3mg，肌内注射，每日 1 次	□ 既往基础用药 □ 口服或静脉滴注抗病毒药物 □ 银杏叶提取物注射液 105mg，静脉滴注，每日 1 次 □ 鼠神经生长因子 30μg，肌内注射，每日 1 次 □ 腺苷钴胺 3mg，肌内注射，每日 1 次	□ 既往基础用药 □ 口服或静脉滴注抗病毒药物 □ 银杏叶提取物注射液 105mg，静脉滴注，每日 1 次 □ 鼠神经生长因子 30μg，肌内注射，每日 1 次 □ 腺苷钴胺 3mg，肌内注射，每日 1 次
	临时医嘱 检查检验			
	临时医嘱 药物医嘱			
	临时医嘱 处置医嘱			
主要护理工作	健康宣教			
	护理处置	□ 随时观察患者病情变化	□ 随时观察患者病情变化	□ 随时观察患者病情变化
	护理评估			
	专科护理			
	饮食指导	□ 根据医嘱通知配餐员准备膳食	□ 根据医嘱通知配餐员准备膳食	□ 根据医嘱通知配餐员准备膳食
	活动体位	□ 根据护理等级指导患者活动	□ 根据护理等级指导患者活动	□ 根据护理等级指导患者活动
	洗浴要求			

（续　表）

病情变异记录	□ 无 □ 医疗原因 □ 并发症原因 □ 辅诊科室原因	□ 有,原因: □ 患者原因 □ 病情原因 □ 管理原因	□ 无 □ 医疗原因 □ 并发症原因 □ 辅诊科室原因	□ 有,原因: □ 患者原因 □ 病情原因 □ 管理原因	□ 无 □ 医疗原因 □ 并发症原因 □ 辅诊科室原因	□ 有,原因: □ 患者原因 □ 病情原因 □ 管理原因
护士签名	白班	小夜班	大夜班	白班	小夜班	大夜班
医师签名						

时间		住院第 10 天	住院第 11 天	住院第 12 天（出院日）
主要诊疗工作	制度落实	□ 上级医师查房	□ 上级医师查房	□ 住院医师完成上级医师查房记录等病历书写 □ 上级医师查房 □ 出院及出院带药
	病情评估	□ 观察面瘫、听力、眩晕及耳鸣变化 □ 判断疗效	□ 观察面瘫、听力、眩晕及耳鸣变化 □ 判断疗效	□ 观察面瘫、听力、眩晕及耳鸣变化 □ 判断疗效
	病历书写	□ 住院医师完成上级医师查房记录等病历书写	□ 住院医师完成上级医师查房记录等病历书写	□ 住院医师完成上级医师查房记录等病历书写
	知情同意	□ 向患者及其家属交代病情及其注意事项	□ 向患者及其家属交代病情及其注意事项	□ 向患者及家属交代出院后继续治疗情况 □ 定期门诊随访
重点医嘱	长期医嘱 护理医嘱	□ 三级护理	□ 三级护理	□ 三级护理
	处置医嘱			
	膳食医嘱	□ 低盐饮食	□ 低盐饮食	□ 低盐饮食
	药物医嘱	□ 既往基础用药 □ 口服或静脉滴注抗病毒药物 □ 银杏叶提取物注射液105mg,静脉滴注,每日1次 □ 鼠神经生长因子30μg,肌内注射,每日1次 □ 腺苷钴胺3mg,肌内注射,每日1次	□ 既往基础用药 □ 口服或静脉滴注抗病毒药物 □ 银杏叶提取物注射液105mg,静脉滴注,每日1次 □ 鼠神经生长因子30μg,肌内注射,每日1次 □ 腺苷钴胺3mg,肌内注射,每日1次	
	临时医嘱 检查检验			
	药物医嘱			□ 出院医嘱 □ 继续口服扩血管、营养神经等药物(交代减量等事项)
	处置医嘱			□ 定期门诊随访 □ 出院

（续　表）

主要护理工作	健康宣教	☐ 随时观察患者病情变化	☐ 随时观察患者病情变化	☐ 随时观察患者病情变化
	护理处置			
	护理评估			
	专科护理			
	饮食指导	☐ 根据医嘱通知配餐员准备膳食	☐ 根据医嘱通知配餐员准备膳食	☐ 根据医嘱通知配餐员准备膳食
	活动体位	☐ 根据护理等级指导患者活动	☐ 根据护理等级指导患者活动	☐ 根据护理等级指导患者活动
	洗浴要求			
病情变异记录		☐ 无　　　☐ 有,原因: ☐ 医疗原因　☐ 患者原因 ☐ 并发症原因　☐ 病情原因 ☐ 辅诊科室原因　☐ 管理原因	☐ 无　　　☐ 有,原因: ☐ 医疗原因　☐ 患者原因 ☐ 并发症原因　☐ 病情原因 ☐ 辅诊科室原因　☐ 管理原因	☐ 无　　　☐ 有,原因: ☐ 医疗原因　☐ 患者原因 ☐ 并发症原因　☐ 病情原因 ☐ 辅诊科室原因　☐ 管理原因
护士签名		白班　小夜班　大夜班	白班　小夜班　大夜班	白班　小夜班　大夜班
医师签名				

第二节　耳带状疱疹内科治疗临床路径

一、耳带状疱疹内科治疗临床路径标准住院流程

(一)适用对象

第一诊断为耳带状疱疹(ICD-10:B02.205†H94.001＊)。

(二)诊断依据

根据《实用耳鼻咽喉头颈外科学》(黄选兆,汪吉宝,孔维佳主编,第2版,人民卫生出版社),《神经耳科及侧颅底外科学》(韩东一,科学出版社)和《临床诊疗指南·耳鼻咽喉科学分册》(中华医学会编著,人民卫生出版社)。

1. 由水痘-带状疱疹病毒引起的,以侵犯面神经为主的疾病。
2. 常累及一侧,耳内和(或)耳周剧烈疼痛,耳甲腔和(或)外耳道出现疱疹。
3. 伴有同侧不完全至完全性面瘫。
4. 可伴有耳鸣、眩晕及听力下降。
5. 影像学检查排除可以引起耳聋、眩晕、耳鸣的颅内占位性病变。

还需要完善的检查包括:

(1)血常规(含 CRP＋IL-6)。

(2)尿常规。

(3)粪常规。

(4)血生化、血清四项筛查、凝血四项、病毒抗体指标。

(5)听力学检查。

(6)前庭功能检查。

(7)胸部 X 线片、心电图。

(8)必要时可行 MRI 内听道水成像、颅脑动脉成像及前庭功能检查。

(三)选择治疗方案的依据

根据《实用耳鼻咽喉头颈外科学》(黄选兆，汪吉宝，孔维佳主编，第 2 版，人民卫生出版社)，《神经耳科及侧颅底外科学》(韩东一，科学出版社)和《临床诊疗指南·耳鼻咽喉科学分册》(中华医学会编著，人民卫生出版社)。

(四)标准住院日为 10 天

(五)进入路径标准

1. 第一诊断必须符合耳带状疱疹(ICD-10：B02.205†H94.001＊)。

2. 由水痘-带状疱疹病毒引起的，以侵犯面神经为主的疾病，表现为患侧耳内和(或)耳周剧烈疼痛，耳甲腔和(或)外耳道出现疱疹，伴有同侧耳鸣、眩晕、听力下降及面瘫。

3. 当患者同时患有其他疾病诊断，但在住院期间不需要特殊处理，也不影响第一诊断的临床路径流程实施时，可以进入路径。

(六)药品选择及使用时机

1. 低盐、低脂类饮食。

2. 适当镇静催眠，积极治疗相关疾病(如糖尿病、高血压)：氯硝西泮，1mg，口服，1 次/睡前；圣约翰草提取物片，300～600mg，口服，每日 3 次。盐酸利多卡因注射液，1～2mg/kg 加入 5％葡萄糖 100～200ml，静脉滴注，耳鸣较重患者使用，连用不超过 7 天。

3. 糖皮质激素药物：泼尼松，每日晨起顿服，1mg/kg，渐减量，用药时间约 10 天；地塞米松，静脉给药，每日 1 次，用药 1～3 天每日 10mg，4～6 天每日 5mg。

4. 血管扩张药类药物：甲磺酸倍他司汀，6～12mg，口服，每日 3 次，连用 14 天；盐酸氟桂利嗪，5mg，口服，每日 3 次，连用 14 天；银杏叶提取物注射液，105mg，静脉滴注，每日 1 次，连用 10 天；前列地尔注射液，10μg，入壶，每日 1 次，连用 10 天。

5. 抗病毒治疗：利巴韦林注射液静脉滴注，(10～15)mg/kg　每日 1 次，连用 10 天。

6. 营养神经类药物：注射用鼠神经生长因子，30μg，肌内注射，每日 1 次，连用 14 天；注射用腺苷钴胺，3mg，肌内注射，每日 1 次，连用 14 天。

(七)出院标准

1. 耳部疼痛感消失，疱疹痊愈。

2. 听力及相关症状有所缓解或改善。

3. 眩晕得到控制，可以自行行走。

4. 耳鸣较入院前有所减轻或可以耐受。

5. 没有合并其他需要住院治疗的疾病。

(八)变异及原因分析

1. 住院治疗期间疗效不佳未达到出院标准者，需要延长住院时间。

2. 伴有影响耳带状疱疹内科输液治疗的合并症或身体其他潜在病变，需进行相关诊断和治疗等,导致住院时间延长,治疗费用增加。

3. 出现并发症,需进一步诊断和治疗,导致住院时间延长,治疗费用增加。

二、耳带状疱疹内科治疗临床路径表单

适用对象	第一诊断为耳带状疱疹(ICD-10:B02.205†H94.001*)行内科治疗		
患者基本信息	姓名:_____ 性别:____ 年龄:____ 门诊号:_____ 住院号:_____ 过敏史:_____ 住院日期:____年__月__日 出院日期:____年__月__日		标准住院日:10 天
时间		住院第 1 天	住院第 2 天	住院第 3 天

主要诊疗工作		住院第 1 天	住院第 2 天	住院第 3 天
	制度落实	□ 询问病史及体格检查 □ 初步确定诊断 □ 签署自费用品协议书 □ 初步向患者及其家属交代病情,履行知情同意 □ 对症治疗 □ 经治医师或值班医师在患者入院 2 小时内到床旁接诊	□ 主管医师或二线值班医师在患者入院后 2 天内完成检诊	□ 主诊医师在患者入院后 3 天内完成检诊
	病情评估	□ 经治医师询问病史与体格检查 □ 完成面瘫评级	□ 上级医师进行查房制订治疗方案	□ 主诊医师进行查房调整治疗方案
	病历书写	□ 入院 8 小时内完成首次病程记录 □ 入院 24 小时内完成入院记录	□ 完成主管医师查房记录	□ 完成主诊医师查房记录
	知情同意	□ 初步向患者及其家属交代病情,履行知情同意	□ 主治医师向患者及其家属交代病情及其注意事项	□ 主诊医师向患者及其家属交代病情及其注意事项
	手术治疗			
	其他			

重点医嘱	长期医嘱	护理医嘱	□ 耳鼻喉科护理常规 □ 三级护理	□ 耳鼻喉科护理常规 □ 三级护理	□ 耳鼻喉科护理常规 □ 三级护理
		处置医嘱	□ 静脉抽血	□ 随时观察患者病情变化	
		膳食医嘱	□ 低盐、低脂饮食	□ 低盐、低脂饮食	□ 低盐、低脂饮食

（续　表）

重点医嘱	长期医嘱	药物医嘱	□ 自带药（必要时）	□ 甲磺酸倍他斯汀 12mg，每日 3 次，口服 □ 圣约翰草提取物片 300mg，每日 3 次，口服 □ 氯硝西泮 1mg，每日 1 次，口服	□ 既往基础用药 □ 口服或静脉滴注抗病毒药物 □ 银杏叶提取物注射液 105mg，静脉滴注，每日 1 次 □ 地塞米松 10mg，壶入，每日 1 次 □ 鼠神经生长因子 30μg，肌内注射，每日 1 次 □ 腺苷钴胺 3mg，肌内注射，每日 1 次 □ 其他扩血管、降低血液黏稠度等药物治疗
	临时医嘱	检查检验	□ 血常规（含 CRP＋IL-6） □ 尿常规 □ 粪常规 □ 血生化、血清四项筛查、凝血四项、病毒抗体指标 □ 听力学检查 □ 前庭功能检查 □ 胸部 X 线片、心电图 □ 面肌电图	□ MRI 内听道水检查、颅脑动脉成像及前庭功能检查（必要时）	
		药物医嘱	□ 镇痛药（必要时）	□ 镇痛药（必要时）	□ 镇痛药（必要时）
		手术医嘱			
		处置医嘱	□ 静脉抽血	□ 随时观察患者病情变化	□ 随时观察患者病情变化
主要护理工作		健康宣教	□ 入院宣教（住院环境、规章制度） □ 进行护理安全指导 □ 进行等级护理、活动范围指导 □ 进行饮食指导 □ 进行关于疾病知识的宣教 □ 检查、检验项目的目的和意义		□

（续　表）

主要护理工作	护理处置	□ 患者身份核对 □ 佩戴腕带 □ 建立入院病历,通知医师 □ 入院介绍:介绍责任护士,病区环境、设施、规章制度、基础护理服务项目 □ 询问病史,填写护理记录单首页 □ 观察病情 □ 测量基本生命体征 □ 抽血、留取标本 □ 心理护理与生活护理 □ 根据评估结果采取相应的护理措施 □ 通知检查项目及注意事项	□ 心理与生活护理 □ 指导并监督患者治疗与康复训练 □ 遵医嘱用药 □ 根据评估结果采取相应的护理措施 □ 完成护理记录	□ 心理与生活护理 □ 指导并监督患者治疗与康复训练 □ 遵医嘱用药 □ 根据评估结果采取相应的护理措施 □ 完成护理记录
	护理评估	□ 一般评估:生命体征、神志、皮肤、药物过敏史等 □ 专科评估:面神经情况 □ 风险评估:评估有无跌倒、坠床、压疮风险 □ 心理评估 □ 营养评估 □ 疼痛评估 □ 康复评估	□ 风险评估:评估有无跌倒、坠床、压疮、导管滑脱、液体外渗的风险	□ 风险评估:评估有无跌倒、坠床、压疮、导管滑脱、液体外渗的风险
	专科护理	□ 观察评估耳部皮肤颜色、温度变化、感觉情况,并采取相应的护理措施 □ 评估患耳情况 □ 指导患者戒烟(必要时)	□ 观察评估耳部皮肤颜色、温度变化、感觉情况,并采取相应的护理措施 □ 评估患耳情况	□ 观察评估耳部皮肤颜色、温度变化、感觉情况,并采取相应的护理措施 □ 评估患耳情况
	饮食指导	□ 根据医嘱通知配餐员准备膳食 □ 协助进餐	□ 协助进餐	□ 协助进餐
	活动体位	□ 根据护理等级指导患者活动	□ 根据护理等级指导患者活动	□ 根据护理等级指导患者活动
	洗浴要求	□ 协助患者洗澡、更换病号服	□ 协助患者晨、晚间护理	□ 协助患者晨、晚间护理
病情变异记录		□ 无　　　　□ 有,原因: □ 医疗原因　□ 患者原因 □ 并发症原因　□ 病情原因 □ 辅诊科室原因　□ 管理原因	□ 无　　　　□ 有,原因: □ 医疗原因　□ 患者原因 □ 并发症原因　□ 病情原因 □ 辅诊科室原因　□ 管理原因	□ 无　　　　□ 有,原因: □ 医疗原因　□ 患者原因 □ 并发症原因　□ 病情原因 □ 辅诊科室原因　□ 管理原因
护士签名		白班　小夜班　大夜班	白班　小夜班　大夜班	白班　小夜班　大夜班
医师签名				

（续　表）

时间		住院第 4 天	住院第 5 天	住院第 6 天
主要诊疗工作	制度落实	□ 上级医师查房	□ 上级医师查房	□ 上级医师查房,确定
	病情评估	□ 观察面瘫、听力、眩晕及耳鸣变化 □ 初步判断疗效	□ 上级医师进行查房制订治疗方案	□ 主诊医师进行查房调整治疗方案
	病历书写	□ 完成病历书写	□ 完成病历书写	□ 上级医师查房病历书写
	知情同意	□ 向患者及其家属交代病情及其注意事项	□ 向患者及其家属交代病情及其注意事项	□ 向患者及其家属交代病情及其注意事项
	手术治疗			
	其他			
重点医嘱	长期医嘱 护理医嘱	□ 耳鼻喉科护理常规 □ 三级护理	□ 耳鼻喉科护理常规 □ 三级护理	□ 耳鼻喉科护理常规 □ 三级护理
	处置医嘱	□ 随时观察患者病情变化	□ 随时观察患者病情变化	□ 随时观察患者病情变化
	膳食医嘱	□ 低盐、低脂饮食	□ 低盐、低脂饮食	□ 低盐、低脂饮食
	药物医嘱	□ 既往基础用药 □ 口服或静脉滴注抗病毒药物 □ 银杏叶提取物注射液 105mg,静脉滴注,每日 1 次 □ 地塞米松 10mg,壶入,每日 1 次 □ 鼠神经生长因子 30μg,肌内注射,每日 1 次 □ 腺苷钴胺 3mg,肌内注射,每日 1 次	□ 既往基础用药 □ 口服或静脉滴注抗病毒药物 □ 银杏叶提取物注射液 105mg,静脉滴注,每日 1 次 □ 地塞米松 10mg,壶入,每日 1 次 □ 鼠神经生长因子 30μg,肌内注射,每日 1 次 □ 腺苷钴胺 3mg,肌内注射,每日 1 次	□ 既往基础用药 □ 口服或静脉滴注抗病毒药物 □ 银杏叶提取物注射液 105mg,静脉滴注,每日 1 次 □ 地塞米松 10mg,壶入,每日 1 次 □ 鼠神经生长因子 30μg,肌内注射,每日 1 次 □ 腺苷钴胺 3mg,肌内注射,每日 1 次
	临时医嘱 检查检验			
	药物医嘱	□ 镇痛药(必要时)	□ 镇痛药(必要时)	□ 镇痛药(必要时)
	手术医嘱			
	处置医嘱	□ 随时观察患者病情变化	□ 随时观察患者病情变化	□ 随时观察患者病情变化

主要护理工作	健康宣教			
	护理处置	☐ 心理与生活护理 ☐ 指导并监督患者治疗与康复训练 ☐ 遵医嘱用药 ☐ 根据评估结果采取相应的护理措施 ☐ 完成护理记录	☐ 心理与生活护理 ☐ 指导并监督患者治疗与康复训练 ☐ 遵医嘱用药 ☐ 根据评估结果采取相应的护理措施 ☐ 完成护理记录	☐ 心理与生活护理 ☐ 指导并监督患者治疗与康复训练 ☐ 遵医嘱用药 ☐ 根据评估结果采取相应的护理措施 ☐ 完成护理记录
	护理评估	☐ 风险评估：评估有无跌倒、坠床、压疮、导管滑脱、液体外渗的风险	☐ 风险评估：评估有无跌倒、坠床、压疮、导管滑脱、液体外渗的风险	☐ 风险评估：评估有无跌倒、坠床、压疮、导管滑脱、液体外渗的风险
	专科护理	☐ 观察评估耳部皮肤颜色、温度变化、感觉情况，并采取相应的护理措施 ☐ 评估患耳情况	☐ 观察评估耳部皮肤颜色、温度变化、感觉情况，并采取相应的护理措施 ☐ 评估患耳情况	☐ 观察评估耳部皮肤颜色、温度变化、感觉情况，并采取相应的护理措施 ☐ 评估患耳情况
	饮食指导	☐ 协助进餐	☐ 协助进餐	☐ 协助进餐
	活动体位	☐ 根据护理等级指导患者活动	☐ 根据护理等级指导患者活动	☐ 根据护理等级指导患者活动
	洗浴要求	☐ 协助患者洗澡、更换病号服	☐ 协助患者晨、晚间护理	☐ 协助患者晨、晚间护理
病情变异记录		☐ 无　　☐ 有,原因： ☐ 医疗原因　☐ 患者原因 ☐ 并发症原因　☐ 病情原因 ☐ 辅诊科室原因　☐ 管理原因	☐ 无　　☐ 有,原因： ☐ 医疗原因　☐ 患者原因 ☐ 并发症原因　☐ 病情原因 ☐ 辅诊科室原因　☐ 管理原因	☐ 无　　☐ 有,原因： ☐ 医疗原因　☐ 患者原因 ☐ 并发症原因　☐ 病情原因 ☐ 辅诊科室原因　☐ 管理原因

护士签名	白班	小夜班	大夜班	白班	小夜班	大夜班	白班	小夜班	大夜班

医师签名				
时间		住院第 7 天	住院第 8 天	住院第 9 天
主要诊疗工作	制度落实	☐ 上级医师查房	☐ 上级医师查房	☐ 上级医师查房
	病情评估	☐ 观察听力、眩晕及耳鸣变化 ☐ 初步判断疗效	☐ 上级医师进行查房制订治疗方案	☐ 主诊医师进行查房调整治疗方案
	病历书写	☐ 完成病历书写	☐ 完成病历书写	☐ 上级医师查房病历书写
	知情同意	☐ 向患者及其家属交代病情及其注意事项	☐ 向患者及其家属交代病情及其注意事项	☐ 向患者及其家属交代病情及其注意事项
	手术治疗			
	其他			

（续　表）

重点医嘱	长期医嘱	护理医嘱	□ 耳鼻喉科护理常规 □ 三级护理	□ 耳鼻喉科护理常规 □ 三级护理	□ 耳鼻喉科护理常规 □ 三级护理
		处置医嘱	□ 随时观察患者病情变化	□ 随时观察患者病情变化	□ 随时观察患者病情变化
		膳食医嘱	□ 低盐、低脂饮食 □ 低盐、低脂、糖尿病饮食	□ 低盐、低脂饮食 □ 低盐、低脂、糖尿病饮	□ 低盐、低脂饮食 □ 低盐、低脂、糖尿病饮
		药物医嘱	□ 既往基础用药 □ 口服或静脉滴注抗病毒药物 □ 银杏叶提取物注射液105mg，静脉滴注，每日1次 □ 鼠神经生长因子30μg，肌内注射，每日1次 □ 腺苷钴胺 3mg，肌内注射，每日1次	□ 既往基础用药 □ 口服或静脉滴注抗病毒药物 □ 银杏叶提取物注射液105mg，静脉滴注，每日1次 □ 鼠神经生长因子30μg，肌内注射，每日1次 □ 腺苷钴胺 3mg，肌内注射，每日1次	□ 既往基础用药 □ 口服或静脉滴注抗病毒药物 □ 银杏叶提取物注射液105mg，静脉滴注，每日1次 □ 鼠神经生长因子30μg，肌内注射，每日1次 □ 腺苷钴胺 3mg，肌内注射，每日1次
	临时医嘱	检查检验			
		药物医嘱	□ 镇痛药（必要时）	□ 镇痛药（必要时）	□ 镇痛药（必要时）
		手术医嘱			
		处置医嘱	□ 随时观察患者病情变化	□ 随时观察患者病情变化	□ 随时观察患者病情变化
主要护理工作	健康宣教				
	护理处置		□ 心理与生活护理 □ 指导并监督患者治疗与康复训练 □ 遵医嘱用药 □ 根据评估结果采取相应的护理措施 □ 完成护理记录	□ 心理与生活护理 □ 指导并监督患者治疗与康复训练 □ 遵医嘱用药 □ 根据评估结果采取相应的护理措施 □ 完成护理记录	□ 心理与生活护理 □ 指导并监督患者治疗与康复训练 □ 遵医嘱用药 □ 根据评估结果采取相应的护理措施 □ 完成护理记录
	护理评估		□ 风险评估：评估有无跌倒、坠床、压疮、导管滑脱、液体外渗的风险	□ 风险评估：评估有无跌倒、坠床、压疮、导管滑脱、液体外渗的风险	□ 风险评估：评估有无跌倒、坠床、压疮、导管滑脱、液体外渗的风险

(续　表)

主要护理工作	专科护理	□ 观察评估耳部皮肤颜色、温度变化、感觉情况，并采取相应的护理措施 □ 评估患耳情况	□ 观察评估耳部皮肤颜色、温度变化、感觉情况，并采取相应的护理措施 □ 评估患耳情况	□ 观察评估耳部皮肤颜色、温度变化、感觉情况，并采取相应的护理措施 □ 评估患耳情况
	饮食指导	□ 协助进餐	□ 协助进餐	□ 协助进餐
	活动体位	□ 根据护理等级指导患者活动	□ 根据护理等级指导患者活动	□ 根据护理等级指导患者活动
	洗浴要求	□ 协助患者洗澡、更换病号服	□ 协助患者晨、晚间护理	□ 协助患者晨、晚间护理

病情变异记录	□ 无　　　□ 有，原因： □ 医疗原因　□ 患者原因 □ 并发症原因　□ 病情原因 □ 辅诊科室原因　□ 管理原因	□ 无　　　□ 有，原因： □ 医疗原因　□ 患者原因 □ 并发症原因　□ 病情原因 □ 辅诊科室原因　□ 管理原因	□ 无　　　□ 有，原因： □ 医疗原因　□ 患者原因 □ 并发症原因　□ 病情原因 □ 辅诊科室原因　□ 管理原因

护士签名	白班	小夜班	大夜班	白班	小夜班	大夜班	白班	小夜班	大夜班

医师签名			

时间	住院第 10 天（出院日）
主要诊疗工作	制度落实
	□ 住院医师完成上级医师查房记录等病历书写 □ 上级医师查房 □ 出院及出院带药 □ 向患者及其家属交代出院后继续治疗情况

主要诊疗工作	制度落实	□ 住院医师完成上级医师查房记录等病历书写 □ 上级医师查房 □ 出院及出院带药 □ 向患者及其家属交代出院后继续治疗情况
	病情评估	□ 上级医师进行治疗效果、预后和出院评估 □ 出院宣教
	病历书写	□ 出院当天病程记录（由上级医师指示出院） □ 出院后 24 小时内完成出院记录 □ 出院后 24 小时内完成病案首页
	知情同意	□ 告知患者及其家属出院后注意事项（指导出院后功能锻炼，复诊的时间、地点，发生紧急情况时的处理等）
	手术治疗	
	其他	□ 通知出院 □ 开具出院介绍信 □ 开具诊断证明书 □ 出院带药 □ 预约门诊复诊时间

（续　表）

重点医嘱	长期医嘱	护理医嘱	
		处置医嘱	
		膳食医嘱	
		药物医嘱	
	临时医嘱	检查检验	
		药物医嘱	
		手术医嘱	
		处置医嘱	□ 出院
主要护理工作	健康宣教		□ 出院宣教（康复训练方法，用药指导，换药时间及注意事项，复查时间等）
	护理处置		□ 观察患者情况 □ 核对患者医疗费用 □ 协助患者办理出院手续 □ 指导并监督患者康复训练 □ 整理床单位
	护理评估		
	专科护理		
	饮食指导		
	活动体位		
	洗浴要求		
病情变异记录			□ 无　　　　　　□ 有,原因： □ 医疗原因　　　□ 患者原因 □ 并发症原因　　□ 病情原因 □ 辅诊科室原因　□ 管理原因

护士签名	白班	小夜班	大夜班
医师签名			

第三节　耳廓化脓软骨膜炎内科治疗临床路径

一、耳廓化脓软骨膜炎内科治疗临床路径标准住院流程

（一）适用对象
第一诊断为耳廓化脓软骨膜炎（ICD-10：H61.001）。

（二）诊断依据
根据《实用耳鼻咽喉头颈外科学》（黄选兆，汪吉宝，孔维佳主编，第 2 版，人民卫生出版

社),《临床诊疗指南·耳鼻咽喉科学分册》(中华医学会编著,人民卫生出版社)。

1. 耳廓软骨膜的急性化脓性炎症,耳廓软骨因血供障碍而逐渐坏死。

2. 病情发展较快,可致耳廓畸形。

3. 耳廓红肿、增厚,弹性消失,触痛明显,有脓肿形成者可见局限性隆起。

4. 血常规检查可见白细胞总数升高,中性白细胞增多。

还需要完善的检查包括:

(1)血常规(含 CRP＋IL-6)。

(2)尿常规。

(3)粪常规。

(4)血生化、血清四项筛查、凝血四项、病毒抗体指标。

(5)听力学检查。

(6)前庭功能检查。

(7)胸部 X 线片、心电图。

(三)治疗方案的选择及依据

根据《实用耳鼻咽喉头颈外科学》(黄选兆,汪吉宝,孔维佳主编,第 2 版,人民卫生出版社),《临床诊疗指南·耳鼻咽喉科学分册》(中华医学会编著,人民卫生出版社),抗菌药物:按照《抗菌药物临床应用指导原则(2015 年版)》(国卫办医发〔2015〕43 号)合理选用抗菌药物。

(四)标准住院日为 6 天

(五)进入路径标准

1. 第一诊断必须符合耳廓化脓软骨膜炎(ICD-10:H61.001)。

2. 耳廓软骨膜的急性化脓性炎症,耳廓软骨因血供障碍而逐渐坏死,病情发展较快,可致耳廓畸形。临床表现为耳廓红肿、增厚,弹性消失,触痛明显,有脓肿形成者可见局限性隆起。

3. 当患者同时患有其他疾病诊断,但在住院期间不需要特殊处理,也不影响第一诊断的临床路径流程实施时,可以进入路径。

(六)药品选择及使用时机

1. 发热或疼痛明显时可对症给予适量解热镇痛药。

2. 脓肿尚未形成时,全身应用大剂量有效抗生素,局部可敷涂促进炎症消退药物。

3. 脓肿已形成者,转全身麻醉手术治疗(详见手术治疗路径)。

(七)出院标准

1. 耳廓色泽正常,触痛消失。

2. 白细胞及中性粒细胞恢复正常。

3. 体温正常。

4. 没有合并其他需要住院治疗的疾病。

(八)变异及原因分析

1. 住院治疗期间疗效不佳未达到出院标准者,需要延长住院时间。

2. 伴有影响耳廓化脓软骨膜炎内科输液治疗的合并症或身体其他潜在病变,需进行相关诊断和治疗等,导致住院时间延长,治疗费用增加。

3. 出现并发症或行手术治疗患者,需进一步诊断和治疗,导致住院时间延长,治疗费用增加。

二、耳廓化脓性软骨膜炎内科治疗临床路径表单

适用对象	第一诊断为耳廓化脓性软骨膜炎（ICD-10：H61.001）行内科治疗	
患者基本信息	姓名：_____　　性别：____　　年龄：____ 门诊号：_____　　住院号：_____　　过敏史：_____ 住院日期：___年__月__日　　出院日期：___年__月__日	标准住院日：6 天

	时间	住院第 1 天	住院第 2 天	住院第 3 天
主要诊疗工作	制度落实	□ 询问病史及体格检查 □ 初步确定诊断 □ 签署自费用品协议书 □ 初步向患者及其家属交代病情，履行知情同意 □ 对症治疗 □ 经治医师或值班医师在患者入院 2 小时内到床旁接诊	□ 主管医师或二线值班医师在患者入院后 2 天内完成检诊	□ 主诊医师在患者入院后 3 天内完成检诊
	病情评估	□ 经治医师询问病史与体格检查	□ 上级医师进行查房制定治疗方案	□ 主诊医师进行查房调整治疗方案
	病历书写	□ 入院 8 小时内完成首次病程记录 □ 入院 24 小时内完成入院记录	□ 完成主管医师查房记录	□ 完成主诊医师查房记录
	知情同意	□ 初步向患者及其家属交代病情，履行知情同意	□ 主治医师向患者及其家属交代病情及其注意事项	□ 主诊医师向患者及其家属交代病情及其注意事项
	手术治疗			
	其他			
重点医嘱	长期医嘱 — 护理医嘱	□ 耳鼻喉科护理常规 □ 三级护理	□ 耳鼻喉科护理常规 □ 三级护理	□ 耳鼻喉科护理常规 □ 三级护理
	长期医嘱 — 处置医嘱	□ 静脉抽血	□ 随时观察患者病情变化	□ 随时观察患者病情变化
	长期医嘱 — 膳食医嘱	□ 普食	□ 普食	□ 普食
	长期医嘱 — 药物医嘱	□ 自带药（必要时）	□ 足量抗生素治疗 □ 激素类药物静脉滴注 □ 既往基础用药	□ 继续同前医嘱

重点医嘱	临时医嘱	检查检验	□ 血常规（含 CRP＋IL-6） □ 尿常规 □ 粪常规 □ 血生化、血清四项筛查、凝血四项、病毒抗体指标 □ 听力学检查 □ 前庭功能检查 □ 胸部 X 线片、心电图		
		药物医嘱	□ 镇痛药（必要时）	□ 镇痛药（必要时）	□ 镇痛药（必要时）
		手术医嘱			
		处置医嘱	□ 静脉抽血	□ 随时观察患者病情变化	□ 随时观察患者病情变化
主要护理工作		健康宣教	□ 入院宣教（住院环境、规章制度） □ 进行护理安全指导 □ 进行等级护理、活动范围指导 □ 进行饮食指导 □ 进行关于疾病知识的宣教 □ 检查、检验项目的目的和意义		
		护理处置	□ 患者身份核对 □ 佩戴腕带 □ 建立入院病历，通知医师 □ 入院介绍：介绍责任护士、病区环境、设施、规章制度、基础护理服务项目 □ 询问病史，填写护理记录单首页 □ 观察病情 □ 测量基本生命体征 □ 抽血、留取标本 □ 心理护理与生活护理 □ 根据评估结果采取相应的护理措施 □ 通知检查项目及注意事项	□ 心理与生活护理 □ 指导并监督患者治疗与康复训练 □ 遵医嘱用药 □ 根据评估结果采取相应的护理措施 □ 完成护理记录	□ 心理与生活护理 □ 指导并监督患者治疗与康复训练 □ 遵医嘱用药 □ 根据评估结果采取相应的护理措施 □ 完成护理记录

（续 表）

主要护理工作	护理评估	□ 一般评估：生命体征、神志、皮肤、药物过敏史等 □ 专科评估：面神经情况 □ 风险评估：评估有无跌倒、坠床、压疮风险 □ 心理评估 □ 营养评估 □ 疼痛评估 □ 康复评估	□ 风险评估：评估有无跌倒、坠床、压疮、导管滑脱、液体外渗的风险	□ 评估耳部皮肤颜色、温度变化、感觉情况，并采取相应的护理措施
	专科护理	□ 观察评估耳部皮肤颜色、温度变化、感觉情况，并采取相应的护理措施 □ 评估患耳情况 □ 指导患者戒烟（必要时）	□ 观察评估耳部皮肤颜色、温度变化、感觉情况，并采取相应的护理措施 □ 评估患耳情况	□ 观察评估耳部皮肤颜色、温度变化、感觉情况，并采取相应的护理措施 □ 评估患耳情况
	饮食指导	□ 根据医嘱通知配餐员准备膳食 □ 协助进餐	□ 协助进餐	□ 协助进餐
	活动体位	□ 根据护理等级指导患者活动	□ 根据护理等级指导患者活动	□ 根据护理等级指导患者活动
	洗浴要求	□ 协助患者洗澡、更换病号服	□ 协助患者晨、晚间护理	□ 协助患者晨、晚间护理协
病情变异记录		□ 无　　　　□ 有，原因： □ 医疗原因　　□ 患者原因 □ 并发症原因　□ 病情原因 □ 辅诊科室原因　□ 管理原因	□ 无　　　　□ 有，原因： □ 医疗原因　　□ 患者原因 □ 并发症原因　□ 病情原因 □ 辅诊科室原因　□ 管理原因	□ 无　　　　□ 有，原因： □ 医疗原因　　□ 患者原因 □ 并发症原因　□ 病情原因 □ 辅诊科室原因　□ 管理原因
护士签名		白班　　小夜班　　大夜班	白班　　小夜班　　大夜班	白班　　小夜班　　大夜班
医师签名				
时间		住院第 4 天	住院第 5 天	住院第 6 天（出院日）
主要诊疗工作	制度落实	□ 上级医师查房	□ 上级医师查房	□ 上级医师查房，确定出院
	病情评估	□ 观察耳部病情 □ 初步判断疗效	□ 上级医师进行查房制订治疗方案	□ 上级医师进行治疗效果、预后和出院评估 □ 出院宣教

主要诊疗工作	病历书写		□ 完成病历书写	□ 完成病历书写	□ 出院当天病程记录（由上级医师指示出院） □ 出院后 24 小时内完成出院记录 □ 出院后 24 小时内完成病案首页
	知情同意		□ 向患者及其家属交代病情及其注意事项	□ 向患者及其家属交代病情及其注意事项	□ 告知患者及其家属出院后注意事项（指导出院后功能锻炼，复诊的时间、地点，发生紧急情况时的处理等）
	手术治疗				
	其他				□ 通知出院 □ 开具出院介绍信 □ 开具诊断证明书 □ 出院带药 □ 预约门诊复诊时间
重点医嘱	长期医嘱	护理医嘱	□ 耳鼻喉科护理常规 □ 三级护理	□ 耳鼻喉科护理常规 □ 三级护理	
		处置医嘱	□ 随时观察患者病情变化	□ 随时观察患者病情变化	
		膳食医嘱	□ 普食	□ 普食	
		药物医嘱	□ 继续同前医嘱	□ 继续同前医嘱	
	临时医嘱	检查检验			
		药物医嘱	□ 镇痛药（必要时）	□ 镇痛药（必要时）	
		手术医嘱			
		处置医嘱	□ 随时观察患者病情变化	□ 随时观察患者病情变化	□ 出院

（续　表）

主要护理工作	健康宣教			
	护理处置	□ 心理与生活护理 □ 指导并监督患者治疗与康复训练 □ 遵医嘱用药 □ 根据评估结果采取相应的护理措施 □ 完成护理记录	□ 心理与生活护理 □ 指导并监督患者治疗与康复训练 □ 遵医嘱用药 □ 根据评估结果采取相应的护理措施 □ 完成护理记录	□ 观察患者情况 □ 核对患者医疗费用 □ 协助患者办理出院手续 □ 指导并监督患者康复训练 □ 整理床单位
	护理评估	□ 风险评估：评估有无跌倒、坠床、压疮、导管滑脱、液体外渗的风险	□ 风险评估：评估有无跌倒、坠床、压疮、导管滑脱、液体外渗的风险	
	专科护理	□ 观察评估耳部皮肤颜色、温度变化、感觉情况，并采取相应的护理措施 □ 评估患耳情况 □ 指导患者戒烟(必要时)	□ 观察评估耳部皮肤颜色、温度变化、感觉情况，并采取相应的护理措施 □ 评估患耳情况	□ 治疗后心理与生活护理 □ 指导功能锻炼
	饮食指导	□ 协助进餐	□ 协助进餐	
	活动体位	□ 根据护理等级指导患者活动	□ 根据护理等级指导患者活动	
	洗浴要求	□ 协助患者洗澡、更换病号服	□ 协助患者晨、晚间护理	
病情变异记录		□ 无　　　　□ 有,原因： □ 医疗原因　□ 患者原因 □ 并发症原因　□ 病情原因 □ 辅诊科室原因　□ 管理原因	□ 无　　　　□ 有,原因： □ 医疗原因　□ 患者原因 □ 并发症原因　□ 病情原因 □ 辅诊科室原因　□ 管理原因	□ 无　　　　□ 有,原因： □ 医疗原因　□ 患者原因 □ 并发症原因　□ 病情原因 □ 辅诊科室原因　□ 管理原因
护士签名		白班　小夜班　大夜班	白班　小夜班　大夜班	白班　小夜班　大夜班
医师签名				

第四节　急性扁桃体炎内科治疗临床路径

一、急性扁桃体炎内科治疗临床路径标准住院流程

(一)适用对象

第一诊断为急性扁桃体炎(ICD-10:J03.9)。

(二)诊断依据

根据《实用耳鼻咽喉头颈外科学》(黄选兆,汪吉宝,孔维佳主编,第 2 版,人民卫生出版社)和《临床诊疗指南·耳鼻咽喉科学分册》(中华医学会编著,人民卫生出版社)。

1.（腭）扁桃体的急性非特异性炎症。

2. 常伴有轻重程度不等的急性咽炎。

3. 咽痛为主要症状,可伴有头痛、发热。

4. 咽部黏膜弥漫充血,腭扁桃体肿大,表面可见黄白色点状滤泡。

5. 血常规检查可见白细胞总数升高,中性白细胞增多。

还需要完善的检查包括:

(1)血常规、尿常规、粪常规。

(2)血生化、血清术前八项、凝血四项。

(3)胸部 X 线片、心电图。

(三)选择治疗方案的依据

根据《实用耳鼻咽喉头颈外科学》(黄选兆,汪吉宝,孔维佳主编,第 2 版,人民卫生出版社)和《临床诊疗指南・耳鼻咽喉科学分册》(中华医学会编著,人民卫生出版社)。

抗菌药物:按照《抗菌药物临床应用指导原则(2015 年版)》(国卫办医发〔2015〕43 号)合理选用抗菌药物。

(四)临床路径标准住院日为 6 天

(五)入路径标准

1. 第一诊断必须符合急性扁桃体炎(ICD-10:J03.9)。

2.（腭）扁桃体的急性非特异性炎症,以咽痛为首要症状,白细胞及中性粒细胞升高。

3. 当患者同时患有其他疾病诊断,但在住院期间不需要特殊处理,也不影响第一诊断的临床路径流程实施时,可以进入路径。

(六)药物的选择及使用时机

1. 流质饮食。

2. 卧床休息,多饮水,加强营养,必要时可给予适当营养支持。

3. 发热或疼痛明显时可对症给予适量解热镇痛药。

4. 足量抗生素:为主要治疗方法,首选青霉素或头孢类。一般连续使用 5～7 天。若治疗 2～3 天后病情无好转,可改用其他种类抗生素。

5. 激素类药物:患者无激素禁忌证时,视情况与抗生素合用。

吸入用布地奈德混悬液或地塞米松,雾化吸入,每日 3～4 次。

6. 局部用药:可用 1:5000 复方呋喃西林溶液或苯扎氯铵漱口液漱口。

(七)出院标准

1. 咽痛缓解。

2. 白细胞及中性粒细胞恢复正常。

3. 体温正常。

4. 没有合并其他需要住院治疗的疾病。

(八)变异及原因分析

1. 住院治疗期间疗效不佳未达到出院标准者,需要延长住院时间。

2. 伴有影响急性扁桃体炎内科输液治疗的合并症或身体其他潜在病变,需进行相关诊断和治疗等,导致住院时间延长,治疗费用增加。

3. 出现并发症,需进一步诊断和治疗,导致住院时间延长,治疗费用增加。

二、急性扁桃体炎内科治疗临床路径表单

适用对象	第一诊断为急性扁桃体炎(ICD-10:J03.9)行内科治疗		
患者基本信息	姓名:_____　性别:____　年龄:____ 门诊号:_____　住院号:_____　过敏史:_____ 住院日期:____年__月__日　出院日期:____年__月__日		标准住院日:6天
	时间	住院第1天	住院第2天	住院第3天
主要诊疗工作	制度落实	□ 询问病史及体格检查 □ 初步确定诊断 □ 签署自费用品协议书 □ 完成病历书写 □ 开化验单 □ 初步向患者及其家属交代病情,履行知情同意 □ 对症治疗 □ 经治医师或值班医师在患者入院2小时内到床旁接诊 □ 8小时完成首次病程记录 □ 主管医师或二线值班医师在患者入院后24小时内完成检诊 □ 24小时内完成入院记录	□ 上级医师查房 □ 主诊医师在患者入院48小时内完成检诊 □ 48小时内完成家属入院记录签名 □ 根据患者症状、体征、体检结果和既往资料,进行鉴别诊断和初步确定诊断 □ 继续对症治疗 □ 住院医师完成查房记录等病历书写 □ 向患者及其家属交代病情及其注意事项	□ 住院医师完成上级医师查房记录等病历书写
	病情评估	□ 经治医师询问病史与体格检查 □ 完成疼痛评分	□ 上级医师查房进一步确诊	□ 主诊医师进行治疗效果中期评估
	病历书写	□ 入院8小时内完成首次病程记录 □ 入院24小时内完成入院记录	□ 完成主管医师查房记录	□ 完成主诊医师查房记录
	知情同意	□ 患者或其家属在入院记录单上签名 □ 入院谈话,告知患者及家属病情注意事项并签署知情同意书、授权委托书(患者本人不能签字时)、自费用品协议书(必要时)、军人目录外耗材审批单(必要时)	□ 告知患者及其家属病情的发展及预后情况	
	手术治疗			
	其他	□ 及时通知上级医师检诊 □ 经治医师检查整理病历资料	□ 观察病情变化情况	

(续　表)

重点医嘱	长期医嘱	护理医嘱	□ 按耳鼻咽喉科护理常规 □ 三级护理 □ 流质饮食 □ 激素类药物雾化吸入 □ 漱口类药物	□ 按耳鼻咽喉科护理常规 □ 三级护理 □ 流质饮食 □ 激素类药物雾化吸入 □ 漱口类药物	□ 按耳鼻咽喉科护理常规 □ 三级护理 □ 流质饮食 □ 激素类药物雾化吸入 □ 漱口类药物
		处置医嘱	□ 静脉抽血	□ 保持口腔卫生	□ 保持口腔卫生
		膳食医嘱	□ 流质饮食	□ 流质饮食	□ 流质饮食
		药物医嘱	□ 抗炎药物 □ 抗病毒 □ 激素 □ 足量抗生素治疗	□ 抗炎药物 □ 抗病毒 □ 激素漱口水 □ 足量抗生素治疗	□ 抗炎药物 □ 抗病毒 □ 激素 □ 足量抗生素治疗
	临时医嘱	检查检验	□ 血常规 □ 尿常规 □ 粪常规 □ 血生化 □ 血清术前八项 □ 凝血四项 □ 胸部 X 线片 □ 心电图检查		
		药物医嘱	□ 抗炎药物 □ 抗病毒 □ 激素	□ 抗炎药物 □ 抗病毒 □ 激素	□ 抗炎药物 □ 抗病毒 □ 激素
		手术医嘱			
		处置医嘱	□ 静脉抽血		
主要护理工作	健康宣教		□ 入院宣教（住院环境、规章制度） □ 进行护理安全指导 □ 进行等级护理、活动范围指导 □ 进行饮食指导 □ 进行关于疾病知识的宣教 □ 检查、检验项目的目的和意义	□ 随时观察患者病情变化	□ 随时观察患者病情变化

（续　表）

主要护理工作	护理处置	☐ 患者身份核对 ☐ 佩戴腕带 ☐ 建立入院病历,通知医师 ☐ 入院介绍:介绍责任护士,病区环境、设施、规章制度、基础护理服务项目 ☐ 询问病史,填写护理记录单首页 ☐ 观察病情 ☐ 测量基本生命体征 ☐ 抽血、留取标本 ☐ 心理护理与生活护理 ☐ 根据评估结果采取相应的护理措施 ☐ 通知检查项目及注意事项	☐ 测量基本生命体征 ☐ 心理护理与生活护理 ☐ 指导并监督患者治疗与康复训练 ☐ 遵医嘱用药 ☐ 根据评估结果采取相应的护理措施 ☐ 完成护理记录	☐ 测量基本生命体征 ☐ 心理护理与生活护理 ☐ 指导并监督患者治疗与康复训练 ☐ 遵医嘱用药 ☐ 根据评估结果采取相应的护理措施 ☐ 完成护理记录
	护理评估	☐ 一般评估:生命体征、神志、皮肤、药物过敏史等 ☐ 专科评估:生活自理能力 ☐ 风险评估:评估有无跌倒、坠床、压疮风险 ☐ 心理评估 ☐ 营养评估 ☐ 疼痛评估 ☐ 康复评估	☐ 一般评估:生命体征、神志、皮肤等 ☐ 风险评估:评估有无跌倒、坠床、压疮风险	☐ 一般评估:生命体征、神志、皮肤等 ☐ 风险评估:评估有无跌倒、坠床、压疮风险
	专科护理	☐ 评估口腔咽喉情况	☐ 评估口腔咽喉情况	☐ 评估口腔咽喉情况
	饮食指导	☐ 根据医嘱通知配餐员准备膳食 ☐ 协助进餐	☐ 协助进餐	☐ 协助进餐
	活动体位	☐ 根据护理等级指导患者活动	☐ 根据护理等级指导患者活动	☐ 根据护理等级指导患者活动
	洗浴要求	☐ 协助患者洗澡、更换病号服	☐ 协助患者晨、晚间护理	☐ 协助患者晨、晚间护理
病情变异记录		☐无　　　　☐有,原因: ☐医疗原因　☐患者原因 ☐并发症原因　☐病情原因 ☐辅诊科室原因　☐管理原因	☐无　　　　☐有,原因: ☐医疗原因　☐患者原因 ☐并发症原因　☐病情原因 ☐辅诊科室原因　☐管理原因	☐无　　　　☐有,原因: ☐医疗原因　☐患者原因 ☐并发症原因　☐病情原因 ☐辅诊科室原因　☐管理原因
护士签名		白班　小夜班　大夜班	白班　小夜班　大夜班	白班　小夜班　大夜班
医师签名				

（续　表）

时间			住院第 4 天	住院第 5 天	住院第 6 天（出院日）
主要诊疗工作	制度落实		☐ 住院医师完成上级医师查房记录等病历书写 ☐ 上级医师查房	☐ 住院医师完成上级医师查房记录等病历书写 ☐ 上级医师查房	☐ 住院医师完成上级医师查房记录等病历书写 ☐ 上级医师查房 ☐ 出院及出院带药 ☐ 向患者及其家属交代出院后 继续治疗情况
	病情评估		☐ 病情变化		☐ 上级医师进行治疗效果、预后和出院评估 ☐ 出院宣教
	病历书写		☐ 日常查房记录	☐ 完成主管医师查房记录	☐ 完成主诊医师查房记录
	知情同意				
	手术治疗				
	其他				
重点医嘱	长期医嘱	护理医嘱	☐ 按耳鼻咽喉科护理常规 ☐ 三级护理 ☐ 软食饮食 ☐ 足量抗生素治疗	☐ 按耳鼻咽喉科护理常规 ☐ 三级护理 ☐ 软食饮食 ☐ 足量抗生素治疗	
		处置医嘱	☐ 静脉抽血		
		膳食医嘱	☐ 流质饮食	☐ 流质饮食	
		药物医嘱	☐ 抗生素 ☐ 漱口水	☐ 抗生素 ☐ 漱口水	
	临时医嘱	检查检验	☐ 血常规（含 CRP＋IL-6） ☐ 血红细胞沉降率		
		药物医嘱			
		手术医嘱			
		处置医嘱	☐ 静脉抽血		☐ 出院

（续　表）

主要护理工作	健康宣教	□ 随时观察患者病情变化	□ 随时观察患者病情变化	□ 出院宣教（用药指导，注意事项，复查时间等）
	护理处置	□ 测量基本生命体征 □ 心理护理与生活护理 □ 指导并监督患者治疗与康复训练 □ 遵医嘱用药 □ 根据评估结果采取相应的护理措施 □ 完成护理记录	□ 测量基本生命体征 □ 心理护理与生活护理 □ 指导并监督患者治疗与康复训练 □ 遵医嘱用药 □ 根据评估结果采取相应的护理措施 □ 完成护理记录	□ 观察患者情况 □ 核对患者医疗费用 □ 协助患者办理出院手续 □ 指导并监督患者 □ 整理床单位
	护理评估	□ 一般评估：生命体征、神志、皮肤等 □ 风险评估：评估有无跌倒、坠床、压疮风险	□ 一般评估：生命体征、神志、皮肤等 □ 风险评估：评估有无跌倒、坠床、压疮风险	
	专科护理	□ 评估口腔咽喉情况	□ 评估口腔咽喉情况	
	饮食指导	□ 根据医嘱通知配餐员准备膳食 □ 协助进餐	□ 协助进餐	
	活动体位	□ 根据护理等级指导患者活动	□ 根据护理等级指导患者活动	
	洗浴要求	□ 协助患者洗澡、更换病号服	□ 协助患者晨、晚间护理	
病情变异记录		□ 无　　　□ 有,原因： □ 医疗原因　□ 患者原因 □ 并发症原因　□ 病情原因 □ 辅诊科室原因　□ 管理原因	□ 无　　　□ 有,原因： □ 医疗原因　□ 患者原因 □ 并发症原因　□ 病情原因 □ 辅诊科室原因　□ 管理原因	□ 无　　　□ 有,原因： □ 医疗原因　□ 患者原因 □ 并发症原因　□ 病情原因 □ 辅诊科室原因　□ 管理原因
护士签名		白班　小夜班　大夜班	白班　小夜班　大夜班	白班　小夜班　大夜班
医师签名				

第五节　急性会厌炎内科治疗临床路径

一、急性会厌炎内科治疗临床路径标准住院流程

（一）适用对象

第一诊断为急性会厌炎（ICD-10：J05.101）。

（二）诊断依据

根据《实用耳鼻咽喉头颈外科学》（黄选兆,汪吉宝,孔维佳主编,第 2 版,人民卫生出版社）和《临床诊疗指南·耳鼻咽喉科学分册》（中华医学会编著,人民卫生出版社）。

1. 以声门上区会厌为主的急性炎症。

2. 主要表现为会厌及杓会厌襞的急性水肿,伴有蜂窝织炎性变严重时,可形成会厌脓肿。

3. 病情发展极快,死亡率甚高。

4. 临床主要症状为吞咽疼痛、吞咽困难、呼吸困难(吸气性)、咽喉疼痛,可伴有高热。

5. 血常规检查可见白细胞总数升高,中性粒细胞增多。

还需要完善的检查包括:

(1)血常规(含 CRP)。

(2)尿常规。

(3)粪常规。

(4)凝血四项。

(5)普通生化。

(6)血清术前八项。

(7)血红细胞沉降率。

(8)胸部正位 X 线片。

(9)心电图检查(多导)。

(10)间接喉镜或电子喉镜。

(三)治疗方案的选择及依据

根据《实用耳鼻咽喉头颈外科学》(黄选兆,汪吉宝,孔维佳主编,第 2 版,人民卫生出版社)和《临床诊疗指南·耳鼻咽喉科学分册》(中华医学会编著,人民卫生出版社)。

抗菌药物:按照《抗菌药物临床应用指导原则(2015 年版)》(国卫办医发〔2015〕43 号)合理选用抗菌药物。

(四)临床路径标准住院日为 6 天

(五)进入路径标准

1. 第一诊断必须符合急性会厌炎(ICD-10:J05.101)。

2. 以声门上区会厌为主的急性炎症,主要表现为会厌及杓会厌襞的急性水肿,伴有蜂窝织炎性变严重,可形成会厌脓肿。临床主要症状为吞咽疼痛、吞咽困难、呼吸困难(吸气性)、咽喉疼痛,可伴有高热。

3. 当患者同时患有其他疾病诊断,但在住院期间不需要特殊处理,也不影响第一诊断的临床路径流程实施时,可以进入路径。

(六)药品的选择及使用时机

1. 流质饮食。

2. 卧床休息,吸氧,必要时可给予适当营养支持。

3. 发热或疼痛明显时可对症给予适量解热镇痛药。

4. 足量抗生素:为主要治疗方法,首选青霉素或头孢类。一般连续使用 5～7 天。若治疗 2～3 天后病情无好转,可改用其他种类抗生素。

5. 激素类药物:患者无激素禁忌证时,与抗生素合用。吸入用布地奈德混悬液或地塞米松,雾化吸入,每日 3～4 次。地塞米松 10mg,静脉滴注,每日 1 次。

6. 局部有脓肿形成时,在脓肿最膨隆处切开排脓。

7. 床旁备气管切开包,必要时行急诊气管切开术。

(七)出院标准

1. 咽痛缓解,无呼吸困难及吞咽困难。

2. 白细胞及中性粒细胞恢复正常。

3. 体温正常。

4. 会厌形态基本正常。

5. 没有合并其他需要住院治疗的疾病。

(八)变异及原因分析

1. 住院治疗期间疗效不佳未达到出院标准者,需要延长住院时间。

2. 伴有影响急性会厌炎内科输液治疗的合并症或身体其他潜在病变,需进行相关诊断和治疗等,导致住院时间延长,治疗费用增加。

3. 出现并发症或行气管切开术后患者,需进一步诊断和治疗,导致住院时间延长,治疗费用增加。

二、急性会厌内科治疗临床路径表单

适用对象	第一诊断为急性会厌炎(ICD-10:J05.101)行内科治疗		
患者基本信息	姓名:_____　性别:____　年龄:____ 门诊号:_____　住院号:_____　过敏史:_____ 住院日期:____年__月__日　出院日期:____年__月__日		标准住院日:6 天
时间		住院第 1 天	住院第 2 天	住院第 3 天

主要诊疗工作	制度落实	☐ 询问病史及体格检查 ☐ 初步确定诊断 ☐ 签署自费用品协议书 ☐ 完成病历书写 ☐ 开化验单 ☐ 初步向患者及其家属交代病情,履行知情同意 ☐ 对症治疗 ☐ 经治医师或值班医师在患者入院 2 小时内到床旁接诊 ☐ 8 小时完成首次病程记录 ☐ 主管医师或二线值班医师在患者入院后 24 小时内完成检诊 ☐ 24 小时内完成入院记录	☐ 上级医师查房 ☐ 主诊医师在患者入院 48 小时内完成检诊 ☐ 48 小时内完成家属入院记录签名 ☐ 根据患者症状、体征、体检结果和既往资料,进行鉴别诊断和初步确定诊断 ☐ 继续对症治疗 ☐ 住院医师完成查房记录等病历书写 ☐ 向患者及其家属交代病情及其注意事项	☐ 住院医师完成上级医师查房记录等病历书写
	病情评估	☐ 经治医师询问病史与体格检查 ☐ 完成疼痛评分	☐ 上级医师查房进一步确诊	☐ 主诊医师进行治疗效果中期评估
	病历书写	☐ 入院 8 小时内完成首次病程记录 ☐ 入院 24 小时内完成入院记录	☐ 完成主管医师查房记录	☐ 完成主诊医师查房记录

（续　表）

主要诊疗工作	知情同意	□ 患者或其家属在入院记录单上签名 □ 入院谈话,告知患者及其家属病情注意事项并签署知情同意书、授权委托书(患者本人不能签字时)、自费用品协议书(必要时)、军人目录外耗材审批单(必要时)	□ 告知患者及其家属病情的发展及预后情况	□ 告知患者及其家属病情的发展及预后情况
	手术治疗	□ 床旁备气管切开包,必要时行急诊气管切开术	□ 局部有脓肿形成时,在脓肿最膨隆处切开排脓 □ 备气管切开包,必要时行急诊气管切开术	□ 局部有脓肿形成时,在脓肿最膨隆处切开排脓 □ 备气管切开包,必要时行急诊气管切开术
	其他	□ 及时通知上级医师检诊 □ 经治医师检查整理病历资料	□ 观察病情变化情况	□ 观察病情变化情况
重点医嘱	长期医嘱 护理医嘱	□ 按耳鼻咽喉科护理常规 □ 一级护理 □ 流质饮食 □ 持续低流量吸氧 □ 足量抗生素治疗 □ 激素类药物静脉滴注 □ 激素类药物雾化吸入 □ 床旁备气管切开包	□ 按耳鼻咽喉科护理常规 □ 一级护理 □ 流质饮食 □ 持续低流量吸氧 □ 足量抗生素治疗 □ 激素类药物静脉滴注 □ 激素类药物雾化吸入 □ 床旁备气管切开包	□ 按耳鼻咽喉科护理常规 □ 一级护理 □ 流质饮食 □ 持续低流量吸氧 □ 足量抗生素治疗 □ 激素类药物静脉滴注 □ 激素类药物雾化吸入 □ 床旁备气管切开包
	处置医嘱	□ 静脉抽血	□ 保持口腔卫生	□ 保持口腔卫生
	膳食医嘱	□ 流质饮食	□ 流质饮食	□ 流质饮食
	药物医嘱	□ 首选青霉素或头孢类 □ 激素类药物	□ 首选青霉素或头孢类 □ 激素类药物	□ 首选青霉素或头孢类 □ 激素类药物
	临时医嘱 检查检验	□ 血常规(含 CRP) □ 尿常规 □ 粪常规 □ 凝血四项 □ 普通生化 □ 血清术前八项 □ 红细胞沉降率 □ 胸部正位 X 线片 □ 心电图检查(多导)		□ 血常规(含 CRP) □ 电解质

重点医嘱	临时医嘱	药物医嘱	□ 首选青霉素或头孢类 □ 激素类药物	□ 首选青霉素或头孢类 □ 激素类药物	□ 激素减量
		手术医嘱			
		处置医嘱	□ 静脉抽血		
主要护理工作		健康宣教	□ 入院宣教(住院环境、规章制度) □ 进行护理安全指导 □ 进行等级护理、活动范围指导 □ 进行饮食指导 □ 进行关于疾病知识的宣教 □ 检查、检验项目的目的和意义	□ 随时观察患者病情变化	□ 随时观察患者病情变化
		护理处置	□ 患者身份核对 □ 佩戴腕带 □ 建立入院病历,通知医师 □ 入院介绍:介绍责任护士,病区环境、设施、规章制度、基础护理服务项目 □ 询问病史,填写护理记录单首页 □ 观察病情 □ 测量基本生命体征 □ 抽血、留取标本 □ 心理护理与生活护理 □ 根据评估结果采取相应的护理措施 □ 通知检查项目及注意事项	□ 测量基本生命体征 □ 心理护理与生活护理 □ 遵医嘱用药 □ 根据评估结果采取相应的护理措施 □ 完成护理记录	□ 测量基本生命体征 □ 心理护理与生活护理 □ 遵医嘱用药 □ 根据评估结果采取相应的护理措施 □ 完成护理记录
		护理评估	□ 一般评估:生命体征、神志、皮肤、药物过敏史等 □ 专科评估:生活自理能力 □ 风险评估:评估有无跌倒、坠床、压疮风险 □ 心理评估 □ 营养评估 □ 疼痛评估 □ 康复评估	□ 一般评估:生命体征、神志、皮肤、药物过敏史等 □ 风险评估:评估有无跌倒、坠床、压疮风险	□ 一般评估:生命体征、神志、皮肤、药物过敏史等 □ 风险评估:评估有无跌倒、坠床、压疮风险

（续　表）

主要护理工作	专科护理	□ 评估呼吸情况 □ 评估咽喉情况		□ 评估呼吸情况 □ 评估咽喉情况		□ 评估呼吸情况 □ 评估咽喉情况		
	饮食指导	□ 根据医嘱通知配餐员准备膳食 □ 协助进餐		□ 协助进餐		□ 协助进餐		
	活动体位	□ 根据护理等级指导患者活动		□ 根据护理等级指导患者活动		□ 根据护理等级指导患者活动		
	洗浴要求	□ 协助患者洗澡、更换病号服		□ 协助患者晨、晚间护理		□ 协助患者晨晚间护理		
病情变异记录		□ 无　　　□ 有,原因: □ 医疗原因　□ 患者原因 □ 并发症原因　□ 病情原因 □ 辅诊科室原因　□ 管理原因		□ 无　　　□ 有,原因: □ 医疗原因　□ 患者原因 □ 并发症原因　□ 病情原因 □ 辅诊科室原因　□ 管理原因		□ 无　　　□ 有,原因: □ 医疗原因　□ 患者原因 □ 并发症原因　□ 病情原因 □ 辅诊科室原因　□ 管理原因		
护士签名		白班	小夜班	大夜班	白班	小夜班	大夜班	白班　小夜班　大夜班
医师签名								

时间		住院第4天	住院第5天	住院第6天（出院日）
主要诊疗工作	制度落实	□ 住院医师完成上级医师查房记录等病历书写 □ 上级医师查房	□ 住院医师完成上级医师查房记录等病历书写 □ 上级医师查房	□ 住院医师完成上级医师查房记录等病历书写 □ 上级医师查房 □ 出院及出院带药 □ 向患者及其家属交代出院后继续治疗情况
	病情评估	□ 评估病情变化	□ 评估病情变化	□ 上级医师进行治疗效果、预后和出院评估 □ 出院宣教
	病历书写	□ 日常查房记录	□ 完成主管医师查房记录	□ 完成主诊医师查房记录
	知情同意	□ 告知病情状况、用药方案及途径	□ 告知病情状况、用药方案及途径	
	手术治疗	□ 备气管切开包,必要时行急诊气管切开术	□ 备气管切开包,必要时行急诊气管切开术	
	其他			

（续　表）

重点医嘱	长期医嘱	护理医嘱	☐ 按耳鼻咽喉科护理常规 ☐ 二级护理 ☐ 流质饮食 ☐ 足量抗生素治疗 ☐ 雾化吸入	☐ 按耳鼻咽喉科护理常规 ☐ 三级护理 ☐ 流质饮食 ☐ 足量抗生素治疗 ☐ 雾化吸入	
		处置医嘱			
		膳食医嘱	☐ 流质饮食	☐ 流质饮食	
		药物医嘱	☐ 抗生素 ☐ 激素	☐ 抗生素 ☐ 激素	
	临时医嘱	检查检验	☐ 血常规（含 CRP＋IL-6）		
		药物医嘱			
		手术医嘱			
		处置医嘱	☐ 静脉抽血		☐ 出院
主要护理工作		健康宣教	☐ 随时观察患者病情变化	☐ 随时观察患者病情变化	☐ 出院宣教（用药指导，注意事项，复查时间等）
		护理处置	☐ 测量基本生命体征 ☐ 心理护理与生活护理 ☐ 遵医嘱用药 ☐ 根据评估结果采取相应的护理措施 ☐ 完成护理记录	☐ 测量基本生命体征 ☐ 心理护理与生活护理 ☐ 遵医嘱用药 ☐ 根据评估结果采取相应的护理措施 ☐ 完成护理记录	☐ 观察患者情况 ☐ 核对患者医疗费用 ☐ 协助患者办理出院手续 ☐ 指导并监督患者 ☐ 整理床单元
		护理评估	☐ 一般评估：生命体征、神志、皮肤、药物过敏史等 ☐ 风险评估：评估有无跌倒、坠床、压疮风险	☐ 一般评估：生命体征、神志、皮肤、药物过敏史等 ☐ 风险评估：评估有无跌倒、坠床、压疮风险	
		专科护理	☐ 评估呼吸情况 ☐ 评估咽喉情况	☐ 评估呼吸情况 ☐ 评估咽喉情况	
		饮食指导	☐ 协助进餐	☐ 协助进餐	
		活动体位	☐ 根据护理等级指导患者活动	☐ 根据护理等级指导患者活动	
		洗浴要求	☐ 协助患者洗澡、更换病号服	☐ 协助患者晨、晚间护理	

(续　表)

病情变异记录	□ 无 □ 医疗原因 □ 并发症原因 □ 辅诊科室原因	□ 有,原因: □ 患者原因 □ 病情原因 □ 管理原因	□ 无 □ 医疗原因 □ 并发症原因 □ 辅诊科室原因	□ 有,原因: □ 患者原因 □ 病情原因 □ 管理原因	□ 无 □ 医疗原因 □ 并发症原因 □ 辅诊科室原因	□ 有,原因: □ 患者原因 □ 病情原因 □ 管理原因
护士签名	白班　小夜班	大夜班	白班　小夜班	大夜班	白班　小夜班	大夜班
医师签名						

第六节　梅尼埃病内科治疗临床路径

一、梅尼埃病内科治疗临床路径标准住院流程

(一)适用对象

第一诊断为梅尼埃病(ICD-10:H81.001)。

(二)诊断依据

根据《实用耳鼻咽喉头颈外科学》(黄选兆,汪吉宝,孔维佳主编,第 2 版,人民卫生出版社)和《神经耳科及侧颅底外科学》(韩东一,科学出版社),《临床诊疗指南·耳鼻咽喉科学分册》(中华医学会编著,人民卫生出版社)。

1. 典型眩晕、耳鸣、耳聋三联症发作史,多数伴有耳内闷胀感。

2. 纯音测听低频下降呈典型上升型曲线,听力波动以低频为主。

3. 耳蜗电图检查-SP 占优势,-SP/AP 比值≥0.4。

4. 甘油试验:空腹服甘油前及服后 1～3 小时复查纯音测听,低频多可降低 10～30dB 为阳性,耳蜗电图-SP/AP 比值比服甘油前下降 15％为阳性。

5. 平衡功能检查,绝大多数患侧半规管功能低下。

6. 排除其他可以引起眩晕、耳鸣、耳聋的内耳疾病和第Ⅷ对脑神经病变。

(三)治疗方案的选择及依据

根据《实用耳鼻咽喉头颈外科学》(黄选兆,汪吉宝,孔维佳主编,第 2 版,人民卫生出版社)和《神经耳科及侧颅底外科学》(韩东一,科学出版社),《临床诊疗指南·耳鼻咽喉科学分册》(中华医学会编著,人民卫生出版社)。

(四)临床路径标准住院日为 15 天

(五)进入路径标准

1. 第一诊断必须符合梅尼埃病(ICD-10:H81.001)。

2. 患者听力明显下降,或眩晕发作期。

3. 当患者同时患有其他疾病诊断,但在住院期间不需要特殊处理,也不影响第一诊断的临床路径流程实施时,可以进入路径。

(六)药品选择及使用时机

1. 低盐低脂类饮食,严格控制钠摄入量。

2. 抑制前庭神经及抗胆碱类药物:地西泮,5～10mg,口服,每日 1～2 次;地芬尼多(眩晕停),1 片,口服,发作时服;异丙嗪(非那根),25mg,肌内注射,发作时用;盐酸利多卡因静脉,1～2mg/kg 加入 5% 葡萄糖 100～200ml,静脉滴注或静脉注射,发作时用。

3. 血管扩张药:盐酸倍他司汀,6～12mg,口服,每日 3 次,连用 15 天;盐酸氟桂利嗪,5mg,口服,每日 3 次,连用 15 天。

4. 降低血液黏稠度类药物:川芎嗪注射液、银杏叶提取物注射液等药物,按常规药物剂量。

5. 利尿药:氢氯噻嗪,25mg,口服,每日 1～3 次,注意补钾。

6. 其他药物:类固醇类药物及低分子葡聚糖等。

7. 化学性迷路切除:氨基糖苷类抗生素鼓室内注射。

(1)适应证:梅尼埃病正规药物治疗及低盐饮食 6 个月仍频繁发作眩晕,纯音测听患侧言语频率下降≥60dB,对侧为正常耳者。

接受手术治疗后仍有残留眩晕症状者。

药物非手术治疗无效,因全身情况不能耐受手术者。

梅尼埃病后期,源于耳石器兴奋,产生 Tumarkin 耳石危象,发作猝倒者。

(2)禁忌证:双侧梅尼埃病;老年患者;外耳道存在炎症患者;患耳进行客观检查缺少冷热及耳石反应者。

(3)并发症:听力下降,主要并发症;鼓膜穿孔;慢性前庭功能低下。

(七)出院标准

1. 基本控制眩晕。

2. 听力较入院前轻微改善。

3. 没有合并其他需要住院治疗的疾病。

(八)变异及原因分析

住院治疗期间疗效不佳未达到出院标准者,需要延长住院时间。

二、梅尼埃病内科治疗临床路径表单

适用对象	第一诊断为梅尼埃病(ICD-10:H81.001)行内科治疗		
患者基本信息	姓名:_____　性别:____　年龄:____ 门诊号:_____　住院号:_____　过敏史:_____ 住院日期:____年__月__日　出院日期:____年__月__日		标准住院日:15 天
时间	住院第 1 天	住院第 2 天	住院第 3 天
主要诊疗工作　制度落实	□ 询问病史及体格检查 □ 初步确定诊断 □ 签署自费用品协议书 □ 完成病历书写 □ 开检验单 □ 初步向患者及其家属交代病情,履行知情同意 □ 对症治疗	□ 上级医师查房 □ 主诊医师在患者入院 48 小时内完成检诊 □ 48 小时内完成家属入院记录签名 □ 根据患者症状、体征、体检结果和既往资料,进行鉴别诊断和初步确定诊断	□ 住院医师完成上级医师查房记录等病历书写

(续　表)

主要诊疗工作	制度落实	☐ 经治医师或值班医师在患者入院 2 小时内到床旁接诊 ☐ 8 小时完成首次病程记录 ☐ 主管医师或二线值班医师在患者入院后 24 小时内完成检诊 ☐ 24 小时内完成入院记录	☐ 继续对症治疗 ☐ 住院医师完成查房记录等病历书写 ☐ 向患者及其家属交代病情及其注意事项	
	病情评估	☐ 经治医师询问病史与体格检查 ☐ 完成疼痛评估	☐ 上级医师查房进一步确诊	☐ 主诊医师进行治疗效果中期评估
	病历书写	☐ 入院 8 小时内完成首次病程记录 ☐ 入院 24 小时内完成入院记录	☐ 完成主管医师查房记录	☐ 完成主诊医师查房记录
	知情同意	☐ 患者或其家属在入院记录单上签名 ☐ 入院谈话,告知患者及其家属病情注意事项并签署知情同意书、授权委托书(患者本人不能签字时)、自费用品协议书(必要时)、军人目录外耗材审批单(必要时)	☐ 告知患者及其家属病情的发展及预后情况	☐ 告知患者及其家属病情的发展及预后情况
	手术治疗			
	其他	☐ 及时通知上级医师检诊 ☐ 经治医师检查整理病历资料	☐ 观察病情变化情况	☐ 观察病情变化情况
重点医嘱	长期医嘱 护理医嘱	☐ 按耳鼻咽喉科护理常规 ☐ 梅尼埃病二级护理常规 ☐ 低盐饮食	☐ 按耳鼻咽喉科护理常规 ☐ 梅尼埃病二级护理常规 ☐ 低盐饮食	☐ 按耳鼻咽喉科护理常规 ☐ 梅尼埃病二级护理常规 ☐ 低盐饮食
	处置医嘱	☐ 静脉抽血		
	膳食医嘱	☐ 低盐饮食	☐ 低盐饮食	☐ 低盐饮食

重点医嘱	长期医嘱	药物医嘱	□ 地西泮 □ 地芬尼多（眩晕停） □ 异丙嗪（非那根） □ 盐酸利多卡因 □ 血管扩张药 □ 降低血液黏稠度类药物 □ 利尿药 □ 其他药物	□ 地西泮 □ 地芬尼多（眩晕停） □ 异丙嗪（非那根） □ 盐酸利多卡因 □ 血管扩张药 □ 降低血液黏稠度类药物 □ 利尿药 □ 其他药物	□（视情可第二天起）： □ 既往基础用药 □ 地芬尼多（眩晕停）1片，每日3次 □ 盐酸倍他斯汀12mg，每日3次 □ 扩血管、降低血液黏稠度等药物治疗
	临时医嘱	检查检验	□ 血常规（含 CRP） □ 尿常规 □ 粪常规 □ 血型 □ 凝血四项 □ 普通生化 □ 血清术前八项 □ 红细胞沉降率 □ 胸部正位 X 线片 □ 心电图检查（多导）	□ 听力检查 □ 前庭功能检查 □ 颈动脉 B 超 □ 椎动脉 B 超 □ 甘油实验 □ 耳蜗水 MRI 检查	
		药物医嘱			
		手术医嘱			
		处置医嘱	□ 静脉抽血		
主要护理工作		健康宣教	□ 入院宣教（住院环境、规章制度） □ 进行护理安全指导 □ 进行等级护理、活动范围指导 □ 进行饮食指导 □ 进行关于疾病知识的宣教 □ 检查、检验项目的目的和意义	□ 随时观察患者病情变化	

(续　表)

主要护理工作	护理处置	□ 患者身份核对 □ 佩戴腕带 □ 建立入院病历,通知医师 □ 入院介绍:介绍责任护士,病区环境、设施、规章制度、基础护理服务项目 □ 询问病史,填写护理记录单首页 □ 观察病情 □ 测量基本生命体征 □ 抽血、留取标本 □ 心理护理与生活护理 □ 根据评估结果采取相应的护理措施 □ 通知检查项目及注意事项	□ 测量基本生命体征 □ 心理护理与生活护理 □ 指导并监督患者治疗与康复训练 □ 遵医嘱用药 □ 根据评估结果采取相应的护理措施 □ 完成护理记录	□ 观察患者情况 □ 核对患者医疗费用
	护理评估	□ 一般评估:生命体征、神志、皮肤、药物过敏史等 □ 专科评估:生活自理能力 □ 风险评估:评估有无跌倒、坠床、压疮风险 □ 心理评估 □ 营养评估 □ 康复评估	□ 一般评估:生命体征、神志、皮肤、药物过敏史等 □ 风险评估:评估有无跌倒、坠床、压疮风险	□ 一般评估:生命体征、神志、皮肤、药物过敏史等 □ 风险评估:评估有无跌倒、坠床、压疮风险
	专科护理	□ 前庭功能锻炼	□ 前庭功能锻炼	□ 前庭功能锻炼
	饮食指导	□ 根据医嘱通知配餐员准备膳食 □ 协助进餐		
	活动体位	□ 根据护理等级指导患者活动	□ 根据护理等级指导患者活动	□ 根据护理等级指导患者活动
	洗浴要求	□ 协助患者洗澡、更换病号服	□ 协助患者晨、晚间护理	□ 协助患者晨、晚间护理
病情变异记录		□ 无　　　　□ 有,原因: □ 医疗原因　□ 患者原因 □ 并发症原因　□ 病情原因 □ 辅诊科室原因　□ 管理原因	□ 无　　　　□ 有,原因: □ 医疗原因　□ 患者原因 □ 并发症原因　□ 病情原因 □ 辅诊科室原因　□ 管理原因	□ 无　　　　□ 有,原因: □ 医疗原因　□ 患者原因 □ 并发症原因　□ 病情原因 □ 辅诊科室原因　□ 管理原因
护士签名		白班　小夜班　大夜班	白班　小夜班　大夜班	白班　小夜班　大夜班
医师签名				

（续　表）

	时间	住院第 4 天	住院第 5 天	住院第 6 天
主要诊疗工作	制度落实	□ 住院医师完成上级医师查房记录等病历书写 □ 上级医师查房	□ 住院医师完成上级医师查房记录等病历书写 □ 上级医师查房	□ 住院医师完成上级医师查房记录等病历书写
	病情评估	□ 病情变化	□ 评估前庭功能	□ 评估前庭功能
	病历书写	□ 日常查房记录	□ 完成主管医师查房记录	□ 完成主诊医师查房记录
	知情同意	□ 告知患者及其家属病情的发展及预后情况	□ 告知患者及其家属病情的发展及预后情况	□ 告知患者及其家属病情的发展及预后情况
	手术治疗			
	其他			
重点医嘱	长期医嘱 护理医嘱	□ 按耳鼻咽喉科护理常规 □ 二级护理 □ 低盐饮食	□ 按耳鼻咽喉科护理常规 □ 二级护理 □ 低盐饮食	□ 按耳鼻咽喉科护理常规 □ 二级护理 □ 低盐饮食
	处置医嘱			
	膳食医嘱	□ 低盐饮食	□ 低盐饮食	□ 低盐饮食
	药物医嘱	□ 地西泮 □ 地芬尼多(眩晕停) □ 异丙嗪(非那根) □ 盐酸利多卡因 □ 血管扩张药 □ 降低血液黏稠度类药物 □ 利尿药 □ 其他药物	□ 地西泮 □ 地芬尼多(眩晕停) □ 异丙嗪(非那根) □ 盐酸利多卡因 □ 血管扩张药 □ 降低血液黏稠度类药物 □ 利尿药 □ 其他药物	□ 地西泮 □ 地芬尼多(眩晕停) □ 异丙嗪(非那根) □ 盐酸利多卡因 □ 血管扩张药 □ 降低血液黏稠度类药物 □ 利尿药 □ 其他药物
	临时医嘱 检查检验			□ 血常规 □ 血生化
	药物医嘱			
	手术医嘱			
	处置医嘱			□ 静脉抽血

（续　表）

		健康宣教	□ 随时观察患者病情变化	□ 随时观察患者病情变化	□ 随时观察患者病情变化
主要护理工作		护理处置			
		护理评估	□ 一般评估：生命体征、神志、皮肤、药物过敏史等 □ 风险评估：评估有无跌倒、坠床、压疮风险	□ 一般评估：生命体征、神志、皮肤、药物过敏史等 □ 风险评估：评估有无跌倒、坠床、压疮风险	□ 一般评估：生命体征、神志、皮肤、药物过敏史等 □ 风险评估：评估有无跌倒、坠床、压疮风险
		专科护理	□ 前庭功能锻炼	□ 前庭功能锻炼	□ 前庭功能锻炼
		饮食指导			
		活动体位	□ 根据护理等级指导患者活动	□ 根据护理等级指导患者活动	□ 根据护理等级指导患者活动
		洗浴要求	□ 协助患者晨、晚间护理	□ 协助患者晨、晚间护理	□ 协助患者晨、晚间护理
病情变异记录			□ 无　　　　□ 有,原因： □ 医疗原因　□ 患者原因 □ 并发症原因　□ 病情原因 □ 辅诊科室原因　□ 管理原因	□ 无　　　　□ 有,原因： □ 医疗原因　□ 患者原因 □ 并发症原因　□ 病情原因 □ 辅诊科室原因　□ 管理原因	□ 无　　　　□ 有,原因： □ 医疗原因　□ 患者原因 □ 并发症原因　□ 病情原因 □ 辅诊科室原因　□ 管理原因

护士签名	白班	小夜班	大夜班	白班	小夜班	大夜班	白班	小夜班	大夜班

医师签名			

时间			住院第 7 天	住院第 8 天	住院第 9 天
主要诊疗工作		制度落实	□ 住院医师完成上级医师查房记录等病历书写 □ 上级医师查房	□ 住院医师完成上级医师查房记录等病历书写 □ 上级医师查房	□ 住院医师完成上级医师查房记录等病历书写 □ 上级医师查房
		病情评估	□ 上级医师进行治疗效果、预后评估	□ 上级医师进行治疗效果、预后评估	□ 上级医师进行治疗效果、预后评估
		病历书写	□ 日常查房记录	□ 完成主管医师查房记录	□ 完成主诊医师查房记录
		知情同意	□ 告知患者及其家属病情的发展及预后情况	□ 告知患者及其家属病情的发展及预后情况	□ 告知患者及其家属病情的发展及预后情况
		手术治疗			
		其他			
重点医嘱	长期医嘱	护理医嘱	□ 按耳鼻咽喉科护理常规 □ 二级护理 □ 低盐饮食	□ 按耳鼻咽喉科护理常规 □ 二级护理 □ 低盐饮食	□ 按耳鼻咽喉科护理常规 □ 二级护理 □ 低盐饮食
		处置医嘱			
		膳食医嘱	□ 低盐饮食	□ 低盐饮食	□ 低盐饮食

（续　表）

重点医嘱	长期医嘱	药物医嘱	□ 地西泮 □ 地芬尼多（眩晕停） □ 异丙嗪（非那根） □ 盐酸利多卡因 □ 血管扩张药 □ 降低血液黏稠度类药物 □ 利尿药 □ 其他药物	□ 地西泮 □ 地芬尼多（眩晕停） □ 异丙嗪（非那根） □ 盐酸利多卡因 □ 血管扩张药 □ 降低血液黏稠度类药物 □ 利尿药 □ 其他药物	□ 地西泮 □ 地芬尼多（眩晕停） □ 异丙嗪（非那根） □ 盐酸利多卡因 □ 血管扩张药 □ 降低血液黏稠度类药物 □ 利尿药 □ 其他药物
	临时医嘱	检查检验			
		药物医嘱			
		手术医嘱			
		处置医嘱			
主要护理工作	健康宣教		□ 随时观察患者病情变化	□ 随时观察患者病情变化	□ 随时观察患者病情变化
	护理处置				
	护理评估		□ 一般评估：生命体征、神志、皮肤、药物过敏史等 □ 风险评估：评估有无跌倒、坠床、压疮风险	□ 一般评估：生命体征、神志、皮肤、药物过敏史等 □ 风险评估：评估有无跌倒、坠床、压疮风险	□ 一般评估：生命体征、神志、皮肤、药物过敏史等 □ 风险评估：评估有无跌倒、坠床、压疮风险
	专科护理		□ 前庭功能锻炼	□ 前庭功能锻炼	□ 前庭功能锻炼
	饮食指导				
	活动体位		□ 根据护理等级指导患者活动	□ 根据护理等级指导患者活动	□ 根据护理等级指导患者活动
	洗浴要求		□ 协助患者晨、晚间护理	□ 协助患者晨、晚间护理	□ 协助患者晨、晚间护理
病情变异记录			□ 无　　□ 有,原因： □ 医疗原因　□ 患者原因 □ 并发症原因　□ 病情原因 □ 辅诊科室原因　□ 管理原因	□ 无　　□ 有,原因： □ 医疗原因　□ 患者原因 □ 并发症原因　□ 病情原因 □ 辅诊科室原因　□ 管理原因	□ 无　　□ 有,原因： □ 医疗原因　□ 患者原因 □ 并发症原因　□ 病情原因 □ 辅诊科室原因　□ 管理原因

护士签名	白班	小夜班	大夜班	白班	小夜班	大夜班	白班	小夜班	大夜班
医师签名									

（续　表）

时间			住院第 10 天	住院第 11 天	住院第 12 天
主要诊疗工作	制度落实		☐ 住院医师完成上级医师查房记录等病历书写 ☐ 上级医师查房	☐ 住院医师完成上级医师查房记录等病历书写 ☐ 上级医师查房	☐ 住院医师完成上级医师查房记录等病历书写 ☐ 上级医师查房
	病情评估		☐ 病情变化	☐ 病情变化	☐ 病情变化
	病历书写		☐ 日常查房记录	☐ 完成主管医师查房记录	☐ 完成主诊医师查房记录
	知情同意		☐ 告知患者及其家属病情的发展及预后情况	☐ 告知患者及其家属病情的发展及预后情况	☐ 告知患者及其家属病情的发展及预后情况
	手术治疗				
	其他				
重点医嘱	长期医嘱	护理医嘱	☐ 按耳鼻咽喉科护理常规 ☐ 三级护理 ☐ 低盐饮食	☐ 按耳鼻咽喉科护理常规 ☐ 三级护理 ☐ 低盐饮食	☐ 按耳鼻咽喉科护理常规 ☐ 三级护理 ☐ 低盐饮食
		处置医嘱			
		膳食医嘱	☐ 低盐饮食	☐ 低盐饮食	☐ 低盐饮食
		药物医嘱	☐ 地西泮 ☐ 地芬尼多（眩晕停） ☐ 异丙嗪（非那根） ☐ 盐酸利多卡因 ☐ 血管扩张药 ☐ 降低血液黏稠度类药物 ☐ 利尿药 ☐ 其他药物	☐ 地西泮 ☐ 地芬尼多（眩晕停） ☐ 异丙嗪（非那根） ☐ 盐酸利多卡因 ☐ 血管扩张药 ☐ 降低血液黏稠度类药物 ☐ 利尿药 ☐ 其他药物	☐ 地西泮 ☐ 地芬尼多（眩晕停） ☐ 异丙嗪（非那根） ☐ 盐酸利多卡因 ☐ 血管扩张药 ☐ 降低血液黏稠度类药物 ☐ 利尿药 ☐ 其他药物
	临时医嘱	检查检验			☐ 血常规 ☐ 血生化
		药物医嘱			
		手术医嘱			
		处置医嘱			☐ 静脉抽血

主要护理工作	健康宣教	□ 随时观察患者病情变化	□ 随时观察患者病情变化	□ 随时观察患者病情变化
	护理处置			
	护理评估	□ 一般评估：生命体征、神志、皮肤、药物过敏史等 □ 风险评估：评估有无跌倒、坠床、压疮风险	□ 一般评估：生命体征、神志、皮肤、药物过敏史等 □ 风险评估：评估有无跌倒、坠床、压疮风险	□ 一般评估：生命体征、神志、皮肤、药物过敏史等 □ 风险评估：评估有无跌倒、坠床、压疮风险
	专科护理	□ 前庭功能锻炼	□ 前庭功能锻炼	□ 前庭功能锻炼
	饮食指导			
	活动体位	□ 根据护理等级指导患者活动	□ 根据护理等级指导患者活动	
	洗浴要求	□ 协助患者洗澡、更换病号服	□ 协助患者晨、晚间护理	

病情变异记录	□ 无　　　　　□ 有,原因： □ 医疗原因　　□ 患者原因 □ 并发症原因　□ 病情原因 □ 辅诊科室原因 □ 管理原因	□ 无　　　　　□ 有,原因： □ 医疗原因　　□ 患者原因 □ 并发症原因　□ 病情原因 □ 辅诊科室原因 □ 管理原因	□ 无　　　　　□ 有,原因： □ 医疗原因　　□ 患者原因 □ 并发症原因　□ 病情原因 □ 辅诊科室原因 □ 管理原因

护士签名	白班	小夜班	大夜班	白班	小夜班	大夜班	白班	小夜班	大夜班

医师签名			

时间		住院第 13 天	住院第 14 天	住院第 15 天（出院日）
主要诊疗工作	制度落实	□ 住院医师完成上级医师查房记录等病历书写 □ 上级医师查房	□ 住院医师完成上级医师查房记录等病历书写 □ 上级医师查房	□ 住院医师完成上级医师查房记录等病历书写 □ 上级医师查房 □ 出院及出院带药 □ 向患者及其家属交代出院后 继续治疗情况
	病情评估	□ 病情变化	□ 病情变化	□ 上级医师进行治疗效果、预后和出院评估 □ 出院宣教
	病历书写	□ 日常查房记录	□ 完成主管医师查房记录	□ 完成主诊医师查房记录
	知情同意			
	手术治疗			
	其他			

（续　表）

重点医嘱	长期医嘱	护理医嘱	☐ 按耳鼻咽喉科护理常规 ☐ 三级护理 ☐ 低盐饮食	☐ 按耳鼻咽喉科护理常规 ☐ 三级护理 ☐ 低盐饮食	☐ 按耳鼻咽喉科护理常规 ☐ 三级护理 ☐ 低盐饮食
		处置医嘱			
		膳食医嘱	☐ 低盐、低脂饮食	☐ 低盐、低脂饮食	
		药物医嘱	☐ 地西泮 ☐ 地芬尼多（眩晕停） ☐ 异丙嗪（非那根） ☐ 盐酸利多卡因 ☐ 血管扩张药 ☐ 降低血液黏稠度类药物 ☐ 利尿药 ☐ 其他药物	☐ 地西泮 ☐ 地芬尼多（眩晕停） ☐ 异丙嗪（非那根） ☐ 盐酸利多卡因 ☐ 血管扩张药 ☐ 降低血液黏稠度类药物 ☐ 利尿药 ☐ 其他药物	
	临时医嘱	检查检验			
		药物医嘱			
		手术医嘱			
		处置医嘱			☐ 出院
主要护理工作		健康宣教	☐ 随时观察患者病情变化	☐ 随时观察患者病情变化	☐ 出院宣教（用药指导，注意事项，复查时间等）
		护理处置			☐ 观察患者情况 ☐ 核对患者医疗费用 ☐ 协助患者办理出院手续 ☐ 指导并监督患者 ☐ 整理床单位
		护理评估			
		专科护理			
		饮食指导			
		活动体位	☐ 根据护理等级指导患者活动	☐ 根据护理等级指导患者活动	
		洗浴要求	☐ 协助患者洗澡、更换病号服	☐ 协助患者晨、晚间护理	

（续　表）

病情变异记录	□ 无		□ 有,原因:	□ 无		□ 有,原因:	□ 无		□ 有,原因:
	□ 医疗原因		□ 患者原因	□ 医疗原因		□ 患者原因	□ 医疗原因		□ 患者原因
	□ 并发症原因		□ 病情原因	□ 并发症原因		□ 病情原因	□ 并发症原因		□ 病情原因
	□ 辅诊科室原因		□ 管理原因	□ 辅诊科室原因		□ 管理原因	□ 辅诊科室原因		□ 管理原因
护士签名	白班	小夜班	大夜班	白班	小夜班	大夜班	白班	小夜班	大夜班
医师签名									

第七节　突发性聋内科治疗临床路径

一、突发性聋内科治疗临床路径标准住院流程

(一)适用对象

第一诊断为突发性聋(ICD-10：H91.201)。

(二)诊断依据

根据《实用耳鼻咽喉头颈外科学》(黄选兆,汪吉宝,孔维佳主编,第 2 版,人民卫生出版社)、《神经耳科及侧颅底外科学》(韩东一,科学出版社)、《临床诊疗指南·耳鼻咽喉科学分册》(中华医学会编著,人民卫生出版社)、《突发性聋的诊断和治疗指南》(中华耳鼻咽喉头颈外科杂志编辑委员会,中华医学会耳鼻咽喉头颈外科学分会. 中华耳鼻咽喉头颈外科杂志)。

1. 病史　突然发生的,可在数分钟、数小时或 3 天以内,原因不明的感音神经性听力损失,至少在相连的 2 个频率听力下降 20 dB 以上;病因不明,部分患者近期有情绪波动及过度劳累病史;非波动性感音神经性听力损失。

2. 体检　可为轻、中或重度,甚至全聋,多表现为单侧发病,可伴有耳鸣、眩晕及耳内闷胀感。除第Ⅷ对脑神经外,无其他脑神经体征。

3. 辅助检查　纯音测听显示单侧或双侧感音神经性耳聋,其他听力学检查还可排除蜗后病变及听神经病。影像学检查排除可以引起耳聋、眩晕、耳鸣的外耳、中耳及颅内占位性病变。

还需要完善的检查包括：

(1)血常规、尿常规、粪常规。

(2)血生化、免疫指标、感染性疾病筛查(乙肝、丙肝、HIV、梅毒),凝血指标、病毒抗体指标。

(3)胸部 X 线片、心电图。

(4)听力学检查:纯音测听、声导抗、言语识别率、耳声发射、听性脑干反应、耳蜗电图。

(5)前庭功能检查:冷热试验、前庭诱发肌源电位、平衡功能检查、旋转试验。

(6)颈动脉超声、椎动脉超声。

(7)MRI 耳蜗水成像及颅脑动脉成像。

(三)治疗方案的选择及依据

根据《实用耳鼻咽喉头颈外科学》(黄选兆,汪吉宝,孔维佳主编,第 2 版,人民卫生出版

社)、《神经耳科及侧颅底外科学》(韩东一,科学出版社)、《临床诊疗指南·耳鼻咽喉科学分册》(中华医学会编著,人民卫生出版社)、《突发性聋的诊断和治疗指南》(中华耳鼻咽喉头颈外科杂志编辑委员会,中华医学会耳鼻咽喉头颈外科学分会.中华耳鼻咽喉头颈外科杂志)。

1. 口服药物治疗。

2. 静脉药物治疗。

3. 前庭功能锻炼、高压氧、针灸等治疗。

(四)临床路径标准住院日为 10 天

(五)进入路径标准

1. 第一诊断必须符合突发性聋(ICD-10:H91.201)。

2. 突然发生的原因不明的感音神经性听力损失,至少在相连的 2 个频率听力下降 20 dB 以上。

3. 当患者同时患有其他疾病诊断,但在住院期间不需要特殊处理,也不影响第一诊断的临床路径流程实施时,可以进入路径。

(六)药品选择及使用时机

1. 低盐、低脂类饮食。

2. 适当镇静催眠,积极治疗相关疾病(如糖尿病、高血压):氯硝西泮,1mg,口服,1 次/睡前;圣约翰草提取物片,300~600mg,口服,每日 3 次。盐酸利多卡因注射液,1~2mg/kg 加入5%葡萄糖 100~200ml,静脉滴注,耳鸣较重患者使用,连用不超过 7 天。

3. 糖皮质激素药物:泼尼松,每日晨起顿服,1mg/kg,渐减量,用药时间约 10 天;地塞米松,静脉给药,每日 1 次,用药 1~3 天每日 10mg,4~6 天每日 5mg;甲泼尼龙,患侧乳突骨衣下注射给药,每次 40mg,72 小时给药 1 次,共给药 1~3 次;复方倍他米松,患侧乳突骨衣下注射给药,每次 7mg,7 天给药 1 次,共给药 1~3 次。

4. 血管扩张药类药物:甲磺酸倍他司汀,6~12mg,口服,每日 3 次,连用 14 天;盐酸氟桂利嗪,5mg,口服,每日 3 次,连用 14 天;银杏叶提取物注射液,105mg,静脉滴注,每日 1 次,连用 10 天;前列地尔注射液,10μg,入壶,每日 1 次,连用 10 天;注射用小牛血清去蛋白提取物,400mg,静脉滴注,每日 1 次,连用 10 天;低分子右旋糖酐,250~500ml,静脉滴注,每日 1 次,连用 10 天。

5. 抗血栓形成和纤维溶栓剂:巴曲酶注射液,首次剂量为 10BU,以后维持剂量可减为5BU,隔日 1 次,先用生理盐水 100~250ml 稀释后,静脉滴注 1~1.5 小时,一般给药 5~7 次。

6. 营养神经类药物:注射用单唾液酸四己糖神经节苷脂钠,80mg,静脉滴注,每日 1 次,连用 10 天注射用鼠神经生长因子,30μg,肌内注射,每日 1 次,连用 14 天;注射用腺苷钴胺,3mg,肌内注射,每日 1 次,连用 14 天。

7. 活血化瘀类中成药:注射用丹参多酚酸盐,200mg,静脉滴注,每日 1 次,连用 14 天;醒脑静注射液,20ml,静脉滴注,每日 1 次,连用 14 天;疏血通注射液,6~10ml,静脉滴注,每日 1 次,连用 10 天。

(七)出院标准(根据一般情况,听力情况、第一诊断转归)

1. 体温正常、常规检验无明显异常。

2. 平均语言听阈(PTA)较入院前提高<10dB 为无效,提高 15~30dB 为有效,提高 30dB 以上为显效,恢复至患病前水平或较好的对侧耳听力水平或 PTA≤25dB 为痊愈。

3. 眩晕得到控制,可以自行行走。

4. 耳鸣较入院前有所减轻或可以耐受。

5. 没有合并其他需要住院治疗的疾病。

(八)知情同意

1. 患者住院后及时告知病情状况、用药方案及途径以及需医保自费的诊疗项目。

2. 开展有创治疗时,履行书面知情同意手续。

3. 诊疗方案调整或出现其他需要补充告知的情形,及时补充履行知情同意手续。

4. 紧急情况下无法履行知情同意的,及时报告医务部值班员,由医务部领导或院首长审批实施。

(九)变异及原因分析

1. 住院治疗期间疗效不佳未达到出院标准者,需要延长住院时间。

2. 伴有影响突发性聋内科输液治疗的合并症或身体其他潜在病变,需进行相关诊断和治疗等,导致住院时间延长,治疗费用增加。

3. 出现并发症,需进一步诊断和治疗,导致住院时间延长,治疗费用增加。

二、突发性聋内科治疗临床路径表单

适用对象	第一诊断为突发性聋（ICD-10：H91.201）行内科治疗		
患者基本信息	姓名:_____ 性别:____ 年龄:____ 门诊号:_____ 住院号:_____ 过敏史:_____ 住院日期:____年__月__日 出院日期:____年__月__日		标准住院日:10 天
时间	住院第 1 天	住院第 2 天	住院第 3 天
主要诊疗工作 制度落实	□ 询问病史及体格检查 □ 初步确定诊断 □ 签署自费用品协议书 □ 完成病历书写 □ 开化验单 □ 初步向患者及其家属交代病情,履行知情同意 □ 对症治疗 □ 经治医师或值班医师在患者入院 2 小时内到床旁接诊 □ 8 小时完成首次病程记录 □ 主管医师或二线值班医师在患者入院后 24 小时内完成检诊 □ 24 小时内完成入院记录	□ 上级医师查房 □ 主诊医师在患者入院 48 小时内完成检诊 □ 48 小时内完成家属入院记录签名 □ 根据体检、听力及前庭功能检查结果和既往资料,进行鉴别诊断和初步确定诊断 □ 继续对症治疗 □ 住院医师完成查房记录等病历书写 □ 向患者及其家属交代病情及其注意事项	□ 上级医师查房 □ 观察听力、耳鸣及眩晕变化 □ 根据诊断标准确定诊断 □ 根据其他检查结果进行鉴别诊断以及是否合并其他疾病 □ 完成病历书写 □ 向患者及其家属交代病情及其注意事项
病情评估	□ 经治医师询问病史与体格检查 □ 完成听力评估	□ 上级医师进行治疗效果评估	□ 上级医师进行治疗效果评估 □ 评估凝血四项

主要诊疗工作	病历书写	□ 入院 8 小时内完成首次病程记录 □ 入院 24 小时内完成入院记录 □ 完成主管医师查房记录	□ 住院医师完成查房记录等病历书写	□ 住院医师完成查房记录等病历书写
	知情同意	□ 患者或其家属在入院记录单上签名 □ 及时告知病情状况、用药方案及途径，以及需医保自费的诊疗项目 □ 开展有创治疗时，履行书面知情同意手续 □ 诊疗方案调整或出现其他需要补充告知的情形，及时补充履行知情同意手续		
	手术治疗	□ 无手术治疗		
	其他	□ 及时通知上级医师检诊 □ 经治医师检查整理病历资料		
重点医嘱	长期医嘱 护理医嘱	□ 按耳鼻喉科护理常规 □ 三级护理	□ 按耳鼻喉科护理常规 □ 三级护理	□ 按耳鼻喉科护理常规 □ 三级护理
	处置医嘱			
	膳食医嘱	□ 普食	□ 同入院	□ 同入院
	药物医嘱	□ 自带药（必要时）	□ 既往基础用药 □ 单唾液酸四己糖神经节苷脂钠 80mg，静脉滴注，每日 1 次 □ 银杏叶提取物注射液 105mg，静脉滴注，每日 1 次 □ 地塞米松 10mg，壶入，每日 1 次 □ 鼠神经生长因子 30μg，肌内注射，每日 1 次 □ 甲钴胺注射液 500μg，滴斗入，每日 1 次 □ 前列地尔 10μg，滴斗入，每日 1 次 □ 其他扩血管、降低血液黏稠度等药物治疗	□ 既往基础用药 □ 单唾液酸四己糖神经节苷脂钠 80mg，静脉滴注，每日 1 次 □ 银杏叶提取物注射液 105mg，静脉滴注，每日 1 次 □ 地塞米松 10mg，壶入，每日 1 次 □ 鼠神经生长因子 30μg，肌内注射，每日 1 次 □ 甲钴胺注射液 500μg，滴斗入，每日 1 次 □ 前列地尔 10μg，滴斗入，每日 1 次 □ 其他扩血管、降低血液黏稠度等药物治疗

（续　表）

重点医嘱	临时医嘱	检查检验	□ 血常规 □ 尿常规 □ 粪常规 □ 血生化 □ 免疫指标 □ 感染性疾病筛查（乙肝、丙肝、HIV、梅毒） □ 凝血四项 □ 病毒抗体指标 □ 胸部正位 X 线片 □ 心电图检查（多导） □ 听力检查（纯音测听、声导抗、言语识别率、耳声发射、听性脑干反应、耳蜗电图） □ 前庭功能检查（冷热试验、前庭诱发肌源电位、平衡功能检查、旋转试验） □ 颈动脉、椎动脉超声 □ MRI 耳蜗水成像及颅脑动脉成像		□ 凝血四项
		药物医嘱		□ 巴曲酶 10BU 静脉滴注	
		手术医嘱			
		处置医嘱	□ 静脉抽血		□ 静脉抽血
主要护理工作		健康宣教	□ 入院宣教（住院环境、规章制度） □ 进行护理安全指导 □ 进行等级护理、活动范围指导 □ 进行饮食指导 □ 进行关于疾病知识的宣教 □ 检查、检验项目的目的和意义		

（续　表）

主要护理工作	护理处置	□ 患者身份核对 □ 佩戴腕带 □ 建立入院病历,通知医师 □ 入院介绍:介绍责任护士,病区环境、设施、规章制度、基础护理服务项目 □ 询问病史,填写护理记录单首页 □ 观察病情 □ 测量基本生命体征 □ 抽血、留取标本 □ 心理护理与生活护理 □ 根据评估结果采取相应的护理措施 □ 通知检查项目及注意事项	□ 测量基本生命体征 □ 心理护理与生活护理 □ 指导并监督患者治疗与康复训练 □ 遵医嘱用药 □ 根据评估结果采取相应的护理措施 □ 完成护理记录	□ 测量基本生命体征 □ 心理护理与生活护理 □ 指导并监督患者治疗与康复训练 □ 遵医嘱用药 □ 根据评估结果采取相应的护理措施 □ 完成护理记录
	护理评估	□ 一般评估:生命体征、神志、皮肤、药物过敏史等 □ 专科评估:生活自理能力、听力及前庭功能评估 □ 风险评估 □ 心理评估 □ 营养评估 □ 疼痛评估 □ 康复评估	□ 一般评估:生命体征、神志、皮肤、药物过敏史等 □ 专科评估:评估听力、耳鸣及眩晕的恢复情况	□ 一般评估:生命体征、神志、皮肤、药物过敏史等 □ 专科评估:评估听力、耳鸣及眩晕的恢复情况
	专科护理	□ 观察患耳情况 □ 指导功能锻炼 □ 指导患者戒烟(必要时)	□ 观察患耳情况 □ 心理护理与生活护理 □ 指导功能锻炼	□ 观察患耳情况 □ 心理护理与生活护理 □ 指导功能锻炼
	饮食指导	□ 根据医嘱通知配餐员准备膳食	□ 根据医嘱通知配餐员准备膳食	□ 根据医嘱通知配餐员准备膳食
	活动体位	□ 根据护理等级指导患者活动	□ 根据护理等级指导患者活动	□ 根据护理等级指导患者活动
	洗浴要求	□ 协助患者洗澡、更换病号服	□ 协助患者晨、晚间护理	□ 协助患者晨、晚间护理
病情变异记录		□ 无　　　　□ 有,原因: □ 医疗原因　□ 患者原因 □ 并发症原因　□ 病情原因 □ 辅诊科室原因　□ 管理原因	□ 无　　　　□ 有,原因: □ 医疗原因　□ 患者原因 □ 并发症原因　□ 病情原因 □ 辅诊科室原因　□ 管理原因	□ 无　　　　□ 有,原因: □ 医疗原因　□ 患者原因 □ 并发症原因　□ 病情原因 □ 辅诊科室原因　□ 管理原因
护士签名		白班　小夜班　大夜班	白班　小夜班　大夜班	白班　小夜班　大夜班
医师签名				

（续　表）

时间		住院第 4 天	住院第 5 天	住院第 6 天
主要诊疗工作	制度落实	☐ 上级医师查房 ☐ 观察听力、耳鸣及眩晕变化 ☐ 完成病历书写 ☐ 向患者及其家属交代病情及其注意事项	☐ 上级医师查房 ☐ 观察听力、耳鸣及眩晕变化 ☐ 完成病历书写 ☐ 向患者及其家属交代病情及其注意事项	☐ 上级医师查房 ☐ 观察听力、耳鸣及眩晕变化 ☐ 完成病历书写 ☐ 向患者及其家属交代病情及其注意事项
	病情评估	☐ 经治医师询问病史与体格检查	☐ 上级医师进行治疗效果评估 ☐ 评估凝血四项	☐ 上级医师进行治疗效果评估
	病历书写	☐ 住院医师完成查房记录等病历书写	☐ 住院医师完成查房记录等病历书写	☐ 住院医师完成查房记录等病历书写
	知情同意			
	手术治疗			
	其他			
重点医嘱	长期医嘱 护理医嘱	☐ 按耳鼻喉科护理常规 ☐ 三级护理	☐ 按耳鼻喉科护理常规 ☐ 三级护理	☐ 按耳鼻喉科护理常规 ☐ 三级护理
	处置医嘱			
	膳食医嘱	☐ 同前	☐ 同前	☐ 同前
	药物医嘱	☐ 既往基础用药 ☐ 单唾液酸四己糖神经节苷脂钠 80mg,静脉滴注,每日 1 次 ☐ 银杏叶提取物注射液 105mg,静脉滴注,每日 1 次 ☐ 地塞米松 10mg,壶入,每日 1 次 ☐ 鼠神经生长因子 30μg,肌内注射,每日 1 次 ☐ 甲钴胺注射液 500μg,滴斗入,每日 1 次 ☐ 前列地尔 10μg,滴斗入,每日 1 次 ☐ 其他扩血管、降低血液黏稠度等药物治疗	☐ 既往基础用药 ☐ 单唾液酸四己糖神经节苷脂钠 80mg,静脉滴注,每日 1 次 ☐ 银杏叶提取物注射液 105mg,静脉滴注,每日 1 次 ☐ 地塞米松 5mg,壶入,每日 1 次 ☐ 鼠神经生长因子 30μg,肌内注射,每日 1 次 ☐ 甲钴胺注射液 500μg,滴斗入,每日 1 次 ☐ 前列地尔 10μg,滴斗入,每日 1 次 ☐ 其他扩血管、降低血液黏稠度等药物治疗	☐ 既往基础用药 ☐ 单唾液酸四己糖神经节苷脂钠 80mg,静脉滴注,每日 1 次 ☐ 银杏叶提取物注射液 105mg,静脉滴注,每日 1 次 ☐ 地塞米松 5mg,壶入,每日 1 次 ☐ 鼠神经生长因子 30μg,肌内注射,每日 1 次 ☐ 甲钴胺注射液 500μg,滴斗入,每日 1 次 ☐ 前列地尔 10μg,滴斗入,每日 1 次 ☐ 其他扩血管、降低血液黏稠度等药物治疗

（续　表）

重点医嘱	临时医嘱	检查检验		☐ 凝血四项	
		药物医嘱	☐ 巴曲酶 5BU 静脉滴注		☐ 巴曲酶 5BU 静脉滴注
		手术医嘱			
		处置医嘱		☐ 静脉抽血	
主要护理工作	健康宣教				
	护理处置	☐ 测量基本生命体征 ☐ 心理护理与生活护理 ☐ 指导并监督患者治疗与康复训练 ☐ 遵医嘱用药 ☐ 根据评估结果采取相应的护理措施 ☐ 完成护理记录	☐ 测量基本生命体征 ☐ 心理护理与生活护理 ☐ 指导并监督患者治疗与康复训练 ☐ 遵医嘱用药 ☐ 根据评估结果采取相应的护理措施 ☐ 完成护理记录	☐ 测量基本生命体征 ☐ 心理护理与生活护理 ☐ 指导并监督患者治疗与康复训练 ☐ 遵医嘱用药 ☐ 根据评估结果采取相应的护理措施 ☐ 完成护理记录
	护理评估	☐ 一般评估：生命体征、神志、皮肤、药物过敏史等 ☐ 专科评估：评估听力、耳鸣及眩晕的恢复情况	☐ 一般评估：生命体征、神志、皮肤、药物过敏史等 ☐ 专科评估：评估听力、耳鸣及眩晕的恢复情况	☐ 一般评估：生命体征、神志、皮肤、药物过敏史等 ☐ 专科评估：评估听力、耳鸣及眩晕的恢复情况
	专科护理	☐ 观察患耳情况 ☐ 心理护理与生活护理 ☐ 指导功能锻炼	☐ 观察患耳情况 ☐ 心理护理与生活护理 ☐ 指导功能锻炼	☐ 观察患耳情况 ☐ 心理护理与生活护理 ☐ 指导功能锻炼
	饮食指导	☐ 根据医嘱通知配餐员准备膳食	☐ 根据医嘱通知配餐员准备膳食	☐ 根据医嘱通知配餐员准备膳食
	活动体位	☐ 根据护理等级指导患者活动	☐ 根据护理等级指导患者活动	☐ 根据护理等级指导患者活动
	洗浴要求	☐ 协助患者洗澡、更换病号服	☐ 协助患者晨、晚间护理	☐ 协助患者晨、晚间护理
病情变异记录		☐ 无　　　　☐ 有,原因： ☐ 医疗原因　☐ 患者原因 ☐ 并发症原因☐ 病情原因 ☐ 辅诊科室原因☐ 管理原因	☐ 无　　　　☐ 有,原因： ☐ 医疗原因　☐ 患者原因 ☐ 并发症原因☐ 病情原因 ☐ 辅诊科室原因☐ 管理原因	☐ 无　　　　☐ 有,原因： ☐ 医疗原因　☐ 患者原因 ☐ 并发症原因☐ 病情原因 ☐ 辅诊科室原因☐ 管理原因
护士签名		白班　小夜班　大夜班	白班　小夜班　大夜班	白班　小夜班　大夜班
医师签名				

（续　表）

时间		住院第 7 天	住院第 8 天	住院第 9 天
主要诊疗工作	制度落实	☐ 上级医师查房 ☐ 观察听力、耳鸣及眩晕变化 ☐ 完成病历书写 ☐ 向患者及其家属交代病情及其注意事项	☐ 上级医师查房 ☐ 观察听力、耳鸣及眩晕变化 ☐ 完成病历书写 ☐ 向患者及其家属交代病情及其注意事项	☐ 上级医师查房 ☐ 观察听力、耳鸣及眩晕变化 ☐ 完成病历书写 ☐ 向患者及其家属交代病情及其注意事项
	病情评估	☐ 上级医师进行治疗效果评估 ☐ 评估凝血四项	☐ 上级医师进行治疗效果评估	☐ 上级医师进行治疗效果评估 ☐ 评估凝血四项
	病历书写	☐ 住院医师完成查房记录等病历书写	☐ 住院医师完成查房记录等病历书写	☐ 住院医师完成查房记录等病历书写
	知情同意			
	手术治疗			
	其他			
重点医嘱	护理医嘱	☐ 按耳鼻喉科护理常规 ☐ 三级护理	☐ 按耳鼻喉科护理常规 ☐ 三级护理	☐ 按耳鼻喉科护理常规 ☐ 三级护理
	处置医嘱			
	膳食医嘱	☐ 同入院	☐ 同入院	☐ 同入院
	长期医嘱　药物医嘱	☐ 既往基础用药 ☐ 单唾液酸四己糖神经节苷脂钠 80mg,静脉滴注,每日 1 次 ☐ 银杏叶提取物注射液 105mg,静脉滴注,每日 1 次 ☐ 地塞米松 5mg,壶入,每日 1 次 ☐ 鼠神经生长因子 30μg,肌内注射,每日 1 次 ☐ 甲钴胺注射液 500μg,滴斗入,每日 1 次 ☐ 前列地尔 10μg,滴斗入,每日 1 次 ☐ 其他扩血管、降低血液黏稠度等药物治疗	☐ 既往基础用药 ☐ 单唾液酸四己糖神经节苷脂钠 80mg,静脉滴注,每日 1 次 ☐ 银杏叶提取物注射液 105mg,静脉滴注,每日 1 次 ☐ 鼠神经生长因子 30μg,肌内注射,每日 1 次 ☐ 甲钴胺注射液 500μg,滴斗入,每日 1 次 ☐ 前列地尔 10μg,滴斗入,每日 1 次 ☐ 其他扩血管、降低血液黏稠度等药物治疗	☐ 既往基础用药 ☐ 单唾液酸四己糖神经节苷脂钠 80mg,静脉滴注,每日 1 次 ☐ 银杏叶提取物注射液 105mg,静脉滴注,每日 1 次 ☐ 鼠神经生长因子 30μg,肌内注射,每日 1 次 ☐ 甲钴胺注射液 500μg,滴斗入,每日 1 次 ☐ 前列地尔 10μg,滴斗入,每日 1 次 ☐ 其他扩血管、降低血液黏稠度等药物治疗

（续　表）

重点医嘱	临时医嘱	检查检验	□ 凝血四项	□ 凝血四项
		药物医嘱		□ 巴曲酶 5BU 静脉滴注	
		手术医嘱		
		处置医嘱		
主要护理工作	健康宣教				
	护理处置	□ 测量基本生命体征 □ 心理护理与生活护理 □ 指导并监督患者治疗与康复训练 □ 遵医嘱用药 □ 根据评估结果采取相应的护理措施 □ 完成护理记录	□ 测量基本生命体征 □ 心理护理与生活护理 □ 指导并监督患者治疗与康复训练 □ 遵医嘱用药 □ 根据评估结果采取相应的护理措施 □ 完成护理记录	□ 测量基本生命体征 □ 心理护理与生活护理 □ 指导并监督患者治疗与康复训练 □ 遵医嘱用药 □ 根据评估结果采取相应的护理措施 □ 完成护理记录
	护理评估	□ 一般评估:生命体征、神志、皮肤、药物过敏史等 □ 专科评估:评估听力、耳鸣及眩晕的恢复情况	□ 一般评估:生命体征、神志、皮肤、药物过敏史等 □ 专科评估:评估听力、耳鸣及眩晕的恢复情况	□ 一般评估:生命体征、神志、皮肤、药物过敏史等 □ 专科评估:评估听力、耳鸣及眩晕的恢复情况
	专科护理	□ 观察患耳情况 □ 心理护理与生活护理 □ 指导功能锻炼	□ 观察患耳情况 □ 心理护理与生活护理 □ 指导功能锻炼	□ 观察患耳情况 □ 心理护理与生活护理 □ 指导功能锻炼
	饮食指导	□ 根据医嘱通知配餐员准备膳食	□ 根据医嘱通知配餐员准备膳食	□ 根据医嘱通知配餐员准备膳食
	活动体位	□ 根据护理等级指导患者活动	□ 根据护理等级指导患者活动	□ 根据护理等级指导患者活动
	洗浴要求	□ 协助患者洗澡、更换病号服	□ 协助患者晨、晚间护理	□ 协助患者晨、晚间护理
病情变异记录		□无　　□有,原因: □医疗原因　□患者原因 □并发症原因　□病情原因 □辅诊科室原因　□管理原因	□无　　□有,原因: □医疗原因　□患者原因 □并发症原因　□病情原因 □辅诊科室原因　□管理原因	□无　　□有,原因: □医疗原因　□患者原因 □并发症原因　□病情原因 □辅诊科室原因　□管理原因
护士签名		白班　小夜班　大夜班	白班　小夜班　大夜班	白班　小夜班　大夜班
医师签名				

（续　表）

时间			住院第 10 天（出院日）
主要诊疗工作	制度落实		□ 住院医师完成上级医师查房记录等病历书写 □ 上级医师查房 □ 出院及出院带药 □ 向患者及其家属交代出院后继续治疗情况
	病情评估		□ 上级医师进行治疗效果、预后和出院评估 □ 出院宣教
	病历书写		□ 出院当天病程记录（由上级医师指示出院） □ 出院后 24 小时内完成出院记录 □ 出院后 24 小时内完成病案首页
	知情同意		□ 告知患者及其家属出院后注意事项（指导出院后功能锻炼、复诊的时间、地点，发生紧急情况时的处理等）
	手术治疗		
	其他		□ 通知出院 □ 开具出院介绍信 □ 开具诊断证明书 □ 出院带药 □ 预约门诊复诊时间
重点医嘱	长期医嘱	护理医嘱	□ 按耳鼻喉科护理常规 □ 三级护理
		处置医嘱	
		膳食医嘱	□ 同入院
		药物医嘱	□ 既往基础用药 □ 单唾液酸四己糖神经节苷脂钠 80mg，静脉滴注，每日 1 次 □ 银杏叶提取物注射液 105mg，静脉滴注，每日 1 次 □ 鼠神经生长因子 30μg，肌内注射，每日 1 次 □ 甲钴胺注射液 500μg，滴斗入，每日 1 次 □ 前列地尔 10μg，滴斗入，每日 1 次 □ 其他扩血管、降低血液黏稠度等药物治疗
	临时医嘱	检查检验	
		药物医嘱	
		手术医嘱	
		处置医嘱	□ 出院
主要护理工作	健康宣教		□ 出院宣教（出院后注意事项，院外用药指导，复查时间等）
	护理处置		□ 观察患者情况 □ 核对患者医疗费用 □ 协助患者办理出院手续 □ 整理床单位

(续　表)

主要护理工作	护理评估	
	专科护理	
	饮食指导	
	活动体位	
	洗浴要求	
病情变异记录		□ 无　　　　　　□ 有,原因: □ 医疗原因　　　□ 患者原因 □ 并发症原因　　□ 病情原因 □ 辅诊科室原因　□ 管理原因

护士签名	白班	小夜班	大夜班
医师签名			

第八节　扁桃体残体炎内科治疗临床路径

一、扁桃体残体炎内科治疗临床路径标准住院流程

(一)适用对象

第一诊断为扁桃体残体炎(ICD-10:J03.901)。

(二)诊断依据

根据《临床诊疗指南·耳鼻喉科分册》(中华医学会编著,第2版,人民卫生出版社)。

1. 症状　咽痛伴喉部不适,伴头痛、背及关节疼痛,可有低热。

2. 体征　扁桃体残体处覆盖脓性假膜,有脓栓。

还需要完善的检查包括:

(1)血常规、尿常规。

(2)肝肾功能、电解质、血糖、凝血功能。

(3)感染性疾病筛查(乙肝、丙肝、梅毒、艾滋病等)。

(4)X线胸片、心电图。

(5)喉镜。

(6)咽拭涂片细菌学检查。

(7)必要时可选择检查项目:颈部淋巴结B超,肺功能,超声心动图等。

(三)治疗方案的选择及依据

根据《临床治疗指南·耳鼻喉科分册》(中华医学会编著,人民卫生出版社),《临床技术操作规范·耳鼻喉科分册》(中华医学会编著,人民军医出版社),抗菌药物:按照《抗菌药物临床应用指导原则(2015年版)》(国卫办医发〔2015〕43号)合理选用抗菌药物。

（四）标准住院日为 5 天

（五）进入路径标准

1. 第一诊断必须符合扁桃体残体炎（ICD-10：J03.901）。

2. 当患者同时患有其他疾病诊断，但在住院期间不需要特殊处理，也不影响第一诊断的临床路径流程实施时，可以进入路径。

（六）药品的选择及使用时机

1. 青霉素类抗生素有效。

2. 口腔局部可用复方硼砂溶液，1：5000 高锰酸钾溶液含漱。

3. 可用碘甘油溶液涂抹于扁桃体表面。

（七）出院标准

1. 一般情况良好。

2. 没有需要住院处理的并发症。

（八）变异及原因分析

1. 出现合并症（如上呼吸道感染、肺部感染及败血症等），需要特殊诊断治疗措施，延长住院时间。

2. 伴有影响本病治疗效果的其他合并症，需要采取进一步检查和诊断，延长住院时间。

二、扁桃体残体炎内科治疗临床路径表单

适用对象	第一诊断为扁桃体残体炎（ICD-10：J03.901）行内科治疗		
患者基本信息	姓名：_____ 性别：____ 年龄：____ 门诊号：_____ 住院号：_____ 过敏史：_____ 住院日期：___年__月__日 出院日期：___年__月__日		标准住院日：5 天
时间		住院第 1 天	住院第 2 天	住院第 3 天

主要诊疗工作	制度落实	☐ 询问病史及体格检查 ☐ 完成首程及入院记录、入院记录患者或其家属签名 ☐ 上级医师查房	☐ 主管医师查房、主诊医师查房、每天经治医师 2 次巡视患者 ☐ 完成病情评估 ☐ 对老年患者进行心肺肾等重要器官评估	☐ 完成病情评估 ☐ 上级医师查房 ☐ 完成必要的相关科室会诊 ☐ 每天归档并评估各项检查结果，满页病历及时打印 ☐ 向患者及其家属交代病情及注意事项
	病情评估	☐ 经治医师询问病史与体格检查		
	病历书写	☐ 入院 8 小时内完成首次病程记录 ☐ 入院 24 小时内完成入院记录 ☐ 完成主管医师查房记录	☐ 完成主诊医师查房	☐ 完成日常查房

主要诊疗工作	知情同意	□ 患者或其家属在入院记录单上签名 □ 特殊药品签字单		
	其他	□ 及时通知上级医师检诊 □ 经治医师检查整理病历资料	□ 病情交接 □ 检查有专科检查有无特殊变化	
重点医嘱	长期医嘱	护理医嘱	□ 耳鼻咽喉科护理常规 □ 二级护理 □ 普食	□ 耳鼻咽喉科护理常规 □ 二级护理 □ 普食 □ 患者既往基础用药	□ 耳鼻咽喉科护理常规 □ 二级护理 □ 普食
		处置医嘱	□ 静脉抽血		
		膳食医嘱	□ 软食	□ 软食	□ 软食
		药物医嘱	□ 抗生素	□ 抗生素	□ 抗生素
	临时医嘱	检查检验	□ 血常规、尿常规 □ 肝肾功能、电解质、血糖、凝血功能、感染性疾病筛查（乙肝、丙肝、梅毒、艾滋病等） □ 胸部 X 线片、心电图 □ 喉镜检查 □ 咽拭涂片细菌学检查 □ 颈部淋巴结 B 超，肺功能，超声心动图等（必要时）		
		药物医嘱			
		处置医嘱	□ 静脉抽血		
主要护理工作	健康宣教		□ 入院宣教（住院环境、规章制度） □ 进行护理安全指导 □ 进行等级护理、活动范围指导 □ 进行饮食指导 □ 进行关于疾病知识的宣教 □ 检查、检验项目的目的和意义	□ 注意保持生活规律	□ 注意保持生活规律

（续 表）

主要护理工作	护理处置	□ 观察患者情况 □ 心理护理与生活护理 □ 建立入院病历,通知医师 □ 入院介绍:介绍责任护士,病区环境、设施、规章制度、基础护理服务项目 □ 询问病史,填写护理记录单首页 □ 观察病情 □ 测量基本生命体征 □ 抽血、留取标本 □ 心理护理与生活护理 □ 根据评估结果采取相应的护理措施 □ 通知检查项目及注意事项	□ 测量基本生命体征 □ 心理护理与生活护理 □ 遵医嘱用药 □ 根据评估结果采取相应的护理措施 □ 完成护理记录	□ 测量基本生命体征 □ 观察患者情况 □ 核对患者医疗费用 □ 完成护理记录
	护理评估	□ 一般评估:生命体征、神志、皮肤、药物过敏史等 □ 专科评估:生活自理能力、患肢屈曲、伸直功能,足背动脉搏动、肤温、指端末梢感觉情况 □ 风险评估:评估有无跌倒、坠床、压疮风险 □ 心理评估 □ 营养评估 □ 疼痛评估 □ 康复评估	□ 风险评估:评估有无跌倒、坠床、压疮、导管滑脱、液体外渗的风险	□ 风险评估:评估有无跌倒、坠床、压疮、导管滑脱、液体外渗的风险
	专科护理	□ 嘱患者每日漱口	□ 嘱患者每日漱口	□ 嘱患者每天漱口
	饮食指导	□ 根据医嘱通知配餐员准备膳食 □ 协助进餐	□ 软食	□ 软食
	活动体位	□ 根据护理等级指导患者活动	□ 根据护理等级指导患者活动	□ 根据护理等级活动
	洗浴要求	□ 协助患者洗澡、更换病号服	□ 协助患者晨、晚间护理	□ 协助患者晨、晚间护理
病情变异记录		□无 □有,原因: □医疗原因 □患者原因 □并发症原因 □病情原因 □辅诊科室原因 □管理原因	□无 □有,原因: □医疗原因 □患者原因 □并发症原因 □病情原因 □辅诊科室原因 □管理原因	□无 □有,原因: □医疗原因 □患者原因 □并发症原因 □病情原因 □辅诊科室原因 □管理原因
护士签名		白班 | 小夜班 | 大夜班	白班 | 小夜班 | 大夜班	白班 | 小夜班 | 大夜班
医师签名				

（续　表）

时间			住院第 4 天	住院第 5 天（出院日）
主要诊疗工作		制度落实	□ 询问病史及体格检查 □ 完成首程及入院记录、入院记录患者或其家属签名 □ 上级医师查房	□ 主诊医师查房
		病情评估		□ 上级医师进行治疗效果、预后和出院评估 □ 出院宣教
		病历书写	□ 完成主管医师查房记录	□ 出院当天病程记录（由上级医师指示出院） □ 出院后 24 小时内完成出院记录 □ 出院后 24 小时内完成病案首页
		知情同意		□ 告知患者及其家属出院后注意事项（指导出院后功能锻炼，复诊的时间、地点，发生紧急情况时的处理等）
		其他	□ 及时通知上级医师检诊 □ 经治医师检查整理病历资料	□ 通知出院 □ 开具出院介绍信 □ 开具诊断证明书 □ 预约门诊复诊时间 □ 出院带药
重点医嘱	长期医嘱	护理医嘱	□ 耳鼻咽喉科护理常规 □ 二级护理 □ 软食	
		处置医嘱	□ 静脉抽血	
		膳食医嘱	□ 软食	
		药物医嘱	□ 抗生素	□ 抗生素
	临时医嘱	检查检验	□ 血常规、尿常规 □ 肝肾功能、血糖、电解质、凝血功能、感染性疾病筛查（乙肝、丙肝、梅毒、艾滋病等） □ 胸部 X 线片、心电图 □ 喉镜检查 □ 咽拭涂片细菌学检查 □ 酌情 CT 和（或）MRI 或 B 超 □ 肺功能，超声心动图等	
		药物医嘱		
		处置医嘱		□ 出院

（续　表）

主要护理工作	健康宣教	□ 注意保持生活规律	□ 出院宣教（康复训练方法，用药指导，换药时间及注意事项，复查时间等）
	护理处置	□ 测量基本生命体征 □ 观察患者情况 □ 核对患者医疗费用 □ 完成护理记录	□ 观察患者情况 □ 核对患者医疗费用 □ 协助患者办理出院手续 □ 指导并监督患者康复训练 □ 整理床单位
	护理评估	□ 风险评估：评估有无跌倒、坠床、压疮、导管滑脱、液体外渗的风险	
	专科护理	□ 嘱患者每日漱口	
	饮食指导	□ 软食	
	活动体位	□ 根据护理等级指导患者活动	
	洗浴要求	□ 协助患者洗澡、更换病号服	
病情变异记录		□ 无　□ 有,原因： □ 患者原因　　　□ 病情原因 □ 医疗原因　　　□ 并发症原因 □ 转诊科室原因　□ 管理原因	□ 无　□ 有,原因： □ 患者原因　　　□ 病情原因 □ 医疗原因　　　□ 并发症原因 □ 转诊科室原因　□ 管理原因

护士签名	白班	小夜班	大夜班	白班	小夜班	大夜班
医师签名						

第九节　扁桃体周围脓肿内科治疗临床路径

一、扁桃体周围脓肿内科治疗临床路径标准住院流程

（一）适用对象

第一诊断为扁桃体周围脓肿（ICD-10:J36　01）。

（二）诊断依据

根据《临床诊疗指南·耳鼻喉科分册》（中华医学会编著,人民卫生出版社）。

1. 症状:咽痛伴吞咽苦难,伴头部被动强迫体位,可有高热、全身乏力及肌肉酸痛等。

2. 体征:急性病容,张口苦难,扁桃体及腭弓红肿隆起。

3. 辅助检查:咽痛隆起处穿刺抽脓可确诊。

4. 口内超声诊断。

还需要完善的检查包括:

（1）血常规、尿常规。

（2）肝肾功能、血糖、电解质、凝血功能、感染性疾病筛查（乙肝、丙肝、梅毒、艾滋病等）胸部X线片、心电图。

（3）喉镜检查。

（4）咽拭涂片细菌学检查。

（5）酌情 CT 和（或）MRI 或 B 超。

（6）肺功能,超声心动图等。

（三）治疗方案的选择及依据

根据《临床治疗指南·耳鼻喉科分册》（中华医学会编著,人民卫生出版社）,《临床技术操作规范·耳鼻喉科分册》（中华医学会编著,2013 年,人民军医出版社）,抗菌药物:按照《抗菌药物临床应用指导原则（2015 年版）》（国卫办医发〔2015〕43 号）合理选用抗菌药物。

（四）标准住院日为 6 天

（五）进入路径标准

1. 第一诊断必须符合扁桃体周围脓肿（ICD-10:J36　01）。

2. 当患者同时患有其他疾病诊断,但在住院期间不需要特殊处理,也不影响第一诊断的临床路径流程实施时,可以进入路径。

（六）药物的选择及使用时机

对症治疗:

1. 脓肿形成前给予足量抗生素及适量类固醇激素,并予输液等对症处理。

2. 穿刺抽脓,不可刺入太深。

3. 切开排脓,悬雍垂根部做一假想水平线,从腭舌弓游离缘下端做一假想垂直线,二线交点稍外为适宜切口处。切开黏膜及表层组织后,长弯血管钳顺肌纤维走向撑开软组织。切开第 2 天可检查,必要时撑开再次排脓。

（七）出院标准

1. 一般情况良好。

2. 没有需要住院处理的并发症。

（八）变异及原因分析

1. 出现合并症（如上呼吸道感染、肺部感染及败血症等）,需要特殊诊断治疗措施,延长住院时间。

2. 伴有影响本病治疗效果的其他合并症,需要采取进一步检查和诊断,延长住院时间。

二、扁桃体周围脓肿内科治疗临床路径表单

适用对象	第一诊断为扁桃体周围脓肿（ICD-10:J36　01）行内科治疗		
患者基本信息	姓名:_____　性别:____　年龄:____ 门诊号:_____　住院号:_____　过敏史:_____ 住院日期:____年__月__日　出院日期:____年__月__日		标准住院日:6 天
时间		住院第 1 天	住院第 2 天	住院第 3 天
主要诊疗工作	制度落实	□ 询问病史及体格检查 □ 初步确定诊断 □ 开检验单	□ 上级医师查房 □ 根据体检、相关检查结果和既往资料,进行鉴别诊断和初步确定诊断 □ 主管医师完成查房记录等病历书写	□ 上级医师查房 □ 根据诊断标准确定诊断 □ 根据其他检查结果进行鉴别诊断以及是否合并其他疾病

（续　表）

主要诊疗工作	病情评估	□ 经治医师询问病史与体格检查 □ 完成脓肿大小评估 □ 对症治疗	□ 继续对症治疗 □ 向患者及其家属交代病情及其注意事项	□ 观察咽痛、饮食等变化
	病历书写	□ 入院 8 小时内完成首次病程记录 □ 入院 24 小时内完成入院记录	□ 完成病历书写 □ 完成主管医师查房记录	□ 完成病历书写 □ 完成主诊医师查房记录
	知情同意	□ 初步向患者及其家属交代病情，履行知情同意 □ 患者或其家属在入院记录单上签名 □ 告知患者及其家属病情和药物治疗注意事项并签署知情同意书、授权委托书（患者本人不能签字时）、自费用品协议书（必要时）、军人目录外耗材审批单（必要时）	□ 告知患者及其家属注意事项	□ 告知患者及其家属交代病情及其注意事项
	其他	□ 及时通知上级医师检诊 □ 经治医师检查整理病历资料	□ 观察病情变化	□ 观察病情变化
重点医嘱	长期医嘱 护理医嘱	□ 耳鼻喉科三级护理常规	□ 耳鼻喉科三级护理常规	□ 耳鼻喉科三级护理常规
	处置医嘱	□ 耳鼻喉科专科处理	□ 耳鼻喉科科专科处理	□ 耳鼻喉科科专科处理
	膳食医嘱	□ 流质饮食	□ 流质饮食	□ 流质饮食
	药物医嘱	□ 自带药（必要时）	□ 患者既往基础用药 □ 抗生素 □ 对症支持治疗，如营养、电解质等	□ 抗菌药物 □ 其他特殊医嘱
	临时医嘱 检查检验	□ 血常规、尿常规 □ 肝肾功能、血糖、电解质、凝血功能、感染性疾病筛查（乙肝、丙肝、梅毒、艾滋病等） □ 胸部 X 线片、心电图 □ 喉镜检查 □ 咽拭涂片细菌学检查 □ CT 和（或）MRI 或 B 超（必要时） □ 肺功能，超声心动图等（必要时）	□ 血电解质、血常规 □ 留置鼻饲管（症状较重，不能进食者） □ 局部穿刺抽脓或切开排脓 □ 其他特殊医嘱	□ 酌情心电监护 □ 酌情吸氧 □ 酌情再次撑开排脓 □ 其他特殊医嘱
	药物医嘱	□ 自带药（必要时）		
	处置医嘱	□ 耳鼻喉科专科检查及相关治疗	□ 耳鼻喉科专科检查及相关治疗	□ 耳鼻喉科专科检查及相关治疗

主要护理工作	健康宣教	□ 入院宣教（住院环境、规章制度） □ 进行护理安全指导 □ 进行等级护理、活动范围指导 □ 进行饮食指导 □ 进行关于疾病知识的宣教 □ 检查、检验项目的目的和意义	□ 扁桃体周围脓肿的认知宣教 □ 心理疏导 □ 指导康复训练 □ 指导注意事项	□ 扁桃体周围脓肿的认知宣教 □ 心理疏导 □ 指导康复训练 □ 指导注意事项
	护理处置	□ 患者身份核对 □ 佩戴腕带 □ 建立入院病历，通知医师 □ 入院介绍：介绍责任护士，病区环境、设施、规章制度、基础护理服务项目 □ 询问病史，填写护理记录单首页 □ 观察病情 □ 测量基本生命体征 □ 抽血、留取标本 □ 心理护理与生活护理 □ 根据评估结果采取相应的护理措施 □ 通知检查项目及注意事项	□ 观察病情 □ 测量基本生命体征 □ 心理护理与生活护理 □ 指导并监督患者治疗与康复训练 □ 遵医嘱用药 □ 根据评估结果采取相应的护理措施 □ 完成护理记录	□ 观察病情 □ 测量基本生命体征 □ 心理护理与生活护理 □ 指导并监督患者治疗与康复训练 □ 遵医嘱用药 □ 根据评估结果采取相应的护理措施 □ 完成护理记录
	护理评估	□ 一般评估：生命体征、神志、皮肤、药物过敏史等 □ 专科评估：生活自理能力、患肢屈曲、伸直功能，足背动脉搏动、肤温、指端末梢感觉情况 □ 风险评估：评估有无跌倒、坠床、压疮风险 □ 心理评估 □ 营养评估 □ 疼痛评估 □ 康复评估	□ 评估咽痛、饮食、呼吸、睡眠等，并采取相应的护理措施 □ 评估咽痛对日常生活影响情况 □ 观察病情并报告医生 □ 风险评估：评估有无跌倒、坠床、压疮、导管滑脱、液体外渗的风险	□ 评估咽痛、饮食、呼吸、睡眠等，并采取相应的护理措施 □ 评估咽痛对日常生活影响情况 □ 观察病情并报告医生 □ 风险评估：评估有无跌倒、坠床、压疮、导管滑脱、液体外渗的风险
	专科护理	□ 观察咽痛、饮食、呼吸、睡眠等情况 □ 指导患者戒烟（必要时）	□ 观察咽痛、饮食、呼吸、睡眠等， □ 指导患者戒烟（必要时）	□ 观察咽痛、饮食、呼吸、睡眠等 □ 指导患者戒烟（必要时）

（续　表）

主要护理工作	饮食指导	□ 根据医嘱通知配餐员准备膳食 □ 协助进餐	□ 根据医嘱通知配餐员准备膳食 □ 协助进餐	□ 根据医嘱通知配餐员准备膳食 □ 协助进餐
	活动体位	□ 根据护理等级指导患者活动	□ 根据护理等级指导患者活动	□ 根据护理等级指导患者活动
	洗浴要求	□ 协助患者洗澡、更换病号服	□ 协助患者晨、晚间护理 □ 协助患者更换病号服 □ 告知患者保护健侧方法	□ 协助患者晨、晚间护理 □ 协助患者更换病号服 □ 告知患者保护健侧方法
病情变异记录		□ 无　　　□ 有,原因: □ 医疗原因　□ 患者原因 □ 并发症原因　□ 病情原因 □ 辅诊科室原因　□ 管理原因	□ 无　　　□ 有,原因: □ 医疗原因　□ 患者原因 □ 并发症原因　□ 病情原因 □ 辅诊科室原因　□ 管理原因	□ 无　　　□ 有,原因: □ 医疗原因　□ 患者原因 □ 并发症原因　□ 病情原因 □ 辅诊科室原因　□ 管理原因
护士签名		白班　小夜班　大夜班	白班　小夜班　大夜班	白班　小夜班　大夜班
医师签名				
时间		住院第 4 天	住院第 5 天	住院第 6 天（出院日）
主要诊疗工作	制度落实	□ 上级医师查房 □ 根据体检、相关检查结果判断预后	□ 上级医师查房 □ 根据体检、相关检查结果和既往资料,进行鉴别诊断和初步确定诊断 □ 主管医师完成查房记录等病历书写	□ 上级医师查房,确定出院
	病情评估	□ 经治医师询问病史与体格检查 □ 完成脓肿大小评估 □ 对症治疗	□ 经治医师询问病史与体格检查 □ 完成脓肿大小评估 □ 对症治疗	□ 上级医师进行治疗效果、预后和出院评估 □ 出院宣教
	病历书写	□ 完成病历书写 □ 完成上级医师查房	□ 完成病历书写 □ 完成上级医师查房	□ 出院当天病程记录（由上级医师指示出院） □ 出院后 24 小时内完成出院记录 □ 出院后 24 小时内完成病案首页
	知情同意	□ 向患者及其家属交代病情,履行知情同意	□ 向患者及其家属交代病情,履行知情同意	□ 告知患者及其家属出院后注意事项（指导出院后功能锻炼,复诊的时间、地点,发生紧急情况时的处理等）
	其他	□ 及时通知上级医师检诊 □ 经治医师检查整理病历资料	□ 及时通知上级医师检诊 □ 经治医师检查整理病历资料	□ 通知出院 □ 开具出院介绍信 □ 开具诊断证明书 □ 出院带药 □ 预约门诊复诊时间

（续　表）

重点医嘱	长期医嘱	护理医嘱	□ 耳鼻喉科三级护理常规	□ 耳鼻喉科三级护理常规	
		处置医嘱	□ 耳鼻喉专科处理	□ 耳鼻喉科专科处理	
		膳食医嘱	□ 流质饮食	□ 流质饮食	
		药物医嘱	□ 酌情停用抗菌药物 □ 其他特殊医嘱	□ 酌情停用抗菌药物 □ 其他特殊医嘱	
	临时医嘱	检查检验	□ 换药 □ 其他临时医嘱 □ 异常结果复查	□ 换药 □ 其他临时医嘱 □ 异常结果复查	
		药物医嘱			
		处置医嘱	□ 耳鼻喉科专科检查及相关治疗	□ 耳鼻喉科专科检查及相关治疗	□ 出院
主要护理工作	健康宣教		□ 宣教（住院环境、规章制度） □ 进行护理安全指导 □ 进行等级护理、活动范围指导 □ 进行饮食指导 □ 进行关于疾病知识的宣教 □ 检查、检验项目的目的和意义	□ 宣教（住院环境、规章制度） □ 进行护理安全指导 □ 进行等级护理、活动范围指导 □ 进行饮食指导 □ 进行关于疾病知识的宣教 □ 检查、检验项目的目的和意义	□ 出院宣教（康复训练方法，用药指导，注意事项，复查时间等）
	护理处置		□ 患者身份核对 □ 佩戴腕带 □ 病区环境、设施、规章制度、基础护理服务项目 □ 询问病史，填写护理记录单首页 □ 观察病情 □ 测量基本生命体征 □ 抽血、留取标本 □ 心理护理与生活护理 □ 根据评估结果采取相应的护理措施 □ 通知检查项目及注意事项	□ 患者身份核对 □ 佩戴腕带 □ 病区环境、设施、规章制度、基础护理服务项目 □ 询问病史，填写护理记录单首页 □ 观察病情 □ 测量基本生命体征 □ 抽血、留取标本 □ 心理护理与生活护理 □ 根据评估结果采取相应的护理措施 □ 通知检查项目及注意事项	□ 观察患者情况 □ 核对患者医疗费用 □ 协助患者办理出院手续 □ 指导并监督患者康复训练 □ 整理床单位

主要护理工作	护理评估	□ 一般评估：生命体征、神志、皮肤、药物过敏史等 □ 专科评估：生活自理能力、患肢屈曲、伸直功能，足背动脉搏动、肤温、指端末梢感觉情况 □ 风险评估：评估有无跌倒、坠床、压疮风险 □ 心理评估 □ 营养评估 □ 疼痛评估 □ 康复评估	□ 一般评估：生命体征、神志、皮肤、药物过敏史等 □ 专科评估：生活自理能力、患肢屈曲、伸直功能，足背动脉搏动、肤温、指端末梢感觉情况 □ 风险评估：评估有无跌倒、坠床、压疮风险 □ 心理评估 □ 营养评估 □ 疼痛评估 □ 康复评估	
	专科护理	□ 观察咽痛、饮食、呼吸、睡眠等情况 □ 指导患者戒烟（必要时）	□ 观察咽痛、饮食、呼吸、睡眠等情况 □ 指导患者戒烟（必要时）	
	饮食指导	□ 根据医嘱通知配餐员准备膳食 □ 协助进餐	□ 根据医嘱通知配餐员准备膳食 □ 协助进餐	
	活动体位	□ 根据护理等级指导患者活动	□ 根据护理等级指导患者活动	
	洗浴要求	□ 协助患者洗澡、更换病号服	□ 协助患者洗澡、更换病号服	
病情变异记录		□ 无　　　　□ 有,原因： □ 医疗原因　□ 患者原因 □ 并发症原因　□ 病情原因 □ 辅诊科室原因　□ 管理原因	□ 无　　　　□ 有,原因： □ 医疗原因　□ 患者原因 □ 并发症原因　□ 病情原因 □ 辅诊科室原因　□ 管理原因	□ 无　　　　□ 有,原因： □ 医疗原因　□ 患者原因 □ 并发症原因　□ 病情原因 □ 辅诊科室原因　□ 管理原因
护士签名		白班　小夜班　大夜班	白班　小夜班　大夜班	白班　小夜班　大夜班
医师签名				

第十节　急性咽喉炎内科治疗临床路径

一、急性咽喉炎内科治疗临床路径标准住院流程

（一）适用对象

第一诊断为急性咽喉炎（ICD-10：J06.001）。

（二）诊断依据

根据《临床诊疗指南·耳鼻喉科分册》（中华医学会编著,人民卫生出版社）。

1. **症状** 起病快,咽痛伴喉部不适,伴头痛、咳嗽等,可有低热。

2. **体征** 软腭,咽部黏膜,扁桃体、腭弓、牙龈及咽壁喉腔等病变处黏膜红肿,淋巴滤泡肿大。

还需要完善的检查包括:

(1)血常规、尿常规。

(2)肝肾功能、电解质、血糖、凝血功能。

(3)感染性疾病筛查(乙肝、丙肝、梅毒、艾滋病等)。

(4)X 线胸片、心电图。

(5)咽拭涂片细菌血检查。

(6)喉镜。

(7)必要时可选择检查项目:喉 CT 或颈部 B 超,肺功能,超声心动图等。

(三)治疗方案的选择

根据《临床治疗指南·耳鼻喉科分册》(中华医学会编著,人民卫生出版社),《临床技术操作规范·耳鼻喉科分册》(中华医学会编著,2013 年,人民军医出版社),抗菌药物:按照《抗菌药物临床应用指导原则(2015 年版)》(国卫办医发〔2015〕43 号)合理选用抗菌药物。

(四)标准住院日 5 天

(五)进入路径标准

1. 第一诊断必须符合急性咽喉炎(ICD-10:J06.001)。

2. 当患者同时患有其他疾病诊断,但在住院期间不需要特殊处理,也不影响第一诊断的临床路径流程实施时,可以进入路径。

(六)药品的选择及使用时机

对症治疗:

1. 青霉素及头孢等广谱类抗生素有效。

2. 口腔局部可用复方硼砂溶液,1:5000 高锰酸钾溶液含漱。

3. 雾化吸入抗生素。

(七)出院标准

1. 一般情况良好。

2. 没有需要住院处理的并发症。

(八)变异及原因分析

1. 出现合并症(如上呼吸道感染、肺部感染及败血症等),需要特殊诊断治疗措施,延长住院时间。

2. 伴有影响本病治疗效果的其他合并症,如血液病患者,需要采取进一步检查和诊断,延长住院时间。

二、急性咽喉炎临床内科治疗路径表单

适用对象	第一诊断为急性咽喉炎（ICD-10：J06.001）行内科治疗		
患者基本信息	姓名：_____　性别：____　年龄：____ 门诊号：_____　住院号：_____　过敏史：_____ 住院日期：____年__月__日　出院日期：____年__月__日		标准住院日：5 天

时间		住院第 1 天	住院第 2 天	住院第 3 天
主要诊疗工作	制度落实	□ 询问病史及体格检查 □ 初步确定诊断 □ 签署自费用品协议书 □ 初步向患者及其家属交代病情，履行知情同意 □ 对症治疗 □ 经治医师或值班医师在患者入院 2 小时内到床旁接诊	□ 主管医师或二线值班医师在患者入院后 2 天内完成检诊	□ 主诊医师在患者入院后 3 天内完成检诊
	病情评估	□ 经治医师询问病史与体格检查	□ 上级医师进行查房制订治疗方案	□ 主诊医师进行查房调整治疗方案
	病历书写	□ 入院 8 小时内完成首次病程记录 □ 入院 24 小时内完成入院记录 □ 完成主管医师查房记录	□ 完成主管医师查房记录	□ 完成主诊医师查房记录
	知情同意	□ 初步向患者及其家属交代病情，履行知情同意	□ 主治向患者及其家属交代病情及其注意事项	□ 主诊向患者及其家属交代病情及其注意事项
	手术治疗			
	其他			
重点医嘱	长期医嘱 护理医嘱	□ 耳鼻喉科护理常规 □ 二级护理	□ 耳鼻喉科护理常规 □ 二级护理	□ 耳鼻喉科护理常规 □ 二级护理
	处置医嘱	□ 静脉抽血	□ 随时观察患者病情变化 □ 留置鼻饲管（症状较重，不能进食者）	□ 随时观察患者病情变化
	膳食医嘱	□ 流食	□ 流食	□ 流食
	药物医嘱	□ 足量抗生素治疗 □ 青霉素及头孢等广谱类抗生素有效 □ 口腔局部可用复方硼砂溶液，1∶5000 高锰酸钾溶液含漱 □ 雾化吸入抗生素	□ 足量抗生素治疗 □ 青霉素及头孢等广谱类抗生素有效 □ 口腔局部可用复方硼砂溶液，1∶5000 高锰酸钾溶液含漱 □ 雾化吸入抗生素	□ 足量抗生素治疗 □ 青霉素及头孢等广谱类抗生素有效 □ 口腔局部可用复方硼砂溶液，1∶5000 高锰酸钾溶液含漱 □ 雾化吸入抗生素

（续　表）

重点医嘱	临时医嘱	检查检验	□ 血常规、尿常规 □ 肝肾功能、电解质、血糖、凝血功能、感染性疾病筛查（乙肝、丙肝、梅毒、艾滋病等） □ 胸部 X 线片、心电图 □ 喉镜检查 □ 咽拭涂片细菌学检查 □ CT 和（或）MRI 或 B 超（必要时） □ 肺功能，超声心动图等（必要时）	□ 血电解质、血常规	
		药物医嘱	□ 自带药（必要时）		
		手术医嘱			
		处置医嘱	□ 静脉抽血 □ 酌情心电监护 □ 酌情吸氧	□ 酌情心电监护 □ 酌情吸氧	□ 随时观察患者病情变化 □ 酌情心电监护 □ 酌情吸氧
主要护理工作		健康宣教	□ 入院宣教（住院环境、规章制度） □ 进行护理安全指导 □ 进行等级护理、活动范围指导 □ 进行饮食指导 □ 进行关于疾病知识的宣教 □ 检查、检验项目的目的和意义	□ 观察患者病情变化 □ 心理护理与生活护理	□ 观察患者病情变化 □ 心理护理与生活护理
		护理处置	□ 患者身份核对 □ 佩戴腕带 □ 建立入院病历，通知医师 □ 入院介绍：介绍责任护士，病区环境、设施、规章制度、基础护理服务项目 □ 询问病史，填写护理记录单首页 □ 观察病情 □ 测量基本生命体征 □ 抽血、留取标本 □ 心理护理与生活护理 □ 根据评估结果采取相应的护理措施 □ 通知检查项目及注意事项	□ 心理与生活护理 □ 遵医嘱用药 □ 根据评估结果采取相应的护理措施 □ 完成护理记录	□ 心理与生活护理 □ 遵医嘱用药 □ 根据评估结果采取相应的护理措施 □ 完成护理记录

（续　表）

主要护理工作	护理评估	□ 一般评估：生命体征、神志、皮肤、药物过敏史等 □ 风险评估：评估有无跌倒、坠床、压疮风险 □ 心理评估 □ 营养评估 □ 疼痛评估 □ 康复评估		
	专科护理	□ 评估咽喉情况 □ 指导患者戒烟（必要时）	□ 评估咽喉情况	□ 评估咽喉情况
	饮食指导	□ 根据医嘱通知配餐员准备膳食 □ 协助进餐	□ 协助进餐	□ 协助进餐
	活动体位	□ 根据护理等级指导患者活动	□ 根据护理等级指导患者活动	□ 根据护理等级指导患者活动
	洗浴要求	□ 协助患者洗澡、更换病号服	□ 协助患者晨、晚间护理	□ 协助患者晨、晚间护理
病情变异记录		□ 无　　□ 有，原因： □ 医疗原因　□ 患者原因 □ 并发症原因　□ 病情原因 □ 辅诊科室原因　□ 管理原因	□ 无　　□ 有，原因： □ 医疗原因　□ 患者原因 □ 并发症原因　□ 病情原因 □ 辅诊科室原因　□ 管理原因	□ 无　　□ 有，原因： □ 医疗原因　□ 患者原因 □ 并发症原因　□ 病情原因 □ 辅诊科室原因　□ 管理原因
护士签名		白班　小夜班　大夜班	白班　小夜班　大夜班	白班　小夜班　大夜班
医师签名				

时间		住院第4天	住院第5天（出院日）
主要诊疗工作	制度落实	□ 上级医师查房	□ 上级医师查房，确定出院
	病情评估	□ 评估患者一般情况 □ 评估患者咽喉恢复情况	□ 上级医师进行治疗效果、预后和出院评估 □ 出院宣教
	病历书写	□ 完成病历书写	□ 出院当天病程记录（由上级医师指示出院） □ 出院后24小时内完成出院记录 □ 出院后24小时内完成病案首页
	知情同意	□ 向患者及其家属交代病情及其注意事项	□ 告知患者及其家属出院后注意事项（指导出院后功能锻炼，复诊的时间、地点，发生紧急情况时的处理等）
	手术治疗		
	其他		□ 通知出院 □ 开具出院介绍信 □ 开具诊断证明书 □ 出院带药 □ 预约门诊复诊时间

（续　表）

重点医嘱	长期医嘱	护理医嘱	□ 耳鼻喉科护理常规 □ 三级护理	
		处置医嘱	□ 随时观察患者病情变化	
		膳食医嘱	□ 流食	
		药物医嘱	□ 足量抗生素治疗 □ 青霉素及头孢等广谱类抗生素有效 □ 口腔局部可用复方硼砂溶液,1∶5000 高锰酸钾溶液含漱 □ 雾化吸入抗生素	□ 足量抗生素治疗 □ 青霉素及头孢等广谱类抗生素有效 □ 口腔局部可用复方硼砂溶液,1∶5000 高锰酸钾溶液含漱 □ 雾化吸入抗生素
	临时医嘱	检查检验	□ 血常规、血生化检查	
		药物医嘱		
		手术医嘱		
		处置医嘱	□ 随时观察患者病情变化	□ 出院
主要护理工作		健康宣教		
		护理处置	□ 心理与生活护理 □ 指导并监督患者治疗与康复训练 □ 遵医嘱用药 □ 根据评估结果采取相应的护理措施 □ 完成护理记录	□ 观察患者情况 □ 核对患者医疗费用 □ 协助患者办理出院手续 □ 指导并监督患者康复训练 □ 整理床单位
		护理评估	□ 风险评估:评估有无跌倒、坠床、压疮、导管滑脱、液体外渗的风险	
		专科护理	□ 评估一般情况 □ 评估咽喉情况	□ 治疗后心理与生活护理 □ 指导功能锻炼
		饮食指导	□ 协助进餐	
		活动体位	□ 根据护理等级指导患者活动	
		洗浴要求	□ 协助患者晨、晚间护理	
病情变异记录			□ 无　　　　　□ 有,原因: □ 患者原因　　□ 病情原因 □ 医疗原因　　□ 并发症原因 □ 转诊科室原因　□ 管理原因	□ 无　　　　　□ 有,原因: □ 患者原因　　□ 病情原因 □ 医疗原因　　□ 并发症原因 □ 转诊科室原因　□ 管理原因

护士签名	白班	小夜班	大夜班	白班	小夜班	大夜班
医师签名						

第十一节 大前庭水管综合征内科治疗临床路径

一、大前庭水管综合征内科治疗临床路径标准住院流程

(一)适用对象

第一诊断为大前庭水管综合征(ICD-10:H91.802)。

(二)诊断依据

根据《实用耳鼻咽喉头颈外科学》(黄选兆,汪吉宝,孔维佳主编,第 2 版,人民卫生出版社),《神经耳科及侧颅底外科学》(韩东一,科学出版社)和《临床诊疗指南·耳鼻咽喉科学分册》(中华医学会编著,人民卫生出版社)。

1. 听力障碍性疾病,表现为前庭水管扩大并感音神经性或混合性听力损失,不伴有其他内耳发育异常和其他器官系统的异常。

2. 可在出生后至青春期任何年龄发病,发病突然或隐匿,之前常有感冒、发热、轻微颅外伤、气压性损伤或其他使颅内压增高的诱因。

3. 听力损失多以低频为主,呈渐进性下降。

4. 多表现为双侧发病,可伴有耳鸣及眩晕。

还需要完善的检查包括:

1. 血常规、尿常规、便常规。

2. 血生化、免疫指标、血清四项,凝血指标、基因学指标。

3. 胸部 X 线片、心电图。

4. 听力学检查:纯音测听、声导抗、言语识别率、耳声发射、听性脑干反应、耳蜗电图。

5. 前庭功能检查:冷热试验、前庭诱发肌源电位、平衡功能检查、旋转试验。

6. 颞骨 CT。

7. 耳蜗水 MRI 检查。

(三)选择治疗方案的依据

根据《实用耳鼻咽喉头颈外科学》(黄选兆,汪吉宝,孔维佳主编,第 2 版,人民卫生出版社),《神经耳科及侧颅底外科学》(韩东一,科学出版社)和《临床诊疗指南·耳鼻咽喉科学分册》(中华医学会编著,人民卫生出版社)。

(四)临床路径标准住院日为 10 天

(五)进入路径标准

1. 第一诊断必须符合大前庭水管综合征(ICD-10:H91.802)。

2. 听力障碍性疾病,表现为前庭水管扩大并感音神经性或混合性听力损失,不伴有其他内耳发育异常和其他器官系统的异常。

3. 当患者同时患有其他疾病诊断,但在住院期间不需要特殊处理,也不影响第一诊断的临床路径流程实施时,可以进入路径。

(六)药品选择及使用时机

1. 低盐、低脂类饮食。

2. 适当镇静催眠,积极治疗相关疾病(如糖尿病、高血压):氯硝西泮,1mg,口服,睡前 1

次;圣约翰草提取物片,300~600mg,口服,每日 3 次。盐酸利多卡因注射液,1~2mg/kg 加入 5%葡萄糖 100~200ml,静脉滴注,耳鸣较重患者使用,连用不超过 7 天。

3. 糖皮质激素药物泼尼松,每日晨起顿服,1mg/kg,渐减量,用药时间约 10 天;地塞米松,静脉给药,每日 1 次,用药 1~3 天每日 10mg,4~6 天每日 5mg;甲泼尼龙,患侧乳突骨衣下注射给药,每次 40mg,72 小时给药 1 次,共给药 1~3 次;复方倍他米松,患侧乳突骨衣下注射给药,每次 7mg,7 天给药 1 次,共给药 1~3 次。

4. 血管扩张药类药物:银杏叶提取物注射液,105mg,静脉滴注,每日 1 次,连用 10~14 天;前列地尔注射液,10μg,入壶,每日 1 次,连用 10~14 天;注射用小牛血清去蛋白提取物,400mg,静脉滴注,每日 1 次,连用 10~14 天;低分子右旋糖酐,250~500ml,静脉滴注,每日 1 次,连用 10~14 天。

5. 营养神经类药物:注射用单唾液酸四己糖神经节苷脂钠,80mg,静脉滴注,每日 1 次,连用 10~14 天;注射用鼠神经生长因子,30μg,肌内注射,每日 1 次,连用 10~14 天;注射用腺苷钴胺,3mg,肌内注射,每日 1 次,连用 10~14 天。

6. 活血化瘀类中成药:注射用丹参多酚酸盐,200mg,静脉滴注,每日 1 次,连用 10~14 天;醒脑静注射液,20ml,静脉滴注,每日 1 次,连用 10~14 天;疏血通注射液,6~10ml,静脉滴注,每日 1 次,连用 10~14 天。

(七)出院标准

1. 听力及相关症状有所缓解或改善。

2. 眩晕得到控制,可以自行行走。

3. 耳鸣较入院前有所减轻或可以耐受。

4. 没有合并其他需要住院治疗的疾病。

5. 症状确无改变,选择助听器或听觉置入等其他治疗方案。

(八)变异及原因分析

1. 住院治疗期间疗效不佳未达到出院标准者,需要延长住院时间。

2. 伴有影响大前庭水管综合征内科输液治疗的合并症或身体其他潜在病变,需进行相关诊断和治疗等,导致住院时间延长,治疗费用增加。

3. 出现并发症,需进一步诊断和治疗,导致住院时间延长,治疗费用增加。

二、大前庭水管综合征内科治疗临床路径表单

适用对象	第一诊断大前庭水管综合征 (ICD-10:H91.802)行内科治疗		
患者基本信息	姓名:_____ 性别:____ 年龄:____ 门诊号:_____ 住院号:_____ 过敏史:_____ 住院日期:____年__月__日 出院日期:____年__月__日		标准住院日:10 天
时间		住院第 1 天	住院第 2 天	住院第 3 天
主要诊疗工作	制度落实	□ 入院 2 小时内经治或值班医师完成接诊 □ 入院 24 小时内主管医师完成检诊 □ 专科会诊(必要时)	□ 上级医师查房	□ 上级医师查房

（续 表）

主要诊疗工作	病情评估	☐ 询问病史及体格检查 ☐ 初步确定诊断	☐ 根据体检、听力及前庭功能检查结果和既往资料，进行鉴别诊断和初步确定诊断 ☐ 继续对症治疗	☐ 观察听力、耳鸣及眩晕变化 ☐ 根据诊断标准确定诊断 ☐ 根据其他检查结果进行鉴别诊断以及是否合并其他疾病	
	病历书写	☐ 入院 8 小时内完成首次病程记录 ☐ 入院 24 小时内完成入院记录 ☐ 完成主管医师查房记录	☐ 住院医师完成查房记录等病历书写	☐ 住院医师完成查房记录等病历书写	
	知情同意	☐ 患者或其家属在入院记录单上签名 ☐ 及时告知病情状况、用药方案及途径，以及需医保自费的诊疗项目 ☐ 开展有创治疗时，履行书面知情同意手续 ☐ 诊疗方案调整或出现其他需要补充告知的情形，及时补充履行知情同意手续			
	手术治疗	☐ 无手术治疗			
	其他	☐ 及时通知上级医师检诊 ☐ 经治医师检查整理病历资料			
重点医嘱	长期医嘱	护理医嘱	☐ 按耳鼻喉科护理常规 ☐ 三级护理	☐ 按耳鼻喉科护理常规 ☐ 三级护理	☐ 按耳鼻喉科护理常规 ☐ 三级护理
		处置医嘱			
		膳食医嘱	☐ 低盐饮食	☐ 低盐饮食	☐ 低盐饮食
		药物医嘱	☐ 自带药（必要时）	☐ 圣约翰草提取物片 300mg，3 次/日，口服 ☐ 氯硝西泮 1mg，1 次/日	☐ 既往基础用药 ☐ 单唾液酸四己糖神经节苷脂钠 40～80mg，静脉滴注，每日 1 次 ☐ 银杏叶提取物注射液 70～105mg，静脉滴注，每日 1 次 ☐ 地塞米松 10mg，壶入，每日 1 次 ☐ 鼠神经生长因子 30μg，肌内注射，每日 1 次 ☐ 腺苷钴胺 3mg，肌内注射，每日 1 次 ☐ 其他扩血管、降低血液黏稠度等药物治疗

（续　表）

重点医嘱	临时医嘱	检查检验	□ 血常规、尿常规、便常规 □ 血生化、免疫指标、血清四项筛查、凝血四项、基因学指标 □ 听力学检查（纯音测听、声导抗、言语识别率、耳声发射、听性脑干反应、耳蜗电图） □ 前庭功能检查（冷热试验、前庭诱发肌源电位、平衡功能检查、旋转试验） □ 胸部 X 线片、心电图 □ 颞骨 CT	□ 内听道水 MRI 检查（必要时）	
		药物医嘱			
		手术医嘱			
		处置医嘱	□ 静脉抽血		
主要护理工作		健康宣教	□ 入院宣教（住院环境、规章制度） □ 进行护理安全指导 □ 进行等级护理、活动范围指导 □ 进行饮食指导 □ 进行关于疾病知识的宣教 □ 检查、检验项目的目的和意义	□ 进行护理安全指导 □ 进行等级护理、活动范围指导 □ 进行饮食指导 □ 进行关于疾病知识的宣教 □ 检查、检验项目的目的和意义	
		护理处置	□ 患者身份核对 □ 佩戴腕带 □ 建立入院病历，通知医师 □ 入院介绍：介绍责任护士,病区环境、设施、规章制度、基础护理服务项目 □ 询问病史，填写护理记录单首页 □ 观察病情 □ 测量基本生命体征 □ 抽血、留取标本 □ 心理护理与生活护理 □ 根据评估结果采取相应的护理措施 □ 通知检查项目及注意事项	□ 测量基本生命体征 □ 心理护理与生活护理 □ 指导并监督患者治疗与康复训练 □ 遵医嘱用药 □ 根据评估结果采取相应的护理措施 □ 完成护理记录	□ 观察患者情况 □ 核对患者医疗费用 □ 协助患者办理出院手续 □ 指导并监督患者康复训练 □ 整理床单位

（续　表）

主要护理工作	护理评估	□ 一般评估：生命体征、神志、皮肤、药物过敏史等 □ 专科评估：生活自理能力、听力及前庭功能评估 □ 风险评估 □ 心理评估 □ 营养评估 □ 疼痛评估 □ 康复评估	□ 风险评估：评估有无跌倒、坠床、压疮、导管滑脱、液体外渗的风险	□ 风险评估：评估有无跌倒、坠床、压疮、导管滑脱、液体外渗的风险
	专科护理	□ 观察患耳情况 □ 指导功能锻炼 □ 指导患者戒烟（必要时）	□ 观察患耳情况 □ 心理护理与生活护理 □ 指导功能锻炼	□ 观察患耳情况 □ 心理护理与生活护理 □ 指导功能锻炼
	饮食指导	□ 根据医嘱通知配餐员准备膳食	□ 根据医嘱通知配餐员准备膳食	□ 根据医嘱通知配餐员准备膳食
	活动体位	□ 根据护理等级指导患者活动	□ 根据护理等级指导患者活动	□ 根据护理等级指导患者活动
	洗浴要求	□ 协助患者洗澡、更换病号服	□ 协助患者晨、晚间护理	□ 协助患者晨、晚间护理
病情变异记录		□ 无　　　　□ 有，原因： □ 医疗原因　□ 患者原因 □ 并发症原因 □ 病情原因 □ 辅诊科室原因 □ 管理原因	□ 无　　　　□ 有，原因： □ 医疗原因　□ 患者原因 □ 并发症原因 □ 病情原因 □ 辅诊科室原因 □ 管理原因	□ 无　　　　□ 有，原因： □ 医疗原因　□ 患者原因 □ 并发症原因 □ 病情原因 □ 辅诊科室原因 □ 管理原因

护士签名	白班	小夜班	大夜班	白班	小夜班	大夜班	白班	小夜班	大夜班

医师签名	

时间		住院第 4 天	住院第 5 天	住院第 6 天
主要诊疗工作	制度落实	□ 上级医师查房 □ 观察听力、耳鸣及眩晕变化 □ 完成病历书写	□ 上级医师查房 □ 观察听力、耳鸣及眩晕变化 □ 完成病历书写	□ 上级医师查房 □ 观察听力、耳鸣及眩晕变化 □ 完成病历书写
	病情评估	□ 观察听力、眩晕及耳鸣变化 □ 初步判断疗效	□ 观察听力、眩晕及耳鸣变化 □ 初步判断疗效	□ 观察听力、眩晕及耳鸣变化 □ 初步判断疗效
	病历书写	□ 住院医师完成查房记录等病历书写	□ 住院医师完成查房记录等病历书写	□ 住院医师完成查房记录等病历书写
	知情同意			
	手术治疗			
	其他			

（续　表）

重点医嘱	长期医嘱	护理医嘱	□ 按耳鼻喉科护理常规 □ 三级护理	□ 按耳鼻喉科护理常规 □ 三级护理	□ 按耳鼻喉科护理常规 □ 三级护理
		处置医嘱			
		膳食医嘱	□ 低盐饮食	□ 低盐饮食	□ 低盐饮食
		药物医嘱	□ 既往基础用药 □ 单唾液酸四己糖神经节苷脂钠 40～80mg,静脉滴注,每日 1 次 □ 银杏叶提取物注射液 70～105mg,静脉滴注,每日 1 次 □ 地塞米松 10mg,壶入,每日 1 次 □ 鼠神经生长因子 30μg,肌内注射,每日 1 次 □ 腺苷钴胺 3mg,肌内注射,每日 1 次 □ 其他扩血管、降低血液黏稠度等药物治疗	□ 既往基础用药 □ 单唾液酸四己糖神经节苷脂钠 40～80mg,静脉滴注,每日 1 次 □ 银杏叶提取物注射液 70～105mg,静脉滴注,每日 1 次 □ 地塞米松 10mg,壶入,每日 1 次 □ 鼠神经生长因子 30μg,肌内注射,每日 1 次 □ 腺苷钴胺 3mg,肌内注射,每日 1 次 □ 其他扩血管、降低血液黏稠度等药物治疗	□ 既往基础用药 □ 单唾液酸四己糖神经节苷脂钠 40～80mg,静脉滴注,每日 1 次 □ 银杏叶提取物注射液 70～105mg,静脉滴注,每日 1 次 □ 地塞米松 5mg,壶入,每日 1 次 □ 鼠神经生长因子 30μg,肌内注射,每日 1 次 □ 腺苷钴胺 3mg,肌内注射,每日 1 次 □ 其他扩血管、降低血液黏稠度等药物治疗
	临时医嘱	检查检验		□ 听力学检查	
		药物医嘱			
		手术医嘱			
		处置医嘱			
主要护理工作		健康宣教	□ 进行护理安全指导 □ 进行等级护理、活动范围指导 □ 进行饮食指导 □ 进行关于疾病知识的宣教 □ 检查、检验项目的目的和意义	□ 进行护理安全指导 □ 进行等级护理、活动范围指导 □ 进行饮食指导 □ 进行关于疾病知识的宣教 □ 检查、检验项目的目的和意义	□ 进行护理安全指导 □ 进行等级护理、活动范围指导 □ 进行饮食指导 □ 进行关于疾病知识的宣教 □ 检查、检验项目的目的和意义
		护理处置	□ 测量基本生命体征 □ 心理护理与生活护理 □ 指导并监督患者治疗与康复训练 □ 遵医嘱用药 □ 根据评估结果采取相应的护理措施 □ 完成护理记录	□ 测量基本生命体征 □ 心理护理与生活护理 □ 指导并监督患者治疗与康复训练 □ 遵医嘱用药 □ 根据评估结果采取相应的护理措施 □ 完成护理记录	□ 测量基本生命体征 □ 心理护理与生活护理 □ 指导并监督患者治疗与康复训练 □ 遵医嘱用药 □ 根据评估结果采取相应的护理措施 □ 完成护理记录

（续　表）

主要护理工作	护理评估	□ 一般评估:生命体征、神志、皮肤、药物过敏史等 □ 风险评估:评估有无跌倒、坠床、压疮风险 □ 心理评估 □ 营养评估 □ 疼痛评估 □ 康复评估	□ 一般评估:生命体征、神志、皮肤、药物过敏史等 □ 风险评估:评估有无跌倒、坠床、压疮风险 □ 心理评估 □ 营养评估 □ 疼痛评估 □ 康复评估	□ 一般评估:生命体征、神志、皮肤、药物过敏史等 □ 风险评估:评估有无跌倒、坠床、压疮风险 □ 心理评估 □ 营养评估 □ 疼痛评估 □ 康复评估
	专科护理	□ 观察患耳情况 □ 心理护理与生活护理 □ 指导功能锻炼	□ 观察患耳情况 □ 心理护理与生活护理 □ 指导功能锻炼	□ 观察患耳情况 □ 心理护理与生活护理 □ 指导功能锻炼
	饮食指导	□ 根据医嘱通知配餐员准备膳食	□ 根据医嘱通知配餐员准备膳食	□ 根据医嘱通知配餐员准备膳食
	活动体位	□ 根据护理等级指导患者活动	□ 根据护理等级指导患者活动	□ 根据护理等级指导患者活动
	洗浴要求	□ 协助患者洗澡、更换病号服	□ 协助患者晨、晚间护理	□ 协助患者晨、晚间护理
病情变异记录		□ 无　　　　□ 有,原因: □ 医疗原因　□ 患者原因 □ 并发症原因　□ 病情原因 □ 辅诊科室原因　□ 管理原因	□ 无　　　　□ 有,原因: □ 医疗原因　□ 患者原因 □ 并发症原因　□ 病情原因 □ 辅诊科室原因　□ 管理原因	□ 无　　　　□ 有,原因: □ 医疗原因　□ 患者原因 □ 并发症原因　□ 病情原因 □ 辅诊科室原因　□ 管理原因
护士签名		白班　小夜班　大夜班	白班　小夜班　大夜班	白班　小夜班　大夜班
医师签名				
时间		住院第 7 天	住院第 8 天	住院第 9 天
主要诊疗工作	制度落实	□ 上级医师查房 □ 观察听力、耳鸣及眩晕变化 □ 完成病历书写	□ 上级医师查房 □ 观察听力、耳鸣及眩晕变化 □ 完成病历书写	□ 上级医师查房 □ 观察听力、耳鸣及眩晕变化 □ 完成病历书写
	病情评估	□ 上级医师进行治疗效果评估	□ 上级医师进行治疗效果评估	□ 上级医师进行治疗效果评估
	病历书写	□ 住院医师完成查房记录等病历书写	□ 住院医师完成查房记录等病历书写	□ 住院医师完成查房记录等病历书写
	知情同意			
	手术治疗			
	其他			

重点医嘱	长期医嘱	护理医嘱	□ 按耳鼻喉科护理常规 □ 三级护理	□ 按耳鼻喉科护理常规 □ 三级护理	□ 按耳鼻喉科护理常规 □ 三级护理
		处置医嘱			
		膳食医嘱	□ 低盐饮食	□ 低盐饮食	□ 低盐饮食
		药物医嘱	□ 既往基础用药 □ 单唾液酸四己糖神经节苷脂钠 40～80mg，静脉滴注，每日1次 □ 银杏叶提取物注射液 70～105mg，静脉滴注，每日1次 □ 地塞米松 5mg，壶入，每日1次 □ 鼠神经生长因子 30μg，肌内注射，每日1次 □ 腺苷钴胺 3mg，肌内注射，每日1次 □ 其他扩血管、降低血液黏稠度等药物治疗	□ 既往基础用药 □ 单唾液酸四己糖神经节苷脂钠 40～80mg，静脉滴注，每日1次 □ 银杏叶提取物注射液 70～105mg，静脉滴注，每日1次 □ 地塞米松 5mg，壶入，每日1次 □ 鼠神经生长因子 30μg，肌内注射，每日1次 □ 腺苷钴胺 3mg，肌内注射，每日1次 □ 其他扩血管、降低血液黏稠度等药物治疗	□ 既往基础用药 □ 单唾液酸四己糖神经节苷脂钠 40～80mg，静脉滴注，每日1次 □ 银杏叶提取物注射液 70～105mg，静脉滴注，每日1次 □ 鼠神经生长因子 30ug，肌内注射，每日1次 □ 腺苷钴胺 3mg，肌内注射，每日1次 □ 其他扩血管、降低血液黏稠度等药物治疗
	临时医嘱	检查检验		□ 听力学检查	
		药物医嘱			□ 必要时甲泼尼龙 40mg 耳后注射或复方倍他米松 7mg 耳后注射
		手术医嘱			
		处置医嘱			
主要护理工作		健康宣教	□ 进行护理安全指导 □ 进行等级护理、活动范围指导 □ 进行饮食指导 □ 进行关于疾病知识的宣教 □ 检查、检验项目的目的和意义	□ 进行护理安全指导 □ 进行等级护理、活动范围指导 □ 进行饮食指导 □ 进行关于疾病知识的宣教 □ 检查、检验项目的目的和意义	□ 进行护理安全指导 □ 进行等级护理、活动范围指导 □ 进行饮食指导 □ 进行关于疾病知识的宣教 □ 检查、检验项目的目的和意义

（续　表）

主要护理工作	护理处置	☐ 测量基本生命体征 ☐ 心理护理与生活护理 ☐ 指导并监督患者治疗与康复训练 ☐ 遵医嘱用药 ☐ 根据评估结果采取相应的护理措施 ☐ 完成护理记录	☐ 测量基本生命体征 ☐ 心理护理与生活护理 ☐ 指导并监督患者治疗与康复训练 ☐ 遵医嘱用药 ☐ 根据评估结果采取相应的护理措施 ☐ 完成护理记录	☐ 测量基本生命体征 ☐ 心理护理与生活护理 ☐ 指导并监督患者治疗与康复训练 ☐ 遵医嘱用药 ☐ 根据评估结果采取相应的护理措施 ☐ 完成护理记录
	护理评估	☐ 一般评估:生命体征、神志、皮肤、药物过敏史等 ☐ 专科评估:评估听力、耳鸣及眩晕的恢复情况	☐ 一般评估:生命体征、神志、皮肤、药物过敏史等 ☐ 专科评估:评估听力、耳鸣及眩晕的恢复情况	☐ 一般评估:生命体征、神志、皮肤、药物过敏史等 ☐ 专科评估:评估听力、耳鸣及眩晕的恢复情况
	专科护理	☐ 观察患耳情况 ☐ 心理护理与生活护理	☐ 观察患耳情况 ☐ 心理护理与生活护理	☐ 观察患耳情况 ☐ 心理护理与生活护理
	饮食指导	☐ 根据医嘱通知配餐员准备膳食	☐ 根据医嘱通知配餐员准备膳食	☐ 根据医嘱通知配餐员准备膳食
	活动体位	☐ 根据护理等级指导患者活动	☐ 根据护理等级指导患者活动	☐ 根据护理等级指导患者活动
	洗浴要求	☐ 协助患者洗澡、更换病号服	☐ 协助患者晨、晚间护理	☐ 协助患者晨、晚间护理
病情变异记录		☐ 无　　　　☐ 有,原因: ☐ 医疗原因　☐ 患者原因 ☐ 并发症原因☐ 病情原因 ☐ 辅诊科室原因☐ 管理原因	☐ 无　　　　☐ 有,原因: ☐ 医疗原因　☐ 患者原因 ☐ 并发症原因☐ 病情原因 ☐ 辅诊科室原因☐ 管理原因	☐ 无　　　　☐ 有,原因: ☐ 医疗原因　☐ 患者原因 ☐ 并发症原因☐ 病情原因 ☐ 辅诊科室原因☐ 管理原因

护士签名	白班	小夜班	大夜班	白班	小夜班	大夜班	白班	小夜班	大夜班

医师签名	

时间	住院第 10 天(出院日)
主要诊疗工作　制度落实	☐ 住院医师完成上级医师查房记录等病历书写 ☐ 上级医师查房 ☐ 出院及出院带药 ☐ 向患者及其家属交代出院后继续治疗情况
病情评估	☐ 上级医师进行治疗效果、预后和出院评估 ☐ 出院宣教
病历书写	☐ 出院当天病程记录(由上级医师指示出院) ☐ 出院后 24 小时内完成出院记录 ☐ 出院后 24 小时内完成病案首页

（续　表）

主要诊疗工作	知情同意		□ 告知患者及其家属出院后注意事项（指导出院后功能锻炼，复诊的时间、地点，发生紧急情况时的处理等）
	手术治疗		
	其他		□ 通知出院 □ 开具出院介绍信 □ 开具诊断证明书 □ 出院带药 □ 预约门诊复诊时间
重点医嘱	长期医嘱	护理医嘱	□ 按耳鼻喉科护理常规 □ 三级护理
		处置医嘱	
		膳食医嘱	
		药物医嘱	□ 既往基础用药 □ 单唾液酸四己糖神经节苷脂钠 40～80mg，静脉滴注，每日 1 次 □ 银杏叶提取物注射液 70～105mg，静脉滴注，每日 1 次 □ 鼠神经生长因子 30μg，肌内注射，每日 1 次 □ 腺苷钴胺 3mg，肌内注射，每日 1 次 □ 其他扩血管、降低血液黏稠度等药物治疗
	临时医嘱	检查检验	
		药物医嘱	
		手术医嘱	
		处置医嘱	□ 出院
主要护理工作	健康宣教		□ 出院宣教（出院后注意事项，院外用药指导，复查时间等）
	护理处置		□ 观察患者情况 □ 核对患者医疗费用 □ 协助患者办理出院手续 □ 整理床单位
	护理评估		
	专科护理		
	饮食指导		
	活动体位		
	洗浴要求		
病情变异记录			□ 无　　　　　　　□ 有，原因： □ 医疗原因　　　　□ 患者原因 □ 并发症原因　　　□ 病情原因 □ 辅诊科室原因　　□ 管理原因

护士签名	白班	小夜班	大夜班

医师签名	

第十二节　前庭神经元炎内科治疗临床路径

一、前庭神经元炎内科治疗临床路径标准住院流程

(一)适用对象

第一诊断为前庭神经元炎(ICD-10:H81.201)。

(二)诊断依据

根据《实用耳鼻咽喉头颈外科学》(黄选兆,汪吉宝,孔维佳主编,第 2 版,人民卫生出版社),《神经耳科及侧颅底外科学》(韩东一,科学出版社)和《临床诊疗指南·耳鼻咽喉科学分册》(中华医学会编著,人民卫生出版社)。

1. 临床表现为急性自发性眩晕,头位或体位改变时眩晕症状加重。

2. 病因不明,多考虑与病毒感染有关。

3. 患者大多有平衡障碍,易于向患侧偏斜。

4. 伴有自主神经症状:身体不适、面色苍白、出汗、恶心、呕吐。

5. 前庭功能检查主要根据眼震特点多为水平旋转性,凝视方向改变时眼震方向不变。

6. 影像学检查排除中枢性病变引起的眩晕等病症。

还需要完善的检查包括:

1. 血常规、尿常规、便常规。

2. 血生化、免疫指标、血清四项,凝血四项。

3. 胸部 X 线片、心电图。

4. 听力学检查:纯音测听、声导抗、言语识别率、耳声发射、听性脑干反应、耳蜗电图。

5. 前庭功能检查:冷热试验、前庭诱发肌源电位、平衡功能检查、旋转试验。

6. 颞骨 CT。

7. 耳蜗水 MRI 检查。

(三)选择治疗方案的依据

根据《实用耳鼻咽喉头颈外科学》(黄选兆,汪吉宝,孔维佳主编,第 2 版,人民卫生出版社),《神经耳科及侧颅底外科学》(韩东一,科学出版社)和《临床诊疗指南·耳鼻咽喉科学分册》(中华医学会编著,人民卫生出版社)。

(四)临床路径标准住院日为 10 天

(五)入路径标准

1. 第一诊断必须符合前庭神经元炎(ICD-10:H81.201)。

2. 当患者同时患有其他疾病诊断,但在住院期间不需要特殊处理,也不影响第一诊断的临床路径流程实施时,可以进入路径。

(六)药品选择及使用时机

1. 低盐、低脂类饮食。

2. 适当镇静催眠及止吐,积极治疗相关疾病(如糖尿病、高血压):氯硝西泮,1mg,口服,睡前 1 次;圣约翰草提取物片,300~600mg,口服,每日 3 次;地芬尼多(眩晕停),25mg,口服,每日 3 次;甲氧氯普胺,5mg,口服,每日 3 次;盐酸异丙嗪注射液,25mg,肌内注射,必要时。

3. 糖皮质激素药物:泼尼松,每日晨起顿服,1mg/kg,渐减量,用药时间约 10 天;地塞米松,静脉给药,每日 1 次,用药 1～3 天每日 10mg,4～6 天每日 5mg。

4. 血管扩张药类药物:银杏叶提取物注射液,105mg,静脉滴注,每日 1 次,连用 7～10 天;前列地尔注射液,10μg,入壶,每日 1 次,连用 7～10 天。

5. 营养神经类药物:注射用单唾液酸四己糖神经节苷脂钠,80mg,静脉滴注,每日 1 次,连用 7～10 天;注射用鼠神经生长因子,30μg,肌内注射,每日 1 次,连用 7～10 天;注射用腺苷钴胺,3mg,肌内注射,每日 1 次,连用 7～10 天。

6. 活血化瘀类中成药:注射用丹参多酚酸盐,200mg,静脉滴注,每日 1 次,连用 7～10 天;醒脑静注射液,20ml,静脉滴注,每日 1 次,连用 7～10 天。

(七)出院标准

1. 眩晕及相关症状有所缓解或改善。

2. 没有合并其他需要住院治疗的疾病。

(八)变异及原因分析

1. 住院治疗期间疗效不佳未达到出院标准者,需要延长住院时间。

2. 伴有影响前庭神经元炎内科输液治疗的合并症或身体其他潜在病变,需进行相关诊断和治疗等,导致住院时间延长,治疗费用增加。

3. 出现并发症,需进一步诊断和治疗,导致住院时间延长,治疗费用增加。

二、前庭神经元炎内科治疗临床路径表单

适用对象	第一诊断前庭神经元炎(ICD-10:H81.201)行内科治疗		
患者基本信息	姓名:_____ 性别:____ 年龄:____ 门诊号:_____ 住院号:_____ 过敏史:____ 住院日期:___年__月__日 出院日期:___年__月__日		标准住院日:10 天
时间		住院第 1 天	住院第 2 天	住院第 3 天
主要诊疗工作	制度落实	□ 询问病史及体格检查 □ 初步确定诊断 □ 开检验单	□ 上级医师查房 □ 根据体检、听力及前庭功能检查结果和既往资料,进行鉴别诊断和初步确定诊断 □ 主管医师完成查房记录等病历书写	□ 上级医师查房 □ 根据诊断标准确定诊断 □ 根据其他检查结果进行鉴别诊断以及是否合并其他疾病
	病情评估	□ 经治医师询问病史与体格检查 □ 完成耳鸣、听力、眩晕评分 □ 对症治疗	□ 继续对症治疗 □ 向患者及其家属交代病情及其注意事项	□ 观察听力、耳鸣及眩晕变化
	病历书写	□ 入院 8 小时内完成首次病程记录 □ 入院 24 小时内完成入院记录	□ 完成病历书写 □ 完成主管医师查房记录	□ 完成病历书写 □ 完成主诊医师查房记录

（续　表）

主要诊疗工作	知情同意	□ 初步向患者及其家属交代病情,履行知情同意 □ 患者或其家属在入院记录单上签名 □ 告知患者及其家属病情和药物治疗注意事项并签署知情同意书、授权委托书(患者本人不能签字时)、自费用品协议书(必要时)、军人目录外耗材审批单(必要时)	□ 告知患者及其家属注意事项	□ 告知患者及其家属交代病情及其注意事项
	其他	□ 及时通知上级医师检诊 □ 经治医师检查整理病历资料	□ 观察病情变化	□ 观察病情变化
重点医嘱	长期医嘱 / 护理医嘱	□ 耳鼻喉科三级护理常规	□ 耳鼻喉科三级护理常规	□ 耳鼻喉科三级护理常规
	处置医嘱	□ 耳科专科处理	□ 耳科专科处理	□ 耳科专科处理
	膳食医嘱	□ 低盐饮食	□ 低盐饮食	□ 低盐饮食
	药物医嘱	□ 自带药(必要时)	□ 圣约翰草提取物片 300mg,3 次/日,口服 □ 氯硝西泮 1mg,1 次/日,口服	□ 既往基础用药 □ 单唾液酸四己糖神经节苷脂钠 40~80mg,静脉滴注,每日 1 次 □ 银杏叶提取物注射液 70~105mg,静脉滴注,每日 1 次 □ 地塞米松 10mg,壶入,每日 1 次 □ 鼠神经生长因子 30μg,肌内注射,每日 1 次 □ 腺苷钴胺 3mg,肌内注射,每日 1 次 □ 醒脑静等其他扩血管、降低血液黏稠度等药物治疗

(续　表)

重点医嘱	临时医嘱	检查检验	□ 血常规、尿常规、便常规 □ 血生化、免疫指标、血清四项筛查、凝血四项 □ 听力学检查(纯音测听、声导抗、言语识别率、耳声发射、听性脑干反应、耳蜗电图) □ 前庭功能检查(冷热试验、前庭诱发肌源电位、平衡功能检查、旋转试验) □ 胸部 X 线片、心电图 □ 颞骨 CT 检查 □ 内听道水 MRI 检查		
		药物医嘱	□ 自带药(必要时)	□ 自带药(必要时)	□ 自带药(必要时)
		处置医嘱	□ 耳鼻喉科专科检查及相关治疗	□ 耳鼻喉科专科检查及相关治疗	□ 耳鼻喉科专科检查及相关治疗
主要护理工作		健康宣教	□ 入院宣教(住院环境、规章制度) □ 进行护理安全指导 □ 进行等级护理、活动范围指导 □ 进行饮食指导 □ 进行关于疾病知识的宣教 □ 检查、检验项目的目的和意义	□ 前庭神经元炎的认知宣教 □ 心理疏导 □ 指导康复训练 □ 指导注意事项	□ 前庭神经元炎的认知宣教 □ 心理疏导 □ 指导康复训练 □ 指导注意事项
		护理处置	□ 患者身份核对 □ 佩戴腕带 □ 建立入院病历,通知医师 □ 入院介绍:介绍责任护士,病区环境、设施、规章制度、基础护理服务项目 □ 询问病史,填写护理记录单首页 □ 观察病情 □ 测量基本生命体征 □ 抽血、留取标本 □ 心理护理与生活护理 □ 根据评估结果采取相应的护理措施 □ 通知检查项目及注意事项	□ 观察病情 □ 测量基本生命体征 □ 心理护理与生活护理 □ 指导并监督患者治疗与康复训练 □ 遵医嘱用药 □ 根据评估结果采取相应的护理措施 □ 完成护理记录	□ 观察病情 □ 测量基本生命体征 □ 心理护理与生活护理 □ 指导并监督患者治疗与康复训练 □ 遵医嘱用药 □ 根据评估结果采取相应的护理措施 □ 完成护理记录

（续　表）

主要护理工作	护理评估	□ 一般评估:生命体征、神志、皮肤、药物过敏史等 □ 专科评估:生活自理能力、患肢屈曲、伸直功能,足背动脉搏动、肤温、指端末梢感觉情况 □ 风险评估:评估有无跌倒、坠床、压疮风险 □ 心理评估 □ 营养评估 □ 疼痛评估 □ 康复评估	□ 评估耳鸣、听力、眩晕级别,并采取相应的护理措施 □ 评估眩晕对日常生活影响情况 □ 观察病情并报告医师 □ 风险评估:评估有无跌倒、坠床、压疮、导管滑脱、液体外渗的风险	□ 评估耳鸣、听力、眩晕级别,并采取相应的护理措施 □ 评估眩晕对日常生活影响情况 □ 观察病情并报告医师 □ 风险评估:评估有无跌倒、坠床、压疮、导管滑脱、液体外渗的风险
	专科护理	□ 观察耳鸣、听力、眩晕情况 □ 学习前庭锻炼 □ 指导患者戒烟(必要时)	□ 观察耳鸣、听力、眩晕情况 □ 学习前庭锻炼 □ 指导患者戒烟(必要时)	□ 观察耳鸣、听力、眩晕情况 □ 学习前庭锻炼 □ 指导患者戒烟(必要时)
	饮食指导	□ 根据医嘱通知配餐员准备膳食 □ 协助进餐	□ 根据医嘱通知配餐员准备膳食 □ 协助进餐	□ 根据医嘱通知配餐员准备膳食 □ 协助进餐
	活动体位	□ 根据护理等级指导患者活动	□ 根据护理等级指导患者活动	□ 根据护理等级指导活动
	洗浴要求	□ 协助患者洗澡、更换病号服	□ 协助患者晨、晚间护理 □ 协助患者更换病号服 □ 告知患者保护健侧方法	□ 协助患者晨、晚间护理 □ 协助患者更换病号服 □ 告知患者保护健侧方法
病情变异记录		□ 无　　　　□ 有,原因: □ 医疗原因　□ 患者原因 □ 并发症原因　□ 病情原因 □ 辅诊科室原因　□ 管理原因	□ 无　　　　□ 有,原因: □ 医疗原因　□ 患者原因 □ 并发症原因　□ 病情原因 □ 辅诊科室原因　□ 管理原因	□ 无　　　　□ 有,原因: □ 医疗原因　□ 患者原因 □ 并发症原因　□ 病情原因 □ 辅诊科室原因　□ 管理原因
护士签名		白班　小夜班　大夜班	白班　小夜班　大夜班	白班　小夜班　大夜班
医师签名				

（续　表）

时间		住院第 4 天	住院第 5 天	住院第 6 天
主要诊疗工作	制度落实	□ 详查病情 □ 上级医师查房	□ 上级医师查房 □ 根据体检、听力及前庭功能检查结果和既往资料，进行鉴别诊断和初步确定诊断 □ 主管医师完成查房记录等病历书写	□ 上级医师查房 □ 根据诊断标准确定诊断 □ 根据其他检查结果进行鉴别诊断以及是否合并其他疾病
	病情评估	□ 经治医师询问病史与体格检查 □ 完成耳鸣、听力、眩晕评分 □ 对症治疗	□ 向患者及其家属交代病情及其注意事项	□ 观察听力、耳鸣及眩晕变化
	病历书写	□ 完成病历书写	□ 完成病历书写	□ 完成病历书写
	知情同意	□ 向患者及其家属交代病情，履行知情同意	□ 告知患者及其家属注意事项	□ 向患者及其家属注意事项
	其他	□ 及时通知上级医师检诊 □ 经治医师检查整理病历资料	□ 观察病情变化	□ 观察病情变化
重点医嘱	长期医嘱 护理医嘱	□ 耳鼻喉科三级护理常规	□ 耳鼻喉科三级护理常规	□ 耳鼻喉科三级护理常规
	处置医嘱	□ 耳科专科处理	□ 耳科专科处理	□ 耳科专科处理
	膳食医嘱	□ 低盐饮食	□ 低盐饮食	□ 低盐饮食
	药物医嘱	□ 既往基础用药 □ 单唾液酸四己糖神经节苷脂钠 40～80mg，静脉滴注，每日 1 次 □ 银杏叶提取物注射液 70～105mg，静脉滴注，每日 1 次 □ 地塞米松 10mg，壶入，每日 1 次 □ 鼠神经生长因子 30μg，肌内注射，每日 1 次 □ 腺苷钴胺 3mg，肌内注射，每日 1 次 □ 醒脑静等其他扩血管、降低血液黏稠度等药物治疗	□ 既往基础用药 □ 单唾液酸四己糖神经节苷脂钠 40～80mg，静脉滴注，每日 1 次 □ 银杏叶提取物注射液 70～105mg，静脉滴注，每日 1 次 □ 地塞米松 10mg，壶入，每日 1 次 □ 鼠神经生长因子 30μg，肌内注射，每日 1 次 □ 腺苷钴胺 3mg，肌内注射，每日 1 次 □ 醒脑静等其他扩血管、降低血液黏稠度等药物治疗	□ 既往基础用药 □ 单唾液酸四己糖神经节苷脂钠 40～80mg，静脉滴注，每日 1 次 □ 银杏叶提取物注射液 70～105mg，静脉滴注，每日 1 次 □ 地塞米松 5mg，壶入，每日 1 次 □ 鼠神经生长因子 30μg，肌内注射，每日 1 次 □ 腺苷钴胺 3mg，肌内注射，每日 1 次 □ 醒脑静等其他扩血管、降低血液黏稠度等药物治疗

（续　表）

重点医嘱	临时医嘱	检查检验	□ 相关异常结果复查 □ 听力学检查 □ 前庭功能检查	□ 相关异常结果复查 □ 听力学检查 □ 前庭功能检查	□ 相关异常结果复查 □ 听力学检查 □ 前庭功能检查
		药物医嘱	□ 自带药（必要时）	□ 自带药（必要时）	□ 自带药（必要时）
		处置医嘱	□ 耳鼻喉科专科检查及相关治疗	□ 耳鼻喉科专科检查及相关治疗	□ 耳鼻喉科专科检查及相关治疗
主要护理工作		健康宣教	□ 宣教（住院环境、规章制度） □ 进行护理安全指导 □ 进行等级护理、活动范围指导 □ 进行饮食指导 □ 进行关于疾病知识的宣教 □ 检查、检验项目的目的和意义	□ 眩晕认知宣教 □ 心理疏导 □ 指导康复训练 □ 指导注意事项	□ 眩晕认知宣教 □ 心理疏导 □ 指导康复训练 □ 指导注意事项
		护理处置	□ 患者身份核对 □ 佩戴腕带 □ 建立病区环境、设施、规章制度、基础护理服务项目 □ 询问病史，填写护理记录单首页 □ 观察病情 □ 测量基本生命体征 □ 抽血、留取标本 □ 心理护理与生活护理 □ 根据评估结果采取相应的护理措施 □ 通知检查项目及注意事项	□ 观察病情 □ 测量基本生命体征 □ 心理护理与生活护理 □ 指导并监督患者治疗与康复训练 □ 遵医嘱用药 □ 根据评估结果采取相应的护理措施 □ 完成护理记录	□ 观察病情 □ 测量基本生命体征 □ 心理护理与生活护理 □ 指导并监督患者治疗与康复训练 □ 遵医嘱用药 □ 根据评估结果采取相应的护理措施 □ 完成护理记录
		护理评估	□ 一般评估：生命体征、神志、皮肤、药物过敏史等 □ 专科评估：生活自理能力、患肢屈曲、伸直功能，足背动脉搏动、肤温、指端末梢感觉情况 □ 风险评估：评估有无跌倒、坠床、压疮风险 □ 心理评估 □ 营养评估 □ 疼痛评估 □ 康复评估	□ 评估耳鸣、听力、眩晕影响，并采取相应的护理措施 □ 评估眩晕对日常生活影响情况 □ 观察病情并报告医生 □ 风险评估：评估有无跌倒、坠床、压疮、导管滑脱、液体外渗的风险	□ 评估耳鸣、听力、眩晕影响，并采取相应的护理措施 □ 评估眩晕对日常生活影响情况 □ 观察病情并报告医生 □ 风险评估：评估有无跌倒、坠床、压疮、导管滑脱、液体外渗的风险

（续　表）

主要护理工作	专科护理	□ 观察耳鸣、听力、眩晕情况 □ 学习前庭锻炼 □ 指导患者戒烟（必要时）	□ 观察耳鸣、听力、眩晕情况 □ 学习前庭锻炼 □ 指导患者戒烟（必要时）	□ 观察耳鸣、听力、眩晕情况 □ 学习前庭锻炼 □ 指导患者戒烟（必要时）
	饮食指导	□ 根据医嘱通知配餐员准备膳食 □ 协助进餐	□ 根据医嘱通知配餐员准备膳食 □ 协助进餐	□ 根据医嘱通知配餐员准备膳食 □ 协助进餐
	活动体位	□ 根据护理等级指导患者活动	□ 根据护理等级指导患者活动	□ 根据护理等级指导患者活动
	洗浴要求	□ 协助患者洗澡、更换病号服	□ 协助患者晨、晚间护理 □ 协助患者更换病号服 □ 告知患者保护健耳方法	□ 协助患者晨、晚间护理 □ 协助患者更换病号服 □ 告知患者保护健耳方法
病情变异记录		□ 无　　　　□ 有，原因： □ 医疗原因　□ 患者原因 □ 并发症原因　□ 病情原因 □ 辅诊科室原因　□ 管理原因	□ 无　　　　□ 有，原因： □ 医疗原因　□ 患者原因 □ 并发症原因　□ 病情原因 □ 辅诊科室原因　□ 管理原因	□ 无　　　　□ 有，原因： □ 医疗原因　□ 患者原因 □ 并发症原因　□ 病情原因 □ 辅诊科室原因　□ 管理原因
护士签名		白班　小夜班　大夜班	白班　小夜班　大夜班	白班　小夜班　大夜班
医师签名				
时间		住院第 7 天	住院第 8 天	住院第 9 天
主要诊疗工作	制度落实	□ 详查病情 □ 上级医师查房	□ 上级医师查房 □ 根据体检、听力及前庭功能检查结果和既往资料，进行鉴别诊断和初步确定诊断 □ 主管医师完成查房记录等病历书写	□ 上级医师查房 □ 根据诊断标准确定诊断 □ 根据其他检查结果进行鉴别诊断以及是否合并其他疾病
	病情评估	□ 经治医师询问病史与体格检查 □ 完成耳鸣、听力、眩晕评分 □ 对症治疗	□ 向患者及其家属交待病情及其注意事项	□ 观察听力、耳鸣及眩晕变化
	病历书写	□ 完成病历书写	□ 完成病历书写	□ 完成病历书写
	知情同意	□ 向患者及其家属交代病情，履行知情同意	□ 告知患者及其家属注意事项	□ 向患者及其家属交代病情及其注意事项
	其他	□ 及时通知上级医师检诊 □ 经治医师检查整理病历资料	□ 观察病情变化	□ 观察病情变化

（续　表）

重点医嘱	长期医嘱	护理医嘱	□ 耳鼻喉科三级护理常规	□ 耳鼻喉科三级护理常规	□ 耳鼻喉科三级护理常规
		处置医嘱	□ 耳科专科处理	□ 耳科专科处理	□ 耳科专科处理
		膳食医嘱	□ 低盐饮食	□ 低盐饮食	□ 低盐饮食
		药物医嘱	□ 既往基础用药 □ 单唾液酸四己糖神经节苷脂钠 40～80mg,静脉滴注,每日 1 次 □ 银杏叶提取物注射液 70～105mg,静脉滴注,每日 1 次 □ 地塞米松 5mg,壶入,每日 1 次 □ 鼠神经生长因子30μg,肌内注射,每日 1 次 □ 腺苷钴胺 3mg,肌内注射,每日 1 次 □ 醒脑静等其他扩血管、降低血液黏稠度等药物治疗	□ 既往基础用药 □ 单唾液酸四己糖神经节苷脂钠 40～80mg,静脉滴注,每日 1 次 □ 银杏叶提取物注射液 70～105mg,静脉滴注,每日 1 次 □ 地塞米松 5mg,壶入,每日 1 次 □ 鼠神经生长因子30μg,肌内注射,每日 1 次 □ 腺苷钴胺 3mg,肌内注射,每日 1 次 □ 醒脑静等其他扩血管、降低血液黏稠度等药物治疗	□ 既往基础用药 □ 单唾液酸四己糖神经节苷脂钠 40～80mg,静脉滴注,每日 1 次 □ 银杏叶提取物注射液 70～105mg,静脉滴注,每日 1 次 □ 鼠神经生长因子 30μg,肌内注射,每日 1 次 □ 腺苷钴胺 3mg,肌内注射,每日 1 次 □ 醒脑静等其他扩血管、降低血液黏稠度等药物治疗
	临时医嘱	检查检验	□ 相关异常结果复查 □ 听力学检查 □ 前庭功能检查	□ 相关异常结果复查 □ 听力学检查 □ 前庭功能检查	□ 相关异常结果复查 □ 听力学检查 □ 前庭功能检查
		药物医嘱	□ 自带药(必要时)	□ 自带药(必要时)	□ 自带药(必要时) □ 必要时给予口服糖皮质激素类药物
		处置医嘱	□ 耳鼻喉科专科检查及相关治疗	□ 耳鼻喉科专科检查及相关治疗	□ 耳鼻喉科专科检查及相关治疗
主要护理工作		健康宣教	□ 宣教(住院环境、规章制度) □ 进行护理安全指导 □ 进行等级护理、活动范围指导 □ 进行饮食指导 □ 进行关于疾病知识的宣教 □ 检查、检验项目的目的和意义	□ 眩晕认知宣教 □ 心理疏导 □ 指导康复训练 □ 指导注意事项	□ 眩晕认知宣教 □ 心理疏导 □ 指导康复训练 □ 指导注意事项

主要护理工作	护理处置	☐ 患者身份核对 ☐ 佩戴腕带 ☐ 病区环境、设施、规章制度、基础护理服务项目 ☐ 询问病史，填写护理记录单首页 ☐ 观察病情 ☐ 测量基本生命体征 ☐ 抽血、留取标本 ☐ 心理护理与生活护理 ☐ 根据评估结果采取相应的护理措施 ☐ 通知检查项目及注意事项	☐ 观察病情 ☐ 测量基本生命体征 ☐ 心理护理与生活护理 ☐ 指导并监督患者治疗与康复训练 ☐ 遵医嘱用药 ☐ 根据评估结果采取相应的护理措施 ☐ 完成护理记录	☐ 观察病情 ☐ 测量基本生命体征 ☐ 心理护理与生活护理 ☐ 指导并监督患者治疗与康复训练 ☐ 遵医嘱用药 ☐ 根据评估结果采取相应的护理措施 ☐ 完成护理记录
	护理评估	☐ 一般评估：生命体征、神志、皮肤、药物过敏史等 ☐ 专科评估：生活自理能力、患肢屈曲、伸直功能，足背动脉搏动、肤温、指端末梢感觉情况 ☐ 风险评估：评估有无跌倒、坠床、压疮风险 ☐ 心理评估 ☐ 营养评估 ☐ 疼痛评估 ☐ 康复评估	☐ 评估耳鸣、听力、眩晕影响，并采取相应的护理措施 ☐ 评估眩晕对日常生活影响情况 ☐ 观察病情并报告医师 ☐ 风险评估：评估有无跌倒、坠床、压疮、导管滑脱、液体外渗的风险	☐ 评估耳鸣、听力、眩晕影响，并采取相应的护理措施 ☐ 评估眩晕对日常生活影响情况 ☐ 观察病情并报告医师 ☐ 风险评估：评估有无跌倒、坠床、压疮、导管滑脱、液体外渗的风险
	专科护理	☐ 观察耳鸣、听力、眩晕情况 ☐ 学习前庭功能锻炼 ☐ 指导患者戒烟（必要时）	☐ 观察耳鸣、听力、眩晕情况 ☐ 学习前庭功能锻炼 ☐ 指导患者戒烟（必要时）	☐ 观察耳鸣、听力、眩晕情况 ☐ 学习前庭功能锻炼 ☐ 指导患者戒烟（必要时）
	饮食指导	☐ 根据医嘱通知配餐员准备膳食 ☐ 协助进餐	☐ 根据医嘱通知配餐员准备膳食 ☐ 协助进餐	☐ 根据医嘱通知配餐员准备膳食 ☐ 协助进餐
	活动体位	☐ 根据护理等级指导患者活动	☐ 根据护理等级指导患者活动	☐ 根据护理等级指导患者活动
	洗浴要求	☐ 协助患者洗澡、更换病号服	☐ 协助患者晨、晚间护理 ☐ 协助患者更换病号服 ☐ 告知患者保护健耳方法	☐ 协助患者晨、晚间护理 ☐ 协助患者更换病号服 ☐ 告知患者保护健耳方法

（续　表）

病情变异记录	□ 无 □ 医疗原因 □ 并发症原因 □ 辅诊科室原因	□ 有,原因： □ 患者原因 □ 病情原因 □ 管理原因	□ 无 □ 医疗原因 □ 并发症原因 □ 辅诊科室原因	□ 有,原因： □ 患者原因 □ 病情原因 □ 管理原因	□ 无 □ 医疗原因 □ 并发症原因 □ 辅诊科室原因	□ 有,原因： □ 患者原因 □ 病情原因 □ 管理原因
护士签名	白班　小夜班　大夜班		白班　小夜班　大夜班		白班　小夜班　大夜班	
医师签名						

时间			住院第 10 天（出院日）
主要诊疗工作		制度落实	□ 住院医师完成上级医师查房记录等病历书写 □ 上级医师查房 □ 出院及出院带药 □ 向患者及其家属交代出院后继续治疗情况
		病情评估	□ 上级医师进行治疗效果、预后和出院评估 □ 出院宣教
		病历书写	□ 出院当天病程记录（由上级医师指示出院） □ 出院后 24 小时内完成出院记录 □ 出院后 24 小时内完成病案首页
		知情同意	□ 告知患者及其家属出院后注意事项（指导出院后功能锻炼,复诊的时间、地点,发生紧急情况时的处理等）
		其他	□ 通知出院 □ 开具出院介绍信 □ 开具诊断证明书 □ 出院带药 □ 预约门诊复诊时间
重点医嘱	长期医嘱	护理医嘱	
		处置医嘱	
		膳食医嘱	
		药物医嘱	
	临时医嘱	检查检验	
		药物医嘱	
		处置医嘱	□ 出院
主要护理工作	健康宣教		□ 出院宣教（康复训练方法,用药指导,注意事项,复查时间等）
	护理处置		□ 观察患者情况 □ 核对患者医疗费用 □ 协助患者办理出院手续 □ 指导并监督患者康复训练 □ 整理床单位

（续　表）

主要护理工作	护理评估	
	专科护理	
	饮食指导	
	活动体位	
	洗浴要求	
病情变异记录	□ 无 □ 医疗原因 □ 并发症原因 □ 辅诊科室原因	□ 有,原因: □ 患者原因 □ 病情原因 □ 管理原因

护士签名	白班	小夜班	大夜班

医师签名	

第十三节　他觉性耳鸣内科治疗临床路径

一、他觉性耳鸣内科治疗临床路径标准住院流程

(一)适用对象

第一诊断为他觉性耳鸣(ICD-10:H93.102)。

(二)诊断依据

根据《实用耳鼻咽喉头颈外科学》(黄选兆,汪吉宝,孔维佳主编,第 2 版,人民卫生出版社)、《神经耳科及侧颅底外科学》(韩东一,科学出版社)和《临床诊疗指南·耳鼻咽喉科学分册》(中华医学会编著,人民卫生出版社)。

1. 他觉性耳鸣包括血管性耳鸣,肌源性耳鸣以及咽鼓管异常开放导致的耳鸣。

2. 部分鼓膜光锥亮点闪动,听诊可闻及无典型节律的嗒嗒声,节律与脉搏不一致。

3. 影像学检查排除可以引起耳鸣的颅内占位性病变。

还需要完善的检查包括:

(1)血常规、尿常规、粪常规。

(2)血生化、血清四项筛查、免疫指标、凝血四项、必要时可行基因学检测。

(3)听力学检查。

(4)胸部 X 线片、心电图。

(5)必要时可行颈动脉、椎动脉超声检查,MRI 内听道水成像及颞骨 CT 检查。

(三)选择治疗方案的依据

根据《实用耳鼻咽喉头颈外科学》(黄选兆,汪吉宝,孔维佳主编,第 2 版,人民卫生出版社)、《神经耳科及侧颅底外科学》(韩东一,科学出版社)和《临床诊疗指南·耳鼻咽喉科学分

册》(中华医学会编著,人民卫生出版社)。

(四)标准住院日 10 天

(五)进入路径标准

1. 第一诊断必须符合他觉性耳鸣(ICD-10:H93.102)。

2. 当患者同时患有其他疾病诊断,但在住院期间不需要特殊处理,也不影响第一诊断的临床路径流程实施时,可以进入路径。

(六)药品选择及使用时机

1. 低盐、低脂类饮食。

2. 适当镇静催眠,积极治疗相关疾病(如糖尿病、高血压):氯硝西泮,1mg,口服,睡前1次;圣约翰草提取物片,300~600mg,口服,每日3次。盐酸利多卡因注射液,1~2mg/kg加入5%葡萄糖100~200ml,静脉滴注,耳鸣较重患者使用,连用不超过7天。

3. 糖皮质激素药物泼尼松,每日晨起顿服,1mg/kg,渐减量,用药时间约10天;地塞米松,静脉给药,每日1次,用药1~3天每日10mg,4~6天每日5mg;甲泼尼龙,患侧乳突骨衣下注射给药,每次40mg,72小时给药1次,共给药1~3次;复方倍他米松,患侧乳突骨衣下注射给药,每次7mg,7天给药1次,共给药1~3次。

4. 血管扩张药类药物:甲磺酸倍他司汀,6~12mg,口服,每日3次,连用14天;盐酸氟桂利嗪,5mg,口服,每日3次,连用14天;银杏叶提取物注射液,105mg,静脉滴注,每日1次,连用10天;前列地尔注射液,10μg,入壶,每日1次,连用10天。

5. 营养神经类药物:注射用单唾液酸四己糖神经节苷脂钠,80mg,静脉滴注,每日1次,连用10天;注射用鼠神经生长因子,30μg,肌内注射,每日1次,连用14天;注射用腺苷钴胺,3mg,肌内注射,每日1次,连用14天。

6. 活血化瘀类中成药:注射用丹参多酚酸盐,200mg,静脉滴注,每日1次,连用14天;醒脑静注射液,20ml,静脉滴注,每日1次,连用14天;疏血通注射液,6~10ml,静脉滴注,每日1次,连用10天。

7. 掩蔽治疗。

(七)出院标准

1. 耳鸣较入院前有所减轻或可以耐受。

2. 疗效不满意,选择手术等其他治疗方案。

3. 没有合并其他需要住院治疗的疾病。

(八)变异及原因分析

1. 住院治疗期间疗效不佳未达到出院标准者,需要延长住院时间。

2. 伴有影响他觉性耳鸣内科输液治疗的合并症或身体其他潜在病变,需进行相关诊断和治疗等,导致住院时间延长,治疗费用增加。

3. 出现并发症,需进一步诊断和治疗,导致住院时间延长,治疗费用增加。

二、他觉性耳鸣内科治疗临床路径表单

适用对象	第一诊断他觉性耳鸣（ICD-10：H93.102）行内科治疗		
患者基本信息	姓名：_____ 性别：____ 年龄：____ 门诊号：_____ 住院号：_____ 过敏史：_____ 住院日期：___年__月__日 出院日期：___年__月__日		标准住院日：10天

	时间	住院第1天	住院第2天	住院第3天
主要诊疗工作	制度落实	□ 询问病史及体格检查 □ 初步确定诊断 □ 开化验单	□ 上级医师查房 □ 根据体检、听力及前庭功能检查结果和既往资料，进行鉴别诊断和初步确定诊断 □ 主管医师完成查房记录等病历书写	□ 上级医师查房 □ 根据诊断标准确定诊断 □ 根据其他检查结果进行鉴别诊断以及是否合并其他疾病
	病情评估	□ 经治医师询问病史与体格检查 □ 完成耳鸣评分 □ 对症治疗	□ 继续对症治疗 □ 向患者及其家属交代病情及其注意事项	□ 观察听力、耳鸣及眩晕变化
	病历书写	□ 入院8小时内完成首次病程记录 □ 入院24小时内完成入院记录	□ 完成病历书写 □ 完成主管医师查房记录	□ 完成病历书写 □ 完成主诊医师查房记录
	知情同意	□ 初步向患者及其家属交代病情，履行知情同意 □ 患者或其家属在入院记录单上签名 □ 告知患者及其家属病情和药物治疗注意事项并签署知情同意书、授权委托书（患者本人不能签字时）、自费用品协议书（必要时）、军人目录外耗材审批单（必要时）	□ 告知患者及其家属注意事项	□ 告知患者及其家属交代病情及其注意事项
	其他	□ 及时通知上级医师检诊 □ 经治医师检查整理病历资料	□ 观察病情变化	□ 观察病情变化

（续　表）

重点医嘱	长期医嘱	护理医嘱	□ 耳鼻喉科三级护理常规	□ 耳鼻喉科三级护理常规	□ 耳鼻喉科三级护理常规
		处置医嘱	□ 耳科专科处理	□ 耳科专科处理	□ 耳科专科处理
		膳食医嘱	□ 低盐饮食	□ 低盐饮食	□ 低盐饮食
		药物医嘱	□ 自带药（必要时）	□ 圣约翰草提取物片300mg，3 次/日，口服 □ 氯硝西泮 1mg，1 次/日，口服	□ 既往基础用药 □ 银杏叶提取物注射液105mg，静脉滴注，每日 1 次 □ 地塞米松10mg，壶入，每日 1 次 □ 前列地尔注射液，10μg，入壶，每日 1 次 □ 盐酸利多卡因注射液，1～2mg/kg 加入 5% 葡萄糖100～200ml，静脉滴注 □ 鼠神经生长因子 30μg，肌内注射，每日 1 次 □ 腺苷钴胺 3mg，肌内注射，每日 1 次 □ 其他扩血管、降低血液黏稠度等药物治疗
	临时医嘱	检查检验	□ 血常规、尿常规、便常规 □ 血生化、血清四项筛查、免疫指标、凝血四项 □ 基因学检测（必要时） □ 听力学检查 □ X 线胸片、心电图	□ 必要时可行颈动脉、椎动脉超声检查 □ 必要时可行 MRI 内听道水检查及颞骨CT 检查	□ 听力学检查 □ 前庭功能检查
		药物医嘱	□ 自带药（必要时）	□ 自带药（必要时）	□ 自带药（必要时）
		处置医嘱	□ 耳鼻喉科专科检查及相关治疗	□ 耳鼻喉科专科检查及相关治疗	□ 耳鼻喉科专科检查及相关治疗
主要护理工作		健康宣教	□ 入院宣教（住院环境、规章制度） □ 进行护理安全指导 □ 进行等级护理、活动范围指导 □ 进行饮食指导 □ 进行关于疾病知识的宣教 □ 检查、检验项目的目的和意义	□ 耳鸣认知宣教 □ 心理疏导 □ 指导康复训练 □ 指导注意事项	□ 耳鸣认知宣教 □ 心理疏导 □ 指导康复训练 □ 指导注意事项

主要护理工作	护理处置	□ 患者身份核对 □ 佩戴腕带 □ 建立入院病历,通知医师 □ 入院介绍:介绍责任护士,病区环境、设施、规章制度、基础护理服务项目 □ 询问病史,填写护理记录单首页 □ 观察病情 □ 测量基本生命体征 □ 抽血、留取标本 □ 心理护理与生活护理 □ 根据评估结果采取相应的护理措施 □ 通知检查项目及注意事项	□ 观察病情 □ 测量基本生命体征 □ 心理护理与生活护理 □ 指导并监督患者治疗与康复训练 □ 遵医嘱用药 □ 根据评估结果采取相应的护理措施 □ 完成护理记录	□ 观察病情 □ 测量基本生命体征 □ 心理护理与生活护理 □ 指导并监督患者治疗与康复训练 □ 遵医嘱用药 □ 根据评估结果采取相应的护理措施 □ 完成护理记录
	护理评估	□ 一般评估:生命体征、神志、皮肤、药物过敏史等 □ 专科评估:生活自理能力、患肢屈曲、伸直功能,足背动脉搏动、肤温、指端末梢感觉情况 □ 风险评估:评估有无跌倒、坠床、压疮风险 □ 心理评估 □ 营养评估 □ 疼痛评估 □ 康复评估	□ 评估耳鸣级别,并采取相应的护理措施 □ 评估耳鸣对日常生活影响情况 □ 观察病情并报告医师 □ 风险评估:评估有无跌倒、坠床、压疮、导管滑脱、液体外渗的风险	□ 评估耳鸣级别,并采取相应的护理措施 □ 评估耳鸣对日常生活影响情况 □ 观察病情并报告医师 □ 风险评估:评估有无跌倒、坠床、压疮、导管滑脱、液体外渗的风险
	专科护理	□ 观察耳鸣情况 □ 学习掩蔽锻炼 □ 指导助听器佩戴及使用(必要时) □ 指导患者戒烟(必要时)	□ 观察耳鸣情况 □ 学习掩蔽锻炼 □ 指导助听器佩戴及使用(必要时) □ 指导患者戒烟(必要时)	□ 观察耳鸣情况 □ 学习掩蔽锻炼 □ 指导助听器佩戴及使用(必要时) □ 指导患者戒烟(必要时)
	饮食指导	□ 根据医嘱通知配餐员准备膳食 □ 协助进餐	□ 根据医嘱通知配餐员准备膳食 □ 协助进餐	□ 根据医嘱通知配餐员准备膳食 □ 协助进餐
	活动体位	□ 根据护理等级指导患者活动	□ 根据护理等级指导患者活动	□ 根据护理等级指导患者活动
	洗浴要求	□ 协助患者洗澡、更换病号服 □ 告知患者保护健耳方法	□ 协助患者晨、晚间护理 □ 告知患者保护健耳方法	□ 协助患者晨、晚间护理 □ 告知患者保护健耳方法

（续　表）

病情变异记录	□ 无　　　　□ 有,原因: □ 医疗原因　□ 患者原因 □ 并发症原因　□ 病情原因 □ 辅诊科室原因　□ 管理原因		□ 无　　　　□ 有,原因: □ 医疗原因　□ 患者原因 □ 并发症原因　□ 病情原因 □ 辅诊科室原因　□ 管理原因		□ 无　　　　□ 有,原因: □ 医疗原因　□ 患者原因 □ 并发症原因　□ 病情原因 □ 辅诊科室原因　□ 管理原因	
护士签名	白班　小夜班　大夜班		白班　小夜班　大夜班		白班　小夜班　大夜班	
医师签名						

时间			住院第 4 天	住院第 5 天	住院第 6 天
主要诊疗工作		制度落实	□ 详查病情	□ 上级医师查房 □ 根据体检、听力及前庭功能检查结果和既往资料,进行鉴别诊断和初步确定诊断 □ 主管医师完成查房记录等病历书写	□ 上级医师查房 □ 根据诊断标准确定诊断 □ 根据其他检查结果进行鉴别诊断以及是否合并其他疾病
		病情评估	□ 经治医师询问病史与体格检查 □ 完成耳鸣评分 □ 对症治疗	□ 向患者及其家属交代病情及其注意事项	□ 观察听力、耳鸣及眩晕变化
		病历书写	□ 完成病历书写	□ 完成病历书写	□ 完成病历书写
		知情同意	□ 向患者及其家属交代病情,履行知情同意	□ 告知患者及其家属注意事项	□ 向患者及其家属交代注意事项
		其他	□ 及时通知上级医师检诊 □ 经治医师检查整理病历资料	□ 观察病情变化	□ 观察病情变化
重点医嘱	长期医嘱	护理医嘱	□ 耳鼻喉科三级护理常规	□ 耳鼻喉科三级护理常规	□ 耳鼻喉科三级护理常规
		处置医嘱	□ 耳科专科处理	□ 耳科专科处理	□ 耳科专科处理
		膳食医嘱	□ 低盐饮食	□ 低盐饮食	□ 低盐饮食

（续　表）

重点医嘱	长期医嘱	药物医嘱	□ 既往基础用药 □ 银杏叶提取物注射液105mg,静脉滴注,每日1次 □ 地塞米松10mg,壶入,每日1次 □ 前列地尔注射液,10μg,入壶,每日1次 □ 盐酸利多卡因注射液,1~2mg/kg加入5%葡萄糖100~200ml,静脉滴注 □ 鼠神经生长因子30μg,肌内注射,每日1次 □ 腺苷钴胺3mg,肌内注射,每日1次 □ 其他扩血管、降低血液黏稠度等药物治疗	□ 既往基础用药 □ 银杏叶提取物注射液105mg,静脉滴注,每日1次 □ 地塞米松10mg,壶入,每日1次 □ 前列地尔注射液,10μg,入壶,每日1次 □ 盐酸利多卡因注射液,1~2mg/kg加入5%葡萄糖100~200ml,静脉滴注 □ 鼠神经生长因子30μg,肌内注射,每日1次 □ 腺苷钴胺3mg,肌内注射,每日1次 □ 其他扩血管、降低血液黏稠度等药物治疗	□ 既往基础用药 □ 银杏叶提取物注射液105mg,静脉滴注,每日1次 □ 地塞米松5mg,壶入,每日1次 □ 前列地尔注射液,10μg,入壶,每日1次 □ 盐酸利多卡因注射液,1~2mg/kg加入5%葡萄糖100~200ml,静脉滴注 □ 鼠神经生长因子30ug,肌注,每日1次 □ 腺苷钴胺3mg,肌注,每日1次 □ 其他扩血管、降低血液黏稠度等药物治疗
	临时医嘱	检查检验	□ 相关异常结果复查 □ 听力学检查	□ 相关异常结果复查 □ 听力学检查	□ 相关异常结果复查 □ 听力学检查
		药物医嘱	□ 自带药(必要时)	□ 自带药(必要时)	□ 自带药(必要时)
		处置医嘱	□ 耳鼻喉科专科检查及相关治疗	□ 耳鼻喉科专科检查及相关治疗	□ 耳鼻喉科专科检查及相关治疗
主要护理工作	健康宣教		□ 宣教(住院环境、规章制度) □ 进行护理安全指导 □ 进行等级护理、活动范围指导 □ 进行饮食指导 □ 进行关于疾病知识的宣教 □ 检查、检验项目的目的和意义	□ 耳鸣认知宣教 □ 心理疏导 □ 指导康复训练 □ 指导注意事项	□ 耳鸣认知宣教 □ 心理疏导 □ 指导康复训练 □ 指导注意事项

（续　表）

主要护理工作	护理处置	□ 患者身份核对 □ 佩戴腕带 □ 建立入院病历,通知医师 □ 入院介绍:介绍责任护士,病区环境、设施、规章制度、基础护理服务项目 □ 询问病史,填写护理记录单首页 □ 观察病情 □ 测量基本生命体征 □ 抽血、留取标本 □ 心理护理与生活护理 □ 根据评估结果采取相应的护理措施 □ 通知检查项目及注意事项	□ 观察病情 □ 测量基本生命体征 □ 心理护理与生活护理 □ 指导并监督患者治疗与康复训练 □ 遵医嘱用药 □ 根据评估结果采取相应的护理措施 □ 完成护理记录	□ 观察病情 □ 测量基本生命体征 □ 心理护理与生活护理 □ 指导并监督患者治疗与康复训练 □ 遵医嘱用药 □ 根据评估结果采取相应的护理措施 □ 完成护理记录
	护理评估	□ 一般评估:生命体征、神志、皮肤、药物过敏史等 □ 专科评估:生活自理能力、患肢屈曲、伸直功能,足背动脉搏动、肤温、指端末梢感觉情况 □ 风险评估:评估有无跌倒、坠床、压疮风险 □ 心理评估 □ 营养评估 □ 疼痛评估 □ 康复评估	□ 评估耳鸣级别,并采取相应的护理措施 □ 评估耳鸣对日常生活影响情况 □ 观察病情并报告医师 □ 风险评估:评估有无跌倒、坠床、压疮、导管滑脱、液体外渗的风险	□ 评估耳鸣级别,并采取相应的护理措施 □ 评估耳鸣对日常生活影响情况 □ 观察病情并报告医师 □ 风险评估:评估有无跌倒、坠床、压疮、导管滑脱、液体外渗的风险
	专科护理	□ 观察耳鸣情况 □ 学习掩蔽锻炼 □ 指导助听器佩戴及使用（必要时） □ 指导患者戒烟（必要时）	□ 观察耳鸣情况 □ 学习掩蔽锻炼 □ 指导助听器佩戴及使用（必要时） □ 指导患者戒烟（必要时）	□ 观察耳鸣情况 □ 学习掩蔽锻炼 □ 指导助听器佩戴及使用（必要时） □ 指导患者戒烟（必要时）
	饮食指导	□ 根据医嘱通知配餐员准备膳食 □ 协助进餐	□ 根据医嘱通知配餐员准备膳食 □ 协助进餐	□ 根据医嘱通知配餐员准备膳食 □ 协助进餐
	活动体位	□ 根据护理等级指导患者活动	□ 根据护理等级指导患者活动	□ 根据护理等级指导患者活动
	洗浴要求	□ 协助患者晨、晚间护理 □ 告知患者保护健耳方法	□ 协助患者晨、晚间护理 □ 告知患者保护健耳方法	□ 协助患者晨、晚间护理 □ 告知患者保护健耳方法

（续　表）

病情变异记录	□ 无　　　　□ 有,原因: □ 医疗原因　　□ 患者原因 □ 并发症原因　□ 病情原因 □ 辅诊科室原因　□ 管理原因	□ 无　　　　□ 有,原因: □ 医疗原因　　□ 患者原因 □ 并发症原因　□ 病情原因 □ 辅诊科室原因　□ 管理原因	□ 无　　　　□ 有,原因: □ 医疗原因　　□ 患者原因 □ 并发症原因　□ 病情原因 □ 辅诊科室原因　□ 管理原因

护士签名	白班	小夜班	大夜班	白班	小夜班	大夜班	白班	小夜班	大夜班

医师签名	

时间		住院第 7 天	住院第 8 天	住院第 9 天
主要诊疗工作	制度落实	□ 详查病情	□ 上级医师查房 □ 根据体检、听力及前庭功能检查结果和既往资料,进行鉴别诊断和初步确定诊断 □ 主管医师完成查房记录等病历书写	□ 上级医师查房 □ 根据诊断标准确定诊断 □ 根据其他检查结果进行鉴别诊断以及是否合并其他疾病
	病情评估	□ 经治医师询问病史与体格检查 □ 完成耳鸣评分 □ 对症治疗	□ 向患者及其家属交代病情及其注意事项	□ 观察听力、耳鸣及眩晕变化
	病历书写	□ 完成病历书写	□ 完成病历书写	□ 完成病历书写
	知情同意	□ 向患者及其家属交代病情,履行知情同意	□ 告知患者及其家属注意事项	□ 向患者及其家属交代病情及其注意事项
	其他	□ 及时通知上级医师检诊 □ 经治医师检查整理病历资料	□ 观察病情变化	□ 观察病情变化
重点医嘱	长期医嘱　护理医嘱	□ 耳鼻喉科三级护理常规	□ 耳鼻喉科三级护理常规	□ 耳鼻喉科三级护理常规
	长期医嘱　处置医嘱	□ 耳科专科处理	□ 耳科专科处理	□ 耳科专科处理
	长期医嘱　膳食医嘱	□ 低盐饮食	□ 低盐饮食	□ 低盐饮食

（续　表）

重点医嘱	长期医嘱	药物医嘱	□ 既往基础用药 □ 银杏叶提取物注射液105mg,静脉滴注,每日1次 □ 地塞米松5mg,壶入,每日1次 □ 前列地尔注射液,10μg,入壶,每日1次 □ 盐酸利多卡因注射液,1～2mg/kg加入5%葡萄糖100～200ml,静脉滴注 □ 鼠神经生长因子30μg,肌内注射,每日1次 □ 腺苷钴胺3mg,肌内注射,每日1次 □ 其他扩血管、降低血液黏稠度等药物治疗	□ 既往基础用药 □ 银杏叶提取物注射液105mg,静脉滴注,每日1次 □ 地塞米松5mg,壶入,每日1次 □ 前列地尔注射液,10μg,入壶,每日1次 □ 盐酸利多卡因注射液,1～2mg/kg加入5%葡萄糖100～200ml,静脉滴注 □ 鼠神经生长因子30μg,肌内注射,每日1次 □ 腺苷钴胺3mg,肌内注射,每日1次 □ 其他扩血管、降低血液黏稠度等药物治疗	□ 既往基础用药 □ 银杏叶提取物注射液105mg,静脉滴注,每日1次 □ 前列地尔注射液,10μg,入壶,每日1次 □ 盐酸利多卡因注射液,1～2mg/kg加入5%葡萄糖100～200ml,静脉滴注 □ 鼠神经生长因子30μg,肌内注射,每日1次 □ 腺苷钴胺3mg,肌内注射,每日1次 □ 其他扩血管、降低血液黏稠度等药物治疗
	临时医嘱	检查检验	□ 相关异常结果复查 □ 听力学检查	□ 相关异常结果复查 □ 听力学检查	□ 相关异常结果复查 □ 听力学检查
		药物医嘱	□ 自带药(必要时)	□ 自带药(必要时)	□ 自带药(必要时)
		处置医嘱	□ 耳鼻喉科专科检查及相关治疗	□ 耳鼻喉科专科检查及相关治疗	□ 耳鼻喉科专科检查及相关治疗
主要护理工作	健康宣教		□ 宣教(住院环境、规章制度) □ 进行护理安全指导 □ 进行等级护理、活动范围指导 □ 进行饮食指导 □ 进行关于疾病知识的宣教 □ 检查、检验项目的目的和意义	□ 耳鸣认知宣教 □ 心理疏导 □ 指导康复训练 □ 指导注意事项	□ 耳鸣认知宣教 □ 心理疏导 □ 指导康复训练 □ 指导注意事项

主要护理工作	护理处置	□ 患者身份核对 □ 佩戴腕带 □ 建立入院病历，通知医师 □ 入院介绍：介绍责任护士，病区环境、设施、规章制度、基础护理服务项目 □ 询问病史，填写护理记录单首页 □ 观察病情 □ 测量基本生命体征 □ 抽血、留取标本 □ 心理护理与生活护理 □ 根据评估结果采取相应的护理措施 □ 通知检查项目及注意事项	□ 观察病情 □ 测量基本生命体征 □ 心理护理与生活护理 □ 指导并监督患者治疗与康复训练 □ 遵医嘱用药 □ 根据评估结果采取相应的护理措施 □ 完成护理记录	□ 观察病情 □ 测量基本生命体征 □ 心理护理与生活护理 □ 指导并监督患者治疗与康复训练 □ 遵医嘱用药 □ 根据评估结果采取相应的护理措施 □ 完成护理记录
	护理评估	□ 一般评估：生命体征、神志、皮肤、药物过敏史等 □ 专科评估：生活自理能力、患肢屈曲、伸直功能，足背动脉搏动、肤温、指端末梢感觉情况 □ 风险评估：评估有无跌倒、坠床、压疮风险 □ 心理评估 □ 营养评估 □ 疼痛评估 □ 康复评估	□ 评估耳鸣级别，并采取相应的护理措施 □ 评估耳鸣对日常生活影响情况 □ 观察病情并报告医师 □ 风险评估：评估有无跌倒、坠床、压疮、导管滑脱、液体外渗的风险	□ 评估耳鸣级别，并采取相应的护理措施 □ 评估耳鸣对日常生活影响情况 □ 观察病情并报告医师 □ 风险评估：评估有无跌倒、坠床、压疮、导管滑脱、液体外渗的风险
	专科护理	□ 观察耳鸣情况 □ 学习掩蔽锻炼 □ 指导助听器佩戴及使用（必要时） □ 指导患者戒烟（必要时）	□ 观察耳鸣情况 □ 学习掩蔽锻炼 □ 指导助听器佩戴及使用（必要时） □ 指导患者戒烟（必要时）	□ 观察耳鸣情况 □ 学习掩蔽锻炼 □ 指导助听器佩戴及使用（必要时） □ 指导患者戒烟（必要时）
	饮食指导	□ 根据医嘱通知配餐员准备膳食 □ 协助进餐	□ 根据医嘱通知配餐员准备膳食 □ 协助进餐	□ 根据医嘱通知配餐员准备膳食 □ 协助进餐
	活动体位	□ 根据护理等级指导患者活动	□ 根据护理等级指导患者活动	□ 根据护理等级指导患者活动
	洗浴要求	□ 协助患者晨、晚间护理 □ 告知患者保护健耳方法	□ 协助患者晨、晚间护理 □ 告知患者保护健耳方法	□ 协助患者晨、晚间护理 □ 告知患者保护健耳方法

（续 表）

病情变异记录	□ 无 □ 医疗原因 □ 并发症原因 □ 辅诊科室原因	□ 有,原因: □ 患者原因 □ 病情原因 □ 管理原因	□ 无 □ 医疗原因 □ 并发症原因 □ 辅诊科室原因	□ 有,原因: □ 患者原因 □ 病情原因 □ 管理原因	□ 无 □ 医疗原因 □ 并发症原因 □ 辅诊科室原因	□ 有,原因: □ 患者原因 □ 病情原因 □ 管理原因
护士签名	白班	小夜班	大夜班	白班	小夜班	大夜班	白班	小夜班	大夜班
医师签名			

时间	住院第 10 天(出院日)
主要诊疗工作	制度落实	□ 住院医师完成上级医师查房记录等病历书写 □ 上级医师查房 □ 出院及出院带药 □ 向患者及其家属交代出院后继续治疗情况
	病情评估	□ 上级医师进行治疗效果、预后和出院评估 □ 出院宣教
	病历书写	□ 出院当天病程记录(由上级医师指示出院) □ 出院后 24 小时内完成出院记录 □ 出院后 24 小时内完成病案首页
	知情同意	□ 告知患者及其家属出院后注意事项
	其他	□ 通知出院 □ 开具出院介绍信 □ 开具诊断证明书 □ 出院带药 □ 预约门诊复诊时间
重点医嘱	长期医嘱	护理医嘱	
		处置医嘱	
		膳食医嘱	
		药物医嘱	
	临时医嘱	检查检验	
		药物医嘱	
		处置医嘱	□ 出院
主要护理工作	健康宣教	□ 出院宣教(康复训练方法,用药指导,注意事项,复查时间等)
	护理处置	□ 观察患者情况 □ 核对患者医疗费用 □ 协助患者办理出院手续 □ 指导并监督患者康复训练 □ 整理床单位

（续　表）

主要护理工作	护理评估	
	专科护理	
	饮食指导	
	活动体位	
	洗浴要求	
病情变异记录	□ 无 □ 医疗原因 □ 并发症原因 □ 辅诊科室原因	□ 有,原因: □ 患者原因 □ 病情原因 □ 管理原因

护士签名	白班	小夜班	大夜班

医师签名	

第十四节　听神经病内科治疗临床路径

一、听神经病内科治疗临床路径标准住院流程

(一)适用对象

第一诊断为听神经病（ICD-10：H93.302）。

(二)诊断依据

根据《实用耳鼻咽喉头颈外科学》(黄选兆,汪吉宝,孔维佳主编,第2版,人民卫生出版社),《神经耳科及侧颅底外科学》(韩东一,科学出版社),《临床诊疗指南·耳鼻咽喉科学分册》(中华医学会编著,人民卫生出版社)和《听神经病专家论坛》(中华耳鼻咽喉头颈外科杂志编辑委员会耳科学组.中华耳鼻咽喉头颈外科杂志)。

听神经病是一种具有特殊临床特征的感音神经性听力障碍。

1. 听性脑干反应表现为各波引不出或严重异常。

2. 耳声发射多表现为正常或轻度异常。

3. 纯音测听听力曲线类型和程度各异,多为低频上升型听力曲线,可表现为轻度、中度、重度到极重度听力损失。

4. 言语识别率差,与纯音听阈不成比例。

5. 声导抗测试鼓室图多为 A 型,声刺激镫骨肌反射消失或阈值升高。

6. 耳蜗电图可引出动作电位 AP,-总和电位/动作电位(-SP/AP)多大于 1,耳蜗微音器电位多可引出。

7. 40Hz 相关电位可引出,但波形分化差。

8. 听觉稳态反应阈值与纯音阈值不成比例。

9. 至少具备上述 1、2、3 者且同时影像学检查排除蜗后占位性病变。

还需要完善的检查包括：

（1）血常规、尿常规、便常规。

（2）血生化、血清四项筛查、免疫指标、凝血四项、必要时可行基因学检测。

（3）听力学检查。

（4）必要时可行前庭功能检查。

（5）胸部 X 线片、心电图。

（6）必要时可行 MRI 内听道水检查。

（三）选择治疗方案的依据

根据《实用耳鼻咽喉头颈外科学》（黄选兆，汪吉宝，孔维佳主编，第 2 版，人民卫生出版社），《神经耳科及侧颅底外科学》（韩东一，科学出版社），《临床诊疗指南·耳鼻咽喉科学分册》（中华医学会编著，人民卫生出版社）和《听神经病专家论坛》（中华耳鼻咽喉头颈外科杂志编辑委员会耳科学组．中华耳鼻咽喉头颈外科杂志）。

（四）标准住院日为 14 天

（五）进入路径标准

1. 第一诊断必须符合听神经病（ICD-10：H93.302）。

2. 当患者同时患有其他疾病诊断，但在住院期间不需要特殊处理，也不影响第一诊断的临床路径流程实施时，可以进入路径。

（六）药品选择及使用时机

1. 低盐、低脂类饮食。

2. 适当镇静催眠，积极治疗相关疾病（如糖尿病、高血压）：氯硝西泮，1mg，口服，睡前 1 次；圣约翰草提取物片，300～600mg，口服，每日 3 次。盐酸利多卡因注射液，1～2mg/kg 加入 5% 葡萄糖 100～200ml，静脉滴注，耳鸣较重患者使用，连用不超过 7 天。

3. 糖皮质激素药物：泼尼松，每日晨起顿服，1mg/kg，渐减量，用药时间约 10 天；地塞米松，静脉给药，每日 1 次，用药 1～3 天每日 10mg，4～6 天每日 5mg；甲泼尼龙，患侧乳突骨衣下注射给药，每次 40mg，72 小时给药 1 次，共给药 1～3 次；复方倍他米松，患侧乳突骨衣下注射给药，每次 7mg，7 天给药 1 次，共给药 1～3 次。

4. 血管扩张药类药物：甲磺酸倍他司汀，6～12mg，口服，每日 3 次，连用 10～14 天；盐酸氟桂利嗪，5mg，口服，每日 3 次，连用 10～14 天；银杏叶提取物注射液，105mg，静脉滴注，每日 1 次，连用 10～14 天；前列地尔注射液，10μg，入壶，每日 1 次，连用 10～14 天。

5. 营养神经类药物：注射用单唾液酸四己糖神经节苷脂钠，80mg，静脉滴注，每日 1 次，连用 10～14 天；注射用鼠神经生长因子，30μg，肌内注射，每日 1 次，连用 10～14 天；注射用腺苷钴胺，3mg，肌内注射，每日 1 次，连用 10～14 天。

6. 活血化瘀类中成药：注射用丹参多酚酸盐，200mg，静脉滴注，每日 1 次，连用 10～14 天；醒脑静注射液，20ml，静脉滴注，每日 1 次，连用 10～14 天；疏血通注射液，6～10ml，静脉滴注，每日 1 次，连用 10～14 天。

（七）出院标准

1. 听力及相关症状有所缓解或改善。

2. 耳鸣较入院前有所减轻或可以耐受。

3. 疗效不满意，选择助听器或听觉植入等其他治疗方案。

4. 没有合并其他需要住院治疗的疾病。

（八）变异及原因分析

1. 住院治疗期间疗效不佳未达到出院标准者,需要延长住院时间。

2. 伴有影响听神经病内科输液治疗的合并症或身体其他潜在病变,需进行相关诊断和治疗等,导致住院时间延长,治疗费用增加。

3. 出现并发症,需进一步诊断和治疗,导致住院时间延长,治疗费用增加。

二、听神经病内科治疗临床路径表单

适用对象	第一诊断听神经病（ICD-10：H93.302）行内科治疗		
患者基本信息	姓名：_____ 性别：___ 年龄：___ 门诊号：_____ 住院号：_____ 过敏史：_____ 住院日期：___年__月__日 出院日期：___年__月__日		标准住院日：14 天
时间		住院第 1 天	住院第 2 天	住院第 3 天

主要诊疗工作	制度落实	□ 询问病史及体格检查 □ 初步确定诊断 □ 开化验单	□ 上级医师查房 □ 根据体检、听力及前庭功能检查结果和既往资料，进行鉴别诊断和初步确定诊断 □ 主管医师完成查房记录等病历书写	□ 上级医师查房 □ 根据诊断标准确定诊断 □ 根据其他检查结果进行鉴别诊断以及是否合并其他疾病
	病情评估	□ 经治医师询问病史与体格检查 □ 对症治疗	□ 继续对症治疗 □ 向患者及其家属交待病情及其注意事项	□ 观察听力、耳鸣及眩晕变化
	病历书写	□ 入院 8 小时内完成首次病程记录 □ 入院 24 小时内完成入院记录	□ 完成病历书写 □ 完成主管医师查房记录	□ 完成病历书写 □ 完成主诊医师查房记录
	知情同意	□ 初步向患者及其家属交代病情，履行知情同意 □ 患者或其家属在入院记录单上签名 □ 告知患者及其家属病情和药物治疗注意事项并签署知情同意书、授权委托书(患者本人不能签字时)、自费用品协议书(必要时)、军人目录外耗材审批单(必要时)	□ 告知患者及其家属注意事项	□ 告知患者及其家属交代病情及其注意事项
	其他	□ 及时通知上级医师检诊 □ 经治医师检查整理病历资料	□ 观察病情变化	□ 观察病情变化

（续　表）

重点医嘱	长期医嘱	护理医嘱	□ 耳鼻喉科三级护理常规	□ 耳鼻喉科三级护理常规	□ 耳鼻喉科三级护理常规
		处置医嘱	□ 耳科专科处理	□ 耳科专科处理	□ 耳科专科处理
		膳食医嘱	□ 低盐饮食	□ 低盐饮食	□ 低盐饮食
		药物医嘱	□ 自带药（必要时）	□ 圣约翰草提取物片300mg，每日3次，口服 □ 氯硝西泮1mg，睡前1次，口服	□ 既往基础用药 □ 单唾液酸四己糖神经节苷脂钠80mg，静脉滴注，每日1次 □ 银杏叶提取物注射液105mg，静脉滴注，每日1次 □ 地塞米松10mg，壶入，每日1次 □ 鼠神经生长因子30μg，肌内注射，每日1次 □ 腺苷钴胺3mg，肌内注射，每日1次 □ 其他扩血管、降低血液黏稠度等药物治疗
	临时医嘱	检查检验	□ 血常规、尿常规、便常规 □ 血生化、血清四项筛查、免疫指标、凝血四项 □ 基因学检测（必要时） □ 听力学检查 □ 前庭功能检查（必要时） □ 胸部X线片、心电图 □ MRI内听道水检查（必要时）		□ 听力学检查
		药物医嘱	□ 自带药（必要时）	□ 自带药（必要时）	□ 自带药（必要时）
		处置医嘱	□ 耳鼻喉科专科检查及相关治疗	□ 耳鼻喉科专科检查及相关治疗	□ 耳鼻喉科专科检查及相关治疗
主要护理工作		健康宣教	□ 入院宣教（住院环境、规章制度） □ 进行护理安全指导 □ 进行等级护理、活动范围指导 □ 进行饮食指导 □ 进行关于疾病知识的宣教 □ 检查、检验项目的目的和意义	□ 听神经瘤的认知宣教 □ 心理疏导 □ 指导康复训练 □ 指导注意事项	□ 听神经瘤的认知宣教 □ 心理疏导 □ 指导康复训练 □ 指导注意事项

主要护理工作	护理处置	□ 患者身份核对 □ 佩戴腕带 □ 建立入院病历，通知医师 □ 入院介绍：介绍责任护士，病区环境、设施、规章制度、基础护理服务项目 □ 询问病史，填写护理记录单首页 □ 观察病情 □ 测量基本生命体征 □ 抽血、留取标本 □ 心理护理与生活护理 □ 根据评估结果采取相应的护理措施 □ 通知检查项目及注意事项	□ 观察病情 □ 测量基本生命体征 □ 心理护理与生活护理 □ 指导并监督患者治疗与康复训练 □ 遵医嘱用药 □ 根据评估结果采取相应的护理措施 □ 完成护理记录	□ 观察病情 □ 测量基本生命体征 □ 心理护理与生活护理 □ 指导并监督患者治疗与康复训练 □ 遵医嘱用药 □ 根据评估结果采取相应的护理措施 □ 完成护理记录
	护理评估	□ 一般评估：生命体征、神志、皮肤、药物过敏史等 □ 专科评估：生活自理能力、患肢屈曲、伸直功能，足背动脉搏动、肤温、指端末梢感觉情况 □ 风险评估：评估有无跌倒、坠床、压疮风险 □ 心理评估 □ 营养评估 □ 疼痛评估 □ 康复评估	□ 评估听力及耳鸣级别，并采取相应的护理措施 □ 评估耳鸣对日常生活影响情况 □ 观察病情并报告医师 □ 风险评估：评估有无跌倒、坠床、压疮、导管滑脱、液体外渗的风险	□ 评估听力及耳鸣级别，并采取相应的护理措施 □ 评估耳鸣对日常生活影响情况 □ 观察病情并报告医师 □ 风险评估：评估有无跌倒、坠床、压疮、导管滑脱、液体外渗的风险
	专科护理	□ 观察听力及耳鸣情况 □ 学习功能锻炼 □ 指导助听器佩戴及使用（必要时） □ 指导患者戒烟（必要时）	□ 观察听力及耳鸣情况 □ 学习功能锻炼 □ 指导助听器佩戴及使用（必要时） □ 指导患者戒烟（必要时）	□ 观察听力及耳鸣情况 □ 学习功能锻炼 □ 指导助听器佩戴及使用（必要时） □ 指导患者戒烟（必要时）
	饮食指导	□ 根据医嘱通知配餐员准备膳食 □ 协助进餐	□ 根据医嘱通知配餐员准备膳食 □ 协助进餐	□ 根据医嘱通知配餐员准备膳食 □ 协助进餐
	活动体位	□ 根据护理等级指导患者活动	□ 根据护理等级指导患者活动	□ 根据护理等级指导患者活动
	洗浴要求	□ 协助患者晨、晚间护理 □ 告知患者保护健耳方法 □ 病号服	□ 协助患者晨、晚间护理 □ 告知患者保护健耳方法 □ 病号服	□ 协助患者晨、晚间护理 □ 告知患者保护健耳方法 □ 病号服

（续 表）

病情变异记录	□ 无 □ 医疗原因 □ 并发症原因 □ 辅诊科室原因	□ 有,原因: □ 患者原因 □ 病情原因 □ 管理原因	□ 无 □ 医疗原因 □ 并发症原因 □ 辅诊科室原因	□ 有,原因: □ 患者原因 □ 病情原因 □ 管理原因	□ 无 □ 医疗原因 □ 并发症原因 □ 辅诊科室原因	□ 有,原因: □ 患者原因 □ 病情原因 □ 管理原因
护士签名	白班	小夜班 大夜班	白班	小夜班 大夜班	白班	小夜班 大夜班
医师签名						

时间		住院第 4 天	住院第 5 天	住院第 6 天
主要诊疗工作	制度落实	□ 详查病情	□ 上级医师查房 □ 根据体检、听力及前庭功能检查结果和既往资料,进行鉴别诊断和初步确定诊断 □ 主管医师完成查房记录等病历书写	□ 上级医师查房 □ 根据诊断标准确定诊断 □ 根据其他检查结果进行鉴别诊断以及是否合并其他疾病
	病情评估	□ 经治医师询问病史与体格检查 □ 完成听力及耳鸣评分 □ 对症治疗	□ 向患者及其家属交代病情及其注意事项	□ 观察听力、耳鸣及眩晕变化
	病历书写	□ 完成病历书写	□ 完成病历书写	□ 完成病历书写
	知情同意	□ 向患者及其家属交代病情,履行知情同意	□ 告知患者及其家属注意事项	□ 向患者及其家属交代注意事项
	其他	□ 及时通知上级医师检诊 □ 经治医师检查整理病历资料	□ 观察病情变化	□ 观察病情变化
重点医嘱	长期医嘱 护理医嘱	□ 耳鼻喉科三级护理常规	□ 耳鼻喉科三级护理常规	□ 耳鼻喉科三级护理常规
	处置医嘱	□ 耳科专科处理	□ 耳科专科处理	□ 耳科专科处理
	膳食医嘱	□ 低盐饮食	□ 低盐饮食	□ 低盐饮食

重点医嘱	长期医嘱	药物医嘱	□ 既往基础用药 □ 单唾液酸四己糖神经节苷脂钠 80mg，静脉滴注，每日 1 次 □ 银杏叶提取物注射液 105mg，静脉滴注，每日 1 次 □ 地塞米松 10mg，壶入，每日 1 次 □ 鼠神经生长因子 30μg，肌内注射，每日 1 次 □ 腺苷钴胺 3mg，肌内注射，每日 1 次 □ 其他扩血管、降低血液黏稠度等药物治疗	□ 既往基础用药 □ 单唾液酸四己糖神经节苷脂钠 80mg，静脉滴注，每日 1 次 □ 银杏叶提取物注射液 105mg，静脉滴注，每日 1 次 □ 地塞米松 10mg，壶入，每日 1 次 □ 鼠神经生长因子 30μg，肌内注射，每日 1 次 □ 腺苷钴胺 3mg，肌内注射，每日 1 次 □ 其他扩血管、降低血液黏稠度等药物治疗	□ 既往基础用药 □ 单唾液酸四己糖神经节苷脂钠 80mg，静脉滴注，每日 1 次 □ 银杏叶提取物注射液 105mg，静脉滴注，每日 1 次 □ 地塞米松 5mg，壶入，每日 1 次 □ 鼠神经生长因子 30μg，肌内注射，每日 1 次 □ 腺苷钴胺 3mg，肌内注射，每日 1 次 □ 其他扩血管、降低血液黏稠度等药物治疗
	临时医嘱	检查检验	□ 相关异常结果复查 □ 听力学检查	□ 相关异常结果复查 □ 听力学检查	□ 相关异常结果复查 □ 听力学检查
		药物医嘱	□ 自带药（必要时）	□ 自带药（必要时）	□ 自带药（必要时）
		处置医嘱	□ 耳鼻喉科专科检查及相关治疗	□ 耳鼻喉科专科检查及相关治疗	□ 耳鼻喉科专科检查及相关治疗
主要护理工作	健康宣教		□ 宣教（住院环境、规章制度） □ 进行护理安全指导 □ 进行等级护理、活动范围指导 □ 进行饮食指导 □ 进行关于疾病知识的宣教 □ 检查、检验项目的目的和意义	□ 听力学相关认知宣教 □ 心理疏导 □ 指导康复训练 □ 指导注意事项	□ 听力学相关认知宣教 □ 心理疏导 □ 指导康复训练 □ 指导注意事项
	护理处置		□ 患者身份核对 □ 佩戴腕带 □ 病区环境、设施、规章制度、基础护理服务项目 □ 询问病史，填写护理记录单首页 □ 观察病情 □ 测量基本生命体征 □ 抽血、留取标本 □ 心理护理与生活护理 □ 根据评估结果采取相应的护理措施 □ 通知检查项目及注意事项	□ 观察病情 □ 测量基本生命体征 □ 心理护理与生活护理 □ 指导并监督患者治疗与康复训练 □ 遵医嘱用药 □ 根据评估结果采取相应的护理措施 □ 完成护理记录	□ 观察病情 □ 测量基本生命体征 □ 心理护理与生活护理 □ 指导并监督患者治疗与康复训练 □ 遵医嘱用药 □ 根据评估结果采取相应的护理措施 □ 完成护理记录

（续　表）

主要护理工作	护理评估	□ 一般评估:生命体征、神志、皮肤、药物过敏史等 □ 专科评估:生活自理能力、患肢屈曲、伸直功能,足背动脉搏动、肤温、指端末梢感觉情况 □ 风险评估:评估有无跌倒、坠床、压疮风险 □ 心理评估 □ 营养评估 □ 疼痛评估 □ 康复评估	□ 评估听神经影响程度,并采取相应的护理措施 □ 评估听神经瘤对日常生活影响情况 □ 观察病情并报告医师 □ 风险评估:评估有无跌倒、坠床、压疮、导管滑脱、液体外渗的风险	□ 评估听神经影响程度,并采取相应的护理措施 □ 评估听神经瘤对日常生活影响情况 □ 观察病情并报告医师 □ 风险评估:评估有无跌倒、坠床、压疮、导管滑脱、液体外渗的风险
	专科护理	□ 观察病情情况 □ 学习功能锻炼 □ 指导助听器佩戴及使用（必要时） □ 指导患者戒烟（必要时）	□ 观察病情情况 □ 学习功能锻炼 □ 指导助听器佩戴及使用（必要时） □ 指导患者戒烟（必要时）	□ 观察病情情况 □ 学习功能锻炼 □ 指导助听器佩戴及使用（必要时） □ 指导患者戒烟（必要时）
	饮食指导	□ 根据医嘱通知配餐员准备膳食 □ 协助进餐	□ 根据医嘱通知配餐员准备膳食 □ 协助进餐	□ 根据医嘱通知配餐员准备膳食 □ 协助进餐
	活动体位	□ 根据护理等级指导患者活动	□ 根据护理等级指导患者活动	□ 根据护理等级指导患者活动
	洗浴要求	□ 协助患者晨、晚间护理 □ 告知患者保护健耳方法	□ 协助患者晨、晚间护理 □ 告知患者保护健耳方法	□ 协助患者晨、晚间护理 □ 告知患者保护健耳方法
病情变异记录		□ 无　　□ 有,原因: □ 医疗原因　□ 患者原因 □ 并发症原因　□ 病情原因 □ 辅诊科室原因　□ 管理原因	□ 无　　□ 有,原因: □ 医疗原因　□ 患者原因 □ 并发症原因　□ 病情原因 □ 辅诊科室原因　□ 管理原因	□ 无　　□ 有,原因: □ 医疗原因　□ 患者原因 □ 并发症原因　□ 病情原因 □ 辅诊科室原因　□ 管理原因
护士签名		白班　小夜班　大夜班	白班　小夜班　大夜班	白班　小夜班　大夜班
医师签名				
时间		住院第7天	住院第8天	住院第9天
主要诊疗工作	制度落实	□ 详查病情	□ 上级医师查房 □ 根据体检、听力及前庭功能检查结果和既往资料,进行鉴别诊断和初步确定诊断 □ 主管医师完成查房记录等病历书写	□ 上级医师查房 □ 根据诊断标准确定诊断 □ 根据其他检查结果进行鉴别诊断以及是否合并其他疾病

主要诊疗工作	病情评估	□ 经治医师询问病史与体格检查 □ 对症治疗	□ 向患者及其家属交待病情及其注意事项	□ 观察听力、耳鸣及眩晕变化	
	病历书写	□ 主管医师查房记录	□ 主诊医师查房记录	□ 完成病历书写	
	知情同意	□ 向患者及家属交代病情，履行知情同意	□ 告知患者及其家属注意事项	□ 向患者及其家属交代病情及其注意事项	
	其他	□ 及时通知上级医师检诊 □ 经治医师检查整理病历资料	□ 观察病情变化	□ 观察病情变化	
重点医嘱	长期医嘱	护理医嘱	□ 耳鼻喉科三级护理常规	□ 耳鼻喉科三级护理常规	□ 耳鼻喉科三级护理常规
		处置医嘱	□ 耳科专科处理	□ 耳科专科处理	□ 耳科专科处理
		膳食医嘱	□ 低盐饮食	□ 低盐饮食	□ 低盐饮食
		药物医嘱	□ 既往基础用药 □ 单唾液酸四己糖神经节苷脂钠 80mg，静脉滴注，每日 1 次 □ 银杏叶提取物注射液 105mg，静脉滴注，每日 1 次 □ 地塞米松 5mg，壶入，每日 1 次 □ 鼠神经生长因子 30μg，肌内注射，每日 1 次 □ 腺苷钴胺 3mg，肌内注射，每日 1 次 □ 其他扩血管、降低血液黏稠度等药物治疗	□ 既往基础用药 □ 单唾液酸四己糖神经节苷脂钠 80mg，静脉滴注，每日 1 次 □ 银杏叶提取物注射液 105mg，静脉滴注，每日 1 次 □ 地塞米松 5mg，壶入，每日 1 次 □ 鼠神经生长因子 30ug，肌内注射，每日 1 次 □ 腺苷钴胺 3mg。肌内注射，每日 1 次 □ 其他扩血管、降低血液黏稠度等药物治疗	□ 既往基础用药 □ 单唾液酸四己糖神经节苷脂钠 80mg，静脉滴注，每日 1 次 □ 银杏叶提取物注射液 105mg，静脉滴注，每日 1 次 □ 鼠神经生长因子 30μg，肌内注射，每日 1 次 □ 腺苷钴胺 3mg，肌内注射，每日 1 次 □ 其他扩血管、降低血液黏稠度等药物治疗
	临时医嘱	检查检验	□ 相关异常结果复查 □ 听力学检查	□ 相关异常结果复查 □ 听力学检查	□ 相关异常结果复查 □ 听力学检查
		药物医嘱	□ 自带药（必要时）	□ 自带药（必要时）	□ 自带药（必要时）
		处置医嘱	□ 耳鼻喉科专科检查及相关治疗	□ 耳鼻喉科专科检查及相关治疗	□ 耳鼻喉科专科检查及相关治疗

（续　表）

主要护理工作	健康宣教	□ 宣教（住院环境、规章制度） □ 进行护理安全指导 □ 进行等级护理、活动范围指导 □ 进行饮食指导 □ 进行关于疾病知识的宣教 □ 检查、检验项目的目的和意义	□ 听神经瘤的认知宣教 □ 心理疏导 □ 指导康复训练 □ 指导注意事项	□ 听神经瘤的认知宣教 □ 心理疏导 □ 指导康复训练 □ 指导注意事项
	护理处置	□ 患者身份核对 □ 佩戴腕带 □ 病区环境、设施、规章制度、基础护理服务项目 □ 询问病史，填写护理记录单首页 □ 观察病情 □ 测量基本生命体征 □ 抽血、留取标本 □ 心理护理与生活护理 □ 根据评估结果采取相应的护理措施 □ 通知检查项目及注意事项	□ 观察病情 □ 测量基本生命体征 □ 心理护理与生活护理 □ 指导并监督患者治疗与康复训练 □ 遵医嘱用药 □ 根据评估结果采取相应的护理措施 □ 完成护理记录	□ 观察病情 □ 测量基本生命体征 □ 心理护理与生活护理 □ 指导并监督患者治疗与康复训练 □ 遵医嘱用药 □ 根据评估结果采取相应的护理措施 □ 完成护理记录
	护理评估	□ 一般评估：生命体征、神志、皮肤、药物过敏史等 □ 专科评估：生活自理能力、患肢屈曲、伸直功能，足背动脉搏动、肤温、指端末梢感觉情况 □ 风险评估：评估有无跌倒、坠床、压疮风险 □ 心理评估 □ 营养评估 □ 疼痛评估 □ 康复评估	□ 评估病情，并采取相应的护理措施 □ 评估病情对日常生活影响情况 □ 观察病情并报告医师 □ 风险评估：评估有无跌倒、坠床、压疮、导管滑脱、液体外渗的风险	□ 评估病情，并采取相应的护理措施 □ 评估病情对日常生活影响情况 □ 观察病情并报告医师 □ 风险评估：评估有无跌倒、坠床、压疮、导管滑脱、液体外渗的风险
	专科护理	□ 观察病情情况 □ 学习功能锻炼 □ 指导助听器佩戴及使用（必要时） □ 指导患者戒烟（必要时）	□ 观察病情情况 □ 学习功能锻炼 □ 指导助听器佩戴及使用（必要时） □ 指导患者戒烟（必要时）	□ 观察病情情况 □ 学习功能锻炼 □ 指导助听器佩戴及使用（必要时） □ 指导患者戒烟（必要时）

（续　表）

主要护理工作	饮食指导	□ 根据医嘱通知配餐员准备膳食 □ 协助进餐	□ 根据医嘱通知配餐员准备膳食 □ 协助进餐	□ 根据医嘱通知配餐员准备膳食 □ 协助进餐
	活动体位	□ 根据护理等级指导患者活动	□ 根据护理等级指导患者活动	□ 根据护理等级指导患者活动
	洗浴要求	□ 协助患者晨、晚间护理 □ 告知患者保护健耳方法	□ 协助患者晨、晚间护理 □ 告知患者保护健耳方法	□ 协助患者晨、晚间护理 □ 告知患者保护健耳方法
病情变异记录		□ 无　　□ 有,原因: □ 医疗原因　□ 患者原因 □ 并发症原因　□ 病情原因 □ 辅诊科室原因　□ 管理原因	□ 无　　□ 有,原因: □ 医疗原因　□ 患者原因 □ 并发症原因　□ 病情原因 □ 辅诊科室原因　□ 管理原因	□ 无　　□ 有,原因: □ 医疗原因　□ 患者原因 □ 并发症原因　□ 病情原因 □ 辅诊科室原因　□ 管理原因
护士签名		白班　小夜班　大夜班	白班　小夜班　大夜班	白班　小夜班　大夜班
医师签名				
时间		住院第10天	住院第11天	住院第12天
主要诊疗工作	制度落实	□ 详查病情	□ 上级医师查房 □ 根据体检、听力及前庭功能检查结果和既往资料,进行鉴别诊断和初步确定诊断 □ 主管医师完成查房记录等病历书写	□ 上级医师查房 □ 根据诊断标准确定诊断 □ 根据其他检查结果进行鉴别诊断以及是否合并其他疾病
	病情评估	□ 经治医师询问病史与体格检查 □ 完成听力及耳鸣评分 □ 对症治疗	□ 向患者及其家属交代病情及其注意事项	□ 观察听力、耳鸣及眩晕变化
	病历书写	□ 完成病历书写	□ 完成病历书写	□ 完成病历书写
	知情同意	□ 向患者及其家属交代病情,履行知情同意	□ 向患者及其家属交代注意事项	□ 告知患者及其家属注意事项
	其他	□ 及时通知上级医师检诊 □ 经治医师检查整理病历资料	□ 观察病情变化	□ 观察病情变化

（续　表）

重点医嘱	长期医嘱	护理医嘱	□ 耳鼻喉科三级护理常规	□ 耳鼻喉科三级护理常规	□ 耳鼻喉科三级护理常规
		处置医嘱	□ 耳科专科处理	□ 耳科专科处理	□ 耳科专科处理
		膳食医嘱	□ 低盐饮食	□ 低盐饮食	□ 低盐饮食
		药物医嘱	□ 既往基础用药 □ 单唾液酸四己糖神经节苷脂钠 80mg,静脉滴注,每日 1 次 □ 银杏叶提取物注射液 105mg,静脉滴注,每日 1 次 □ 地塞米松 5mg,壶入,每日 1 次 □ 鼠神经生长因子 30μg,肌内注射,每日 1 次 □ 腺苷钴胺 3mg,肌内注射,每日 1 次 □ 其他扩血管、降低血液黏稠度等药物治疗	□ 既往基础用药 □ 单唾液酸四己糖神经节苷脂钠 80mg,静脉滴注,每日 1 次 □ 银杏叶提取物注射液 105mg,静脉滴注,每日 1 次 □ 地塞米松 5mg,壶入,每日 1 次 □ 鼠神经生长因子 30μg,肌内注射,每日 1 次 □ 腺苷钴胺 3mg,肌内注射,每日 1 次 □ 其他扩血管、降低血液黏稠度等药物治疗	□ 既往基础用药 □ 单唾液酸四己糖神经节苷脂钠 80mg,静脉滴注,每日 1 次 □ 银杏叶提取物注射液 105mg,静脉滴注,每日 1 次 □ 鼠神经生长因子 30μg,肌内注射,每日 1 次 □ 腺苷钴胺 3mg,肌内注射,每日 1 次 □ 其他扩血管、降低血液黏稠度等药物治疗
	临时医嘱	检查检验	□ 相关异常结果复查 □ 听力学检查	□ 相关异常结果复查 □ 听力学检查	□ 相关异常结果复查 □ 听力学检查
		药物医嘱	□ 自带药（必要时）	□ 自带药（必要时）	□ 必要时可行加强龙 40mg 或复方倍他米松 7mg 耳后乳突下注射
		处置医嘱	□ 耳鼻喉科专科检查及相关治疗	□ 耳鼻喉科专科检查及相关治疗	□ 耳鼻喉科专科检查及相关治疗
主要护理工作	健康宣教		□ 宣教（住院环境、规章制度） □ 进行护理安全指导 □ 进行等级护理、活动范围指导 □ 进行饮食指导 □ 进行关于疾病知识的宣教 □ 检查、检验项目的目的和意义	□ 听力学相关认知宣教 □ 心理疏导 □ 指导康复训练 □ 指导注意事项	□ 听力学相关认知宣教 □ 心理疏导 □ 指导康复训练 □ 指导注意事项

主要护理工作	护理处置	□ 患者身份核对 □ 佩戴腕带 □ 病区环境、设施、规章制度、基础护理服务项目 □ 询问病史、填写护理记录单首页 □ 观察病情 □ 测量基本生命体征 □ 抽血、留取标本 □ 心理护理与生活护理 □ 根据评估结果采取相应的护理措施 □ 通知检查项目及注意事项	□ 观察病情 □ 测量基本生命体征 □ 心理护理与生活护理 □ 指导并监督患者治疗与康复训练 □ 遵医嘱用药 □ 根据评估结果采取相应的护理措施 □ 完成护理记录	□ 观察病情 □ 测量基本生命体征 □ 心理护理与生活护理 □ 指导并监督患者治疗与康复训练 □ 遵医嘱用药 □ 根据评估结果采取相应的护理措施 □ 完成护理记录
	护理评估	□ 一般评估：生命体征、神志、皮肤、药物过敏史等 □ 专科评估：生活自理能力、患肢屈曲、伸直功能，足背动脉搏动、肤温、指端末梢感觉情况 □ 风险评估：评估有无跌倒、坠床、压疮风险 □ 心理评估 □ 营养评估 □ 疼痛评估 □ 康复评估	□ 评估听神经瘤影响程度，并采取相应的护理措施 □ 评估听神经瘤对日常生活影响情况 □ 观察病情并报告医师 □ 风险评估：评估有无跌倒、坠床、压疮、导管滑脱、液体外渗的风险	□ 评估听神经瘤影响程度，并采取相应的护理措施 □ 评估听神经瘤对日常生活影响情况 □ 观察病情并报告医师 □ 风险评估：评估有无跌倒、坠床、压疮、导管滑脱、液体外渗的风险
	专科护理	□ 观察病情情况 □ 学习功能锻炼 □ 指导助听器佩戴及使用（必要时） □ 指导患者戒烟（必要时）	□ 观察病情情况 □ 学习功能锻炼 □ 指导助听器佩戴及使用（必要时） □ 指导患者戒烟（必要时）	□ 观察病情情况 □ 学习功能锻炼 □ 指导助听器佩戴及使用（必要时） □ 指导患者戒烟（必要时）
	饮食指导	□ 根据医嘱通知配餐员准备膳食 □ 协助进餐	□ 根据医嘱通知配餐员准备膳食 □ 协助进餐	□ 根据医嘱通知配餐员准备膳食 □ 协助进餐
	活动体位	□ 根据护理等级指导患者活动	□ 根据护理等级指导患者活动	□ 根据护理等级指导患者活动
	洗浴要求	□ 协助患者晨、晚间护理 □ 告知患者保护健耳方法	□ 协助患者晨、晚间护理 □ 告知患者保护健耳方法	□ 协助患者晨、晚间护理 □ 告知患者保护健耳方法

（续　表）

病情变异记录	□ 无 □ 医疗原因 □ 并发症原因 □ 辅诊科室原因		□ 有,原因: □ 患者原因 □ 病情原因 □ 管理原因	□ 无 □ 医疗原因 □ 并发症原因 □ 辅诊科室原因		□ 有,原因: □ 患者原因 □ 病情原因 □ 管理原因	□ 无 □ 医疗原因 □ 并发症原因 □ 辅诊科室原因		□ 有,原因: □ 患者原因 □ 病情原因 □ 管理原因
护士签名	白班	小夜班	大夜班	白班	小夜班	大夜班	白班	小夜班	大夜班
医师签名									

时间			住院第 13 天	住院第 14 天（出院日）
主要诊疗工作		制度落实	□ 详查病情	□ 住院医师完成上级医师查房记录等病历书写 □ 上级医师查房 □ 出院及出院带药 □ 向患者及其家属交代出院后继续治疗情况
		病情评估	□ 经治医师询问病史与体格检查 □ 对症治疗	□ 上级医师进行治疗效果、预后和出院评估 □ 出院宣教
		病历书写	□ 完成病历书写	□ 出院当天病程记录（由上级医师指示出院） □ 出院后 24 小时内完成出院记录 □ 出院后 24 小时内完成病案首页
		知情同意	□ 向患者及其家属交代病情,履行知情同意	□ 告知患者及其家属出院后注意事项
		其他	□ 及时通知上级医师检诊 □ 经治医师检查整理病历资料	□ 通知出院 □ 开具出院介绍信 □ 开具诊断证明书 □ 出院带药 □ 预约门诊复诊时间
重点医嘱	长期医嘱	护理医嘱	□ 耳鼻喉科三级护理常规	
		处置医嘱	□ 耳科专科处理	
		膳食医嘱	□ 低盐饮食	
		药物医嘱	□ 既往基础用药 □ 单唾液酸四己糖神经节苷酯钠 80mg,静脉滴注,每日 1 次 □ 银杏叶提取物注射液 105mg,静脉滴注,每日 1 次 □ 鼠神经生长因子 30μg,肌内注射,每日 1 次 □ 腺苷钴胺 3mg,肌内注射,每日 1 次 □ 其他扩血管、降低血液黏稠度等药物治疗	

（续　表）

重点医嘱	临时医嘱	检查检验	□ 相关异常结果复查 □ 听力学检查	
		药物医嘱	□ 自带药（必要时）	
		处置医嘱	□ 耳鼻喉科专科检查及相关治疗	□ 出院
主要护理工作		健康宣教	□ 宣教（住院环境、规章制度） □ 进行护理安全指导 □ 进行等级护理、活动范围指导 □ 进行饮食指导 □ 进行关于疾病知识的宣教 □ 检查、检验项目的目的和意义	□ 出院宣教（康复训练方法，用药指导，注意事项，复查时间等）
		护理处置	□ 患者身份核对 □ 佩戴腕带 □ 病区环境、设施、规章制度、基础护理服务项目 □ 询问病史，填写护理记录单首页 □ 观察病情 □ 测量基本生命体征 □ 抽血、留取标本 □ 心理护理与生活护理 □ 根据评估结果采取相应的护理措施 □ 通知检查项目及注意事项	□ 观察患者情况 □ 核对患者医疗费用 □ 协助患者办理出院手续 □ 指导并监督患者康复训练 □ 整理床单位
		护理评估	□ 一般评估：生命体征、神志、皮肤、药物过敏史等 □ 专科评估：生活自理能力、患肢屈曲、伸直功能，足背动脉搏动、肤温、指端末梢感觉情况 □ 风险评估：评估有无跌倒、坠床、压疮风险 □ 心理评估 □ 营养评估 □ 疼痛评估 □ 康复评估	
		专科护理	□ 观察病情情况 □ 学习功能锻炼 □ 指导助听器佩戴及使用（必要时） □ 指导患者戒烟（必要时）	
		饮食指导	□ 根据医嘱通知配餐员准备膳食 □ 协助进餐	
		活动体位	□ 根据护理等级指导患者活动	
		洗浴要求	□ 协助患者洗澡、更换病号服	

（续　表）

病情变异记录	□ 无　　　　□ 有,原因: □ 医疗原因　　□ 患者原因 □ 并发症原因　□ 病情原因 □ 辅诊科室原因　□ 管理原因		□ 无　　　　□ 有,原因: □ 医疗原因　　□ 患者原因 □ 并发症原因　□ 病情原因 □ 辅诊科室原因　□ 管理原因	
护士签名	白班	小夜班	大夜班	白班	小夜班	大夜班
医师签名					

第十五节　眩晕内科治疗临床路径

一、眩晕内科治疗临床路径标准住院流程

(一)适用对象

第一诊断为眩晕(ICD-10:H81.304)。

(二)诊断依据

根据《实用耳鼻咽喉头颈外科学》(黄选兆,汪吉宝,孔维佳主编,第 2 版,人民卫生出版社),《神经耳科及侧颅底外科学》(韩东一,科学出版社)和《临床诊疗指南·耳鼻咽喉科学分册》(中华医学会编著,人民卫生出版社)。

1. 平衡系统(视觉、本体感觉、前庭系统)功能障碍所出现的一类复杂的症状。

2. 是一种突然发生的、无外界刺激所致的自身或外物运动的错觉,主要为旋转性,也可为上升、下降感、前后、左右晃动感。

3. 多发生于周围前庭系统的急性损害时,也可见于中枢前庭系统的病变。

4. 前庭功能及影像学等检查可以鉴别眩晕的病因。

还需要完善的检查包括:

(1)血常规、尿常规、便常规。

(2)血生化、血清四项筛查、免疫指标、凝血四项听力学检查。

(3)听力学检查。

(4)前庭功能检查。

(5)胸部 X 线片、心电图。

(6)必要时可行 MRI 内听道成像及颞骨 CT 检查。

(三)选择治疗方案的依据

根据《实用耳鼻咽喉头颈外科学》(黄选兆,汪吉宝,孔维佳主编,第 2 版,人民卫生出版社),《神经耳科及侧颅底外科学》(韩东一,科学出版社)和《临床诊疗指南·耳鼻咽喉科学分册》(中华医学会编著,人民卫生出版社)。

(四)标准住院日为 10 天

(五)进入路径标准

1. 第一诊断必须符合眩晕(ICD-10:H81.304)。

2.当患者同时患有其他疾病诊断,但在住院期间不需要特殊处理,也不影响第一诊断的临床路径流程实施时,可以进入路径。

(六)药品选择及使用时机

1.低盐、低脂类饮食。

2.适当镇静催眠,积极治疗相关疾病(如糖尿病、高血压):氯硝西泮,1mg,口服,睡前1次;圣约翰草提取物片,300~600mg,口服,每日3次;盐酸利多卡因注射液,1~2mg/kg加入5%葡萄糖100~200ml,静脉滴注,耳鸣较重患者使用,连用不超过7天。

3.糖皮质激素药物泼尼松,每日晨起顿服,1mg/kg,渐减量,用药时间约10天;地塞米松,静脉给药,每日1次,用药1~3天每日10mg,4~6天每日5mg;甲泼尼龙,患侧乳突骨衣下注射给药,每次40mg,72小时给药1次,共给药1~3次;复方倍他米松,患侧乳突骨衣下注射给药,每次7mg,7天给药1次,共给药1~3次。

4.血管扩张药类药物:甲磺酸倍他司汀,6~12mg,口服,每日3次,连用10~14天;盐酸氟桂利嗪,5mg,口服,每日3次,连用10~14天;银杏叶提取物注射液,105mg,静脉滴注,每日1次,连用10~14天;前列地尔注射液,10μg,入壶,每日1次,连用10~14天。

5.营养神经类药物:注射用单唾液酸四己糖神经节苷脂钠,80mg,静脉滴注,每日1次,连用10~14天;注射用鼠神经生长因子,30μg,肌内注射,每日1次,连用10~14天;注射用腺苷钴胺,3mg,肌内注射,每日1次,连用10~14天。

6.活血化瘀类中成药:注射用丹参多酚酸盐,200mg,静脉滴注,每日1次,连用10~14天;醒脑静注射液,20ml,静脉滴注,每日1次,连用10~14天;疏血通注射液,6~10ml,静脉滴注,每日1次,连用10~14天。

(七)出院标准

1.眩晕及相关症状有所缓解或改善。

2.没有合并其他需要住院治疗的疾病。

(八)变异及原因分析

1.住院治疗期间疗效不佳未达到出院标准者,需要延长住院时间。

2.伴有影响眩晕内科输液治疗的合并症或身体其他潜在病变,需进行相关诊断和治疗等,导致住院时间延长,治疗费用增加。

3.出现并发症,需进一步诊断和治疗,导致住院时间延长,治疗费用增加。

二、眩晕内科治疗临床路径表单

适用对象	第一诊断为眩晕(ICD-10:H81.304)行内科治疗		
患者基本信息	姓名:_____ 性别:____ 年龄:____ 门诊号:_____ 住院号:_____ 过敏史:_____ 住院日期:___年__月__日 出院日期:___年__月__日		标准住院日:10 天

时间		住院第 1 天	住院第 2 天	住院第 3 天
主要诊疗工作	制度落实	☐ 询问病史及体格检查 ☐ 初步确定诊断 ☐ 开化验单	☐ 上级医师查房 ☐ 根据体检、听力及前庭功能检查结果和既往资料,进行鉴别诊断和初步确定诊断 ☐ 主管医师完成查房记录等病历书写	☐ 上级医师查房 ☐ 根据诊断标准确定诊断 ☐ 根据其他检查结果进行鉴别诊断以及是否合并其他疾病
	病情评估	☐ 经治医师询问病史与体格检查 ☐ 完成眩晕评价 ☐ 对症治疗	☐ 继续对症治疗 ☐ 向患者及其家属交代病情及其注意事项	☐ 观察听力、耳鸣及眩晕变化
	病历书写	☐ 入院 8 小时内完成首次病程记录 ☐ 入院 24 小时内完成入院记录	☐ 完成病历书写 ☐ 完成主管医师查房记录	☐ 完成病历书写 ☐ 完成主诊医师查房记录
	知情同意	☐ 初步向患者及其家属交代病情,履行知情同意 ☐ 患者或其家属在入院记录单上签名 ☐ 告知患者及其家属病情和药物治疗注意事项并签署知情同意书、授权委托书(患者本人不能签字时)、自费用品协议书(必要时)、军人目录外耗材审批单(必要时)	☐ 告知患者及其家属注意事项	☐ 告知患者及其家属交代病情及其注意事项
	其他	☐ 及时通知上级医师检诊 ☐ 经治医师检查整理病历资料	☐ 观察病情变化	☐ 观察病情变化
重点医嘱	长期医嘱 · 护理医嘱	☐ 耳鼻喉科三级护理常规	☐ 耳鼻喉科三级护理常规	☐ 耳鼻喉科三级护理常规
	长期医嘱 · 处置医嘱	☐ 耳科专科处理	☐ 耳科专科处理	☐ 耳科专科处理
	膳食医嘱	☐ 低盐饮食	☐ 低盐饮食	☐ 低盐饮食

（续　表）

重点医嘱	长期医嘱	药物医嘱	□ 自带药（必要时）	□ 圣约翰草提取物片300mg,每日3次,口服 □ 氯硝西泮 1mg,每日1次,口服	□ 既往基础用药 □ 银杏叶提取物注射液70～105mg,静脉滴注,每日1次 □ 地塞米松 10mg,壶入,每日1次 □ 鼠神经生长因子 30ug,肌内注射,每日1次 □ 腺苷钴胺 3mg,肌内注射,每日1次 □ 醒脑静注射液,20ml,静脉滴注,每日1次 □ 等其他扩血管、降低血液黏稠度等药物治疗
	临时医嘱	检查检验	□ 血常规、尿常规、便常规 □ 血生化、血清四项筛查、免疫指标、凝血四项 □ 听力学检查 □ 前庭功能检查 □ 胸部 X 线片、心电图 □ 颞骨 CT 检查 □ MRI 内听道成像		□ 听力学检查
		药物医嘱	□ 自带药（必要时）	□ 自带药（必要时）	□ 自带药（必要时）
		处置医嘱	□ 耳鼻喉科专科检查及相关治疗	□ 耳鼻喉科专科检查及相关治疗	□ 耳鼻喉科专科检查及相关治疗
主要护理工作	健康宣教		□ 入院宣教（住院环境、规章制度） □ 进行护理安全指导 □ 进行等级护理、活动范围指导 □ 进行饮食指导 □ 进行关于疾病知识的宣教 □ 检查、检验项目的目的和意义	□ 眩晕认知宣教 □ 心理疏导 □ 指导康复训练 □ 指导注意事项	□ 眩晕认知宣教 □ 心理疏导 □ 指导康复训练 □ 指导注意事项

（续 表）

主要护理工作	护理处置	□ 患者身份核对 □ 佩戴腕带 □ 建立入院病历，通知医师 □ 入院介绍：介绍责任护士，病区环境、设施、规章制度、基础护理服务项目 □ 询问病史，填写护理记录单首页 □ 观察病情 □ 测量基本生命体征 □ 抽血、留取标本 □ 心理护理与生活护理 □ 根据评估结果采取相应的护理措施 □ 通知检查项目及注意事项	□ 观察病情 □ 测量基本生命体征 □ 心理护理与生活护理 □ 指导并监督患者治疗与康复训练 □ 遵医嘱用药 □ 根据评估结果采取相应的护理措施 □ 完成护理记录	□ 观察病情 □ 测量基本生命体征 □ 心理护理与生活护理 □ 指导并监督患者治疗与康复训练 □ 遵医嘱用药 □ 根据评估结果采取相应的护理措施 □ 完成护理记录
	护理评估	□ 一般评估：生命体征、神志、皮肤、药物过敏史等 □ 专科评估：生活自理能力、患肢屈曲、伸直功能，足背动脉搏动、肤温、指端末梢感觉情况 □ 风险评估：评估有无跌倒、坠床、压疮风险 □ 心理评估 □ 营养评估 □ 疼痛评估 □ 康复评估	□ 评估眩晕级别，并采取相应的护理措施 □ 评估眩晕对日常生活影响情况 □ 观察病情并报告医师 □ 风险评估：评估有无跌倒、坠床、压疮、导管滑脱、液体外渗的风险	□ 评估眩晕级别，并采取相应的护理措施 □ 评估眩晕对日常生活影响情况 □ 观察病情并报告医师 □ 风险评估：评估有无跌倒、坠床、压疮、导管滑脱、液体外渗的风险
	专科护理	□ 观察眩晕情况 □ 学习前庭锻炼 □ 指导患者戒烟（必要时）	□ 观察眩晕情况 □ 学习前庭锻炼 □ 指导患者戒烟（必要时）	□ 观察眩晕情况 □ 学习前庭锻炼 □ 指导患者戒烟（必要时）
	饮食指导	□ 根据医嘱通知配餐员准备膳食 □ 协助进餐	□ 根据医嘱通知配餐员准备膳食 □ 协助进餐	□ 根据医嘱通知配餐员准备膳食 □ 协助进餐
	活动体位	□ 根据护理等级指导患者活动	□ 根据护理等级指导患者活动	□ 根据护理等级指导患者活动
	洗浴要求	□ 协助患者洗澡、更换病号服	□ 协助患者晨、晚间护理 □ 协助患者更换病号服 □ 告知患者保护健侧方法	□ 协助患者晨、晚间护理 □ 协助患者更换病号服 □ 告知患者保护健侧方法

（续　表）

病情变异记录	□ 无 □ 医疗原因 □ 并发症原因 □ 辅诊科室原因	□ 有,原因： □ 患者原因 □ 病情原因 □ 管理原因	□ 无 □ 医疗原因 □ 并发症原因 □ 辅诊科室原因	□ 有,原因： □ 患者原因 □ 病情原因 □ 管理原因	□ 无 □ 医疗原因 □ 并发症原因 □ 辅诊科室原因	□ 有,原因： □ 患者原因 □ 病情原因 □ 管理原因
护士签名	白班	小夜班	大夜班	白班	小夜班	大夜班	白班	小夜班	大夜班
医师签名						

时间		住院第 4 天	住院第 5 天	住院第 6 天
主要诊疗工作	制度落实	□ 详查病情 □ 上级医师查房	□ 上级医师查房 □ 根据体检、听力及前庭功能检查结果和既往资料,进行鉴别诊断和初步确定诊断 □ 主管医师完成查房记录等病历书写	□ 上级医师查房 □ 根据诊断标准确定诊断 □ 根据其他检查结果进行鉴别诊断以及是否合并其他疾病
	病情评估	□ 经治医师询问病史与体格检查 □ 完成眩晕评分 □ 对症治疗	□ 向患者及其家属交代病情及其注意事项	□ 观察听力、耳鸣及眩晕变化
	病历书写	□ 完成病历书写	□ 完成病历书写	□ 完成病历书写
	知情同意	□ 向患者及其家属交代病情,履行知情同意	□ 告知患者及其家属注意事项	□ 向患者及其家属交代注意事项
	其他	□ 及时通知上级医师检诊 □ 经治医师检查整理病历资料	□ 观察病情变化	□ 观察病情变化
重点医嘱	长期医嘱 护理医嘱	□ 耳鼻喉科三级护理常规	□ 耳鼻喉科三级护理常规	□ 耳鼻喉科三级护理常规
	处置医嘱	□ 耳科专科处理	□ 耳科专科处理	□ 耳科专科处理
	膳食医嘱	□ 低盐饮食	□ 低盐饮食	□ 低盐饮食

（续　表）

重点医嘱	长期医嘱	药物医嘱	☐ 既往基础用药 ☐ 银杏叶提取物注射液70～105mg，静脉滴注，每日1次 ☐ 地塞米松10mg，壶入，每日1次 ☐ 鼠神经生长因子30μg，肌内注射，每日1次 ☐ 腺苷钴胺3mg，肌内注射，每日1次 ☐ 醒脑静注射液，20ml，静脉滴注，每日1次 ☐ 等其他扩血管、降低血液黏稠度等药物治疗	☐ 既往基础用药 ☐ 银杏叶提取物注射液70～105mg，静脉滴注，每日1次 ☐ 地塞米松10mg，壶入，每日1次 ☐ 鼠神经生长因子30μg，肌内注射，每日1次 ☐ 腺苷钴胺3mg，肌内注射，每日1次 ☐ 醒脑静注射液，20ml，静脉滴注，每日1次 ☐ 等其他扩血管、降低血液黏稠度等药物治疗	☐ 既往基础用药 ☐ 银杏叶提取物注射液70～105mg，静脉滴注，每日1次 ☐ 地塞米松5mg，壶入，每日1次 ☐ 鼠神经生长因子30μg，肌内注射，每日1次 ☐ 腺苷钴胺3mg，肌内注射，每日1次 ☐ 醒脑静注射液，20ml，静脉滴注，每日1次 ☐ 等其他扩血管、降低血液黏稠度等药物治疗
	临时医嘱	检查检验	☐ 相关异常结果复查 ☐ 听力学检查 ☐ 前庭功能检查（必要时）	☐ 相关异常结果复查 ☐ 听力学检查 ☐ 前庭功能检查（必要时）	☐ 相关异常结果复查 ☐ 听力学检查 ☐ 前庭功能检查（必要时）
		药物医嘱	☐ 自带药（必要时）	☐ 自带药（必要时）	☐ 自带药（必要时）
		处置医嘱	☐ 耳鼻喉科专科检查及相关治疗	☐ 耳鼻喉科专科检查及相关治疗	☐ 耳鼻喉科专科检查及相关治疗
主要护理工作		健康宣教	☐ 宣教（住院环境、规章制度） ☐ 进行护理安全指导 ☐ 进行等级护理、活动范围指导 ☐ 进行饮食指导 ☐ 进行关于疾病知识的宣教 ☐ 检查、检验项目的目的和意义	☐ 眩晕认知宣教 ☐ 心理疏导 ☐ 指导康复训练 ☐ 指导注意事项	☐ 眩晕认知宣教 ☐ 心理疏导 ☐ 指导康复训练 ☐ 指导注意事项
		护理处置	☐ 患者身份核对 ☐ 佩戴腕带 ☐ 建立病区环境、设施、规章制度、基础护理服务项目 ☐ 询问病史，填写护理记录单首页 ☐ 观察病情 ☐ 测量基本生命体征 ☐ 抽血、留取标本 ☐ 心理护理与生活护理 ☐ 根据评估结果采取相应的护理措施 ☐ 通知检查项目及注意事项	☐ 观察病情 ☐ 测量基本生命体征 ☐ 心理护理与生活护理 ☐ 指导并监督患者治疗与康复训练 ☐ 遵医嘱用药 ☐ 根据评估结果采取相应的护理措施 ☐ 完成护理记录	☐ 观察病情 ☐ 测量基本生命体征 ☐ 心理护理与生活护理 ☐ 指导并监督患者治疗与康复训练 ☐ 遵医嘱用药 ☐ 根据评估结果采取相应的护理措施 ☐ 完成护理记录

（续　表）

主要护理工作	护理评估	□ 一般评估：生命体征、神志、皮肤、药物过敏史等 □ 专科评估：生活自理能力、患肢屈曲、伸直功能、足背动脉搏动、肤温、指端末梢感觉情况 □ 风险评估：评估有无跌倒、坠床、压疮风险 □ 心理评估 □ 营养评估 □ 疼痛评估 □ 康复评估	□ 评估眩晕影响，并采取相应的护理措施 □ 评估眩晕对日常生活影响情况 □ 观察病情并报告医师 □ 风险评估：评估有无跌倒、坠床、压疮、导管滑脱、液体外渗的风险	□ 评估眩晕影响，并采取相应的护理措施 □ 评估眩晕对日常生活影响情况 □ 观察病情并报告医师 □ 风险评估：评估有无跌倒、坠床、压疮、导管滑脱、液体外渗的风险
	专科护理	□ 观察眩晕情况 □ 学习前庭锻炼 □ 指导患者戒烟（必要时）	□ 观察眩晕情况 □ 学习前庭锻炼 □ 指导患者戒烟（必要时）	□ 观察耳眩晕情况 □ 学习前庭锻炼 □ 指导患者戒烟（必要时）
	饮食指导	□ 根据医嘱通知配餐员准备膳食 □ 协助进餐	□ 根据医嘱通知配餐员准备膳食 □ 协助进餐	□ 根据医嘱通知配餐员准备膳食 □ 协助进餐
	活动体位	□ 根据护理等级指导患者活动	□ 根据护理等级指导患者活动	□ 根据护理等级指导患者活动
	洗浴要求	□ 协助患者晨、晚间护理 □ 告知患者保护健耳方法	□ 协助患者晨、晚间护理 □ 告知患者保护健耳方法	□ 协助患者晨、晚间护理 □ 告知患者保护健耳方法
病情变异记录		□ 无　　　　□ 有,原因： □ 医疗原因　□ 患者原因 □ 并发症原因　□ 病情原因 □ 辅诊科室原因　□ 管理原因	□ 无　　　　□ 有,原因： □ 医疗原因　□ 患者原因 □ 并发症原因　□ 病情原因 □ 辅诊科室原因　□ 管理原因	□ 无　　　　□ 有,原因： □ 医疗原因　□ 患者原因 □ 并发症原因　□ 病情原因 □ 辅诊科室原因　□ 管理原因
护士签名		白班　小夜班　大夜班	白班　小夜班　大夜班	白班　小夜班　大夜班
医师签名				
时间		住院第7天	住院第8天	住院第9天
主要诊疗工作	制度落实	□ 详查病情 □ 上级医师查房	□ 上级医师查房 □ 根据体检、听力及前庭功能检查结果和既往资料，进行鉴别诊断和初步确定诊断 □ 主管医师完成查房记录等病历书写	□ 上级医师查房 □ 根据诊断标准确定诊断 □ 根据其他检查结果进行鉴别诊断以及是否合并其他疾病

（续　表）

主要诊疗工作	病情评估	☐ 经治医师询问病史与体格检查 ☐ 完成眩晕评分 ☐ 对症治疗	☐ 向患者及其家属交代病情及其注意事项	☐ 观察听力、耳鸣及眩晕变化
	病历书写	☐ 完成病历书写	☐ 完成病历书写	☐ 完成病历书写
	知情同意	☐ 向患者及其家属交代病情，履行知情同意	☐ 告知患者及其家属注意事项	☐ 向患者及其家属交代病情及其注意事项
	其他	☐ 及时通知上级医师检诊 ☐ 经治医师检查整理病历资料	☐ 观察病情变化	☐ 观察病情变化
重点医嘱	长期医嘱 护理医嘱	☐ 耳鼻喉科三级护理常规	☐ 耳鼻喉科三级护理常规	☐ 耳鼻喉科三级护理常规
	处置医嘱	☐ 耳科专科处理	☐ 耳科专科处理	☐ 耳科专科处理
	膳食医嘱	☐ 低盐饮食	☐ 低盐饮食	☐ 低盐饮食
	药物医嘱	☐ 既往基础用药 ☐ 银杏叶提取物注射液70~105mg，静脉滴注，每日1次 ☐ 地塞米松5mg，壶入，每日1次 ☐ 鼠神经生长因子30μg，肌内注射，每日1次 ☐ 腺苷钴胺3mg，肌内注射，每日1次 ☐ 醒脑静注射液，20ml，静脉滴注，每日1次 ☐ 等其他扩血管、降低血液黏稠度等药物治疗	☐ 既往基础用药 ☐ 银杏叶提取物注射液70~105mg，静脉滴注，每日1次 ☐ 地塞米松5mg，壶入，每日1次 ☐ 鼠神经生长因子30μg，肌内注射，每日1次 ☐ 腺苷钴胺3mg，肌内注射，每日1次 ☐ 醒脑静注射液，20ml，静脉滴注，每日1次 ☐ 等其他扩血管、降低血液黏稠度等药物治疗	☐ 既往基础用药 ☐ 银杏叶提取物注射液70~105mg，静脉滴注，每日1次 ☐ 鼠神经生长因子30μg，肌内注射，每日1次 ☐ 腺苷钴胺3mg，肌内注射，每日1次 ☐ 醒脑静注射液，20ml，静脉滴注，每日1次 ☐ 等其他扩血管、降低血液黏稠度等药物治疗
	临时医嘱 检查检验	☐ 相关异常结果复查 ☐ 听力学检查 ☐ 前庭功能检查	☐ 相关异常结果复查 ☐ 听力学检查 ☐ 前庭功能检查	☐ 相关异常结果复查 ☐ 听力学检查 ☐ 前庭功能检查
	药物医嘱	☐ 自带药（必要时）	☐ 自带药（必要时）	☐ 自带药（必要时）
	处置医嘱	☐ 耳鼻喉科专科检查及相关治疗	☐ 耳鼻喉科专科检查及相关治疗	☐ 耳鼻喉科专科检查及相关治疗

（续　表）

主要护理工作	健康宣教	☐ 宣教（住院环境、规章制度） ☐ 进行护理安全指导 ☐ 进行等级护理、活动范围指导 ☐ 进行饮食指导 ☐ 进行关于疾病知识的宣教 ☐ 检查、检验项目的目的和意义	☐ 眩晕认知宣教 ☐ 心理疏导 ☐ 指导康复训练 ☐ 指导注意事项	☐ 眩晕认知宣教 ☐ 心理疏导 ☐ 指导康复训练 ☐ 指导注意事项
	护理处置	☐ 患者身份核对 ☐ 佩戴腕带 ☐ 病区环境、设施、规章制度、基础护理服务项目 ☐ 询问病史，填写护理记录单首页 ☐ 观察病情 ☐ 测量基本生命体征 ☐ 抽血、留取标本 ☐ 心理护理与生活护理 ☐ 根据评估结果采取相应的护理措施 ☐ 通知检查项目及注意事项	☐ 观察病情 ☐ 测量基本生命体征 ☐ 心理护理与生活护理 ☐ 指导并监督患者治疗与康复训练 ☐ 遵医嘱用药 ☐ 根据评估结果采取相应的护理措施 ☐ 完成护理记录	☐ 观察病情 ☐ 测量基本生命体征 ☐ 心理护理与生活护理 ☐ 指导并监督患者治疗与康复训练 ☐ 遵医嘱用药 ☐ 根据评估结果采取相应的护理措施 ☐ 完成护理记录
	护理评估	☐ 一般评估：生命体征、神志、皮肤、药物过敏史等 ☐ 专科评估：生活自理能力、患肢屈曲、伸直功能，足背动脉搏动、肤温、指端末梢感觉情况 ☐ 风险评估：评估有无跌倒、坠床、压疮风险 ☐ 心理评估 ☐ 营养评估 ☐ 疼痛评估 ☐ 康复评估	☐ 评估眩晕影响，并采取相应的护理措施 ☐ 评估眩晕对日常生活影响情况 ☐ 观察病情并报告医师 ☐ 风险评估：评估有无跌倒、坠床、压疮、导管滑脱、液体外渗的风险	☐ 评估眩晕影响，并采取相应的护理措施 ☐ 评估眩晕对日常生活影响情况 ☐ 观察病情并报告医师 ☐ 风险评估：评估有无跌倒、坠床、压疮、导管滑脱、液体外渗的风险
	专科护理	☐ 观察眩晕情况 ☐ 学习前庭功能锻炼 ☐ 指导患者戒烟（必要时）	☐ 观察眩晕情况 ☐ 学习前庭功能锻炼 ☐ 指导患者戒烟（必要时）	☐ 观察眩晕情况 ☐ 学习前庭功能锻炼 ☐ 指导患者戒烟（必要时）
	饮食指导	☐ 根据医嘱通知配餐员准备膳食 ☐ 协助进餐	☐ 根据医嘱通知配餐员准备膳食 ☐ 协助进餐	☐ 根据医嘱通知配餐员准备膳食 ☐ 协助进餐
	活动体位	☐ 根据护理等级指导患者活动	☐ 根据护理等级指导患者活动	☐ 根据护理等级指导患者活动
	洗浴要求	☐ 协助患者晨、晚间护理 ☐ 告知患者保护健耳方法	☐ 协助患者晨、晚间护理 ☐ 告知患者保护健耳方法	☐ 协助患者晨、晚间护理 ☐ 告知患者保护健耳方法

（续　表）

病情变异记录	□ 无 □ 医疗原因 □ 并发症原因 □ 辅诊科室原因	□ 有,原因: □ 患者原因 □ 病情原因 □ 管理原因	□ 无 □ 医疗原因 □ 并发症原因 □ 辅诊科室原因	□ 有,原因: □ 患者原因 □ 病情原因 □ 管理原因	□ 无 □ 医疗原因 □ 并发症原因 □ 辅诊科室原因	□ 有,原因: □ 患者原因 □ 病情原因 □ 管理原因
护士签名	白班　小夜班　大夜班		白班　小夜班　大夜班		白班　小夜班　大夜班	
医师签名						

时间	住院第 10 天
主要诊疗工作	

	制度落实	□ 住院医师完成上级医师查房记录等病历书写 □ 上级医师查房 □ 出院及出院带药 □ 向患者及其家属交代出院后继续治疗情况
	病情评估	□ 上级医师进行治疗效果、预后和出院评估 □ 出院宣教
主要诊疗工作	病历书写	□ 出院当天病程记录(由上级医师指示出院) □ 出院后 24 小时内完成出院记录 □ 出院后 24 小时内完成病案首页
	知情同意	□ 告知患者及其家属出院后注意事项
	其他	□ 通知出院 □ 开具出院介绍信 □ 开具诊断证明书 □ 出院带药 □ 预约门诊复诊时间
重点医嘱	长期医嘱　护理医嘱	
	长期医嘱　处置医嘱	
	长期医嘱　膳食医嘱	
	长期医嘱　药物医嘱	
	临时医嘱　检查检验	
	临时医嘱　药物医嘱	
	临时医嘱　处置医嘱	□ 出院
主要护理工作	健康宣教	□ 出院宣教(康复训练方法,用药指导,注意事项,复查时间等)
	护理处置	□ 观察患者情况 □ 核对患者医疗费用 □ 协助患者办理出院手续 □ 指导并监督患者康复训练 □ 整理床单位

（续　表）

主要护理工作	护理评估	
	专科护理	
	饮食指导	
	活动体位	
	洗浴要求	
病情变异记录	□ 无　　　　　　□ 有,原因: □ 医疗原因　　　□ 患者原因 □ 并发症原因　　□ 病情原因 □ 辅诊科室原因　□ 管理原因	

护士签名	白班	小夜班	大夜班
医师签名			

第十六节　血管性耳鸣内科治疗临床路径

一、血管性耳鸣内科治疗临床路径标准住院流程

(一)适用对象

第一诊断为血管性耳鸣(ICD-10:H93.002)。

(二)诊断依据

根据《实用耳鼻咽喉头颈外科学》(黄选兆、汪吉宝、孔维佳主编,第2版,人民卫生出版社)、《神经耳科及侧颅底外科学》(韩东一,科学出版社)、《临床诊疗指南·耳鼻咽喉科学分册》(中华医学会编著,人民卫生出版社)。

1. 耳鸣为搏动性,常间歇性出现,与心脏搏动同步。

2. 压迫患侧颈静脉及乳突区,耳鸣多消失或减轻。

3. 对患侧耳、颈部及头部进行听诊,可听见低调、搏动性声音。

4. 影像学检查常可发现动、静脉的异常。

还需要完善的检查包括:

(1)血常规、尿常规、粪常规。

(2)血生化、血清四项筛查、免疫指标、凝血四项、必要时可行基因学检测。

(3)听力学检查。

(4)胸部X线片、心电图、颞骨CT。

(5)必要时可行颈动脉、椎动脉超声检查、MRI内听道水检查、颅脑血管造影。

(三)治疗方案的选择及依据

根据《实用耳鼻咽喉头颈外科学》(黄选兆、汪吉宝、孔维佳主编,第2版,人民卫生出版社)、《神经耳科及侧颅底外科学》(韩东一,科学出版社)、《临床诊疗指南·耳鼻咽喉科学分册》

（中华医学会编著，人民卫生出版社）。

（四）临床路径标准住院日为 10 天

（五）进入路径标准

1. 第一诊断必须符合血管性耳鸣（ICD-10：H93.002）。

2. 当患者同时患有其他疾病诊断，但在住院期间不需要特殊处理，也不影响第一诊断的临床路径流程实施时，可以进入路径。

（六）药品选择及使用时机

1. 低盐、低脂类饮食。

2. 适当镇静催眠，积极治疗相关疾病（如糖尿病、高血压）：氯硝西泮，1mg，口服，睡前 1 次；圣约翰草提取物片，300～600mg，口服，每日 3 次。盐酸利多卡因注射液，1～2mg/kg 加入5％葡萄糖 100～200ml，静脉滴注，耳鸣较重患者使用，连用不超过 7 天。

3. 糖皮质激素药物：泼尼松，每日晨起顿服，1mg/kg，渐减量，用药时间约 10 天；地塞米松，静脉给药，每日 1 次，用药 1～3 天每日 10mg，4～6 天每日 5mg；甲泼尼龙，患侧乳突骨衣下注射给药，每次 40mg，72 小时给药 1 次，共给药 1～3 次；复方倍他米松，患侧乳突骨衣下注射给药，每次 7mg，7 天给药 1 次，共给药 1～3 次。

4. 血管扩张药类药物：甲磺酸倍他司汀，6～12mg，口服，每日 3 次，连用 10～14 天；盐酸氟桂利嗪，5mg，口服，每日 3 次，连用 10～14 天；银杏叶提取物注射液，105mg，静脉滴注，每日 1 次，连用 10～14 天；前列地尔注射液，10μg，入壶，每日 1 次，连用 10～14 天。

5. 营养神经类药物：注射用单唾液酸四己糖神经节苷脂钠，80mg，静脉滴注，每日 1 次，连用 10～14 天；注射用鼠神经生长因子，30μg，肌内注射，每日 1 次，连用 10～14 天；注射用腺苷钴胺，3mg，肌内注射，每日 1 次，连用 10～14 天。

6. 活血化瘀类中成药：注射用丹参多酚酸盐，200mg，静脉滴注，每日 1 次，连用 10～14天；醒脑静注射液，20ml，静脉滴注，每日 1 次，连用 10～14 天；疏血通注射液，6～10ml，静脉滴注，每日 1 次，连用 10～14 天。

（七）出院标准

1. 耳鸣较入院前有所减轻或可以耐受。

2. 疗效不满意，选择手术等其他治疗方案。

3. 没有合并其他需要住院治疗的疾病。

（八）变异及原因分析

1. 住院治疗期间疗效不佳未达到出院标准者，需要延长住院时间。

2. 伴有影响血管性耳鸣内科输液治疗的合并症或身体其他潜在病变，需进行相关诊断和治疗等，导致住院时间延长，治疗费用增加。

3. 出现并发症，需进一步诊断和治疗，导致住院时间延长，治疗费用增加。

二、血管性耳鸣内科治疗临床路径标准住院流程

适用对象	第一诊断血管性耳鸣（ICD-10：H93.002)行内科治疗		
患者基本信息	姓名：_____ 性别：____ 年龄：____ 门诊号：_____ 住院号：_____ 过敏史：_____ 住院日期：___年__月__日 出院日期：___年__月__日		标准住院日：10 天

时间		住院第 1 天	住院第 2 天	住院第 3 天
主要诊疗工作	制度落实	□ 入院 2 小时内经治医师或值班医师完成接诊 □ 入院 24 小时内主管医师完成检诊 □ 专科会诊（必要时）	□ 主管医师查房、主诊医师查房、每天经治医师 2 次巡视患者	□ 主管医师查房、主诊医师查房、每天经治医师 2 次巡视患者
	病情评估	□ 经治医师询问病史与体格检查 □ 完成病情评估	□ 完成病情评估	□ 完成病情评估
	病历书写	□ 入院 8 小时内完成首次病程记录 □ 入院 24 小时内完成入院记录 □ 完成主管医师查房记录 □ 完成术前讨论、术前小结	□ 完成主管医师查房记录 □ 完成主诊医师查房记录 □ 每天归档并评估各项检查结果,满页病历及时打印	□ 完成主管医师查房记录 □ 完成主诊医师查房记录 □ 每天归档并评估各项检查结果,满页病历及时打印
	知情同意	□ 患者或其家属在入院记录单上签名 □ 术前谈话,告知患者及其家属病情和注意事项并签署手术知情同意书、授权委托书（患者本人不能签字时）、自费用品协议书（必要时）、军人目录外耗材审批单（必要时）	□ 告知患者及其家属病情及可能的预后	□ 告知患者及其家属病情及可能的预后
	手术治疗			
	其他	□ 及时通知上级医师检诊 □ 经治医师检查整理病历资料	□ 及时通知上级医师检诊 □ 经治医师检查整理病历资料	□ 及时通知上级医师检诊 □ 经治医师检查整理病历资料
重点医嘱	长期医嘱 护理医嘱	□ 按耳鼻喉科护理常规 □ 二级护理	□ 按耳鼻喉科护理常规 □ 二级护理	□ 按耳鼻喉科护理常规 □ 二级护理
	处置医嘱	□ 静脉抽血		
	膳食医嘱	□ 低盐饮食	□ 低盐饮食	□ 低盐饮食

重点医嘱	长期医嘱	药物医嘱		□ 圣约翰草提取物片 300mg，3 次/日，口服 □ 氯硝西泮 1mg，1 次/日，口服	□ 既往基础用药 □ 银杏叶提取物注射液 105mg，静脉滴注，每日 1 次 □ 地塞米松 10mg，壶入，每日 1 次 □ 前列地尔注射液，10μg，入壶，每日 1 次 □ 盐酸利多卡因注射液，1～2mg/kg 加入 5% 葡萄糖 100～200ml，静脉滴注 □ 鼠神经生长因子 30μg，肌内注射，每日 1 次 □ 腺苷钴胺 3mg，肌内注射，每日 1 次 □ 其他扩血管、降低血液黏稠度等药物治疗
	临时医嘱	检查检验	□ 血常规、尿常规、便常规 □ 血生化、血清四项筛查、免疫指标、凝血四项 □ 基因学检测（必要时） □ 听力学检查 □ 胸部 X 线片、心电图、颞骨 CT □ 颈动脉、椎动脉超声检查（必要时） □ MRI 内听道水检查（必要时） □ 颅脑血管造影（必要时）		
		药物医嘱			
		手术医嘱			
		处置医嘱	□ 静脉抽血		
主要护理工作		健康宣教	□ 入院宣教（住院环境、规章制度） □ 进行护理安全指导 □ 进行等级护理、活动范围指导 □ 进行饮食指导 □ 进行关于疾病知识的宣教 □ 检查、检验项目的目的和意义	□ 进行护理安全指导 □ 进行等级护理、活动范围指导 □ 进行饮食指导 □ 进行关于疾病知识的宣教 □ 检查、检验项目的目的和意义	□ 进行护理安全指导 □ 进行等级护理、活动范围指导 □ 进行饮食指导 □ 进行关于疾病知识的宣教 □ 检查、检验项目的目的和意义

主要护理工作	护理处置	□ 患者身份核对 □ 佩戴腕带 □ 建立入院病历,通知医师 □ 入院介绍:介绍责任护士、病区环境、设施、规章制度、基础护理服务项目 □ 询问病史,填写护理记录单首页 □ 观察病情 □ 测量基本生命体征 □ 抽血、留取标本 □ 心理护理与生活护理 □ 根据评估结果采取相应的护理措施 □ 通知检查项目及注意事项	□ 观察病情 □ 测量基本生命体征 □ 心理护理与生活护理 □ 根据评估结果采取相应的护理措施 □ 通知检查项目及注意事项	□ 观察病情 □ 测量基本生命体征 □ 心理护理与生活护理 □ 根据评估结果采取相应的护理措施 □ 通知检查项目及注意事项
	护理评估	□ 一般评估:生命体征、神志、皮肤、药物过敏史等 □ 专科评估:评估耳鸣情况 □ 心理评估 □ 营养评估 □ 疼痛评估 □ 康复评估	□ 随时观察患者病情变化 □ 心理评估 □ 营养评估 □ 康复评估	□ 随时观察患者病情变化 □ 心理评估 □ 营养评估 □ 康复评估
	专科护理	□ 观察一般情况 □ 指导患者戒烟(必要时)	□ 观察一般情况	□ 观察一般情况
	饮食指导	□ 根据医嘱通知配餐员准备膳食 □ 协助进餐		
	活动体位	□ 根据护理等级指导患者活动	□ 根据护理等级指导患者活动	□ 根据护理等级指导患者活动
	洗浴要求	□ 协助患者洗澡、更换病号服	□ 协助患者晨、晚间护理	□ 协助患者晨、晚间护理
病情变异记录		□ 无　　　　□ 有,原因: □ 医疗原因　□ 患者原因 □ 并发症原因　□ 病情原因 □ 辅诊科室原因　□ 管理原因	□ 无　　　　□ 有,原因: □ 医疗原因　□ 患者原因 □ 并发症原因　□ 病情原因 □ 辅诊科室原因　□ 管理原因	□ 无　　　　□ 有,原因: □ 医疗原因　□ 患者原因 □ 并发症原因　□ 病情原因 □ 辅诊科室原因　□ 管理原因

护士签名	白班	小夜班	大夜班	白班	小夜班	大夜班	白班	小夜班	大夜班

医师签名			

（续　表）

时间		住院第 4 天	住院第 5 天	住院第 6 天
主要诊疗工作	制度落实	□ 主管、主诊医师查房	□ 主管、主诊医师查房	□ 主管、主诊医师查房
	病情评估	□ 完成病情评估	□ 完成病情评估	□ 完成病情评估
	病历书写	□ 完成主管医师查房记录 □ 完成主诊医师查房记录 □ 每天归档并评估各项检查结果,满页病历及时打印	□ 完成主管医师查房记录 □ 完成主诊医师查房记录 □ 每天归档并评估各项检查结果,满页病历及时打印	□ 完成主管医师查房记录 □ 完成主诊医师查房记录 □ 每天归档并评估各项检查结果,满页病历及时打印
	知情同意	□ 患者或其家属在入院记录单上签名 □ 术前谈话,告知患者及其家属病情和注意事项并签署手术知情同意书、授权委托书(患者本人不能签字时)、自费用品协议书(必要时)、军人目录外耗材审批单(必要时)	□ 患者或其家属在入院记录单上签名 □ 术前谈话,告知患者及其家属病情和注意事项并签署手术知情同意书、授权委托书(患者本人不能签字时)、自费用品协议书(必要时)、军人目录外耗材审批单(必要时)	□ 患者或其家属在入院记录单上签名 □ 术前谈话,告知患者及其家属病情和注意事项并签署手术知情同意书、授权委托书(患者本人不能签字时)、自费用品协议书(必要时)、军人目录外耗材审批单(必要时)
	手术治疗			
	其他	□ 及时通知上级医师检诊 □ 经治医师检查整理病历资料	□ 及时通知上级医师检诊 □ 经治医师检查整理病历资料	□ 及时通知上级医师检诊 □ 经治医师检查整理病历资料
重点医嘱	护理医嘱	□ 按耳鼻喉科护理常规 □ 二级护理	□ 按耳鼻喉科护理常规 □ 二级护理	□ 按耳鼻喉科护理常规 □ 二级护理
	处置医嘱			
	膳食医嘱	□ 低盐、低脂饮食	□ 低盐、低脂饮食	□ 低盐、低脂饮食
	长期医嘱 药物医嘱	□ 既往基础用药 □ 银杏叶提取物注射液105mg,静脉滴注,每日 1 次 □ 地塞米松 10mg,壶入,每日 1 次 □ 前列地尔注射液,10μg,壶入,每日 1 次 □ 盐酸利多卡因注射液,1～2mg/kg 加入 5% 葡萄糖 100～200ml,静脉滴注 □ 鼠神经生长因子 30μg,肌内注射,每日 1 次 □ 腺苷钴胺 3mg,肌内注射,每日 1 次 □ 其他扩血管、降低血液黏稠度等药物治疗	□ 既往基础用药 □ 银杏叶提取物注射液105mg,静脉滴注,每日 1 次 □ 地塞米松 10mg,壶入,每日 1 次 □ 前列地尔注射液,10μg,壶入,每日 1 次 □ 盐酸利多卡因注射液,1～2mg/kg 加入 5% 葡萄糖 100～200ml,静脉滴注 □ 鼠神经生长因子 30μg,肌内注射,每日 1 次 □ 腺苷钴胺 3mg,肌内注射,每日 1 次 □ 其他扩血管、降低血液黏稠度等药物治疗	□ 既往基础用药 □ 银杏叶提取物注射液105mg,静脉滴注,每日 1 次 □ 地塞米松 10mg,壶入,每日 1 次 □ 前列地尔注射液,10μg,入壶,每日 1 次 □ 盐酸利多卡因注射液,1～2mg/kg 加入 5% 葡萄糖100～200ml,静脉滴注 □ 鼠神经生长因子 30μg,肌内注射,每日 1 次 □ 腺苷钴胺 3mg,肌内注射,每日 1 次 □ 其他扩血管、降低血液黏稠度等药物治疗

（续　表）

重点医嘱	临时医嘱	检查检验	☐ 血常规、尿常规 ☐ 肝肾功能、血糖、电解质		
		药物医嘱			
		手术医嘱			
		处置医嘱	☐ 静脉抽血		
主要护理工作		健康宣教	☐ 进行护理安全指导 ☐ 进行等级护理、活动范围指导 ☐ 进行饮食指导 ☐ 进行关于疾病知识的宣教 ☐ 检查、检验项目的目的和意义	☐ 进行护理安全指导 ☐ 进行等级护理、活动范围指导 ☐ 进行饮食指导 ☐ 进行关于疾病知识的宣教 ☐ 检查、检验项目的目的和意义	☐ 进行护理安全指导 ☐ 进行等级护理、活动范围指导 ☐ 进行饮食指导 ☐ 进行关于疾病知识的宣教 ☐ 检查、检验项目的目的和意义
		护理处置	☐ 观察病情 ☐ 测量基本生命体征 ☐ 抽血、留取标本 ☐ 心理护理与生活护理 ☐ 根据评估结果采取相应的护理措施 ☐ 通知检查项目及注意事项	☐ 观察病情 ☐ 测量基本生命体征 ☐ 抽血、留取标本 ☐ 心理护理与生活护理 ☐ 根据评估结果采取相应的护理措施 ☐ 通知检查项目及注意事项	☐ 观察病情 ☐ 测量基本生命体征 ☐ 抽血、留取标本 ☐ 心理护理与生活护理 ☐ 根据评估结果采取相应的护理措施 ☐ 通知检查项目及注意事项
		护理评估	☐ 随时观察患者病情变化 ☐ 心理评估 ☐ 营养评估 ☐ 康复评估	☐ 随时观察患者病情变化 ☐ 心理评估 ☐ 营养评估 ☐ 康复评估	☐ 随时观察患者病情变化 ☐ 心理评估 ☐ 营养评估 ☐ 康复评估
		专科护理	☐ 观察一般情况 ☐ 指导患者戒烟（必要时）	☐ 观察一般情况 ☐ 指导患者戒烟（必要时）	☐ 观察一般情况 ☐ 指导患者戒烟（必要时）
		饮食指导			
		活动体位	☐ 根据护理等级指导患者活动	☐ 根据护理等级指导患者活动	☐ 根据护理等级指导患者活动
		洗浴要求			
病情变异记录			☐ 无　　　　☐ 有,原因: ☐ 医疗原因　☐ 患者原因 ☐ 并发症原因☐ 病情原因 ☐ 辅诊科室原因☐ 管理原因	☐ 无　　　　☐ 有,原因: ☐ 医疗原因　☐ 患者原因 ☐ 并发症原因☐ 病情原因 ☐ 辅诊科室原因☐ 管理原因	☐ 无　　　　☐ 有,原因: ☐ 医疗原因　☐ 患者原因 ☐ 并发症原因☐ 病情原因 ☐ 辅诊科室原因☐ 管理原因
护士签名		白班　小夜班　大夜班	白班　小夜班　大夜班	白班　小夜班　大夜班	
医师签名					

（续　表）

时间		住院第7天	住院第8天	住院第9天
主要诊疗工作	制度落实	□ 主管医师查房、主诊医师查房、每天经治医师2次巡视患者	□ 主管医师查房、主诊医师查房、每天经治医师2次巡视患者	□ 主管医师查房、主诊医师查房、每天经治医师2次巡视患者
	病情评估	□ 完成病情评估	□ 完成病情评估	□ 完成病情评估
	病历书写	□ 完成主管医师查房记录 □ 完成主诊医师查房记录 □ 每天归档并评估各项检查结果，满页病历及时打印	□ 完成主管医师查房记录 □ 完成主诊医师查房记录 □ 每天归档并评估各项检查结果，满页病历及时打印	□ 完成主管医师查房记录 □ 完成主诊医师查房记录 □ 每天归档并评估各项检查结果，满页病历及时打印
	知情同意	□ 告知患者及其家属病情及可能的预后	□ 告知患者及其家属病情及可能的预后	□ 告知患者及其家属病情及可能的预后
	手术治疗			
	其他	□ 及时通知上级医师检诊 □ 经治医师检查整理病历资料	□ 及时通知上级医师检诊 □ 经治医师检查整理病历资料	□ 及时通知上级医师检诊 □ 经治医师检查整理病历资料
重点医嘱	护理医嘱	□ 按耳鼻喉科护理常规 □ 二级护理	□ 按耳鼻喉科护理常规 □ 二级护理	□ 按耳鼻喉科护理常规 □ 二级护理
	处置医嘱	□ 静脉抽血		
	膳食医嘱	□ 低盐饮食	□ 低盐饮食	□ 低盐饮食
	长期医嘱 药物医嘱	□ 既往基础用药 □ 银杏叶提取物注射液105mg，静脉滴注，每日1次 □ 地塞米松5mg，壶入，每日1次 □ 前列地尔注射液，10μg，壶入，每日1次 □ 盐酸利多卡因注射液，1～2mg/kg加入5%葡萄糖100～200ml，静脉滴注 □ 鼠神经生长因子30μg，肌内注射，每日1次 □ 腺苷钴胺3mg，肌内注射，每日1次 □ 其他扩血管、降低血液黏稠度等药物治疗	□ 既往基础用药 □ 银杏叶提取物注射液105mg，静脉滴注，每日1次 □ 地塞米松5mg，壶入，每日1次 □ 前列地尔注射液，10μg，壶入，每日1次 □ 盐酸利多卡因注射液，1～2mg/kg加入5%葡萄糖100～200ml，静脉滴注 □ 鼠神经生长因子30μg，肌内注射，每日1次 □ 腺苷钴胺3mg，肌内注射，每日1次 □ 其他扩血管、降低血液黏稠度等药物治疗	□ 既往基础用药 □ 银杏叶提取物注射液105mg，静脉滴注，每日1次 □ 前列地尔注射液，10μg，壶入，每日1次 □ 盐酸利多卡因注射液，1～2mg/kg加入5%葡萄糖100～200ml，静脉滴注 □ 鼠神经生长因子30μg，肌内注射，每日1次 □ 腺苷钴胺3mg，肌内注射，每日1次 □ 其他扩血管、降低血液黏稠度等药物治疗

(续　表)

重点医嘱	临时医嘱	检查检验			
		药物医嘱			□ 必要时可行甲泼尼龙40mg 或复方倍他米松7mg 耳后乳突下注射
		手术医嘱			
		处置医嘱	□ 静脉抽血		

主要护理工作	健康宣教	□ 进行护理安全指导 □ 进行等级护理、活动范围指导 □ 进行饮食指导 □ 进行关于疾病知识的宣教 □ 检查、检验项目的目的和意义	□ 进行护理安全指导 □ 进行等级护理、活动范围指导 □ 进行饮食指导 □ 进行关于疾病知识的宣教 □ 检查、检验项目的目的和意义	□ 进行护理安全指导 □ 进行等级护理、活动范围指导 □ 进行饮食指导 □ 进行关于疾病知识的宣教 □ 检查、检验项目的目的和意义
	护理处置	□ 观察病情 □ 测量基本生命体征 □ 心理护理与生活护理 □ 根据评估结果采取相应的护理措施 □ 通知检查项目及注意事项	□ 观察病情 □ 测量基本生命体征 □ 心理护理与生活护理 □ 根据评估结果采取相应的护理措施 □ 通知检查项目及注意事项	□ 观察病情 □ 测量基本生命体征 □ 心理护理与生活护理 □ 根据评估结果采取相应的护理措施 □ 通知检查项目及注意事项
	护理评估	□ 随时观察患者病情变化 □ 心理评估 □ 营养评估 □ 康复评估	□ 随时观察患者病情变化 □ 心理评估 □ 营养评估 □ 康复评估	□ 随时观察患者病情变化 □ 心理评估 □ 营养评估 □ 康复评估
	专科护理	□ 观察一般情况	□ 观察一般情况	□ 观察一般情况
	饮食指导			
	活动体位	□ 根据护理等级指导患者活动	□ 根据护理等级指导患者活动	□ 根据护理等级指导患者活动
	洗浴要求	□ 协助患者洗澡、更换病号服	□ 协助患者晨、晚间护理	□ 协助患者晨、晚间护理

病情变异记录	□ 无　　□ 有,原因: □ 医疗原因　□ 患者原因 □ 并发症原因　□ 病情原因 □ 辅诊科室原因　□ 管理原因	□ 无　　□ 有,原因: □ 医疗原因　□ 患者原因 □ 并发症原因　□ 病情原因 □ 辅诊科室原因　□ 管理原因	□ 无　　□ 有,原因: □ 医疗原因　□ 患者原因 □ 并发症原因　□ 病情原因 □ 辅诊科室原因　□ 管理原因
护士签名	白班　小夜班　大夜班	白班　小夜班　大夜班	白班　小夜班　大夜班
医师签名			

（续 表）

时间			住院第 10 天（出院日）
主要诊疗工作	制度落实		□ 主管、主诊医师查房
	病情评估		□ 上级医师进行治疗效果、预后和出院评估 □ 出院宣教
	病历书写		□ 出院当天病程记录（由上级医师指示出院） □ 出院后 24 小时内完成出院记录 □ 出院后 24 小时内完成病案首页
	知情同意		□ 告知患者及其家属出院后注意事项（指导出院后注意事项，复诊的时间、地点，发生紧急情况时的处理等）
	手术治疗		
	其他		□ 通知出院 □ 开具出院介绍信 □ 开具诊断证明书 □ 出院带药 □ 预约门诊复诊时间
重点医嘱	长期医嘱	护理医嘱	
		处置医嘱	
		膳食医嘱	
		药物医嘱	
	临时医嘱	检查检验	
		药物医嘱	
		手术医嘱	
		处置医嘱	□ 出院
主要护理工作	健康宣教		□ 出院宣教（用药指导及注意事项，复查时间等）
	护理处置		
	护理评估		
	专科护理		
	饮食指导		
	活动体位		
	洗浴要求		
病情变异记录			□ 无　　　　　　□ 有，原因： □ 医疗原因　　　□ 患者原因 □ 并发症原因　　□ 病情原因 □ 辅诊科室原因　□ 管理原因
护士签名			白班　　　　｜　　小夜班　　　｜　　　大夜班
医师签名			

第十七节　慢性扁桃体炎急性发作内科治疗临床路径

一、慢性扁桃体炎急性发作内科治疗临床路径标准住院流程

(一)适用对象

第一诊断为慢性扁桃体炎急性发作(ICD-10:J03.904)。

(二)诊断依据

根据《临床诊疗指南·耳鼻喉科分册》(中华医学会编著,人民卫生出版社)。

1. 症状　有慢性扁桃体炎病史,咽痛伴喉部不适,伴头痛、背及关节疼痛,可有低热。

2. 体征　扁桃体、腭弓及咽壁处病变处覆盖脓性假膜,扁桃体表面有脓栓。

还需要完善的检查包括:

(1)血常规、尿常规。

(2)肝肾功能、血糖、电解质、凝血功能、感染性疾病筛查(乙肝、丙肝、梅毒、艾滋病等)。

(3)胸部 X 线片、心电图。

(4)喉镜检查

(5)咽拭涂片细菌学检查。

(6)酌情 CT 和(或)MRI 或 B 超。

(7)肺功能,超声心动图等。

(三)治疗方案的选择

根据《临床治疗指南·耳鼻喉科分册》(中华医学会编著,第 2 版,人民卫生出版社),《临床技术操作规范·耳鼻喉科分册》(中华医学会编著,2013 年,人民军医出版社),抗菌药物:按照《抗菌药物临床应用指导原则(2015 年版)》(国卫办医发〔2015〕43 号)合理选用抗菌药物。

(四)标准住院日为 5 天

(五)进入路径标准

1. 第一诊断必须符合慢性扁桃体炎急性发作(ICD-10:J03.904)。

2. 当患者同时患有其他疾病诊断,但在住院期间不需要特殊处理,也不影响第一诊断的临床路径流程实施时,可以进入路径。

(六)药品选择及使用时机

1. 青霉素及头孢类广谱抗生素有效。

2. 口腔局部可用复方硼砂溶液,1:5000 高锰酸钾溶液含漱。

3. 可用碘甘油溶液涂抹于扁桃体表面。

(七)出院标准

1. 一般情况良好。

2. 没有需要住院处理的并发症。

(八)变异及原因分析

1. 出现合并症(如上呼吸道感染、肺部感染及败血症等),需要特殊诊断治疗措施,延长住院时间。

2. 伴有影响本病治疗效果的其他合并症,需要采取进一步检查和诊断,延长住院时间。

二、慢性扁桃体炎急性发作内科治疗临床路径表单

适用对象	第一诊断为慢性扁桃体炎急性发作(ICD-10:J03.904)行内科治疗		
患者基本信息	姓名：_____ 性别：____ 年龄：____ 门诊号：_____ 住院号：_____ 过敏史：_____ 住院日期：____年__月__日 出院日期：____年__月__日		标准住院日:5 天

	时间	住院第 1 天	住院第 2 天	住院第 3 天
主要诊疗工作	制度落实	☐ 入院 2 小时内经治医师或值班医师完成接诊 ☐ 入院 24 小时内主管医师完成检诊 ☐ 专科会诊(必要时)	☐ 主管医师查房、主诊医师查房、每天经治医师 2 次巡视患者	☐ 主管医师查房、主诊医师查房、每天经治医师 2 次巡视患者
	病情评估	☐ 经治医师询问病史与体格检查 ☐ 完成病情评估	☐ 完成病情评估	☐ 完成病情评估
	病历书写	☐ 入院 8 小时内完成首次病程记录 ☐ 入院 24 小时内完成入院记录 ☐ 完成主管医师查房记录 ☐ 完成术前讨论、术前小结	☐ 完成主管医师查房记录 ☐ 完成主诊医师查房记录 ☐ 每天归档并评估各项检查结果,满页病历及时打印	☐ 完成主管医师查房记录 ☐ 完成主诊医师查房记录 ☐ 每天归档并评估各项检查结果,满页病历及时打印
	知情同意	☐ 患者或其家属在入院记录单上签名 ☐ 术前谈话,告知患者及其家属病情和注意事项并签署手术知情同意书、授权委托书(患者本人不能签字时)、自费用品协议书(必要时)、军人目录外耗材审批单(必要时)	☐ 告知患者及其家属病情及可能的预后	☐ 告知患者及其家属病情及可能的预后
	手术治疗			
	其他	☐ 及时通知上级医师检诊 ☐ 经治医师检查整理病历资料	☐ 及时通知上级医师检诊 ☐ 经治医师检查整理病历资料	☐ 及时通知上级医师检诊 ☐ 经治医师检查整理病历资料
重点医嘱	长期医嘱 / 护理医嘱	☐ 按耳鼻喉科护理常规 ☐ 二级护理	☐ 按耳鼻喉科护理常规 ☐ 二级护理	☐ 按耳鼻喉科护理常规 ☐ 二级护理
	处置医嘱	☐ 静脉抽血	☐ 留置鼻饲管(症状较重,不能进食者)	
	膳食医嘱	☐ 流食	☐ 流食	☐ 流食
	药物医嘱	☐ 自带药(必要时) ☐ 抗生素 ☐ 静脉营养药物	☐ 抗生素 ☐ 静脉营养药物	☐ 抗生素 ☐ 静脉营养药物

(续 表)

重点医嘱	临时医嘱	检查检验	□ 血常规、尿常规 □ 肝肾功能、血糖、电解质、凝血功能、感染性疾病筛查（乙肝、丙肝、梅毒、艾滋病等） □ 胸部 X 线片、心电图 □ 喉镜检查 □ 咽拭涂片细菌学检查 □ 酌情 CT 和（或）MRI 或 B 超（必要时） □ 肺功能，超声心动图等（必要时）		
		药物医嘱		□ 漱口药物、对症处理药物	□ 漱口药物、对症处理药物
		手术医嘱			
		处置医嘱	□ 静脉抽血		
主要护理工作		健康宣教	□ 入院宣教（住院环境、规章制度） □ 进行护理安全指导 □ 进行等级护理、活动范围指导 □ 进行饮食指导 □ 进行关于疾病知识的宣教 □ 检查、检验项目的目的和意义	□ 进行护理安全指导 □ 进行等级护理、活动范围指导 □ 进行饮食指导 □ 进行关于疾病知识的宣教 □ 检查、检验项目的目的和意义	□ 进行护理安全指导 □ 进行等级护理、活动范围指导 □ 进行饮食指导 □ 进行关于疾病知识的宣教 □ 检查、检验项目的目的和意义
		护理处置	□ 患者身份核对 □ 佩戴腕带 □ 建立入院病历，通知医师 □ 入院介绍：介绍责任护士，病区环境、设施、规章制度、基础护理服务项目 □ 询问病史，填写护理记录单首页 □ 观察病情 □ 测量基本生命体征 □ 抽血、留取标本 □ 心理护理与生活护理 □ 根据评估结果采取相应的护理措施 □ 通知检查项目及注意事项	□ 观察病情 □ 测量基本生命体征 □ 心理护理与生活护理 □ 根据评估结果采取相应的护理措施 □ 通知检查项目及注意事项	□ 观察病情 □ 测量基本生命体征 □ 心理护理与生活护理 □ 根据评估结果采取相应的护理措施 □ 通知检查项目及注意事项

（续　表）

主要护理工作	护理评估	□ 一般评估:生命体征、神志、皮肤、药物过敏史等 □ 专科评估:评估扁桃体炎症情况,评估进食、发音等情况 □ 风险评估:评估有无跌倒、坠床、压疮风险 □ 心理评估 □ 营养评估 □ 疼痛评估 □ 康复评估	□ 风险评估:评估有无跌倒、坠床、压疮风险 □ 心理评估 □ 营养评估 □ 疼痛评估 □ 康复评估	□ 风险评估:评估有无跌倒、坠床、压疮风险 □ 心理评估 □ 营养评估 □ 疼痛评估 □ 康复评估
	专科护理	□ 观察一般情况 □ 指导患者戒烟(必要时)	□ 观察一般情况 □ 指导患者戒烟(必要时)	□ 观察一般情况 □ 指导患者戒烟(必要时)
	饮食指导	□ 根据医嘱通知配餐员准备膳食 □ 协助进餐	□ 协助进餐	□ 协助进餐
	活动体位	□ 根据护理等级指导患者活动	□ 根据护理等级指导患者活动	□ 根据护理等级指导患者活动
	洗浴要求	□ 协助患者洗澡、更换病号服	□ 协助患者晨、晚间护理	□ 协助患者晨、晚间护理
病情变异记录		□ 无　　　　□ 有,原因: □ 医疗原因　□ 患者原因 □ 并发症原因　□ 病情原因 □ 辅诊科室原因　□ 管理原因	□ 无　　　　□ 有,原因: □ 医疗原因　□ 患者原因 □ 并发症原因　□ 病情原因 □ 辅诊科室原因　□ 管理原因	□ 无　　　　□ 有,原因: □ 医疗原因　□ 患者原因 □ 并发症原因　□ 病情原因 □ 辅诊科室原因　□ 管理原因
护士签名		白班　小夜班　大夜班	白班　小夜班　大夜班	白班　小夜班　大夜班
医师签名				

时间		住院第 4 天	住院第 5 天(出院日)
主要诊疗工作	制度落实	□ 主管医师查房、主诊医师查房、每天经治医师 2 次巡视患者	□ 主管、主诊医师查房
	病情评估	□ 完成病情评估	□ 上级医师进行治疗效果、预后和出院评估 □ 出院宣教
	病历书写	□ 完成主管医师查房记录 □ 完成主诊医师查房记录 □ 每天归档并评估各项检查结果,满页病历及时打印	□ 出院当天病程记录(有上级医师指示出院) □ 出院后 24 小时内完成出院记录 □ 出院后 24 小时内完成病案首页
	知情同意	□ 患者或其家属在入院记录单上签名 □ 术前谈话,告知患者及其家属病情和注意事项并签署手术知情同意书、授权委托书(患者本人不能签字时)、自费用品协议书(必要时)、军人目录外耗材审批单(必要时)	□ 告知患者及其家属出院后注意事项(指导出院后注意事项,复诊的时间、地点,发生紧急情况时的处理等)

（续　表）

主要诊疗工作	手术治疗			
	其他		☐ 及时通知上级医师检诊 ☐ 经治医师检查整理病历资料	☐ 通知出院 ☐ 开具出院介绍信 ☐ 开具诊断证明书 ☐ 出院带药 ☐ 预约门诊复诊时间
重点医嘱	长期医嘱	护理医嘱	☐ 按耳鼻喉科护理常规 ☐ 二级护理	
		处置医嘱	☐ 留置鼻饲管（症状较重，不能进食者）	
		膳食医嘱	☐ 流食	
		药物医嘱	☐ 抗生素 ☐ 静脉营养药物	
	临时医嘱	检查检验	☐ 血常规、尿常规 ☐ 肝肾功能、血糖、电解质	
		药物医嘱	☐ 漱口药物、对症处理药物	
		手术医嘱		
		处置医嘱	☐ 静脉抽血	☐ 出院
主要护理工作	健康宣教		☐ 进行护理安全指导 ☐ 进行等级护理、活动范围指导 ☐ 进行饮食指导 ☐ 进行关于疾病知识的宣教 ☐ 检查、检验项目的目的和意义	☐ 出院宣教（用药指导及注意事项，复查时间等）
	护理处置		☐ 观察病情 ☐ 测量基本生命体征 ☐ 抽血、留取标本 ☐ 心理护理与生活护理 ☐ 根据评估结果采取相应的护理措施 ☐ 通知检查项目及注意事项	☐ 观察患者情况 ☐ 核对患者医疗费用 ☐ 协助患者办理出院手续 ☐ 整理床单位
	护理评估		☐ 风险评估：评估有无跌倒、坠床、压疮风险 ☐ 心理评估 ☐ 营养评估 ☐ 疼痛评估 ☐ 康复评估	
	专科护理		☐ 观察一般情况 ☐ 指导患者戒烟（必要时）	
	饮食指导		☐ 协助进餐	
	活动体位		☐ 根据护理等级指导患者活动	
	洗浴要求		☐ 协助患者洗澡、更换病号服	

病情变异记录	□ 无 □ 患者原因 □ 医疗原因 □ 辅诊科室原因	□ 有,原因: □ 疾病原因 □ 并发症原因 □ 管理原因		□ 无 □ 患者原因 □ 医疗原因 □ 辅诊科室原因	□ 有,原因: □ 疾病原因 □ 并发症原因 □ 管理原因	
护士签名	白班	小夜班	大夜班	白班	小夜班	大夜班
医师签名						

第十八节　咽峡炎内科治疗临床路径

一、咽峡炎内科治疗临床路径标准住院流程

（一）适用对象

第一诊断为咽峡炎(ICD-10:J02.9)。

（二）诊断依据

根据《临床诊疗指南·耳鼻喉科分册》(中华医学会编著,人民卫生出版社)。

1. 症状:咽痛伴喉部不适,伴头痛、背及关节疼痛,可有低热。

2. 体征:扁桃体、腭弓、牙龈及咽壁处病变处覆盖污秽假膜,易于拭去,可见溃疡面。

3. 咽拭涂片如找到梭形杆菌及樊尚螺旋体可确诊。

还需要完善的检查包括:

(1)血常规、尿常规。

(2)肝肾功能、血糖、电解质、凝血功能、感染性疾病筛查(乙肝、丙肝、梅毒、艾滋病等)。

(3)胸部X线片、心电图。

(4)喉镜检查。

(5)咽拭涂片细菌学检查。

(6)酌情CT和(或)MRI或B超,肺功能,超声心动图等。

（三）治疗方案的选择

根据《临床治疗指南·耳鼻喉科分册》(中华医学会编著,人民卫生出版社),《临床技术操作规范·耳鼻喉科分册》(中华医学会编著,2013年,人民军医出版社),抗菌药物:按照《抗菌药物临床应用指导原则(2015年版)》(国卫办医发〔2015〕43号)合理选用抗菌药物。

（四）标准住院日5天

（五）进入路径标准

1. 第一诊断必须符合咽峡炎(ICD-10:J02.9)。

2. 当患者同时患有其他疾病诊断,但在住院期间不需要特殊处理,也不影响第一诊断的临床路径流程实施时,可以进入路径。

（六）药品选择及使用时机

1. 青霉素类抗生素有效。

2. 口腔局部可用复方硼砂溶液,1:5000高锰酸钾溶液含漱。

3. 可用 10% 硝酸银溶液涂抹于溃疡面。

(七)出院标准

1. 一般情况良好。

2. 没有需要住院处理的并发症。

(八)变异及原因分析

1. 出现合并症(如上呼吸道感染、肺部感染及败血症等),需要特殊诊断治疗措施,延长住院时间。

2. 伴有影响本病治疗效果的其他合并症,如血液病患者,需要采取进一步检查和诊断,延长住院时间。

二、咽峡炎内科治疗临床路径表单

适用对象	第一诊断为咽峡炎(ICD-10:J02.9)行内科治疗		
患者基本信息	姓名:_____ 性别:____ 年龄:____ 门诊号:_____ 住院号:_____ 过敏史:_____ 住院日期:____年__月__日 出院日期:____年__月__日		标准住院日:5 天
时间	住院第 1 天	住院第 2 天	住院第 3 天
主要诊疗工作 / 制度落实	□ 入院 2 小时内经治医师或值班医师完成接诊 □ 入院 24 小时内主管医师完成检诊 □ 专科会诊(必要时)	□ 主管医师查房、主诊医师查房、每天经治医师 2 次巡视患者	□ 主管医师查房、主诊医师查房、每天经治医师 2 次巡视患者
病情评估	□ 经治医师询问病史与体格检查 □ 完成病情评估	□ 完成病情评估 □ 评估进食、呼吸情况	□ 完成病情评估 □ 评估进食、呼吸情况
病历书写	□ 入院 8 小时内完成首次病程记录 □ 入院 24 小时内完成入院记录 □ 完成主管医师查房记录 □ 完成术前讨论、术前小结	□ 完成主管医师查房记录 □ 完成主诊医师查房记录 □ 每天归档并评估各项检查结果,满页病历及时打印	□ 完成主管医师查房记录 □ 完成主诊医师查房记录 □ 每天归档并评估各项检查结果,满页病历及时打印
知情同意	□ 患者或其家属在入院记录单上签名 □ 术前谈话,告知患者及其家属病情和注意事项并签署手术知情同意书、授权委托书(患者本人不能签字时)、自费用品协议书(必要时)、军人目录外耗材审批单(必要时)	□ 告知患者及其家属病情及可能的预后	□ 告知患者及其家属病情及可能的预后
手术治疗			
其他	□ 及时通知上级医师检诊 □ 经治医师检查整理病历资料	□ 及时通知上级医师检诊 □ 经治医师检查整理病历资料	□ 及时通知上级医师检诊 □ 经治医师检查整理病历资料

重点医嘱	长期医嘱	护理医嘱	□ 按耳鼻喉科护理常规 □ 二级护理	□ 按耳鼻喉科护理常规 □ 二级护理	□ 按耳鼻喉科护理常规 □ 二级护理
		处置医嘱	□ 静脉抽血		
		膳食医嘱	□ 软食	□ 软食	□ 软食
		药物医嘱	□ 自带药（必要时） □ 抗生素	□ 抗生素	□ 抗生素
重点医嘱	临时医嘱	检查检验	□ 血常规、尿常规 □ 肝肾功能、血糖、电解质、凝血功能、感染性疾病筛查（乙肝、丙肝、梅毒、艾滋病等） □ 胸部 X 线片、心电图 □ 喉镜检查 □ 咽拭涂片细菌学检查 □ 酌情 CT 和（或）MRI 或 B 超（必要时） □ 肺功能，超声心动图等（必要时）		□ 血常规、尿常规 □ 肝肾功能、血糖、电解质
		药物医嘱	□ 漱口药物、对症处理药物 □ 10%硝酸银溶液涂抹于溃疡面	□ 漱口药物、对症处理药物 □ 10%硝酸银溶液涂抹于溃疡面	□ 漱口药物、对症处理药物 □ 10%硝酸银溶液涂抹于溃疡面
		手术医嘱			
		处置医嘱	□ 静脉抽血		□ 静脉抽血
主要护理工作		健康宣教	□ 入院宣教（住院环境、规章制度） □ 进行护理安全指导 □ 进行等级护理、活动范围指导 □ 进行饮食指导 □ 进行关于疾病知识的宣教 □ 检查、检验项目的目的和意义	□ 进行护理安全指导 □ 进行等级护理、活动范围指导 □ 进行饮食指导 □ 进行关于疾病知识的宣教 □ 检查、检验项目的目的和意义	□ 进行护理安全指导 □ 进行等级护理、活动范围指导 □ 进行饮食指导 □ 进行关于疾病知识的宣教 □ 检查、检验项目的目的和意义
		护理处置	□ 患者身份核对 □ 佩戴腕带 □ 建立入院病历，通知医师 □ 入院介绍：介绍责任护士，病区环境、设施、规章制度、基础护理服务项目 □ 询问病史，填写护理记录单首页	□ 观察病情 □ 测量基本生命体征 □ 心理护理与生活护理 □ 根据评估结果采取相应的护理措施 □ 通知检查项目及注意事项	□ 观察病情 □ 测量基本生命体征 □ 心理护理与生活护理 □ 根据评估结果采取相应的护理措施 □ 通知检查项目及注意事项

（续　表）

主要护理工作	护理处置	□ 观察病情 □ 测量基本生命体征 □ 抽血、留取标本 □ 心理护理与生活护理 □ 根据评估结果采取相应的护理措施 □ 通知检查项目及注意事项		
	护理评估	□ 一般评估:生命体征、神志、皮肤、药物过敏史等 □ 专科评估:评估进食、发音、呼吸等情况 □ 心理评估 □ 营养评估 □ 疼痛评估 □ 康复评估	□ 评估一般情况 □ 心理评估 □ 进食评估 □ 疼痛评估 □ 康复评估	□ 评估一般情况 □ 进食评估 □ 营养评估 □ 疼痛评估 □ 康复评估
	专科护理	□ 观察一般情况 □ 指导患者戒烟(必要时)	□ 观察一般情况 □ 指导患者戒烟(必要时)	□ 观察一般情况 □ 指导患者戒烟(必要时)
	饮食指导	□ 根据医嘱通知配餐员准备膳食 □ 协助进餐	□ 协助进餐	□ 协助进餐
	活动体位	□ 根据护理等级指导患者活动	□ 根据护理等级指导患者活动	□ 根据护理等级指导患者活动
	洗浴要求	□ 协助患者洗澡、更换病号服	□ 协助患者晨、晚间护理	□ 协助患者晨、晚间护理
病情变异记录		□ 无　　　　□ 有,原因: □ 医疗原因　□ 患者原因 □ 并发症原因□ 病情原因 □ 辅诊科室原因□ 管理原因	□ 无　　　　□ 有,原因: □ 医疗原因　□ 患者原因 □ 并发症原因□ 病情原因 □ 辅诊科室原因□ 管理原因	□ 无　　　　□ 有,原因: □ 医疗原因　□ 患者原因 □ 并发症原因□ 病情原因 □ 辅诊科室原因□ 管理原因

护士签名	白班	小夜班	大夜班	白班	小夜班	大夜班	白班	小夜班	大夜班

医师签名		

时间	住院第 4 天	住院第 5 天(出院日)
主要诊疗工作 — 制度落实	□ 主管医师查房、主诊医师查房、每天经治医师 2 次巡视患者	□ 主管、主诊医师查房
病情评估	□ 完成病情评估	□ 上级医师进行治疗效果、预后和出院评估 □ 出院宣教
病历书写	□ 完成主管医师查房记录 □ 完成主诊医师查房记录 □ 每天归档并评估各项检查结果,满页病历及时打印	□ 出院当天病程记录(由上级医师指示出院) □ 出院后 24 小时内完成出院记录 □ 出院后 24 小时内完成病案首页印

（续　表）

主要诊疗工作	知情同意		□ 告知患者及其家属病情及可能的预后	□ 告知患者及其家属出院后注意事项（指导出院后注意事项，复诊的时间、地点，发生紧急情况时的处理等）
	手术治疗			
	其他		□ 及时通知上级医师检诊 □ 经治医师检查整理病历资料	□ 通知出院 □ 开具出院介绍信 □ 开具诊断证明书 □ 出院带药 □ 预约门诊复诊时间
重点医嘱	长期医嘱	护理医嘱	□ 按耳鼻喉科护理常规 □ 二级护理	
		处置医嘱		
		膳食医嘱	□ 软食	
		药物医嘱	□ 抗生素	
	临时医嘱	检查检验	□ 血常规、尿常规 □ 肝肾功能、血糖、电解质	
		药物医嘱	□ 漱口药物、对症处理药物 □ 10％硝酸银溶液涂抹于溃疡面	
		手术医嘱		
		处置医嘱	□ 静脉抽血	□ 出院
主要护理工作	健康宣教		□ 进行护理安全指导 □ 进行等级护理、活动范围指导 □ 进行饮食指导 □ 进行关于疾病知识的宣教 □ 检查、检验项目的目的和意义	□ 出院宣教（用药指导及注意事项，复查时间等）
	护理处置		□ 观察病情 □ 测量基本生命体征 □ 抽血、留取标本 □ 心理护理与生活护理 □ 根据评估结果采取相应的护理措施 □ 通知检查项目及注意事项	□ 观察患者情况 □ 核对患者医疗费用 □ 协助患者办理出院手续 □ 整理床单位
	护理评估		□ 一般情况评估 □ 心理评估 □ 进食、呼吸情况评估 □ 疼痛评估 □ 康复评估	
	专科护理		□ 观察一般情况 □ 指导患者戒烟（必要时）	

主要护理工作	饮食指导	□ 协助进餐	
	活动体位	□ 根据护理等级指导患者活动	
	洗浴要求	□ 协助患者洗澡、更换病号服	
病情变异记录		□ 无　□ 有,原因: □ 1. □ 2.	□ 无　□ 有,原因: □ 1. □ 2.
护士签名		白班	小夜班	大夜班	白班	小夜班	大夜班
医师签名							